生态养生诠论

第2版

生态养生1236健康新法则

刘长喜　著

中国中医药出版社

·北京·

图书在版编目（CIP）数据

生态养生诠论：生态养生 1236 健康新法则 / 刘长喜著 .--2 版 .-- 北京：中国中医药出版社，2011.11（2012.10 重印）
ISBN 978-7-5132-0602-0

Ⅰ. ①生… Ⅱ. ①刘… Ⅲ. ①养生（中医）－基本知识 Ⅳ. ① R212

中国版本图书馆 CIP 数据核字（2011）第 204345 号

中 国 中 医 药 出 版 社 出 版
北京市朝阳区北三环东路 28 号易亨大厦 16 层
邮政编码 100013
传真 010 64405750
北京启恒印刷有限公司印刷
各地新华书店经销
*
开本 787×1092 1/16 印张 19.75 字数 342 千字
2011 年 11 月第 2 版 2012 年 10 月第 2 次印刷
书 号 ISBN 978-7-5132-0602-0
*
定 价 39.00 元
网 址 www.cptcm.com

如有印装质量问题请与本社出版部调换

社长热线 010-64405720
购书热线 010-64065415 010-84042153
书店网址 csln.net/qksd/

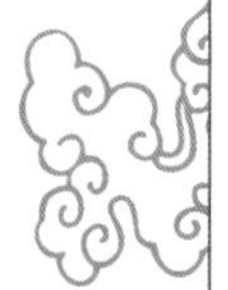

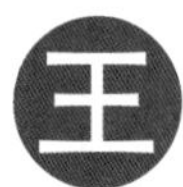

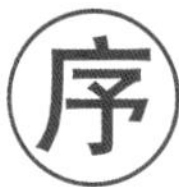

健康是人全面发展的基础，关系千家万户的幸福。随着经济发展、社会进步和生活水平的不断提高，人民群众对于维护健康、预防疾病、提高生活质量的需求日益增长。在加强政府和社会提供医疗保健服务能力的同时，也需要广大群众增强健康意识，培养健康生活方式，掌握养生保健的知识和方法，不断提高自身预防疾病的能力和水平。

中医药作为中华优秀传统文化的瑰宝和我国独具特色的卫生资源，倡导“上工治未病”理念，体现了中医学先进和超前的医学思想。“治未病”包括三个主要层次，即“未病先防”、“既病防变”和“瘥后防复”。“未病先防”着眼于未雨绸缪，保身长全，是“治未病”的第一要义；“既病防变”着力于料在机先，阻截传变，防止疾病进一步发展；“瘥后防复”立足于扶助正气，强身健体，防止疾病复发。究其核心，就是一个“防”字，充分体现了“预防为主”的思想。在实践中，养生保健是实现“治未病”的根本手段，并形成了包括运动、饮食、心理等诸方面的系列养生方法。

刘长喜教授有着中医学、预防医学、流行病学等专业背景，长期从事养生保健理论研究与实践。在《生态养生诠论》一书中，长喜教授将传统的养生文化与健康管理理论与实践结合起来，从情志、饮食、运动、起居、食药和四季养生六方面入手，全面系统阐述了他的养生理论与方法。书中既有国人简单、朴素而又深刻的养生道理，也有现代西方医学先进的健康管理理念，贯通中医西医，涉融传统现代。尤其是“生态养生 1236 健康新法则”和“生态养生木桶理论”的提出，突显作者具有很强的创新意识，实用性和可操作性均很强。我相信，作者的劳动与心血，对于普及科学养生知识与方法、增进国民健康水平必将起到积极的作用。

在本书再版之际，愿以此为序。同时，希望更多的专家学者在认真研究和梳理祖国传统养生理论与文化的同时，重视现代科学技术发展的最新成果，推出更多更好的养生保健作品，为深入实施中医“治未病”健康工程，促进健康教育和中医药事业发展做出贡献。

王国强

2011年10月21日

（王国强，卫生部副部长，国家中医药管理局局长。）

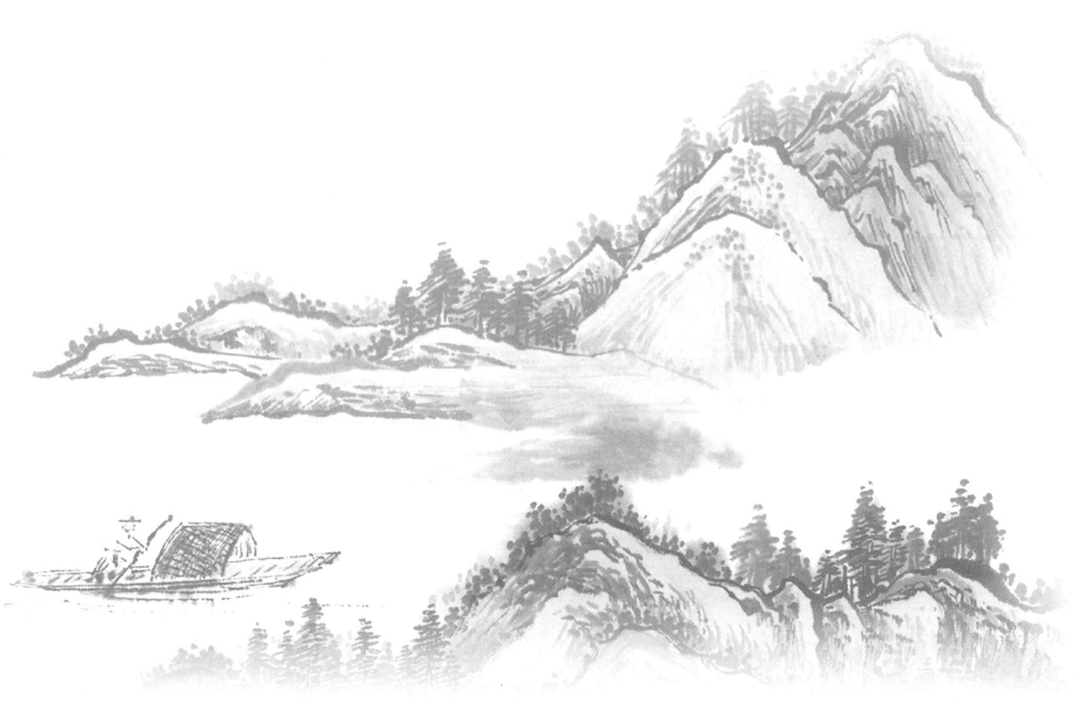

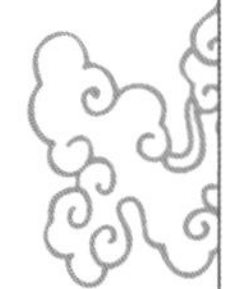

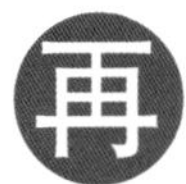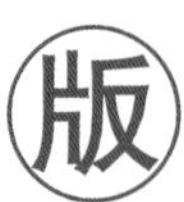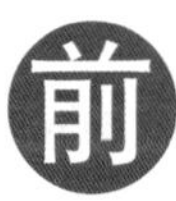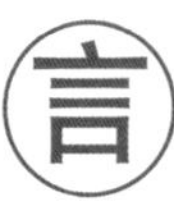

健康是人类永恒的话题，是人的基本需求。健康是构建和谐社会的重要指征，没有健康，就没有高品质的生活；没有健康，社会的文明与进步就无从谈起。养生保健是维护健康、促进健康、延年益寿的重要保障。自古以来，祖国传统的养生文化在社会发展的不同时期均发挥了极其重要的作用，为中华民族的繁衍生息、不断昌盛做出了积极的贡献，迄今为止仍然备受世界各地人民的广泛推崇。然而，海纳百川、虚怀若谷的中华民族，不能对西方医学飞速发展所带来的新思维新方法予以漠视，更不可对近些年在西方广泛推行的“健康管理”为人类健康做出的巨大贡献置之不理。“生态养生1236健康新法则”就是在祖国传统养生文化基础上，结合西方健康管理理论与实践所提出的十分适合于我国居民养生保健、延年益寿需求的健康综合促进系统工程。不管男女老少，不分时间地点，不问健康状况，只要遵循这一健康新法则并努力践行之，就一定有助于远离疾病困扰、天年不病。

值此《生态养生诠论》再版之际，我心潮澎湃，百感交集。难忘通宵达旦的日日夜夜，更难忘在我成长过程中给予我多方关爱的每位恩人。首先我要由衷感谢卫生部副部长、国家中医药管理局局长王国强对本书修改工作给予的高度关注，并为本次再版作序；感谢中国工程院院士、全国人大常委、中华预防医学会会长、卫生部原副部长王陇德院士自始至终对本书的撰写给予的无微不至的关怀和莫大的鼓舞，王院士对本书内容的字斟句酌和诚恳的意见和建议，不仅使本书的立论更趋完善，而且其严谨求实的科学作风也令我感动不已；感谢我的恩师——中国工程院院士、中国中医科学院首席科学家李连达院士在本书的体例、内容、文字等各个方面的指导和不厌其烦的校对；感谢我的恩师——日本东京大学医学部脊山洋右教授在健康管理理论尤其是“日本厚生劳动省健康局颁布的日本标准体检和保健指导程序”的详细解释和相关文献资料的汇总；感谢我的师傅——青城派武术掌门人、全球中华文化艺术薪传奖之中华武艺奖获得者刘绥滨大师在运动养生章节给予的指导和帮助，尤其是秘不外传的青城玄门太极拳十八式的公诸于众，完全得益于刘掌门的全力支持并亲身传授和拍照；更要感谢我八十七岁的老母亲、我的爱妻甄玲梅女士以及所有家人在生活、工作等方面的无限关爱，是他们的无私奉献才使我能够专心致志、不遗余力地投身于工作；感谢我生命中所有的人！

需要特别说明的是，本书在出版发行过程中得到中华生态养生协会、全国老干部健康指导委员会、中国老年产业协会宜居养生专业委员会以及中国建设银行、中国工商银行、交通银行北京分行、华夏银行北京分行、招商银行北京分行、聚成集团华商书院、超越极限集团富布斯导师商学院、长江商学院、北大 PE 投资联盟、山东安然纳米集团、宿迁古徐置业有限公司、慈惠会养生科技（北京）有限公司、北京金图康科技发展有限公司等的大力支持和积极推介，并组织专题讲座和系统培训，借此机会致以诚挚的感谢！山东银色世纪公司在本书的理论架构尤其是“生态养生 1236 健康新法则”的综合概括方面给予了鼎力支持和密切配合，并在全国各地不断推广和应用以健康管理为主线的生态养生理论与实践，同时把“保健食品开发研究及其营销管理模式的理论体系”作为保健食品市场销售的重要依据，经过数十万中老年人的切身验证，不仅创造了良好的社会效益和经济效益，而且也使得本书的理论体系有了应用实践的基础保证。北京电视台养生堂、广东电视台武林探秘、青岛电视台民生开讲等栏目连续播出了生态养生专题系列讲座，使数以万计的民众因生态养生理论与实践而受益。借此机会，我要由衷地说声：谢谢！感恩！

回想起大学时代就读于黑龙江中医药大学中医系的岁岁月月，三十年前的朝朝暮暮仿佛就在眼前。我一边研读博大精深、字句晦涩的中医著作和理论，一边学习西医的基础和临床知识，还经常和几位同学一起骑自行车到十余公里外的哈尔滨医科大学听课，青春的活力和对医学知识的渴求无时无刻不在我们身上体现着。本科毕业后考取了中医药与免疫专业的硕士研究生，完成了“益肾活络汤治疗小儿紫癜性肾炎的临床和免疫学研究”课题，并获得黑龙江省科技进步二等奖。大学和研究生时代的学习、生活和科研经历，为我的医药保健探索之路奠定了扎实基础。汲取中华传统养生文化精粹，借鉴现代医学发展的最新成果，充分发挥中西医结合的优势，服务于中华民族健康事业的宏愿就从那一刻萌动，经世致用便在心灵深处盘结。

东渡扶桑，赴日本学习医药保健品工艺卫生学和营养流行病学的八年，不仅进一步丰富了我的医学养生保健知识，更使我对平衡膳食、适当运动、综合养生方能健康长寿的内涵有了全新的理解。日本国从政府到民间、从达官贵人到普通百姓，均对汉方医药情有独钟，对养生保健高度重视，而且为了让国人从儿童开始就了解饮食营养对慢性病防治的重要性，以国家法律的形式颁布了《饮食教育基本法》，并编排在小学生的课本中作为基础教育内容。日本国正是由于大力宣传、普及慢性病防治的相关知识，其高血压病等慢性病的患病率在近半个世纪内逐年下降。2002 年，日本超百岁老人已近 18000 人，女性平均寿命达 87.6 岁，成为世界第一长寿国。

祖国改革开放三十多年所取得的辉煌业绩令世界震惊，与此同时，各种与生活方式密切相关的慢性病也随着我国人口老龄化、社会转型，逐步成为影响我国居民健康的主要问题。高血压、冠心病、糖尿病和恶性肿瘤等慢性病的发病率、死亡率在不断提高，并有向年轻化发展的趋势，严重威胁居民的身体健康，影响生活质量。2004 ～ 2005 年，我国居民前五位死亡原因依次是脑血管病、恶性肿瘤、呼吸系统疾病、心脏病以及损伤和中毒，其中脑血管病、恶性肿瘤、呼吸系统疾病、心脏病累计占总死亡的 75%。新近出版的 2006 年人才蓝皮书指出，七成高级知识分子处于“过劳死”的边缘，九成外企员工处于过度疲劳或亚健康状态，其中 5% 可能会发生“过劳死”。社会精英尤其是企业家们英年早逝的现象层出不穷，过劳死几乎成了社会精英的代名词。近四十年，我国人群高血压患病率呈持续快速增长趋势，1950 ～ 1970 年我国高血压患者每年增加 100 万；1980 ～ 1990 年每年增加 300 多万；1991 ～ 2002 年每年增加约 700 万。我国城乡居民恶性肿瘤死亡率属于世界较高水平，每年癌症发病人数约 180 万～ 200 万，死亡 140 万～ 150 万。每死亡 5 人中，即有 1 人死于癌症。2004 ～ 2005 年死亡率比 20 世纪 70 年代中期增加了 83.1%，比 90 年代初期增加了 25.5%。与环境、生活方式密切相关的肺癌、肝癌、结（直）肠癌、女性乳腺癌等死亡率及其构成均呈上升趋势，其中肺癌上升了 465%，乳腺癌上升了 96%。我国 20 岁以上人群的糖尿病患病率已达 9.3%，推算病人数约为 9200 万；糖尿病前期患病率达 15.5%，推算处于此阶段人群约 1.48 亿，成为全球糖尿病患病率增长最快的国家之一。据统计，我国因常见慢性病住院一次一般要花掉城镇居民人均年收入一半以上，农村居民人均年收入的 1.5 倍。据世界卫生组织预测，到 2015 年，我国由于慢性病造成的直接医疗费用就将高达 5000 多亿美元。慢性病不仅影响到我国人民身体健康，对卫生服务系统造成了巨大压力，而且也严重消耗社会经济发展的成果和资源。

面对各种慢性病节节攀升，日益危害人类健康的严峻局面，如何预防就成了关键，而预防的首要任务就是普及预防知识和增强预防意识。毫不客气地说，在这方面我国与美日等发达国家相比存在较大的差距。科学研究证实，健康的生活方式可使高血压病的发病率减少 55%；早期防治高血压病可使高血压病的并发症减少 50%。因此，采用健康的生活方式和对高血压病的正确早期治疗，约 3/4 的高血压病及其引发的慢性病可以预防和控制。美国自 20 世纪 50 ～ 60 年代开始的心血管病社区人群防治，被国际学术界视为楷模。1991 年美国高血压病的知晓率从 1971 年的 50% 上升到 84%，控制率从 16% 达到 30% ～ 50%；脑中风的发生率则减少了 50% ～ 70%。诚然，我国众多医疗卫生专家以及爱好健康科普事业的各界人士，在宣传普及慢性病防治知识方面做了大量的工作，取得了可喜的业绩，推动了健康科普事业的发展。但是，全面系统梳理祖国传统养生文化精粹，并用现代医学、现代营养学、运动科学等多学科相关知识予以诠释和论述，以生态养生 1236 健康新法则为主线，以西方健康管理理论与实践为指导，以综合、全面、整体养生的“木桶理论”为核心，系统阐述情志、饮食、运动、起居、食药、四季六大养生技术和方法的专著，本书尚属首例。

本书自 2010 年 3 月初版发行后蒙得众多学者和友人的关怀，也提出了许多宝贵的意见和建议，尤其是运动养生部分新增的“无极健身棒”和“躯干蛇行功”等内容，是本人在广泛收集整理民间传统健身术的同时，经过十余载刻苦习练和不断研究总结后的创新。首次披露，必将为本书的实用性和可操作性增加新的亮点。

本书既可作为养生康复、卫生保健、预防医学等专业人员的参考书籍，又是注重自我养生保健、健体强身、延年益寿的生态养生爱好者不可或缺的行动规范。当然，由于本人精力有限、才疏学浅，书中难免有立论偏颇、思想局限、词不达意之处，诚望广大读者斧正。

辛卯年丙申月于北京

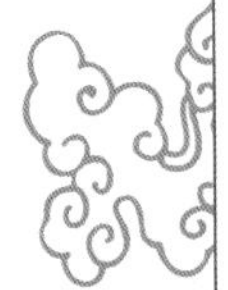
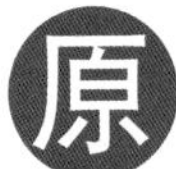
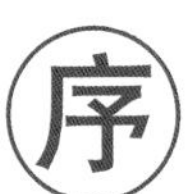

原序【一】

健康是人的基本权利，是幸福快乐的基础，是国家文明的标志，是社会和谐的象征。在全面建设小康社会过程中，我国人民的健康水平明显提高，精神面貌焕然一新。然而，经济发展和社会进步在带给人们丰富物质享受的同时，也在改变着人们的饮食起居和生活习惯。因膳食不平衡和身体活动不足等为主要原因引起的与生活方式密切相关的慢性疾病，已成为严重威胁或危害国民健康的突出问题。根据《2009年中国卫生统计提要》，居民慢性疾病患病率从2003年的12.33%上升至2008年的15.74%，其中高血压患病率从2003年的2.62%增长为2008年的5.49%，糖尿病患病率从2003年的0.56%增加至2008年的1.07%，脑血管病从2003年的0.66%提高到2008年的0.97%。目前，我国高血压患病人数已经超过1.6亿人，冠心病的患病人数已达5000万人。最近发表在国际著名医学杂志——《新英格兰医学杂志》上的关于中国糖尿病患病情况的研究结果显示：20岁以上人群的糖尿病患病率已达9.3%，推算病人数约为9200万；糖尿病前期患病率达15.5%，推算处于此阶段人群约1.48亿。这将会使高血压、冠心病、脑中风等重点慢性病患病率更加快速地增长，给国民健康和社会经济发展带来难以估量的损失。因此，控制我国慢性病即将“井喷”的局面已“刻不容缓”。面对生活习惯与行为疾病不断增加的严峻形势，药物、手术、医院、医生所发挥的作用非常有限，惟一可行的是每个人都从自己做起，积极行动起来，摒弃不良的生活方式和习惯，养成科学的生活方式，成为健康生活方式的实践者和受益者。

在这一大背景下，卫生工作者和一些业余科普爱好者开始热衷于传播健康知识，各类健康知识讲座此起彼伏，各种养生保健书籍层出不穷，对唤醒全民健康意识、改善国民生活方式、行为和能力起到了积极的作用。但是，也有个别人在相关知识传播过程中，有意无意地抛出一些不符合科学的言论甚至是谬论，被不明真相的群众奉为“金科玉律”。前几年，台湾的一位所谓“营养学家”发表了“牛奶有害论”，曾轰动一时，造成极其恶劣的社会影响。为此，科普一定是要在“科学”的基础上普及知识。如果没有足够的循证医学依据，那么，所谓的“科普”就成为伪科学，必须坚决予以反对。

养生保健是一项系统工程，涉及生活起居、日常饮食等方方面面，其理论和方法众说纷纭，各种立说琳琅满目。能够在汗牛充栋的古典文献中梳理出具有现代科学基础的养生保健精粹，并能以健康管理理论与方法为指导，做到“古为今用，洋为中用”，这种东西方文化的完美结合绝非易事。长喜博士在现代科学研究的基础上，深入挖掘祖国传统医药宝藏，借鉴西方十分盛行的健康管理理论与实践，以系统、全面、通俗的方式，撰写了这本《生态养生诠论》，实属一种可喜的尝试。本书提出的“生态养生 1236 健康新法则”，从学习一种健康科学的生活方式出发，按照健康监测、健康评估、健康干预三大步骤，全面实施情志、饮食、运动、起居、食药、四季等六个养生技术和方法，形成系统、全面、综合养生的“生态养生木桶理论”。此书既深入浅出地阐明了生态养生的系统理论，也为实际操作提供了简便易行的具体方法，可谓健康科普、综合养生的心血力作。如能依书中所述方法从日常生活起居中注重养生保健，就一定能够做到“春秋皆度百岁，而动作不衰”，就一定能够实现“形与神俱，而尽终其天年，度百岁乃去”。

经营健康，享用生命；生态养生，天年不病；掌握健康钥匙，拥有幸福人生！传播健康知识不仅需要政府部门的引导和支持以及专家学者们的积极努力，更需要全民的自觉行动。只有全社会共同努力，才能实现“人人关注健康、人人享有健康”的美好愿景！

王陇德

2010 年 3 月

（王陇德，中国工程院院士、全国人大常委、卫生部原副部长、中华预防医学会会长、中国老年保健医学研究会会长。）

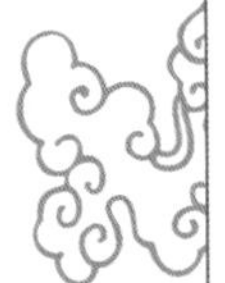

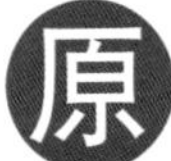

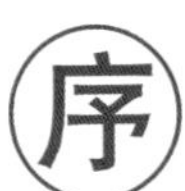

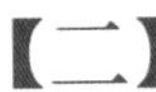

原序【二】

世间万物最宝贵者，莫过人之生命。正所谓“人命至重，贵于千金”。养生祛病、健康长寿，是人类的永恒追求。时下，养生热潮正遍及全球，各类养生著述目不暇接，既有严谨求实的科学著作，也难免混杂立论偏颇、缺乏科学基础的鱼目之品。

《黄帝内经》云：“春三月，此为发陈；天地俱生，万物以荣。”庚寅虎年岁首，新春戊寅月中，展读品味《生态养生诠论》书稿，衷心赞叹其完美结合了中华传统养生文化精粹与西方健康管理理论与实践，犹如春阳勃发跃升之势，确属推陈出新之心血力作。约略言之，《生态养生诠论》一书之不同凡响处，大致有如下几点。

一、所提出的“生态养生1236健康新法则”，是遵循全面养生观而创立的系统、完善的健康养生方法体系，是对生态养生理论框架的重大整合。“天地之间，人为贵”。生命之花是宇宙发展、演化到高级阶段的特殊产物，人作为一个有机体是宇宙间无可比拟的复杂巨系统。生态健康观认为，健康不仅仅是身体没有疾病或不羸弱，而且是人的身体和精神心理与其生存环境的和谐适应与良性互动。与此相应，呵护生命、维护健康的生态养生，则是一项复杂、多元的系统工程，必须以综合养生论或全面养生观作为统领并加以实施，才能达到科学养生、全面养生的目标。长喜博士基于“养生木桶理论”，提倡情志、饮食、运动、起居、食药、四季之六大养生保健板块同等重要，缺一不可，共同构成综合养生的理论和方法体系。其立论全面、系统，是对生态养生理论框架的一次重大整合。

二、在融合传统养生精髓、现代科学新知及个人创新成果的基础上，全面、系统地诠释和论述了生态养生的理论和具体方法，具有继承、开放、创新、求实的精神。生态养生学是以祖国传统养生文化为核心，以现代医学、现代营养学、全科医学和自我保健医学等新成果为依据，以健康管理理论与实践为指导，所形成的一门提高生命质量、促进健康长寿的新学科。生态养生学科交叉性、综合性的特点，决定了系统“诠论”生态养生难度颇大。长喜博士在大学本科和硕士阶段主攻中医学、中医药与免疫学，致力研悟《黄帝内经》为代表的中华传统生态医学体系；硕士毕业后东渡扶桑，系统学习现代医学、现代营养学、流行病学、医药工程学、自我保健医学等。回国后，经过国家疾病预防控制中心营养与食品安全所、国家食品药品监督管理局保健食品审评中心的工作历练，在融汇古今、贯通中西的基础上，近年来在保健食品的开发方面也有系列创新成果问世。正是这种广博、丰厚的知识底蕴，使《生态养生诠论》能融合传统养生文化精髓、现代科学新知及个人创新成果，全面、系统地诠释和论述生态养生的理论和具体方法，是继承、开放、创新、求实的典范。

三、在写作方式上，集严谨求实的系统诠释论证和深入浅出的轻松趣味解说于一体，属于科普性著作。科学技术是人类进步和社会发展的巨大动力，而科学普及作为科学技术通向人类社会的桥梁，则是人类历史永恒的主题。撰写科普著作，推动科学普及，是科技工作者义不容辞的责任。但是，科普一定是在科学基础之上的普及，任何缺乏循证医学基础的讯息不仅起不到普及科学知识的目的，而且还会给人们造成错误的理解、认识甚至伤害。《生态养生诠论》的科学性和真实性，必将为人类健康做出积极贡献。

李连达
2010.3.

（李连达，中国工程院院士、中国中医科学院首席科学家。）

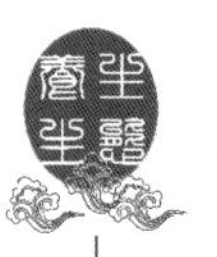

目　　录

第一章　生态养生提出的背景

经营健康　享用生命

第一节　医学模式变迁的人文思考 ---------- 2
　一、医学模式的演变 ---------- 2
　二、生物－心理－生态医学模式 ---------- 4
第二节　大生态医学模式的启迪 ---------- 9
　一、从生态医学角度对健康和死亡的重新定义 ---------- 9
　二、《黄帝内经》的生态医学思想 ---------- 13
　三、微生态学和稀少生物学对生态医学思想的影响 ---------- 15
　四、环境伦理学和可持续发展战略理论的伟大贡献 ---------- 18
　五、大生态医学思想的现实意义 ---------- 21
第三节　对 SARS 等新型传染性疾病大流行的再认识 ---------- 24
　一、宏观生态学对新型传染病的影响 ---------- 26
　二、微生态学对新型传染病的影响 ---------- 26
第四节　生态养生是具有划时代意义的全新养生法典 ---------- 27
　一、多学科发展的必然 ---------- 27
　二、社会不断发展进步的需要 ---------- 28
　三、生态文明时代的迫切要求 ---------- 28

第二章　生态养生的概念和内涵

生态养生　天年不病

第一节　生态养生的概念 ---------- 32
第二节　生态养生的内涵 ---------- 33
　一、生态情志养生 ---------- 35

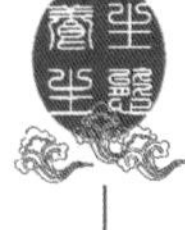

二、生态饮食养生 36
三、生态运动养生 36
四、生态起居养生 37
五、生态食药养生 39
六、生态四季养生 40
第三节 生态养生的理论基础 40
一、祖国传统养生文化为生态养生提供了理论基础 41
二、现代科学技术为生态养生提供了科学基础 54

第三章 生态情志养生

恬淡虚无 摄养精神

第一节 生态情志养生的概念与特点 64
一、生态情志养生的概念 64
二、生态情志养生的特点 65
第二节 生态情志养生的原理 66
一、形神统一 66
二、精神内守，预防疾病 67
三、异常情志，导致疾病 67
四、以情胜情，精神治疗 68
第三节 生态情志养生的意义与作用 69
一、生态情志养生的意义 69
二、情志养生的作用 72
第四节 生态情志养生的原则和注意事项 75
一、生态情志养生的原则 75
二、生态情志养生的注意事项 79
第五节 生态情志养生的常用方法 82
一、乐观愉悦法 82
二、调控七情法 85
三、清心养神法 88
四、节制私欲法 90

五、郁闷疏泄法 ---------- 93
六、四气调神 ---------- 94
七、音乐治疗 ---------- 96
八、老年人如何调摄情志 ---------- 97

第四章　生态饮食养生

饮食有节　谨和五味

第一节　生态饮食养生提出的背景 ---------- 100
一、中国居民的体质状况及其变化 ---------- 100
二、中国居民死亡因素和疾病谱的变化 ---------- 101
三、中国居民主要慢性非传染性疾病的变化 ---------- 102
四、原因分析 ---------- 102
五、生态饮食养生是预防慢性病的关键 ---------- 105
第二节　生态饮食养生的概念和特点 ---------- 106
一、生态饮食养生的概念 ---------- 106
二、生态饮食养生的特点 ---------- 107
第三节　生态饮食养生的原理 ---------- 113
一、饮食养生是人体健康的基础和前提 ---------- 113
二、五脏功能正常依赖水谷的充盈 ---------- 114
三、饮食营养是气血生成的主要来源 ---------- 116
四、饮食营养是形体充盈的保证 ---------- 116
五、祖国传统饮食养生与现代营养学一脉相承 ---------- 117
第四节　生态饮食养生的意义和作用 ---------- 118
一、生态饮食养生的预防作用 ---------- 118
二、生态饮食养生的滋养作用 ---------- 119
三、生态饮食养生的延缓衰老作用 ---------- 120
四、生态饮食养生的治疗作用 ---------- 121
第五节　生态饮食养生的原则和方法 ---------- 124
一、生态饮食养生的原则 ---------- 124
二、生态饮食养生的方法和注意事项 ---------- 133
三、药食同源理论的具体运用——药膳 ---------- 141

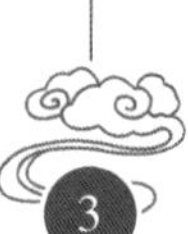

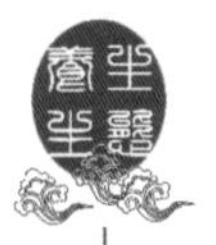

第五章 生态运动养生

法于阴阳 和于术数

第一节 生态运动养生的概念、特点和类型 ---------- 146
一、生态运动养生的概念 ---------- 146
二、生态运动养生的特点 ---------- 147
三、运动养生的类型 ---------- 153
第二节 生态运动养生的意义和作用 ---------- 153
一、生态运动养生与心理健康 ---------- 154
二、生态运动养生与脑健康 ---------- 157
三、生态运动养生与心肺功能健康 ---------- 158
四、生态运动养生与消化系统 ---------- 161
五、生态运动养生与骨健康 ---------- 162
六、生态运动养生与免疫系统 ---------- 163
第三节 生态运动养生的原则 ---------- 164
一、掌握生态运动养生的要领 ---------- 164
二、注重动、静结合 ---------- 164
三、强调运动适度，不宜过量 ---------- 165
四、运动的最佳时间段 ---------- 165
五、遵循三因制宜的原则 ---------- 166
六、循序渐进，持之以恒 ---------- 166
第四节 生态运动养生法 ---------- 166
一、有氧运动养生法 ---------- 167
二、气功 ---------- 190
三、密不外传的道家五行功 ---------- 198
四、生态气功整体术 ---------- 203

第六章 生态起居养生

起居有常 不妄作劳

第一节 生态起居养生的概念与特点 ---------- 210
一、生态起居养生的概念 ---------- 210

二、生态起居养生的特点 ----210
第二节 起居养生的原则 ----212
一、起居有常 ----212
二、劳逸适度 ----213
三、衣漱所宜 ----217
四、安卧有方 ----219
五、房事有节 ----226

第七章 生态食药养生

体质辨证 适当调养

第一节 保健食品的概念和沿革 ----234
一、保健食品的概念 ----234
二、保健食品的沿革 ----235
第二节 保健食品的保健功能定位 ----239
一、保健食品功能定位的法律依据 ----239
二、保健食品功能定位的科学依据 ----239
三、国内外保健食品市场的需求 ----241
四、已经确定的保健功能均有科学可靠的评价方法 ----242
第三节 生态保健食品的特点 ----242
一、中老年人的生理特点 ----242
二、适用于中老年人的生态保健食品的特点 ----244
三、中老年人生态保健食品实例 ----249
第四节 保健食品开发研究及其营销管理模式的理论体系 ----255
一、保健食品的开发研究应当遵循的原则 ----255
二、开发研究保健食品时功能定位的理论依据 ----258
三、全科医学理论的发展与实践为保健食品产业的文化建设提供了重要参考 ----259
第五节 天然生态中药养生 ----261
一、生态中药养生的概念与特点 ----261
二、生态中药养生的原则和方法 ----263

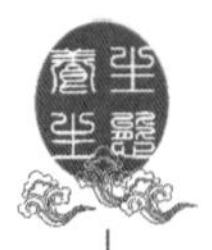

第八章 生态四季养生

天人相应　四时调摄

第一节 天人相应与生态四季养生------274
一、天人相应的规律和特点------274
二、天地变化与人体的关系------275
三、生态四季养生的概念------281
第二节 生态春季养生------281
一、春天的季节特点------281
二、需要重点调养的脏器------282
三、春季常见疾病------283
四、春季生态养生------283
第三节 生态夏季养生------284
一、夏季的季节特点------284
二、夏季需要重点调养的脏器------285
三、长夏需要重点调养的脏器------286
四、夏季常见疾病------287
五、夏季生态养生------288
第四节 生态秋季养生------289
一、秋季的节气特点------289
二、需要重点调养的脏器------290
三、秋季常见疾病------291
四、秋季生态养生------292
第五节 生态冬季养生------293
一、冬季的节气特点------293
二、需要重点调养的脏器------293
三、冬季常见疾病------295
四、冬季生态养生------295

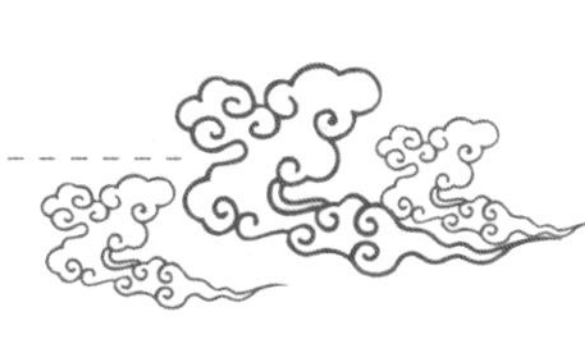

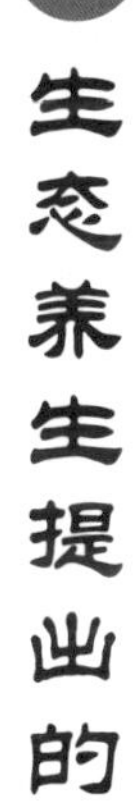

第一章 生态养生提出的背景

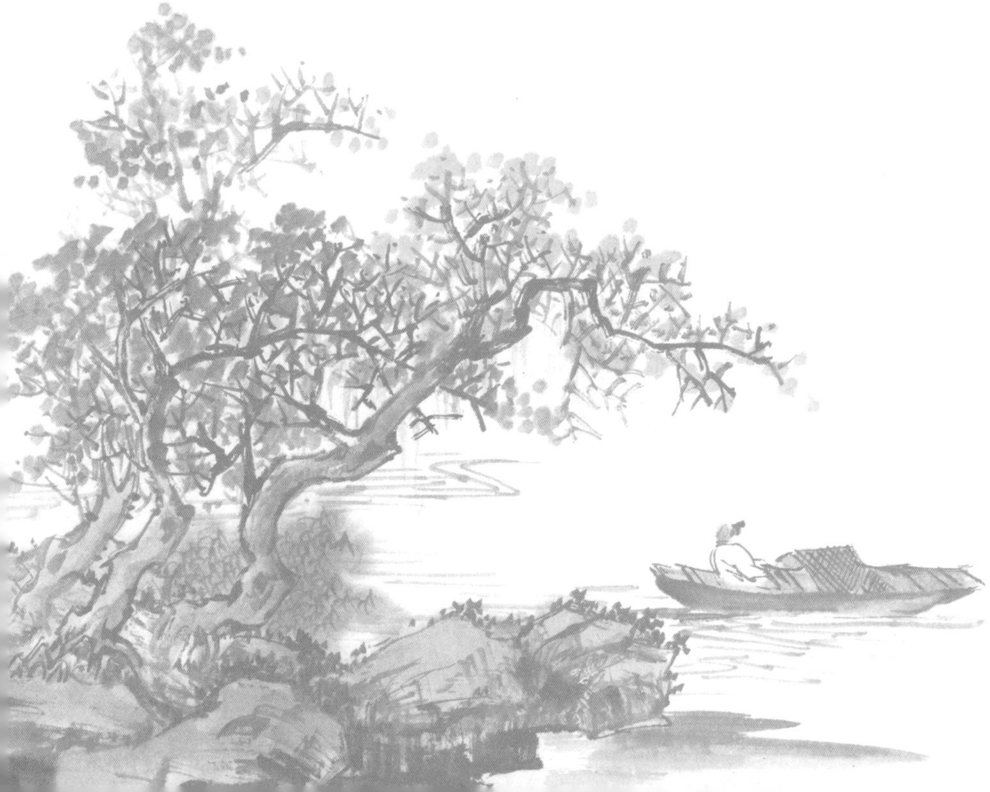

第一节 医学模式变迁的人文思考

医学模式的哲学概念在于医学观和方法论，是人们对健康、医学教育、医学科研、疾病防治等医学问题认识的思维方式和全部医学手段。

随着世界文明的不断进步，医学模式也在不断地变革与发展，生物医学模式已经满足不了时代的要求，生物－心理－社会医学模式也有许多值得商榷的地方，生物－心理－生态医学模式是二十一世纪最具生命力、最能体现现代文明的全新医学模式。

一、医学模式的演变

（一）医学模式

医学模式是人们对于健康和疾病的综合认识，医学模式的诞生和演变是与人类认识水平的发展相适应的。从医学史的发展来看，医学模式的客观基础是医学实践，是人们长期与疾病作斗争过程中行为和方法的概括，是医学实践的产物。因此，医学模式具有时代特征，与同时期的社会生活环境、政治制度、经济水平及文化背景密切相关。另外，医学模式的主观基础是思维方式。医学模式试图对健康和疾病的内在机制及相互联系做出直观而简洁的描述，以明确思路，提高医学实践的效率。这种主观对客观的认识和反映是靠思维来完成的，这种内部相互关联、相互依存以及外部相互作用、相互影响的统一就体现在思维方式上。

（二）医学模式的历史演变

中国是人类的起源地之一，根据现有的考古资料，人类已有 300 万年的历史。生态环境的剧变、严峻的自然选择，迫使人类从其起源到以后的体质演化，都必须与自然展开艰苦的斗争，其中包括与疾病及损伤的斗争。因此，日积月累，人类便逐渐具有了预防某些疾病、养生保健以及医治伤痛的经验和能力。在医学史上，将公元前 300 万年以前的自救性的“医疗”行为称为“前人类医学活动”。由于这是一种完全处于动物趋利避害本能支配下的活动，所以又叫“本能医学”或“动物医学”，尚没有一定的较为成型的“医学模式”。

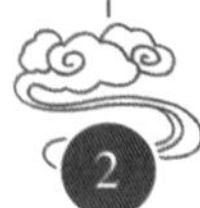

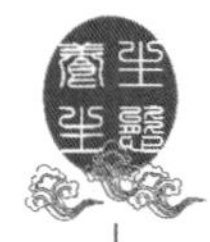

从300万年前到公元前3000年左右的人类医学活动，逐步完成了从本能医学向巫术医学的转化，并形成巫术医学模式。

本能医学与人类医学有着本质上的区别：人类医学是人类进化的产物，是人类区别于其他动物的重要指标之一，人类医学是一种主动的、有意识的、有明确目标的医疗活动，其医学行为是后天习得的，由经验传授和积累所构成的。与此同时，它的实施过程有人的思维活动参与，并为之做出某种说明、记录、改进以及探讨等阐释活动，医学理论由此萌生。

此后，随着自然科学、社会科学以及现代科学技术的不断发展，医学模式也大致经历了宗教神学的医学模式、自然哲学的医学模式、机械唯物论的医学模式、生物医学模式、生物－心理－社会医学模式的演变过程。

近年来，国内外学者又相继提出整体医学模式、大小宇宙相应模式、卫生生态学医学模式、生物－心理－社会伦理医学模式、生物－心理－社会整体医学模式、环生物医学模式、大生态医学模式等诸多医学模式。

现今，生物－心理－社会医学模式仍是占主导地位的医学模式，但是生物－心理－生态环境（包括社会环境和自然环境）医学模式将具有广泛的未来，必将为人类的进步和医药卫生事业的不断完善与发展发挥更加积极的作用。

（三）生物－心理－社会医学模式

1948年，WHO签署宪章时明确了健康的社会学定义："健康不仅是没有疾病或不羸弱，而且生理、心理以及社会适应能力三方面全部良好的一种状态。"这一定义从人的生物属性、意识属性和社会属性三方面进行了论述，是迄今为止较为公认的健康概念。

人作为一种高级动物，其生物属性是从本质上把人看成是自然界中进化到最高层次的生物体，它的宏观、微观结构、功能、致病因素引起的变化，对各种治疗手段产生的反应都同生物界中其他种属有类似之处，这就是生物医学的核心。人在生物属性的基础上形成了意识属性，即人类有意识、有思维的复杂精神活动，从而有别于其他生物。所以，人的健康不单是躯体的健康，还应有心理的健康；反之，患病也不应仅指躯体受损，同时也包括心理障碍或精神疾患。此外，人并非单一的个体，不同种族、不同群体、不同关系形成了人的社会属性，社会属性说明了人是社会化的高等动物，是一切社会关系的总和。现代社会工业化污染所致的公害病、交通伤害、家庭冲突、吸毒、自杀、性传播疾病、人口老龄化、各类恐怖活动，以及从未间断过的局部战争等问题更驱

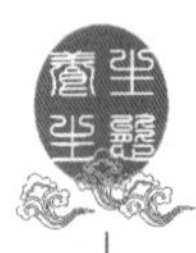

使医学社会化。因此，自20世纪50年代以来，有学者强调要从生物、心理和社会因素结合的基础上认识健康和疾病的问题。1977年，美国曼彻斯特大学医学院精神病和内科教授恩格尔指出：“生物医学逐渐演变为生物、心理、社会医学是医学发展的必然。”其认为应从生物、心理、社会的角度看待病人、看待疾病、看待医学，以取代以往单从生物学角度看问题的观点，形成生物医学模式向生物－心理－社会医学模式的转变。

生物－心理－社会医学模式主张应从更高层次上把人作为一个整体来认识，从生物学、心理学、社会学等诸多方面来认知人类的健康和疾病，认识医学的功能，从而把人们的医学观念推到一个新的高度，并对医学相关的各个学科提出了新要求，带来了新变化。

恩格尔认为：“为了理解疾病的决定因素以及达到合理的治疗和卫生保健模式，医学模式也必须考虑到病人。”这一主张避免了医学向以昂贵的治疗方法治疗少数人疾病的方向努力，以昂贵的代价去谋求医疗技术的进步。

生物－心理－社会模式包括病人和疾病，也包括社会环境，强调医学关注的不应仅仅是患者，而且要关注人类健康和社会利益；不仅要关注疾病的预防与治疗，而且要关注人的生命质量，尊重人权与尊严；不仅要求医生体察疾病，而且要掌握病人的心理，注重心理治疗；不仅要注重改善人们的医疗卫生条件，而且要重视人们的社会环境，使医学的目的上升到生物与社会统一、治疗与预防统一、生理与心理统一、技术与道德统一的高度。

二、生物－心理－生态医学模式

（一）生物－心理－社会医学模式已经不能适应现代社会变化的要求

生物－心理－社会医学模式虽然是目前国内外备受推崇的一种医学模式，较以往的生物医学模式有了长足的进步，但是尚有许多值得商榷的地方。

其一，生物－心理－社会医学模式没有辩证地说明生物－心理－社会构成因素的主次关系，容易使人产生三者平行并列或偏重心理、社会的错觉，使医学的本质发生改变；没有完整全面地涵盖现代医学或医学发展不同时期所带来的多种与医学相关学科的变化；不能具体地适用于不同医学层次和不同医学实践的要求。

其二，生物－心理－社会医学模式对自然环境与人类健康的关系认识不足，忽视了人与自然的和谐是健康的重要保障这一主题，过多强调了社会环境。随着社会的不断进步，人们越来越意识到人类与自己赖以生存的自然环境和谐相处的重要性。地球上从人类诞生开始，人类适应自然、改造自然的脚步

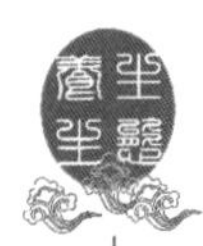

就从未停止。时至今日，当人们意识到人类应与自然和谐相处时，人类早已尝到了自酿的苦酒。

①水污染和空气污染：2007 年 5 月末，江苏无锡太湖水域蓝藻暴发。无锡市区 80% 以上家庭的饮用水源遭到污染，城市供水陷于瘫痪，富裕的无锡人只能“开着宝马喝脏水”。据 2006 年中国环境状况公报显示，2006 年中国 COD(化学需氧量) 排放总量居世界第一，远远超过环境容量，全国七大水系监测断面中 62% 受到污染，流经城市的河段 90% 受到污染，平均每两天发生一起突发性环境事故，群众对环境问题的投诉增加了三成。现代人生活在汽车的轮子上，也生活在由汽车、工厂所排出的污染的大气中。水也是一样，美国环保署曾对水源做了检测，竟然检出 700 多种水污染物，其中至少有 22 种是致癌物质！水和大气污染，集中体现在三个方面：一是重金属污染，包括铅、汞、铝、镉、砷等；二是化学污染，如氯、甲苯等等；三是细菌、动物排泄物、硝酸盐等。正是这些成分，被许多研究机构认定为老年痴呆症、癌症、高血压、儿童智力受损和免疫力降低的罪魁祸首。今天兴起的环保运动表明，人类已经痛彻地感受到了这种威胁正在夺去他们的生命和健康。②森林、植被的严重破坏：以发展经济为代价的肆意采伐、耕作，造成森林锐减、土地沙漠化、环境污染日趋严重，生物物种不断灭绝等全球性的生态危机。③温室气体 (GHG) 排放量猛增已经成为全球性问题：温室气体是指大气中自然或人为产生的气体成分，它们能够吸收和释放地球表面、大气和云层发出的热红外辐射光谱内特定波长的辐射，该特性导致温室效应。水蒸气 (H_2O)、二氧化碳 (CO_2)、氧化亚氮 (N_2O)、甲烷 (CH_4) 和臭氧 (O_3) 是地球大气中主要的温室气体。此外，大气中还有许多完全人为产生的温室气体，如《蒙特利尔议定书》所涉及的卤烃和其他含氯和含溴的物质。除 CO_2、N_2O 和 CH_4 外，《京都议定书》将六氟化硫 (SF_6)、氢氟碳化物 (HFC) 和全氟化碳 (PFC) 定为温室气体。世界许多国家正在紧密合作，积极努力控制温室气体的排放，但是阻止地球变暖需要全球之力、需要几代人的不懈努力。④电磁波辐射：今天的您，用手机打电话，用微波炉、电磁炉做饭，在办公室面对电脑，在家看电视，您的孩子正在您脚下开心地玩电动汽

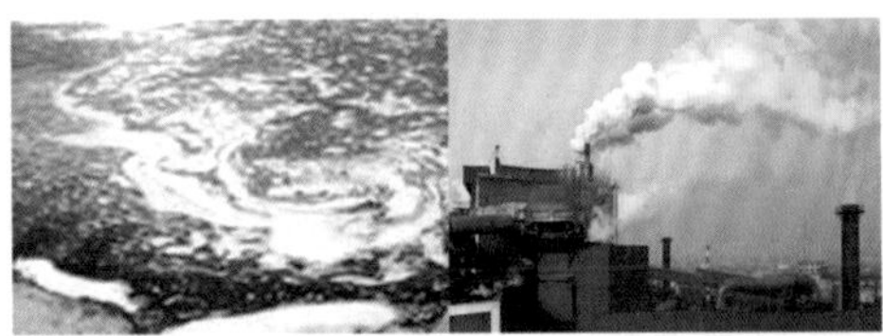

水污染　　大气污染

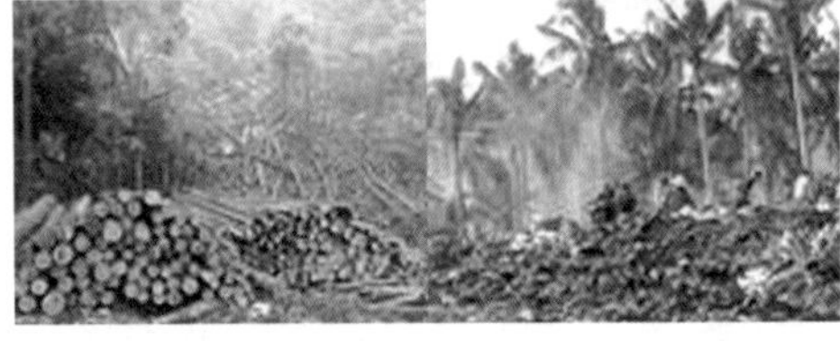

砍伐森林　　垃圾污染

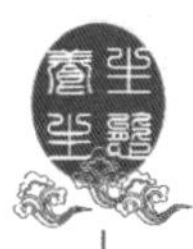

车，这是一幅现代化的生活美景。可您知不知道，您因此每天生活在辐射之中。许多国家的研究显示，这种电磁波的辐射，将可能导致脑瘤、血癌、胸腺萎缩和内分泌失调并损害免疫系统。⑤室内化学污染：现代家庭装修得越来越华丽，但是却不可避免地带来了室内环境的污染，对人类健康造成巨大的伤害。⑥工业垃圾和生活垃圾污染：自然生态被严重破坏还表现为，人类生活越是趋于现代化，其工业垃圾和生活垃圾就越来越多，而且越难处理。据估计，全世界每年新增垃圾大约100亿吨左右。如何处理垃圾已成为令人头痛的难题，因为处理不仅需花去大量费用，而且有些处理方式将不可避免地产生二次污染。我国虽然是一个发展中国家，但工业和生活垃圾同样成为不可回避而且日趋严重的难题。我国许多城市，均已陷入垃圾的重围之中。由于现代人普遍使用化学物质，包括各类塑料制品、洗涤剂、稀释剂及其他产品，加之有机氯、有机磷的广泛使用及其残存积累，自然环境中又出现了一类叫做环境激素的物质。这是一类由于人类活动而释放到环境中的影响和搅乱生物内分泌系统的有害化学物质的总称。其危害主要是对生殖系统和生殖能力造成的影响，导致动物和人类生殖力下降，诱发睾丸癌和乳腺癌等。自从进入工业化进程以来，人类制造的化学物质已达近千万种。目前，怀疑对人类健康有直接影响的化学物质约有200多种，大约六七十种化学合成物能够被证明属于环境激素。可以毫不夸张地说，无论野生生物还是人类，几乎都生活在环境激素的包围之中。

其三，生物－心理－社会医学模式虽然注重了人体内在病因的探究，但是对于人类机体内环境变化的原因认知不足。

（1）食物毒：食物污染是威胁人类健康的重要原因，包括以下几类。①肉制品中荷尔蒙增加；②人类在养殖、种植业中滥用抗生素，导致的畜禽蛋等抗生素残留；③辐照食物对健康的影响越来越得到重视；④食物中的农药残留问题严重；⑤油炸食物造成的反相脂肪酸、苯并芘等致癌物；⑥食品添加剂的长期大量食用也是一个不可忽视的重要问题，虽然单就某一食物来说，其使用的添加剂符合国家有关食品添加剂的使用标准，但是目前的法律法规尚没有标准限制消费者同时食用几种富含食品添加剂的食物，尤其是防腐剂、甜味剂等的大量长期使用对健康的危害极大；⑦三聚氰胺等未经批准的化学成分造成的严重慢性食源性疾病日益得到国内外的高度重视。

（2）药物毒："是药三分毒"，世界卫生组织的统计表明，地球上每七人就有一人死于药物的毒副作用。据中国卫生部药品不良反应监察中心报告，近几年来，在我国住院病人中，每年有19.2万人死于药品不良反应，药源性死亡

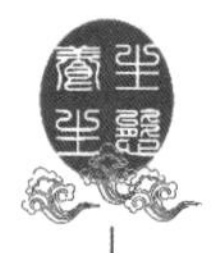

人数竟是主要传染病死亡人数的10倍以上！每年，我国因药物不良反应而住院治疗的病人达250万人，其中50万人为严重反应。

(3) 体内垃圾：①体液酸性化，由于动物性食物摄入过多，缺乏运动而造成机体能量的堆积，使体液逐渐偏向酸性，导致各种慢性非传染性疾病；②血脂高、血液黏滞度升高，是高血压、冠心病、脑卒中等心脑血管疾病的重要诱因；③肠道菌群微生态环境由于长期食用有毒有害或者污染的食物而发生变化，严重影响了人类的健康；④粗纤维食物摄入不足导致便秘的人越来越多，长期习惯性便秘使体内毒素不能及时排出体外也是机体健康的头号杀手。

其四，千百年来，人类独具的思维能力以及对自身、对世界的好奇本性，使它从未停止过对“我是谁？我从哪里来？将向何处去？”这个终极问题的探索。人类基因组计划的完成，将使人类可以用纯生物的语言，从人类自身的结构中寻找出这个问题的答案。但是，克隆羊“多莉”的诞生、人类胚胎被成功的克隆，使这一似乎要解决的问题再次面临新的挑战。“人到底是什么？”这第三种人（男人、女人之外）——克隆人如何归类？纲、目、科、属如何确定？克隆人的医学、法律、社会、伦理等诸多的问题如何解决？生命是否因此丧失尊严，人伦是否因此陷入混乱，人种是否因此萎缩退化。克隆技术是否会导致基因的多样性消失而降低物种进化潜力，降低生物对环境变化的适应性，进而危及生态平衡和人类安全，使物种走向灭绝。如果用基因组这个“上帝创造生命的语言”来创造新的生命——人造人（第四种人），你希望它是什么肤色、是蓝眼睛还是黑眼睛，长几只耳朵、几张嘴、几只手和几条腿……无疑，这些都是生物－心理－社会医学模式不能解决的问题。

（二）二十一世纪呼唤新的医学模式

随着经济的不断发展，人们生活水平也得到很大的提高，对健康的要求也从不同侧面发生了变化。人们已不再局限于拥有先进的医疗手段，而更加注重养生保健，预防为主。

然而，现代科学技术的发展虽然为医学的进步增添了许多新技术、新方法，CT、核磁共振、血管造影、心脏搭桥手术、人工心脏、人工关节等一系列新的医疗手段令人目不暇接，给人类战胜疾病、保持健康长寿描绘了美妙的前景，但是生存环境的恶化、自然环境的破坏等又给人类健康带来了新的威胁。疾病不仅没有消灭，反而愈治愈多，虽然医疗水平不断提高，延长了人类寿命，但各种慢性病、退行性疾病、老年病成了令人头痛的问题。

在热带地区，由于经济条件所限并缺乏国际援助，疟疾等热带病仍在肆

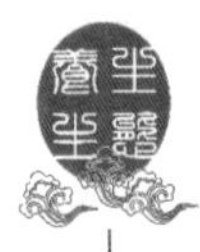

虐；曾被有效控制的结核病在发达国家卷土重来；艾滋病的流行大有摧毁“疾病将被征服”的信仰之势，导致对医学失望和怀疑的气氛更浓；SARS、禽流感、疯牛病、手足口病、甲型 H_1N_1 流感等急性传染性疾病的大流行，提醒人类必须反思各种各样的抗菌素、抗病毒药物以及投入大量人力物力研发的疫苗究竟能给人类健康带来什么？研发疫苗的速度能赶上病毒变异的速度吗？不从自然环境来根本解决人类生存环境问题，未来还会有新的更大的传染性疾病大流行！另外，克隆技术的发展引发对其可能出现的后果的恐惧日益增长，对可能出现的“克隆人”、“人造人”带来的医学问题更是茫然。医学技术究竟该向何处发展呢，医学真正的使命是什么呢？

二十一世纪随着以预防为主、防治结合为战略方针的卫生事业不断向优化生存环境、提高生命质量和增进身心健康为重点方向的转化，医学模式也必将随之发生重大变革。生物－心理－生态医学思想正是顺应了时代发展的潮流，必将为二十一世纪医药卫生事业的发展构建与时俱进的全新医学模式，具有广泛的前景，必将被越来越多的仁人志士所认识。

（三）生物－心理－生态医学模式的愿景

经历了1400万年的自然演化，腊玛古猿进化成人类。人是自然进化中的产物，所以人应该是自然的人，人的机体、意识形态（精神和心理）与生存环境是息息相关的。人类之间，人类与自然界的万物之间都应在相互包容中和谐共生，并使其向更有利于人类生存的方向发展。生物－心理－生态医学模式以生物医学为基础，并在兼顾精神心理因素、社会因素的同时，强调自然生态环境对人类健康的影响。即人们在预防疾病、治疗诊断疾病、促进早日康复以及提高健康水平、延年益寿等方面积极努力的同时，不仅要考虑心理和社会因素，还要考虑人类所处的整体生态环境、物种进化对健康的影响。所以，生物－心理－生态医学模式将医学的境界上升到创造良好的生存环境，实现自然人类（有别于克隆人、人造人）的最佳生存状态。医学本身及其相关的医学心理学、医学伦理学、医学哲学、社会医学、医学环境学、医学教育学、卫生管理学、卫生法学、卫生经济学、卫生生态学等各学科也将以此为导向，为达此目的服务，使人的机体、精神心理状态能够与优化的社会生态和自然生态环境和谐适应，并在生命的最后时刻实现“形与神俱，而尽终其天年，度百岁乃去”，无疾而终，正所谓“人间正道是沧桑”。

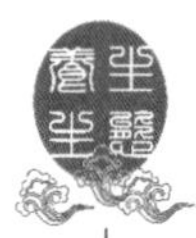

第二节　大生态医学模式的启迪

山西中医学院陶功定教授在深入研究挖掘《黄帝内经》所阐述的生态医学思想的基础上，认真分析了不同医学模式对医学教育、医学实践以及医学相关学科发展的影响，在国内外率先提出了大生态医学模式，并从理论层面为中医理论现代化做出了非常有意义的探索，取得了可喜的成就，为二十一世纪医学发展做出了重大贡献。大生态医学模式为生态养生的提出奠定了坚实的理论基础，提供了养生保健的新思路。

一、从生态医学角度对健康和死亡的重新定义

医学涉及人的生老病死，伴随生命的全过程。生死并非生命过程的两个极端，而是在生命过程中，随时表现为一步之遥。而这一步之中，就是健康和疾病的抗争。因此，医学的核心是研究健康和死亡相关的问题。

（一）关于健康本质的探讨

健康是医学的核心概念，也是千百年来医学追求的目标。对健康作何种解释，即健康观。科学意义上讲，不同的医学模式往往对应或折射出不同的健康观。但是通常人们在使用健康这个概念的时候，大多并不注意他们在使用意义上的区别。由于健康的定义包含了人们不同的价值观，因此，对健康的定义也不尽相同。

古老原始的健康观是指身体强壮、结实有力，这时的医学尚没有形成，人类尚处于动物本能的自救状态。医学开始萌芽以后，人类逐渐对疾病有了一定的认识，健康等同于机体没有疾病或者治愈疾病，而对疾病的认识也仅仅局限于病原性生物因素的影响。随着医学解剖学的不断发展，健康观进一步定义为人体各器官系统发育良好、功能正常、体质强壮、精力充沛并具有良好劳动能力的状态。

现代对健康的理解已经突破了生理和生物的范畴，不仅强调人的机体没有疾病或者不羸弱，而且强调了人的精神心理正常，把健康理解为身体上和精神上的双重完好状态。在此基础上，世界卫生组织（WHO）还于1948年把社会因素纳入了健康的定义，指出："健康不仅是指身体没有疾病或者不羸弱，而且包含生理、心理以及社会适应能力三方面均处于良好的一种状态。"WHO这一健康概念虽然尚不尽如人意，但却是迄今为止最为宽泛、最受推崇的健康观。从主观角度定义健康，就是把健康单纯看作是一种自我感觉良好的主观体验。从客观的角度定义健康，就是将健康看作一系列可以统计的医学指标处于

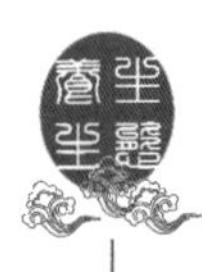

“正常”的一种状态。而将主客观统一起来定义健康，大体包含三个方面：①尽可能消除疾病的症状或者疼痛；②在适当时间内能够出色地完成自己想做的事；③基本处于良好的精神心理状态。

综合分析以上的健康观，似乎都有一定的合理性。但是，从大生态医学模式的背景中去分析健康观，则不难发现它们各自的局限性。毫无疑问，健康之于人，首先代表一种价值，由于人们的价值取向不同，因此对健康的理解也不尽相同。目前人们大多支持健康应当包括生理和心理两个方面。但是，倘若我们只是把健康局限于“人”的这两个方面，或者加上社会因素，而忽视人与生存环境的宏观关系，虽然貌似深刻，终究未得要领。

大生态医学模式的健康观是：“健康不仅仅是指机体没有疾病或不羸弱，而是人的生理、心理与其生存环境的和谐适应与良性互动（如图 1-1）。”

包含以下两层含义。

其一，从人的生理、心理状态角度看，健康首先是人的一种基本属性。每个人的生理、心理状态不同，他们的健康状况也显示出差异来。人与人的健康程度可以比较，却很难等同。因此，当我们理解或者衡量一个人是否健康时，需要把对健康的抽象定义还原到一系列综合性指标之中。从这个意义上讲，我们与其说是判断一个人是否健康，不如说是判断他的健康程度。亦即从静态看，健康是针对此时此地此人的综合身心状态做出的评价。

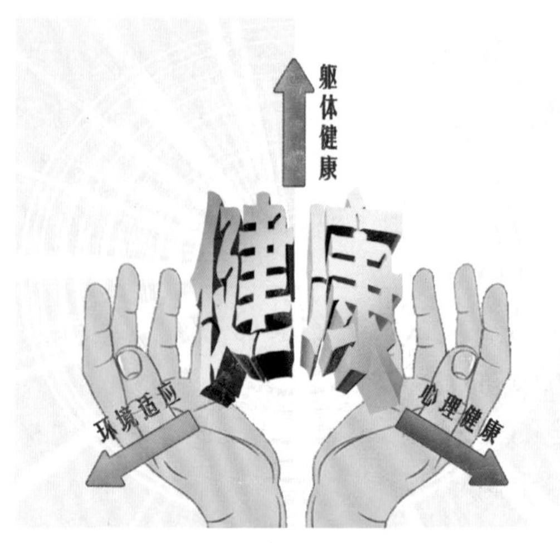

图1-1 大生态医学模式的健康观

其二，健康不仅仅是“人的生理、心理状态”，更重要的是必须把它看作是这种状态“与其生存环境和谐适应与良性互动”的动态过程。亦即必须从静态与动态的统一上，才能真正把握健康的本质。生存环境包括自然环境和社会环境。生存环境需要不断优化。而人要使生理、心理状态处于一种良好乃至最佳状态，就需要不断地适应与互动，与之达成和谐。因此，健康不仅仅是一种状态，更是一个过程，是人的一生和整个人类历史都必然面临的一个永

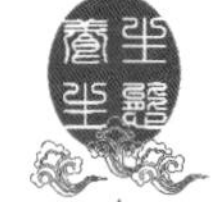

恒课题。

（二）死亡的本质以及对待死亡的态度

死亡是医学作为终极目的所必然面对的问题。在人们的传统观念中，死亡经常作为健康的对立面存在。这种观念是不准确甚至是错误的。除了某些宗教和恶劣的哲学赞美死亡之外，死亡对人，特别是对生命火焰旺盛的青壮年人，经常构成一种对未来的恐惧，以致人们总想回避死亡的事实，甚至回避对死亡的探讨。美国学者菲利普·劳顿等著的《生存的哲学》一书中，在“死亡”一章的标题之下就赫然写着感情色彩十足的注脚——“生命不受欢迎的结局”。的确，从纯生物意义上讲，在“生”与“死”的基本态度取向上，人们总是毫不犹豫地选择前者。或者说，与其他一切有灵性生物一样，人也具有某种“贪生怕死”的本能或趋向。西方许多哲学家（如柏格森、尼采等）曾用“生命的冲动”、“生存意志”等概念来描述这种本能或趋向，并指出唯有这“生命的冲动”、“生存意志”人类才生生不息，一代一代进化繁衍下来。尽管哲学并不排除对生物现象的研究，但是脱离人的社会本质而将人的某种生物本能提升为哲学本质，却无疑是错误的。因为在人类社会中，人并非一概“贪生怕死”。为了取得某种特定的社会价值，“出生入死”、“视死如归”的也大有人在。当然，这些都只是涉及了人们对死亡的态度，尚未回答死亡的本质。

对死亡的最高解释，应当是一种哲学的解释，而实用的却是医学上的解释。把两者结合起来，则是最全面、对现实也最具指导意义的解释。

多年来，医学一直沿用将心脏停止跳动和呼吸停止作为“死亡”的标志。就多数情况而言，这大致反映了死亡的现实因而是可以接受的。但心脏停止跳动的人并非一定死亡，除了迅速采用心脏起搏、心内注射强心药物和体外按摩心脏等人工急救技术可使部分人恢复心跳而存活外，心脏移植手术的成功应用使得心脏死亡理论上不再构成对整体死亡的威胁。同样，由于医学技术的发展，特别是人工呼吸机的出现，停止呼吸的人也可以再度恢复呼吸而“死里逃生”。也就是说，心跳和呼吸停止已经失去作为死亡指标的权威性。为此，医学界一直在探讨对死亡的新定义和新的判断标准。从全球医学界对于死亡的定义趋势来看，死亡的概念已经或正在从心跳、呼吸的停止过渡到中枢神经系统功能的彻底丧失。这被称为医学界的一次意义重大的“范式转换”。

1968 年，美国哈佛医学院特设委员会发表报告指出死亡是不可逆转的“脑死亡”，其诊断标准有四方面：①无感受性和反应性；②无运动和呼吸；③无反射；④脑电图平直。而且上述四条应该是 24 小时反复多次检测结果无变化，

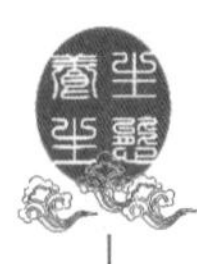

并应当排除两个例外：①体温过低（<32.2℃）；②刚服过巴比妥类药物。同年，世界卫生组织建立国际医学科学组织委员会，也提出了类似的四条标准：①对环境失去一切反应，完全无反射或肌肉活动；②停止自发呼吸；③动脉压下降；④脑电图平直。

此举开创了确立死亡新标准之先河。有的同时考虑传统诊断标准，有的则干脆以“脑死”取而代之。如 1970 年，加拿大渥太华总医院提出了五条标准：①呼吸停止，用呼吸机维持 12 小时以上仍不能自主呼吸；②血压下降，不用药物就不能维持正常血压；③体温下降，如无覆盖即降至华氏 98 度；④瞳孔散大、固定，角膜反射消失，四肢瘫软无自主活动；⑤进行两次脑电图检查，每次 20 ～ 30 分钟，间隔 6 小时，均无脑皮质活动显示。同年，日本“脑死和脑波关系委员会”将脑死亡的诊断标准归纳为六条：①意识丧失；②反射消失；③骨骼肌紧张消失；④瞳孔散大，自发呼吸停止；⑤血压骤降；⑥脑电波平坦。1974 年，英国的一份医学杂志载文主张将脑死亡简要归结为两条：①无自主呼吸，每次脱离呼吸机 3 分钟以上做检测，检测两次，间隔 12 小时；②各种脑干反射消失，但脊髓反射可存在，枕骨大孔以上无运动反应。此外，还有其他的一些综合标准等等。尽管不少新标准表现出某种意义上向传统呼吸标准回归，但是大家公认的是大脑皮质活动丧失。因为大脑皮质是人意识的物质基础，脑电波反映了人的意识和思维等精神心理活动。如果后者是不可逆的停止状态，则此人即使可以保持心跳和呼吸，也绝不可能再作为“个体”回到人群社会中去了。因此，从人的社会本质是社会关系的总和这个哲学定义出发，我们可以得到包含生物和社会本质的新的死亡定义：**死亡是个体人与社会关系不可逆转的脱离和中断**。显然，医学上认定的死亡可以纳入或证实这个新定义，而且这个概念还可以运用到人类政治生活领域。

死亡作为一种不可更改的事实，并不能说明导致这个结果的不同原因。依据“健康是人的生理、心理与其生存环境的和谐适应与良性互动”这一健康新概念，可以将死亡大致区分为健康的死亡（正常死亡）和非健康的死亡（异常死亡）两大类。

健康的死亡（正常死亡）是指人的一生始终处于身心与生存环境的和谐适应状态，像机器磨损到极限而自然损坏一样，实现生命的最后自然终结，亦即《黄帝内经》中讲的“形与神俱，而尽终其天年，度百岁乃去”的至高境界。健康的死亡（正常死亡）只发生在“颐养天年”之后，它是一个人生命的自然

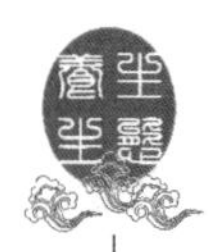

终结，因此，当死亡降临时，并没有什么恐惧和遗憾，而显得坦然和安祥。从新陈代谢的自然规律看，个体生命周期完成而退出人类社会，正是为新的生命开辟道路。因此，作为这种死亡的局外人包括医务工作者，应当尊重这种死亡，而没有必要去拯救这种死亡，感情应当服从理智。

非健康的死亡（异常死亡）泛指人与生存环境没有实现和谐适应的良好状态而导致死亡，又可分为病死、灾害事故致死、他杀和自杀等等。对待非健康的死亡（异常死亡），医学必须提出尽可能多的抢救和保障，此乃医学最为艰巨也最为神圣的义务。疾病应当得到有效的治疗，灾害事故应得到及时的抢救，他杀应得到有效的制止。自杀由于是一种不健康的行为，是心理扭曲的重要表现，是对他人和社会不负责任的自私行为。一时的心结想通过自杀来解脱，结果却给他人和社会造成更大的损害，因此理应得到最大限度的控制。总之，对待非健康的死亡（异常死亡）固然应当从生物学着眼，但仅凭生物学观点并不能真正有效地解决所有问题。“救死”必然涉及和包含许多社会性因素，因此，去除一切非健康死亡的原因才是最根本的措施。不得已而取其次，医学上的“救死”是第二位的。事实上，脱离社会因素一味强调“救死”是将医学置于某种困境之中，而且触发了对医学目的的反思，并由此引发了人们对待死亡的一种新态度——有条件地实施安乐死。

总而言之，对死亡本质的理解上反映着某种价值观，代表着某种医学思想，它与人们对医学目的的认识有着某种一致性。显然，仅仅强调救死扶伤作为医学目的是十分狭隘和陈旧的。人类固然寄希望于医学以实现健康生存的权利，但毕竟不能回避死亡这个永恒的主题。未来的医学理论应进行目的的调整，即应当将维护人的生命与正确面对死亡做综合判断，而非“扬此抑彼”。由此，我们就可以在医学操作上区分不同情况而采取“救死扶伤”、谨慎地实施“安乐死”或者“见死不救”（无需抢救）等不同态度。尤其是健康的死亡，应当是医学努力追求的最后目标。

二、《黄帝内经》的生态医学思想

大生态医学模式构建了健康和死亡的新概念，而大生态医学的概念及其具体模式的提出，具有深刻的理论和现实背景。

（一）生命存在的多因素关联

《黄帝内经》对生命的认识不仅仅局限于人体本身，而是与整个生存环境密切相关。尽管其已认识到“解剖”的问题（见《灵枢·骨度》），但那只是

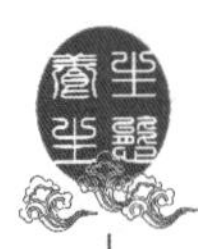

为了认识人体的组织器官，认识人体的生理病理变化。人体生命的内在环境是五脏为主体，与其他组织器官相互关联，以经络为通道，由气血循行来沟通的不可分割的整体。这个整体所包含的五个子系统与生存环境的五方、五时、五色、五音、六气、五行分别相关，形成人与自然的整体观念。这种关联包含了与生命体相关的所有环境条件，形成了《黄帝内经》医学模式的前提。

（二）疾病发生的多因素认识

《黄帝内经》没有企图探讨引起疾病的具体物质，而是从引起疾病发生发展的因素来认识疾病。认为疾病的发生不是病源的单因素作用，而是外在环境和内部机能的综合效应，外在环境是生存条件的气候、环境、时间、物候、地域、饮食五味、社会等因素的变化，内在环境是人的情志、体质、阴阳、气血等的异常，两方面的相互失调导致疾病的产生。

如果人体脏腑的阴阳气血始终处于平衡和谐的状态，没有给病因留下可乘之机，人体即便受到外界的影响也不会生病，即所谓“正气存内，邪不可干；邪之所凑，其气必虚”。这是几千年来中医学对发病认识的基本观念，始终强调的是作用于人体的多方面因素，并不仅仅是病因的物质问题。

（三）病理过程的整体功能失调

在疾病已经发生的情况下，《黄帝内经》注重致病因素引起的失调和各功能异常，并不特别关注局部病灶的改变。所有病证的表现都以证的寒热虚实、阴阳的盛衰、脏气的强弱、气血的盈虚来概括，总体表现为正邪的消长与进退。如寒伤阳，暑伤气，怒伤肝，表现出来就是阳虚、气虚及肝阳上亢等症。所以，“善诊者，察色按脉，先别阴阳”，不着重观察疾病的病灶，而是区别阴阳，“阴平阳秘，精神乃治，阴阳离绝，精气乃绝”。

（四）辨证施治、整体观念

对疾病过程，《黄帝内经》所关注的不是具体的疾病所在，而是病证所导致的整体变化，所以诊治的目的是“谨察阴阳所在而调之，以平为期”（《素问·至真要大论》），目标不是如何去治“病”，而是去调和整体五脏阴阳气血的变化。当阴阳失衡得到调和而恢复至平衡协调的状态时，病因也就被去除，亦即疾病被治愈的状态。根据致病因素的不同，治法也不尽相同，“寒者热之”、“热者寒之”、“虚者补之”、“实者泻之”。在针对病因治疗的同时，绝不可忽视导致疾病产生的综合因素辨证施治。如五方五味、五时六气、七情五志、性别年龄等因素的变动，都会直接影响治疗的效果，正所谓“因人、因时、因地”的三

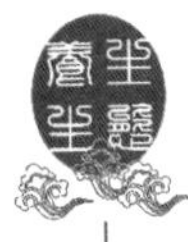

因制宜，这一辨证思维一直是中医学的精华所在。把疾病治疗和日常生活结合起来，既是治病的需要，又是调理机体和恢复健康的有效手段。

（五）药食结合的生态效应模式

《黄帝内经》观察和创立了一种特殊的治疗体系，即五味对人体五脏具有不同的亲和力和攻击力，一种“味”可以对一个系统具有促进作用，对另一系统具有抑制作用，甚或对另一系统有攻击效果，这形成药物配伍应用的特殊方式。“君臣佐使”的配伍就是把不同性味的药物有机配合在一起，以期对不同脏腑的失调起到协同增效的作用，同时调理失调的多个方面，达到恢复阴阳平衡的目的。这里的五味所指，并不限于药物，而是包括食物在内，它们具有相同的性味特性，后来的本草学实际上也包含了传统意义上的食物。这成为中医学几千年获取良好临床疗效的重要途径，也是将天然动植物用于医疗的最有效方法。这一发现与发明在现代追求环保、追求绿色的意识中，仍然可以给人们以无限的启迪。

因此，《黄帝内经》所论述的医学不是单纯针对疾病的孤立活动，而是认为人体的所有异常（疾病）与人类的生存条件密切相关，我们完全有理由把《黄帝内经》的模式称作“生物－环境－时间－气象－心理－体质－社会－生态医学模式”，以一种古老的智慧超然于现代文明，处于生命科学的前沿。

三、微生态学和稀少生物学对生态医学思想的影响

微生态学的研究起源于 20 世纪初期。德国医学家科赫为微生态学的建立做出了巨大的贡献，被称为微生态学的鼻祖。他发现了炭疽杆菌、结核杆菌、霍乱弧菌等病原微生物，阐明了结核病的病因，提出“科赫定律”，创立了病原微生物学。这样，医学家们在传统的实体中心论思想的指导下，成功地找到了一种具有特异性致病作用的病原微生物，进而推动医学对传染病的性质和传染方式等的认识，并为抗菌治疗拓展了广泛的前景。更重要的是，在人们寻找抗病原菌药物的过程中，免疫学的研究逐渐发展起来。1890 年科赫的助手贝林在动物的白喉病实验中发现了具有免疫作用的“抗毒素”。1892 年德国慕尼黑大学卫生学教授培顿科雯在霍乱病大流行之际，为了证明单有霍乱菌不会引起霍乱，他安排制备了每毫升至少含 10 亿个霍乱菌的培养液，并且在自己的学生面前吞饮了这杯“霍乱菌汤”，其结果有惊无险，他并没有染上霍乱病。其后，在法国巴斯德研究所工作的俄国病理学家梅契尼可夫重复了培顿科雯的

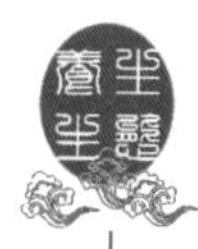

实验，亲口吞下了霍乱菌汤也没有染病，却发现了“食菌细胞”。

由于霍乱、鼠疫、天花、流感、伤寒等传染病的大流行曾夺去了亿万人的生命，迫使人们集中研究并发现了越来越多的病原体及其生命活动的相关内容。微生物包括有细菌、衣原体、支原体、立克次体、螺旋体、放线菌、真菌、病毒等类，每一类又分为若干种。人体的皮肤及与外界相通的部位都是微生物的寄居地。20 世纪中期以后，随着抗生素的普遍使用以及抗生素的不断开发，对抗生素耐药的菌株增多了，而且抗生素在抑杀病原菌的同时，也能抑杀正常菌群，破坏正常的微生态平衡，引起菌群失调或二重感染。耐药菌株和二重感染的出现引起了人们的反思，唤醒了人们对于正常微生物菌群研究的兴趣，成为微生态学发展的主要动力。另外，应用抗肿瘤药物、免疫抑制剂以及肾上腺皮质激素和应激、放射治疗等人为地抑制了机体的免疫系统，使体内原来不致病的正常细菌中的一部分表现出致病性，引起所谓的内源性感染，也促使人们需要对正常菌群进行研究。人们首先发现，消化道微生物菌群具有很多作用，如通过分泌多种酶类分解内源性物质和许多不易被宿主吸收的营养物而改变消化道内容物，参与食物的消化吸收；通过作用于消化道壁的结构、消化道中物质的输送、黏膜层细胞的更新速度和营养物的吸收等来修饰消化道的解剖和消化生理；作为抗原能促进机体免疫系统的成熟，形成生物屏障，能对抗日常摄入的外源细菌的入侵等等。20 世纪 50 年代以来，医学家们开始认识到，人生活在微生物海洋中，人体内存在着庞大的微生态系统，抗菌治疗不可避免地干扰正常微生物群并引起菌群失调。到了 70 年代，厌氧培养技术的发展使厌氧性细菌的检出率大大提高，也极大地推动了微生态学的发展。厌氧技术的应用给人们展现出了一个前所未知或知之不多的微生物世界。例如，以往认为大便中的主要细菌为大肠杆菌和肠球菌，而且大部分为死菌，只有少数能培养出来。现在利用厌氧培养技术已经探明，大便细菌中 95% 以上为厌氧菌，70% ～ 90% 的细菌都能培养成功。在人、畜的体表或体内有几百种数以亿万计的细菌，它们绝大多数为厌氧菌。厌氧菌对宿主大多无害而有益，甚至是必需的。它们与宿主和平共处，互相影响，参与了宿主的生长发育、新陈代谢、营养吸收、致病、免疫等一系列活动。1977 年露西教授首先提出了微生态学这一名词，并在德国赫尔本建立了世界上第一个微生态学研究所。至此，微生态学作为一门独立的学科正式诞生了。

微生态学揭示人体是一个庞大、复杂，包含着若干个层次的微生态系统，每个层次在生态结构和功能上具有相对独立性。主要层次有以解剖系统、器官

为单位的微生态子系统；以亚器官结构为单位的微生态区（一般由一个相对独立的微生物群落形成）；由特定微生物种群占统治地位的微生态部位（只适宜于某种特定微生物在此定植生存，其他微生物则不能生存）。人体微生态系统包含着3种基本矛盾：微生物与人体之间的相互作用，各种微生物之间的相互作用，外生态环境与人体、微生物的相互作用。各种微生物之间以及它们与人体、外环境之间的相互适应、协调，即所谓微生态平衡。微生态平衡是人体健康的微生态基础。在微生态平衡的情况下，微生态系统的各个层次都具有“自净”机制，原籍菌具有生态优势，它在寄居地形成一个生物膜，起着占位性保护作用，与人体免疫系统配合，共同抵御和排除外籍菌，成为一道生物屏障。

人体在受到某种异常影响（如生活环境突变、不当的药物、手术、外伤、情绪激动等）时，可使微生态平衡受到干扰和破坏，出现微生态失调。微生态失调是微生物与人体、微生物与微生物、微生物与外环境之间相互关系的异常化，主要表现以下几种情况：一是菌群失调，即各种微生物在数量上的比例失调，特别是原籍菌的数量和密度下降，外籍菌和环境菌的数量和密度升高；二是菌群易位，即菌群从固有的生态区或生态位向别的生态区或生态位转移，引起微生物菌群之间的斗争，改变了微生态区和微生态位的微生物作用性质；三是外籍菌入侵，即机体对外籍菌的抵抗力下降，使外籍菌入侵定植并引起感染；四是血行感染，指菌群易位到血液中形成菌血症，甚至形成脓毒败血症。微生态失调的表现形式主要是感染。从微生态学来看，没有对任何宿主都能致病的微生物。微生物作为病原体是相对的，感染不过是一种微生态学现象，其本质是微生态失调。

微生态学的兴起引起了人们对生命及疾病本质认识的一场革命。尽管人类或动物刚刚出生时没有细菌，但是出生后立即被周围环境中的微生物所包围，并在体内和体表形成一个终生存在的正常微生物菌群，直到宿主死亡。据报道，一个成年人大约有10^{13}个细胞，而其体表与体内携带的正常微生物竟有10^{14}个之多，是其自身细胞数量的10倍，其总重达1200多克。这些正常微生物菌群以一定的种类和比例存在于肠道、皮肤、口腔、肺脏、阴道、鼻腔、眼睛等机体的特定部位，参与机体的生命活动，与宿主细胞进行物质、能量和基因的交流，在宿主的生长发育、消化吸收、生物拮抗以及免疫等方面发挥了共同维持生命过程不可替代的生理功能，共同维持生命过程。人体内的微生态系统有着复杂的相互关系，与人的生命活动的相互关系更为复杂。在这些复杂的关系之中，正常情况下每一种微生物都处于一种共生状态，只有当这些复杂关

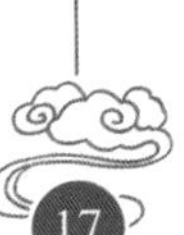

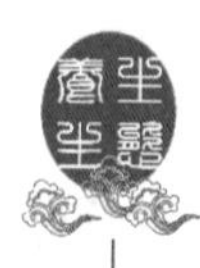

系的某些方面或环节失常时，微生态系统发生失调，才表现为微生物的致病性作用。微生态学要求把微生物放到微生态的关系网中，从关系网的失调来认识和解释其致病性和致病作用，从对整个微生态的维护与调整来考虑对由病原微生物引起的疾病的防治。因此，不能把微生物看成是不共戴天的敌人，特别是正常微生物菌群，事实上是构成机体生命活动不可分割的一部分。

稀少生物学是20世纪后期在日本兴起的一门生物学分支学科，其研究者们提出了一种颇有建树的新观点：人类应当更多地着眼并采取有效的社会性措施，辅以医药，而力求使人类在与各种生物的平衡中生存。主张要大力提倡和保护各种濒临灭绝的生物，即使对作恶多端的病原微生物，也不宜斩草除根，搞种族灭绝。他们认为，耗费大量的人力物力去消灭病原微生物的做法，不仅得不偿失、难以奏效，而且潜藏着更大的难以弥补的风险：从遗传工程角度看，由于基因转移和拼接技术的发展，实难预料何种生物会创造奇迹，甚至引起人类生活的巨大变化从而改变这个世界。因此，谋求人类与包括一切病原微生物在内的一切生物间的平衡，或许才是未来医学的出路。只要人们在改善营养、居住、工作等物质条件的同时，注重精神文明的发展，全面提高人的素质，人类就可能与病原微生物相安无事地共处，而对传染病的及时发现隔离和采取防疫治疗措施，只是基于这种战略的必要补充。

应该说，微生态学和稀少生物学的观点对发展医学及其医学伦理思想具有革命性意义。因为，它不仅从生物学角度阐明了生态平衡（包括微生态平衡）之于人的重要性，而且也强调了社会因素在生态平衡中的重要作用，指出全面提高人类素质才是未来医学的出路。按照这种理论的思维，医学必须首先建立在维护生态平衡的基础上，而疾病的治疗和预防均要服从于维护生态的平衡，至少不能严重干扰或打破大自然的生态平衡。从这个意义上，这种医学思想较之于从治疗医学到防治结合医学思想的转变，是更高一个层次的新飞跃。

四、环境伦理学和可持续发展战略理论的伟大贡献

将医学与大生态作为整体来思考未来的医学模式，也是将环境伦理学和可持续发展战略理论引申到医学领域的必然结果。从世界文明史的角度回顾、研究和了解20世纪西方经济发达国家在环境问题上的人文成果（不是技术成果），加深对环境伦理和自然哲学的认识，是建构和理解大生态医学模式的理论基础。

在西方，环境伦理意识的萌发大约从19世纪中叶开始。1864年美国学者G.P马什编著的《人与自然》一书，开始反思技术、工业、人类活动对地球环

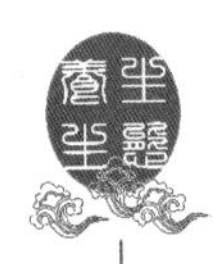

境和自然的负面影响。尽管他的立场仍然坚持人类中心功利主义目的，但值得注意的是，他认为人类对地球管理不应该是单纯的经济活动，还需要有伦理的态度。《瓦尔登湖》作者梭罗明确批判了西方传统反自然的偏见和资本主义的人生价值观，倡导热爱自然，以自然为友，追求简朴生活。他认为自然是有机整体，万物是互相依存的，自然是善、美和天堂，是健康、价值的来源。“美国公园之父”J.缪尔撰写的《夏日走过山间》和《我们的国家公园》等崇尚自然主义的著作，严厉抨击了人类自以为是的自我中心主义和破坏践踏自然的无知，为美国国家公园的开辟和保护做出了很大贡献。梭罗和缪尔思想的特点是带有尊崇原始自然和返朴归真的倾向，开启了有意识的自然伦理感情的先河。20世纪初德国的思想家施韦泽提出了“敬畏生命”的伦理学，到50年代发展成为一套较为完整的体系。他认为，生命意志是普遍平等的，真正的哲学要从这个意识出发；道德是对一切生物的无限广大的责任；过去一切伦理学的根本缺陷在于认为伦理只是处理人和人的关系；人类需要有道德意义的世界观和文明观。1948年福格特撰写的《生存之路》，提出了一整套人类生存哲学，主张“人类必须重新调整与环境的关系”。“现代环境伦理学之父”——李奥帕德在《沙郡年记》一书中首次提出“大地伦理”概念，即建立一种在生态科学基础之上的典型的整体论环境伦理。他明确地界定了一种共同体，认为：“土地的伦理规范只是扩展了群集的界限，使其纳入土壤、水、植物和动物，我们可以将这些东西称为土地”；“我们尚未有处理人和土地的关系，以及处理人和土地上动植物关系的伦理规范”；“我们也应该从伦理和美学的角度来考虑每个问题”。从此，人和自然环境的关系正式进入了伦理学的范畴。20世纪70年代，以西方国家大量出版发行的《环境伦理学》《生态哲学》《深层生态学》《伦理学与动物》等期刊为标志，宣告了环境伦理学作为独立新学科的诞生。

1987年世界环境与发展委员会（WCED）经过多年研究，提出了《我们共同的未来》的报告，明确提出“可持续发展”战略。报告指出：“可持续发展是既满足当代人的需要，又不对后代人满足其需要的能力构成危害的发展。从广义上讲，可持续发展战略旨在促进人类之间以及人类与自然之间的和谐”。报告还指出：“我们已试图说明人类生存和福利，是如何地有赖于把可持续发展提高到全球性伦理道德的成功”，并建议全世界的教育应广泛传授“社会科学、自然科学和人文科学”知识，同时加强环境教育。进一步提出：“环境教育应包括并贯穿于各级学校正式课程表中的其他科目的教学中，以便加强学生对环境状态的责任感，并传授给他们有关控制、保护和改善环境的方法”。

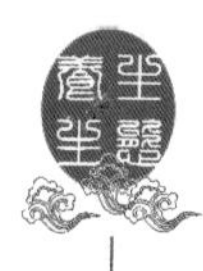

1992年6月联合国环境与发展大会通过了《里约环境与发展宣言》《二十一世纪议程》两个纲领性文件，确立了可持续发展的总方向是全球环境问题的伦理秩序走向。这种全球伦理遵循三个公平原则，即世界范围内当代人之间的公平性、代际公平性以及人类与自然界之间的公平性。1975年5月世界权威的科学杂志《自然》刊登了康斯坦热等撰写的《世界生态服务的价值与自然资本》这一论文，强调了公平性的环境伦理观，引起了很大的反响。人与自然公平关系的原则已深入人心，成为一般经济伦理理论的基础之一。可持续原则正式成为新经济学理念，而《自然资本论》著作被认为是可持续发展之路上的重要路标。书中把资源、生命系统、生态系统正式列入资本核算系统，此乃环境伦理与经济学的结合。

环境伦理学不仅从伦理的角度看环境、生态问题，实际上环境伦理学与哲学各分支都有广泛的联系，尤其是与自然哲学的复兴紧密相连。新兴的自然哲学观往往交织在环境伦理的认识之中。以卡普拉的生态世界观为例，卡氏著有《物理学之道》《转折点——科学、社会、兴起中的新文化》《绿色政治——全球的希望》等书籍。这三本书在东西方都有广泛的影响。卡氏认为笛卡尔－牛顿机械世界观是西方现代种种危机的根源，拯救危机要靠重新建立新的世界观，而新的世界观是合乎现代科学的自然观，与东方古代智慧相通。卡氏的世界观是对现代科学自然观、系统论、心理学、生态学、经济和政治制度、东方智慧等众多内容的一次综合尝试，也是身心系统、自然系统、社会系统、生态系统等的统一尝试。卡氏认为“人类是自然界的一部分，而不是在自然之上。人们赖以交流的一切群众性机构以及生命本身，取决于人们和生物圈之间和谐共处、相互依存”。

将环境伦理和可持续发展理论融入医学思想，因其突破了单纯以人为本的人类中心主义的局限，使人类的基本道德境界得以升华，所以具有深刻的哲学意义。

100万年前，灵长类动物的一个分支在与其生存环境的适应过程中逐渐进化为原始人类，完成了“人猿相揖别”的划时代转折。原始人类在与几百万物种间的激烈生存竞争中，凭借大脑渐趋发达，手脚分工和逐渐学会制造工具，使用火，获得了更多和更好的生存进化的机会和条件。语言的出现，促进了人类智慧的交流、发展和积淀，使自己因生存和发展而必须征服自然界的信念由无意识变成了人类强烈的集体意识。大约1万年前，人类逐渐发明了各类技术，而这些技术在以后的岁月里竟然像滚雪球一样越来越多、越来越大、越来

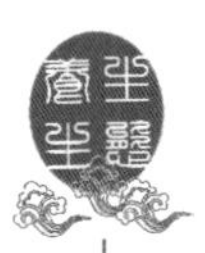

越精。也正因如此，人类终于成为地球的绝对主宰。在人类的发展过程中，各种与当时的生产关系和社会关系相适应的道德发展了起来，而不相适应的则被淘汰。尽管这些道德在原则和规范等方面随着时代的变迁而变迁，但它们无疑都是从“人”出发的。一些社会或一定阶级坚持个人本位（强调个人价值优先原则），而另一些社会或阶级强调集体本位（集体价值优先，在集体价值中真正实现个人价值的原则），这两大对立的道德体系，却在人是一切价值的尺度，也是道德的尺度这一点上统一了起来。

不可否认人类道德以人为本的合理性。因为，我们不可能设想还有其他任何东西可以取代“人”这个唯一正确的尺度。问题是这个尺度该如何运用？应当注重人的哪些方面？既往的一切价值判断和道德判断，把人作为最终目的是无可指责的，但是为了“人”这个目的而不择手段，则是大错特错的。其结果是目的和手段相背离，手段危害了目的。今天这个世界人类生存面临的一切危机，在某种意义上正是这种目的和手段相背离的必然结果。而微生态学和稀少生物学的思想观点，以及环境伦理学和可持续发展战略的理论，使我们在这个问题上豁然开朗。一切为了人类的根本利益的宗旨没有改变，但在实现手段上，应服从理智，多注意人与生态的相互关系而不是单纯强调人，使人长久获得应得的利益，这就是大生态医学的基本出发点。

五、大生态医学思想的现实意义

随着经济的飞速发展，各种高新技术不断涌现，为人类的进步、社会的发展和人们生活水平的提高等做出了巨大的贡献。但是，从大生态医学的角度出发，科学技术发展的同时也暴露出它同时危及人类生存的弊端，人类已经面临日趋严峻的大生态危机。

（一）自然生态环境的危机

人类曾经以为地球上的资源是无穷尽的，所以从不担心把千万吨废气送到天空去，又把数以亿吨计的垃圾倒进海洋。大家都认为世界这么大，这一点废物算什么？我们错了，其实地球虽大（半径6300多公里），但生物只能在海拔8公里到海底11公里的范围内生活，而百分之九十五的生物都只能生存在中间约3公里的范围内。

从自然生态方面看，除了人口的恶性膨胀导致人类生存的基本环境迅速恶化，宝贵的土地资源特别是可耕地面积失去植被保护而沙漠化，以及资源状况恶化外，我们面临着人类历史上最为严重的环境污染。在工厂、汽车等增多

的同时，全球大气和气候在物理和化学性质方面日趋恶化。由于空气中二氧化硫含量的急剧增加，雨水酸化，形成了“酸雨”，严重影响了人类的健康，也给农牧业带来了极大的困扰。通常情况下地球生物性耗氧和氧再生能力是基本保持平衡的，但是，由于滥伐、垦荒、放牧等人为破坏，加之人为的无节制消耗，导致森林面积迅速锐减甚至逐渐消失，自然界的供氧能力已经越来越差。文献报道，1978 年全世界的森林每年还能生产 110 亿吨氧气，而目前仅仅能生产 75 亿吨。为此，有些发达国家将森林新鲜空气或提纯的氧气作为商品出售。由于大气中二氧化碳的含量逐渐增高，“全球温室效应”将不可避免。地球温度逐渐升高，极地冰雪融化，海平面升高，将进一步加重自然生态的恶化。由于工业氯氟烃的大量生产和使用，大气层中的臭氧逐渐稀薄，使得对有害紫外线的屏障作用减弱，不仅影响海洋生物和植被的生长，而且导致皮肤癌的发病率大大增加。

此外，水资源利用也面临着严峻的考验。虽然地球上十分之七的面积被水覆盖，水的总储量约为 14.5 亿立方公里，但是海水占 97.2%，陆地水不过 2.8%，而江河水量仅占陆地淡水量的 0.1%。由于水资源的时空分布极不均匀，目前世界上已经有 100 多个国家和地区缺水，严重缺水的国家已达 40 多个。水资源不足已经成为许多国家发展国民经济的瓶颈。然而，如此珍贵的水资源却遭到严重的污染。文献报道，全球每年约有 4200 多亿立方米的污水排入江河湖泊和大海中，污染 5.5 亿立方米的淡水，这相当于全球径流量的 14% 以上。世界卫生组织推测，发展中国家约有 3/5 的人很难获得安全饮用水，由于饮用被污染的水而遭到疾病的威胁，每年有数以万计的人死于腹泻，其中大部分是儿童。我国水污染以及水资源匮乏同时存在，据报道我国有 70% 的江河受到不同程度的污染。我国第三大河流——淮河流域水污染问题一直困扰着生活在两岸的一亿五千多万淮河儿女，1994 年 5 月 24 号，国务院决定把治理淮河作为流域水环境综合整治的重点工程，十几年过去了，水污染虽然在一定程度上得到了控制，但是仍然十分严重。2007 年江苏省无锡太湖污染，往日一望无际的太湖美景被厚厚的蓝藻所覆盖，太湖流域涉及两省一市的饮用水受到严重威胁，此事件震惊整个世界。母亲河——黄河，其流域内有耕地 3 亿多亩，1 亿多人口，黄河及其支流为流域居民提供了大部分的饮用水，近年来虽然黄河断流得到明显遏止，但污染仍然严重地侵蚀这条母亲河的肌体健康。长江污染问题也受到党中央国务院的高度重视，期待着得到有效的治理。有资料表明，我国淡水资源为 2.8 亿立方米，按人均占有量计算，仅仅相当于世界人

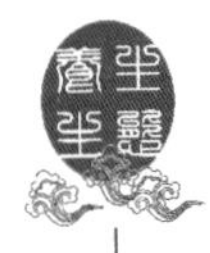

均的 1/4，美国的 1/5。目前我国北方大部分城市面临供水不足的危机，首都北京也是严重的缺水城市。

除水和空气的污染外，工业和生活垃圾的处理也是不可忽视的严峻问题。文献报道，全球每年新增垃圾约 100 亿吨左右，这些垃圾如何处理已经成为令人头痛的难题，处理这些垃圾不仅需要大量的人力物力，而且垃圾的处理还会造成二次污染。目前我国许多城市已经陷于垃圾的重围之中。自然生态严重破坏已经引起各级政府部门的高度重视，并采取了一系列相应的措施，但是生态环境仍处于局部改善、整体恶化的状态。

（二）社会生态环境的危机

社会生态可理解为由于文化传统、价值观念、生活方式、社会制度等非自然因素，对人类生存环境所产生的影响。社会生态环境往往被人们忽略或尚未认识，其实它的重要性丝毫不逊于自然生态问题。

当今世界经济、社会发展极不均衡，西方发达国家凭借对高新技术的垄断和强大的政治、经济、军事实力，廉价获取发展中国家和（或）欠发达国家的资源，而将其商品从若干倍于原料的价格投放市场，赚取高额利润的同时，严重阻碍了这些国家的经济发展。国家的贫穷落后不可避免地带来文化发展迟滞、疾病、饥饿、各种灾荒和大量外债，使国民最基本的生活和健康难以保障，甚至出现生存危机。在非洲许多欠发达国家由于缺少粮食而有近亿人处于饥饿或者半饥饿状态。固然有这些国家失去生态平衡，先后遭到特大自然灾害特别是旱灾等因素，但是从历史的角度看，发达国家长期对其实施的殖民统治也是十分重要的原因。

发达国家由于资本主义工业高度发达，其产生的工业垃圾数量很大，特别是包括核污染在内的危险废物，全世界每年以 5 亿吨的速度猛增，发达国家就占了 90%。由于处理能力有限以及高昂的处理费用，发达国家特别是欧美国家纷纷向第三世界国家转嫁生态危害。据估算，目前平均每 5 分钟就有一船危险废物跨越国境，从工业发达国家向第三世界国家输出，使后者逐渐沦为发达国家的垃圾堆。

文化传统、价值观念、生活方式等，也是影响社会生态的重要因素。价值观念是决定一切社会准则包括政治、经济制度的根本因素。西方传统文化奉行个人本位的价值观，这种价值观决定了人们个人享受至上的生活方式，将个人享受与对社会和他人的责任本质上对立起来。这样的生活方式导致了许多人们

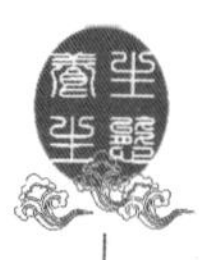

始料不及的弊端。如由于不洁的性生活、吸毒、同性恋等导致的艾滋病，与其说是一种生物疾病，不如说是一种文化疾病；高脂肪高动物蛋白的饮食加之运动不足等导致心脑血管疾病的发病率逐年攀升，是典型的生活方式相关疾病等等。预防和控制这些疾病，需要通过改变生活方式等在内的强有力的社会性措施来实现。

据美国《外交政策》杂志发布了由该杂志和美国和平基金会共同编制的“全球2009年失败国家指数”报告，评估了12项社会、经济、政治和军事指标，为全球177个国家进行“稳定程度”排名。排名靠前的几乎均是非洲国家，索马里继2008年之后再度位居世界“失败国家”之首，连年的内战已经导致130万人流离失所。政府无力掌控全局，首都摩加迪沙几乎落入反政府武装之手，索马里政府高官频频被杀，安全局势急剧恶化。津巴布韦位居第二位，因为政治动荡、通货膨胀、经济崩溃、霍乱流行等原因，导致津巴布韦仅有的1140万人口，人均寿命只有45.8岁，大约100万人居无定所。有学者认为虽然上述排名是由西方研究机构和媒体出台，排名大都是从西方立场出发，对不发达国家往往带有偏见，每次榜上有名的也往往是非洲国家和发展中国家，但是从对人们生存环境的影响来看，意义是值得肯定的。

总之，为了人类的健康和生存，要求人们必须自觉建立一种更加理性的全球战略，构建全世界和谐的社会环境以及良好的可持续发展的自然环境，从人的生理、心理以及自然生存环境、社会生存环境等大生态环境来综合促进人类的健康，是二十一世纪人类社会追求的全新健康观念。

第三节 对SARS等新型传染性疾病大流行的再认识

20世纪70年代以来新发现的传染病和病原体有30多种，有的已出现了世界范围的流行，如0139型霍乱、致病性大肠杆菌引起的出血性肠炎、丙型病毒性肝炎、艾滋病，还有SARS、疯牛病、禽流感、手足口病，以及最近在全球40多个国家大流行的甲型H_1N_1流感等传染病。以人们熟悉的艾滋病为例，自美国1981年诊断出首例艾滋病患者以来，艾滋病病毒在全球范围内的传播速度惊人。联合国艾滋病规划署2009年11月公布的统计数字显示，全世界艾滋病毒携带者和艾滋病患者总数已达4200万人，其中成人3860万，15岁以

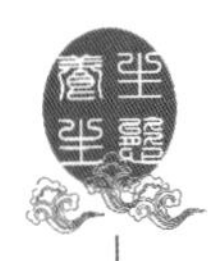

下儿童 320 万。艾滋病给人类社会带来的灾难是巨大的，早已引起国际社会的高度重视。本次甲型 H_1N_1 流感全球约有 10000 人感染，从目前的疫情来看，甲型 H_1N_1 流感大有进一步蔓延的可能。

曾被征服的传染病近年也有卷土重来之势。1993 年世界卫生组织就宣布结核病在世界上已处于紧急状态，1995 年全球死于结核病的人数达 300 万；我国每年新增结核病人 60 万，死亡 20 万，这些病人主要是青壮年。1980 年以来，在我国已灭绝 30 年之久的淋病、梅毒等性病死灰复燃，而且蔓延很快；狂犬病、鼠疫、霍乱、流行性出血热等老病种又再次向我们逼近；计划免疫控制的传染病虽然明显下降，但脊髓灰质炎野毒株病例、大年龄麻疹病例的出现以及白喉、破伤风等疾病的免疫状况都说明，人类对传染性疾病的预防和控制还任重道远。

从十八、十九世纪解开某种传染病致病原因所需的时间就不难看出，任何一种疾病都有它自己发生、发展、变化和得以控制的规律，对这种规律的认识并不是一蹴而就的，每种传染病的控制都需要较长的时间。诚然，随着科学技术的不断进步，生物技术尤其是基因图谱日臻完善，破译传染病病因的速度已经很快，如用 3 年多的时间破译了艾滋病的病因，不到一周的时间就完成了 SARS 病毒的命名和破译基因组图的任务，但是人类真正能够有效地战胜各种传染病尚需要艰难的努力。世界卫生组织传染病防治执行干事 Hymann 博士从 SARS 出现时就表示了对人类控制 SARS 的乐观态度，但他也现实地认为，如果发现 SARS 病毒能在动物中蓄积，控制 SARS 将很难做到。美国明尼苏达大学流行病学教授 Osterholm 博士认为，我们同 SARS 间进行的这场战役的结果可能并不能根除这种疾病。科学家们研发预防 SARS 的疫苗和治疗它的抗病毒药尚需时日。Hymann 博士曾重申了世界卫生组织预言，指出：在本世纪之中，全球迟早会出现更多的前所未知的可能会严重威胁人类生命的传染性疾病。他认为，将来还会有其他类似 SARS 的疾病暴发，还会有其他在国际社会里蔓延的疾病发生。他说："我们几乎可以断定，像上个世纪曾三度发生在全球的流行性感冒一样，这样的病今后还会发生。此外，许多我们现在还不知道的其他疾病如像 20 年前的艾滋病，可能会大规模来临，成为今后在人群中流传的疾病。"许多国家的卫生系统在对付大批重危病人和死亡的局面时，可能会不堪重负。今年的甲型 H_1N_1 流感在全球范围内的肆虐就验证了世界卫生组织预言的准确，我们不可置之不理。

从不同角度综合分析各种传染病的流行特点以及发病规律等，可以发现

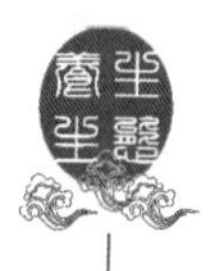

生态平衡的破坏是其再度流行的根本原因。

一、宏观生态学对新型传染病的影响

宏观生态平衡的破坏对于新发传染病的促进作用是显而易见的。近年来，全球出现的生物效应、热岛效应、温室效应等现象就足以说明“生态安全”受到了威胁。随着生物多样性的降低、全球环境的恶化、自然灾害的频发、淡水资源的匮乏，以及沙漠化的加剧，宏观的自然生态系统为人类生存与发展提供服务的功能越来越弱。原有的生态屏障的破坏，迫使一些野生动物离开了它们的栖息地，而不得不与人类近距离接触，这样，动物身上的病原体就难免传到人群中；引进“优良品种”的同时也引进了新的传染病，其中有的病原体可以冲破种属屏障而传染给人类，如禽流感病毒在人身上发作就极易导致人死亡；流动人口的不断增加，无疑也增大了新型传染病发生与传播的机会；而随着饲养业与饲料加工业的大发展，染有羊瘙痒症致病因子的饲料，就曾使许多国家和地区出现了危害到人类的疯牛病的灾难。

二、微生态学对新型传染病的影响

微生态学是针对人类内环境的保护而发展起来的新兴生命科学的分支学科。微生态学研究人类、动物与植物体内的、体表的正常微生物群与其宿主的相互依赖和相互制约的关系，并探讨这种关系对宿主的生长、发育与消亡的影响规律，进而利用这些规律为人类的健康与发展服务。人工合成有机化学品的大面积生产与使用，已超出了在一般环境中降解的能力而长时间存留，并参与到水与大气的循环过程中，然后通过食物链富集，造成人体内分泌紊乱、细胞功能障碍或免疫系统受损，最终严重影响人类的健康。乳腺癌、男性精子数量下降就与持久性有机污染物有关；转基因食品的安全性问题也不容忽视；抗生素耐药株、变异株引起的疟疾、登革热、淋病、结核、霍乱和流感等，已引起了人们的高度警觉。虽然现在尚无流行病学证据证实，此次感染人类的SARS病毒是由于滥用抗生素造成的冠状病毒变异的结果，但人类滥用抗生素的现象及其造成的危害，间接提示这种可能性的存在。抗生素已由人类医疗的滥用，扩大到动物饲料的滥用，抗药细菌经由肉品供应进入人体，或是抗药基因在细菌间互相传递，万一发生感染，导致人畜都发病，就会无药可救。无疑，这将是一种更加可怕的失控，它所造成的潜在后果不能不令人担忧。

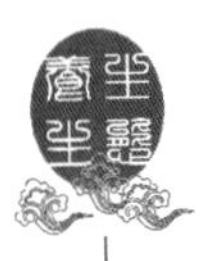

既然传染病再度流行的根本原因是生态平衡的破坏，那么，人类预防疾病、战胜疾病的首要方式方法亦应从生态平衡的角度出发，顺应自然规律，以自然之道，养自然之身。正如《素问·上古天真论》所言："上古之人，其知道者，法于阴阳，和于术数，食饮有节，起居有常，不妄作劳"。

第四节　生态养生是具有划时代意义的全新养生法典

一、多学科发展的必然

近年来，国家高度重视疾病预防控制工作，在大力加强传染性疾病防治工作的同时，对慢性病防治工作的投入也越来越多，尤其是卫生部慢性非传染性疾病预防控制局的工作越来越系统、扎实，开展了一系列卓有成效的工作，取得了令人瞩目的成绩。

2007 年 9 月 1 日陈竺部长提出了"全民健康生活方式行动"，并且正在研究制定的"健康中国 2020"战略，使国际上公认陈竺部长是真正懂得大卫生概念的"上医治国"大家；新的医疗体制改革方案中也把加强社区卫生服务工作摆在十分重要的位置，用了很大篇幅多处强调慢性病的综合防治工作；陈竺部长在全国卫生厅厅长会议上指出"在中医理论指导下的健康管理工作，是最具中国特色的慢病防治工作的理论基础，充分发挥中医药在慢性病防治工作中的积极作用是值得深思的"。从中医学的特色以及治未病的理论体系来看，充分发挥中医药学的特点，积极投身于"健康中国 2020"整体战略，是促进我国中医药事业飞速发展不可多得的契机，也是中医药发展方向之所在。自古以来，中医药对于保障我国居民的健康长寿发挥了极其重要的作用，在我国市场经济快速发展、人民生活水平日益提高、现代医学技术呈现强势地位的今天，中医药事业的发展是全面建设小康社会宏伟目标不可或缺的重要内容。

但是，就狭义的"中医养生"而言，很难直观地表现出中医药学、现代医学、现代营养学、社会医学、健康教育学、全科医学以及健康管理理论与实践的全部内容，对于非专业人士来说，或许认为仅仅是传统意义的中医养生理论和方法，甚至误解为没有新意。诚然，中医学也是不断发展、不断完善的科学，是不排斥现代科技进步成果的，但是单从养生保健的实用性而言，"中医养生"很难全面、系统地概括既有祖国传统经验科学特色，又有现代科学的理论与实

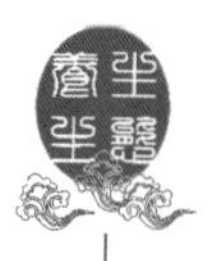

践基础的“以自然之道，养自然之身”的整体、自然养生观念。

生态养生将把祖国传统中医药学、现代医学、现代营养学、社会医学、健康教育学、全科医学、运动科学以及健康管理理论与实践等多学科融为一体，以祖国传统养生文化为核心，以现代科学的最新科研成就为依据，以近年来在西方发达国家十分盛行的健康管理理论与实践为指导，从不同角度全面系统地探索立体保健、全方位整体养生的理论文化与实践，是非常有发展前途的新学科，必将为中西医结合、发挥各自优势提出新的思路。

二、社会不断发展进步的需要

随着经济的不断发展，人民生活水平的不断提高，自我养生保健意识也日益增强。加之信息化的飞速发展，网络传输普及迅速，人们收集信息的能力和水平也不断提高。因此，就养生保健相关知识和关注度而言，已经不仅仅局限于某一领域，某种理论或者学说，更加注重实际需要。与时俱进、科学发展，将祖国传统养生理论与现代科学技术有机结合，可以更加切合实际地满足不同人群的健康需求，具有更为广泛的前景。

三、生态文明时代的迫切要求

文明是人类文化发展的成果，是人类改造世界的物质和精神成果的总和，是人类社会进步的标志。生态，是指生物之间以及生物与环境之间的相互关系与存在状态，亦即自然生态。

生态文明，是指人类遵循人、自然、社会和谐发展这一客观规律而取得的物质与精神成果的总和，它以尊重和维护自然为前提，以人与人、人与自然、人与社会和谐共生为宗旨，以建立可持续的生产方式和消费方式为内涵，以引导人们走上持续、和谐的发展道路为着眼点。

生态文明强调人的自觉与自律，强调人与自然环境的相互依存、相互促进、共处共融，既追求人与生态的和谐，也追求人与人的和谐，而且人与人的和谐是人与自然和谐的前提。可以说，生态文明是人类对传统文明形态特别是工业文明进行深刻反思的成果，是人类文明形态和文明发展理念、道路和模式的重大进步。

人类的生存与发展依赖于自然，同时人类文明的进步也影响着自然的结构、功能与演化。在人类发展史上，人与自然的关系经历着由和谐到失衡、再到和谐的螺旋式上升过程。在原始社会，由于人类社会的生产力水平十分低下，

人与自然“和谐共处”，但这种和谐更多地表现为人对自然的敬畏和被动服从，和谐关系的主导因素是自然。到了农业文明时期，人与自然关系在整体上保持和谐的同时，也出现了阶段性的、区域性的不和谐。随着人口的增加和生产力水平的逐步提高，人类开始不安于自然的庇护和统治，在利用自然的同时试图改造和改变自然，而这种改造和改变往往伴随着很大的盲目性、随意性和破坏性。工业文明的出现，使社会生产力有了质的飞跃，人类利用自然的能力极大提高。这时，人类对自然的态度也发生了根本改变，由“利用”变为“征服”，“人是自然的主宰”的思想占据了统治地位。在这种思想支配下，对自然的征服和统治变成了对自然的掠夺和破坏，对自然资源无节制的大规模消耗带来污染物的大量排放，最终造成自然资源迅速枯竭和生态环境日趋恶化，能源危机、环境污染、水资源短缺、气候变暖、荒漠化、动植物物种大量灭绝等灾难性恶果直接威胁到人类的生存与发展，人与自然的和谐也面临着有史以来最严峻的挑战。从20世纪60年代开始，人类对自身与自然关系的反思迅速升温。1972年，联合国发表《人类环境宣言》；20世纪90年代以后，《里约环境与发展宣言》《二十一世纪议程》《关于森林问题的原则声明》《联合国气候变化框架公约》和《生物多样性公约》等一系列有关环境问题的国际公约和国际文件相继问世，标志着实现人与自然和谐发展成为全球共识。胡锦涛主席在中国共产党第十七次全国代表大会的报告中也明确提出了“建设生态文明，基本形成节约能源资源和保护生态环境的产业结构、增长方式、消费模式”。生态文明也逐渐根植于我国民众心中，生态文明时代已经大踏步来临。

生态文明的主要特征可以概括为审视的整体性、调控的综合性、物质的循环性和发展的知识性。生态文明就其内涵而言，主要包括生态意识文明、生态制度文明和生态行为文明三个方面。①生态意识文明：它是人们正确对待生态问题的一种进步的观念形态，包括进步的生态意识、进步的生态心理、进步的生态道德以及体现人与自然平等、和谐的价值取向。②生态制度文明：它是人们正确对待生态问题的一种进步的制度形态，包括生态制度、法律和规范。其中，特别强调健全和完善与生态文明建设标准相关的法制体系，重点突出强制性生态技术法制的地位和作用。③生态行为文明：它是在一定的生态文明观和生态文明意识指导下，人们在生产生活实践中推动生态文明进步发展的活动，包括清洁生产、循环经济、环保产业、绿化建设以及一切具有生态文明意义的参与和管理活动，同时还包括人们的生态意识和行为能力的培育。就人类个体而言，改变个人不良的生活习惯，养成科学合理的健康生活方式也是生态

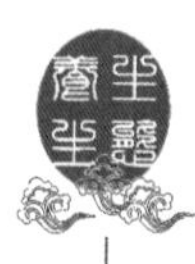

文明的重要内容。

世界卫生组织研究指出：如果一个人的健康指数是 100%，那么健康的影响因素中，遗传因素占 15%，社会因素占 10%，医疗条件占 8%，环境因素占 7%，而个人生活方式高达 60%(如图 1-2)。注重养生保健，追求健康长寿，首先应从改善生活方式入手，没有科学健康的生活方式，就无法谈论健康，此乃生态文明的重要体现，是生态意识文明和生态行为文明在人类养生实践中的具体应用。

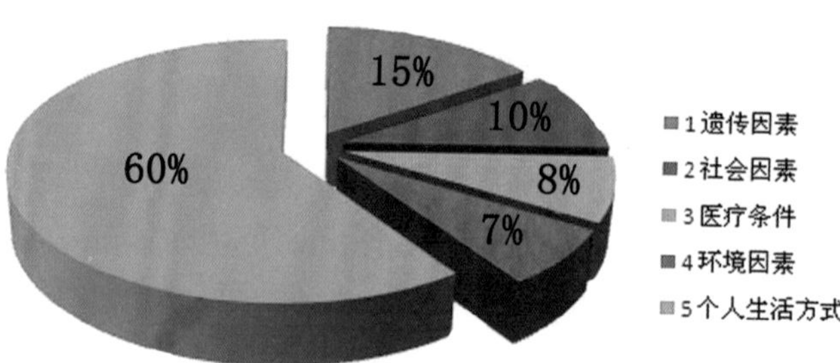

图1-2 健康影响因素比例图

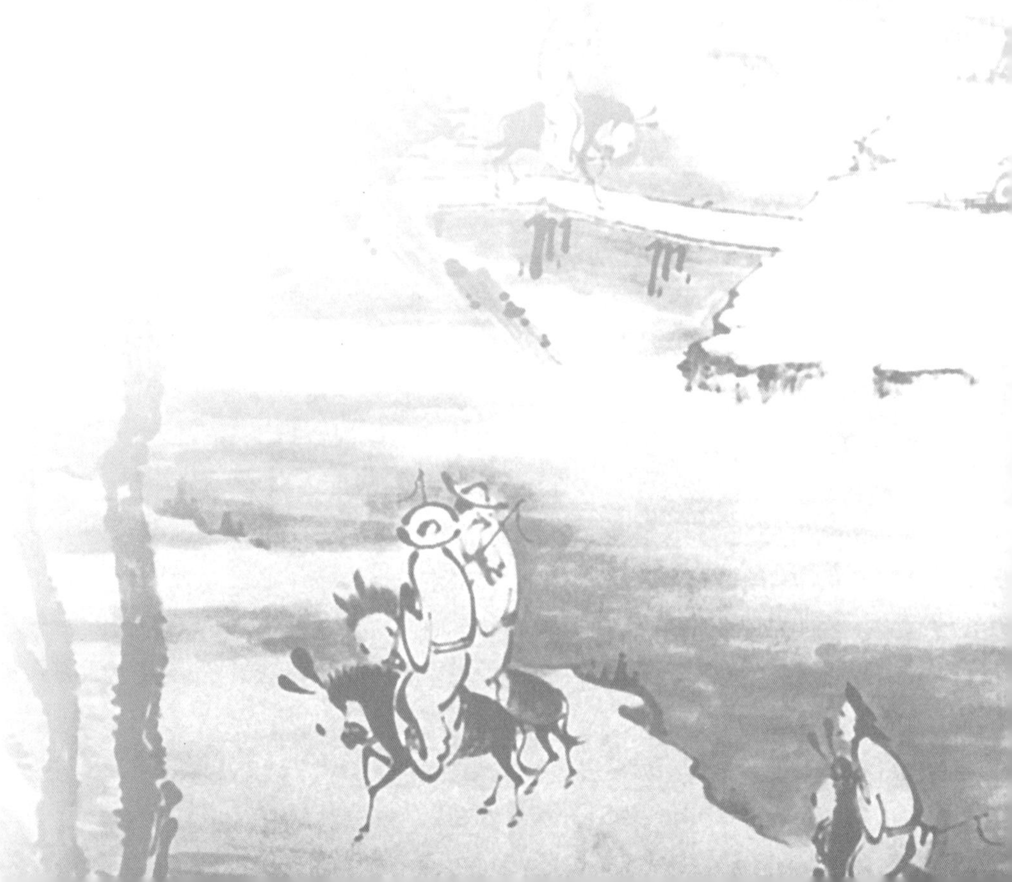

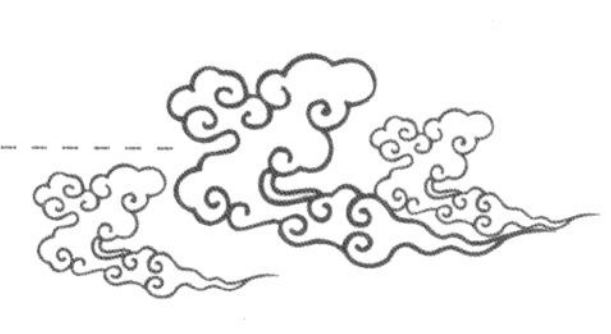
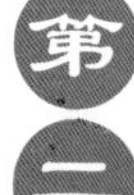
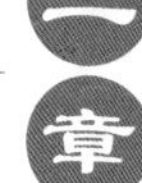

第二章 生态养生的概念和内涵

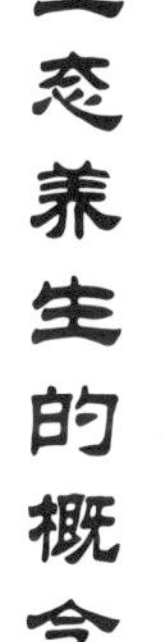
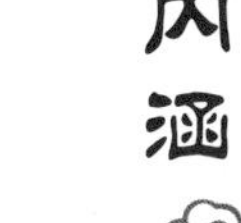
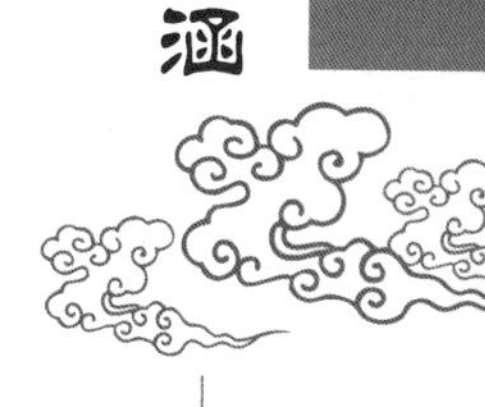
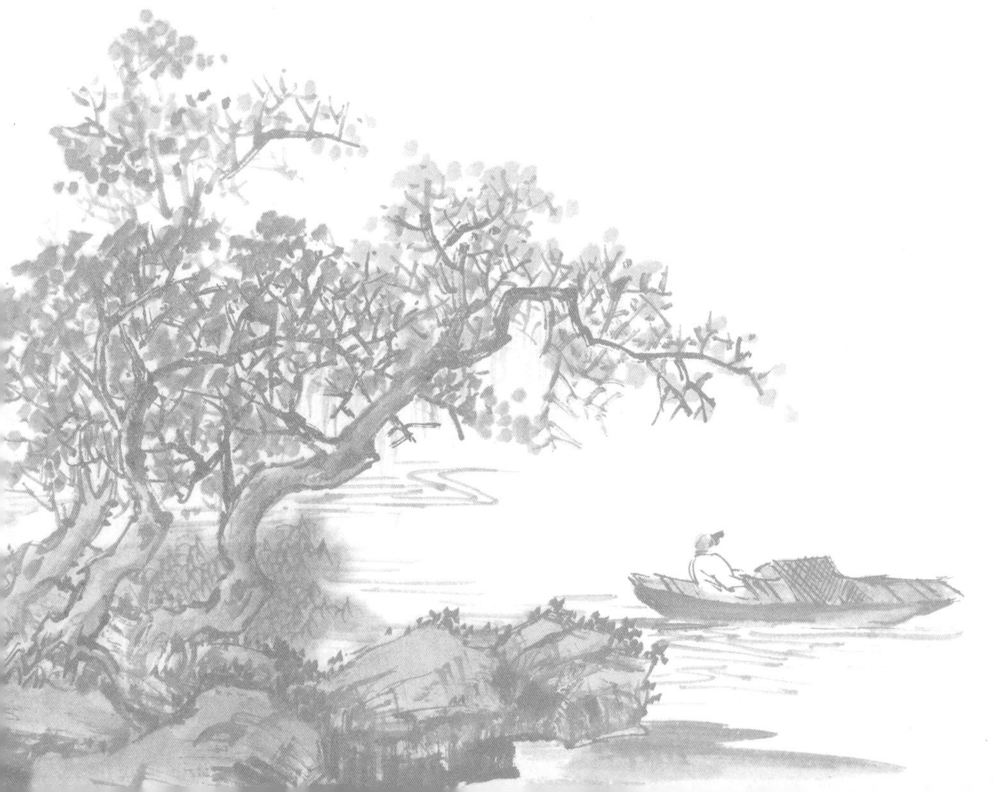

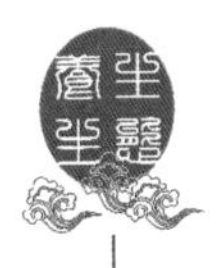

第一节 生态养生的概念

“生态养生”是在认真总结、系统梳理我国传统养生文化的基础上，借鉴西方健康管理的理论与实践所取得的丰富经验，结合我国居民目前的健康状况和健康需求，以全面提高人们的健康素养，促进健康生活方式的行为和能力改善为目的而提出的，具有划时代的意义。

“生态”一词源于古希腊。“生”是指生物，一切有生命的物质；“态”是指环境状态。“生态”是指生物或者生物体生存的环境状态，以及生物之间和生物与环境之间的关系，也包括机体内环境的平衡和谐状态。人们常用“生态”来形容许多美好的事物，如健康、美丽、和谐等。

生态学最早是从研究生物个体而开始的，由德国生物学家海克尔率先提出。生态学既是一门研究生物与环境因素之间的学科，也是研究生物本身相互关系的学科，和医学及环境保护有着密切的关系。生态学研究的终极目的是生态平衡。

“养生”一词最早见于《庄子·内篇》。“养”是保养、调养、补养、养护；“生”是生命、生机、生存、生长的意思。养生又称摄生、道生、保生、寿世。

养生就是顺应自然，全面系统安排、治理、调整人们的生活方式，通过调身、调息、调心等全过程以修炼人身三元——精、气、神，以期实现固本培元、保养真气、保全生命、愉悦精神、增进智慧、防病抗衰、延年益寿、开发人体生命潜能的目的。

“生态养生”即是在遵循生物自然规律的基础上，对自己的生活进行调理、管理或者调整的全过程，其核心内涵是“人体生态平衡”，应包含如下内容：一是对人体自身内环境变化的调养和调整，以预防疾病的发生；二是对疾病的诊治与康复管理；三是人与人之间，人与社会生活、工作环境的适应以及和谐共处；四是人与自然环境、人与其他生物之间的和谐共处与良性互动。总之，生态养生充分体现了祖国医学“天人合一”的自然观、“形神统一”的整体观、防重于治的“治未病”之预防观，以及“治病求本、标本兼治、内外兼修”的平衡观，既注重个体人的健康，也注重人与人之间、人与生存环境之间的和谐适应与良性互动。

生态养生学是以祖国传统养生文化为核心，以现代医学、现代营养学、社会医学、健康教育学、全科医学等最新理论成果为依据，以健康管理理论与实践为指导，所形成的一门提高生命质量、预防疾病、促进健康长寿、开发人体潜能的新学科。

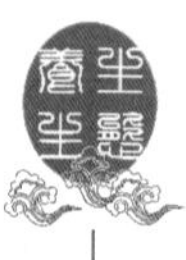

第二节　生态养生的内涵

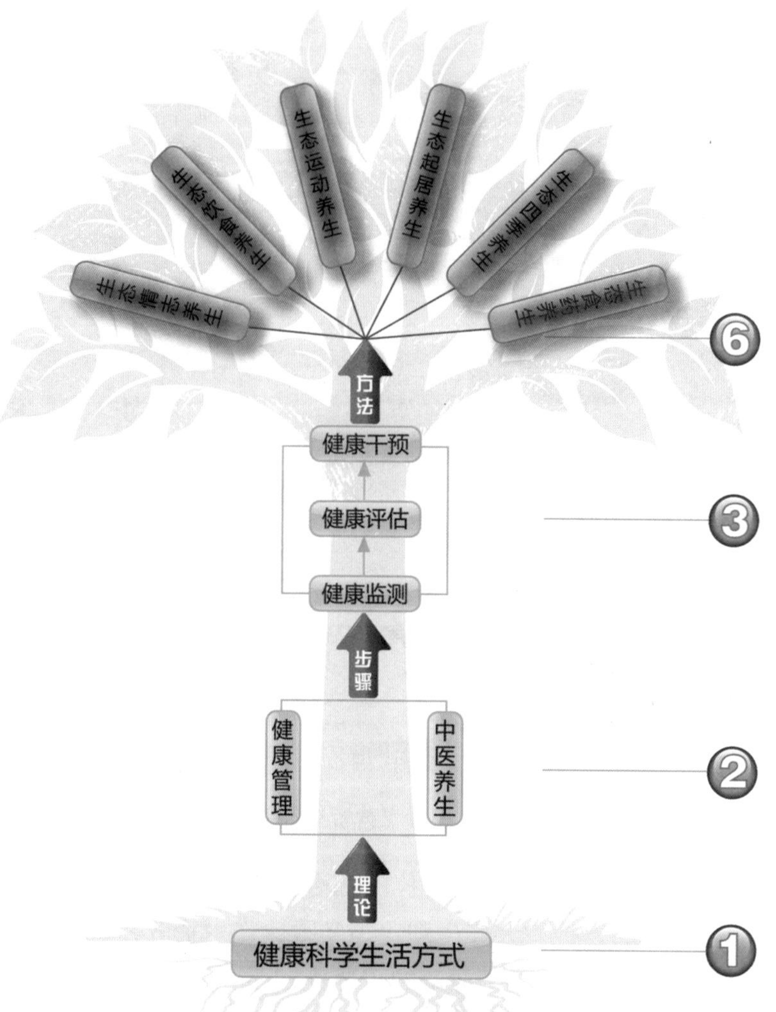

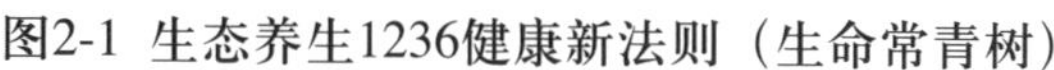
图2-1 生态养生1236健康新法则（生命常青树）

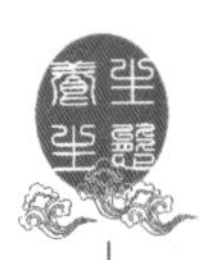

生态养生的全过程遵循 1236 健康新法则："1"是指学习一种健康的生活方式；"2"是遵循祖国传统养生理论和健康管理理论；"3"是指遵循健康监测、健康评估、健康干预三个养生保健全过程；"6"是指具体的生态情志养生、生态饮食养生、生态运动养生、生态起居养生、生态食药养生、生态四季养生六大养生技术和方法（如图 2-1）。

生态养生六大技术的提出并非某人的创造和发明，而是源于祖国传统的养生文化，与《黄帝内经》的养生智慧一脉相承（如图 2-2）。

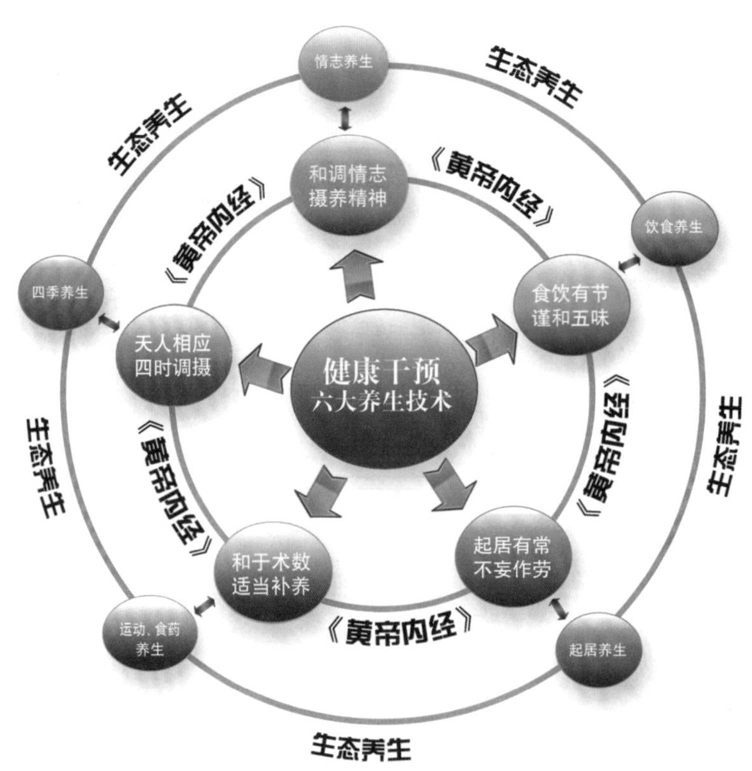

图2-2 生态养生六大技术与《黄帝内经》养生智慧一脉相承

生态养生必须是整体的、全方位的综合养生，单独的某一方面无论如何也达不到养生的目的。把六大养生理论与实践比作木桶的六块板，哪块板缺损水都会溢出。喜欢运动的人强调运动的重要性，而忽视饮食等其他五大养生法；注重饮食的人，强调饮食的重要性而不能很好地进行体育锻炼；既注重饮食也注重运动者，却因情志所伤而发病。正确的养生方法是情志、饮食、运动、起居、四季以及食药养生缺一不可，六大板块哪块儿矮短，都将是健康的薄弱环

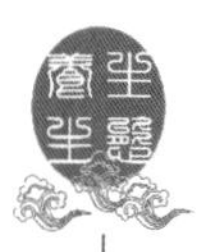

节，即所谓的木桶理论（如图 2-3）。

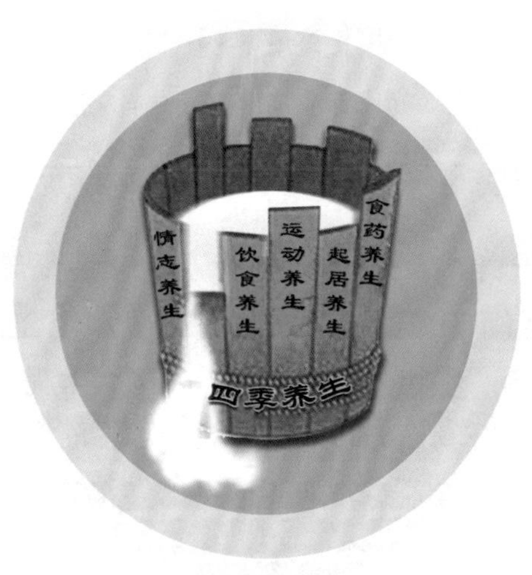

图2-3 生态养生的木桶理论

需特别强调的是严重体质偏移的亚健康人群在注重整体综合养生的同时，必须高度重视食药的调养作用。生态食药养生的突出特点是抑制亚健康状态向疾病状态转化，祛除亚健康的症状和体征，使机体恢复到健康状态。

一、生态情志养生

所谓“情志”，是指人对外界客观事物的刺激所做出的情绪方面的反应，中医将其概括为七情，即喜、怒、忧、思、悲、恐、惊。情志养生法，主要是指通过自己对外界客观环境或事物情绪反应的自我调节和转变自己错误的思维方式，将心情调节到最佳状态，使之健康长寿的方法。中医的情志养生主要强调以下几方面：一是戒骄戒躁，是指要注意避免自己的骄傲与急躁情绪，保持心态平和；二是善调情绪，是指要善于化解不良情绪，使自己的心情达到最佳水平；三是避生三气，是指在日常生活中要避免生闲气、怨气和闷气。

生态情志养生是依据中医学的理论，结合现代心理学理论与实践的最新成果，提炼出通过神、性、气的调和与修养而达到七情平衡、五志平和、祛病延年的目的的系统养生理论和方法。

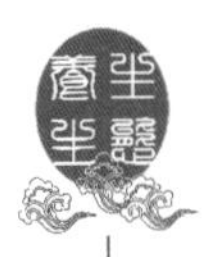

二、生态饮食养生

现代营养学认为，只有全面而合理的膳食营养，即平衡饮食，才能维持人体的健康。在世界饮食科学史上，最早提出膳食平衡观点的是中国。成书于2400多年前的中医典籍《黄帝内经》已有“五谷为养，五果为助，五畜为益，五菜为充，气味合而服之，以补精益气”及“谷肉果菜，食养尽之，无使过之，伤其正也”的记载。

“五谷为养”是指粟（稷）、豆（菽）、黍、麦、稻等五谷杂粮和豆类作为养育人体之主食。粟（稷）、黍、麦、稻富含碳水化合物和蛋白质，豆（菽）则富含蛋白质和脂肪等。谷物和豆类同食，可以大大提高营养价值。我国人民的饮食习惯是以碳水化合物作为热能的主要来源，而人类的生长发育和自身修补则主要依靠蛋白质。故五谷为养是符合现代营养学观点的。

“五果为助”系指枣、李、杏、栗、桃等各种水果、坚果，有助养身和健身之功。水果富含维生素、纤维素、糖类和有机酸等物质，多以生食，且能避免因烧煮破坏其营养成分。有些水果若饭后食用，还能帮助消化。故五果是平衡饮食中不可缺少的辅助食品。

“五畜为益”指牛、犬、羊、猪、鸡等多种禽畜肉食，对人体有补益作用，能增补五谷主食营养之不足，是平衡饮食食谱的主要辅食。动物性食物多为高蛋白、高脂肪、高热量，而且含有人体必需的氨基酸，是人体正常生理代谢及增强机体免疫力的重要营养物质。

“五菜为充”则指葵、韭、薤、藿、葱等蔬菜。各种蔬菜均含有多种微量元素、维生素、纤维素等营养物质，有增食欲、充饥腹、助消化、补营养、防便秘、降血脂、降血糖、防肠癌等作用，故对人体的健康十分有益。

上述这些古朴的记载是我国先哲们提出的平衡饮食养生观，具有很深的科学道理，经得起历史的考验，与现代营养学理论和实践一脉相承，与《中国居民膳食指南》（2007）的观点方法相通。但是，受当时的条件、环境等的限制，也有其局限性。如“五畜”多指畜养的动物，尚未包含现代人普遍食用的水产品等。

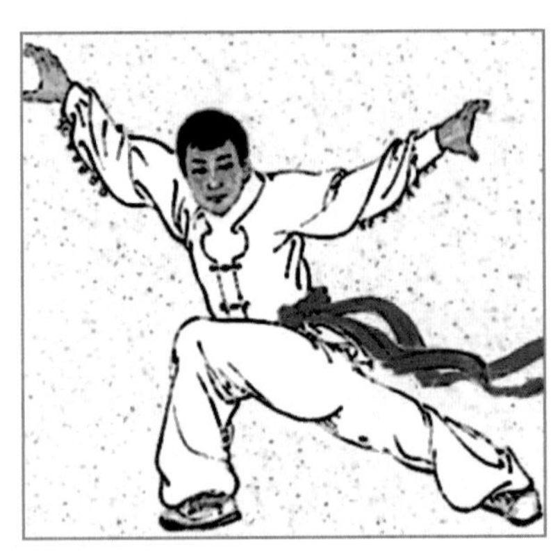

三、生态运动养生

采用传统的体育运动方式，以活动筋骨、调节气息、静心宁神为手段，以畅达经络、疏

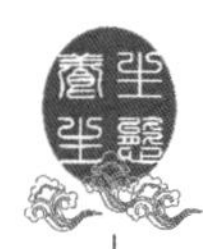

通气血、和调脏腑为目的，以增强体质、延年益寿为永恒追求的养生方法统称为生态运动养生，也可称之为传统运动养生术 / 法。中华民族在五千多年的历史演变过程中积淀了许多独具中国特色的运动养生健身术，如太极拳、八段锦、五禽戏、气功、易筋经等，它是以中医的阴阳、脏腑、气血、经络等理论为基础，以养精、练气、调神为运动的基本特点，强调意念、呼吸和躯体运动相配合，注重内外兼修、形神并举的养生保健活动。

传统的运动养生术，经过历代养生家的不断总结和补充，逐渐形成了运动肢体、自我按摩以练形，导引吐纳、调整呼吸以练气，宁静意识、排除杂念以练意的养生保健方法。而且就其每一种具体的养生方法而言，又总是身、心、息并调，精、气、神并练，特别是调神、息、意，几乎贯穿于所有生态运动养生术之始终。

传统的运动养生术在历代养生家不断地总结和完善下，形成了一整套较为系统的理论、原则和方法，达到了非常好的健身、治病、益寿延年的功效。传统的运动养生保健法非常注重机体内外的协调统一，和谐适度，生态运动养生也是在挖掘梳理传统的运动养生保健法的基础上，把通过大量的实践证明其行之有效的运动术进行科学化、系统化编排整理后推荐给人们，以期为全民健身提供重要参考，为增强国人素养，促进身心健康、祛病延年做出应有的贡献。

四、生态起居养生

起居养生法，是指人们在日常生活中遵循传统的养生原则而合理地安排起居，从而达到健康长寿的方法。起居养生法包括居住环境、居室结构、居室环境和气候、起居有常、劳逸适度等。

中国的传统起居养生法有着数千年的历史。早在两千年前，中医典籍《黄帝内经》中就有一段有关起居养生的论述：“上古之人，其知道者，法于阴阳，和于术数，食饮有节，起居有常，不妄作劳，故能形与神俱，而尽终其天年，度百岁乃去。”随着生产力的发展和人类文明的进步，人们的生活起居条件不断改善，人们逐渐养成了起居有常、饮食有节、定期沐浴、洒扫庭院、除虫灭鼠等良好的生活卫生习惯，并形成了一整套行之有效的养生保健方法，为中华民族的繁荣昌盛和健康长寿做出了贡献。主要包括如下内容。

一是居住环境，是指人们居住地周围的自然环境。自然环境是人类赖以生存的重要条件，而居住地的自然环境与人们的健康有着密切的关系。蓝天白云之下，青山绿水之间是人们最理想的居住环境，所以，在选择居住环境的时

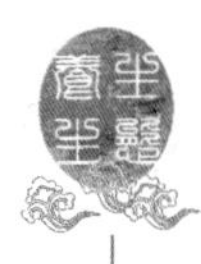

候，应尽量选择那些自然环境优美，高爽干燥、避风向阳、空气新鲜、水质优良、树木花草茂盛的地方，要远离有水源污染、空气污染或放射污染的地区，以保证居住环境的舒适安全。现代城市居民住所的选择，除考虑交通方便，生活及社会服务设施齐全外，应以日照充足、树木繁茂、空气清新、湿润清爽的地区为佳。

二是居室结构，是指居室内部结构的分布情况。居室结构主要包括有居室朝向、居室空间、居室安排等。就我国的地理位置而言，房屋的朝向一般以坐北朝南为佳，既具有“冬暖夏凉”的优点，还有利于室内采光、通风及温度、湿度的调节。居室空间的大小应合理，太大不利于采光和保暖，也不利于湿度和温度的调节；太小则不利于空气的流通。近年来，城市居室的内部结构已逐渐向大客厅小卧室的方向发展。大客厅为全家人共同生活和接待客人的场所，应具有大众化的特点，以宽敞、明亮、优雅、大方为主。卧室为家庭成员的个人生活空间，应突出个体化的特点，可根据个人爱好进行装饰，以舒适安静为宜。居室的房间要根据房间的使用功能而进行合理地安排，以睡眠为主要的功能的寝室，应选择居室面积相对较小，但安静而舒适的房间；以看书学习为主要功能的书房则应选择向阳，宽敞明亮，清静典雅的房间。

三是居室环境和气候。居室布置应根据主人的个人爱好而定，但总体来讲，居室的布置应以实用为主，尽量简洁大方，朴实典雅，切忌豪华而不实用。居室墙壁的色调对人体的情绪有一定的调节作用，淡蓝或淡绿色为冷色调，给人以清新、宁静、安详的感觉，具有缓解情绪，调节血压的作用，较适用于精神紧张或患有高血压病或失眠症的人；淡橙（红）及淡黄色为暖色调，给人以温暖、兴奋、热烈的感觉。一般情况下，客厅以暖色调为主，而卧室以冷色调为主，并根据主人的爱好而适当调整。居室环境的污染主要来源于建筑装饰材料、厨房燃气等，所以在装修时应尽可能地使用环保材料，厨房应设有通风装置。在日常生活中要经常开窗通风，让室外的新鲜空气进入室内并使室内的空气流通。

四是起居有常，是指在日常生活中的作息要顺应自然界的昼夜晨昏和春夏秋冬的变化规律，并要持之以恒。传统养生学认为“精、气、神”为人生之三宝，神为生命的主宰，能够反映人体的脏腑功能和体现生命的活力，故有“失神者死，得神者生”之说。人们起居有常，作息合理，主要作用就是能够保养人的精神，使人精力充沛，面色红润，目光炯炯，神采奕奕，所以清代名医张隐庵称：“起居有常，养其神也”。长期的起居无常，作息失度，会使人精

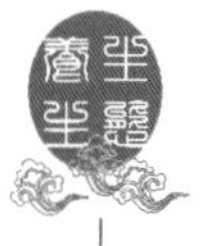

神萎靡，面色萎黄，目光呆滞无神。

五是劳逸适度，是指劳动强度与休息均要适合机体生理功能的要求。传统养生学认为，正常的劳动是日常生活中所必需的，不但有利于人体气血的运行，还能增强体质，预防疾病而有益于健康。但过劳则有损于健康，所谓“过劳”是指过度地劳累而有损身体健康而言，有“劳神过度”、“劳力过度”及“房劳过度”之分。劳神过度（即过度的脑力劳动）则耗伤心血，而出现失眠多梦、心悸健忘等症状。劳力过度（即过重的体力劳动）则耗伤元气，而出现神疲乏力、少气懒言、四肢无力等症状。房劳过度（即过于频繁的性生活）则耗伤精气，而出现腰膝酸软、眩晕耳鸣、性功能下降等症状。所以说，无论是脑力劳动、体力劳动还是性生活，都应该有所节制，避免过劳而损伤身体。传统养生学还认为，过逸（是指完全不参加或很少参加劳动或体育锻炼而言）会使机体的气血运行迟缓而不畅，脾胃的消化功能减弱，气血生成不足，正气下降，抗病能力降低，食欲不振，精神萎靡，易感染疾病。所以，根据自己机体的具体情况而适量进行劳动和休息对健康长寿有益。

生态起居养生是在梳理祖国传统的起居养生理论与实践经验的基础上，结合现代环境科学、生物科学等的最新成果，紧扣生活起居这一主题而提出的简便易行、可操作性强的养生保健理论和方法。

五、生态食药养生

生态食药养生的理论来源于“药食同源、寓医于食”。药王孙思邈说：“安身之本，必资于食，不知食疗者，不足以全生。”生态食药养生的前提是充分分析不同人群的生理特点以及共性和个性的健康问题，首先选择安全无毒、无任何副作用的生态保健食品服用，以弥补正常饮食养生所不及的保健效果。如果实施了生态养生其他五大技术，并且食用了保健食品，仍然无法达到理想的健康状态，体质仍有偏颇甚至是处于亚健康状态，就应进一步服用毒副作用相对较小的中药（中成药或名老中医处方汤药），用以调养与诊疗，突显循序渐进，以食养为主，食疗不及者，方可用药的原则。中药的调养与诊疗需要独特的中医理论为根据，要通过中医师的辨证施治来合理用药，只依表象、症状用药，或者自以为是地随便服用中成药，不仅达不到保健养生的效果，相反会产生严重的后果。

生态保健食品应具备如下突出特点：一是原料的高纯度、高安全性，并

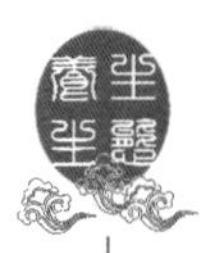

且是国内外公认的具有很好生物学活性的物质。不要追求新奇特，更不要赶时髦，一种新的物质或者成分可能具有很好的保健效果，但是，因为尚缺乏足够的人群长期服用的效果和安全验证，哪怕是万分之几的副作用率，对服用者个体而言就是百分之百的副作用。选择纯天然原料，不含任何化学合成成分，如海洋生物、食用真菌、天然植物或者中药原料等具有很好的前景。二是目标人群明确而具体，针对性强，在充分考虑和分析人群特点的同时，高度重视机体的整体性。同时保健功能的理论依据充分，所能调整的生理机能全面，实验数据可靠。从细胞代谢、微生态平衡、免疫调节、自由基代谢平衡、脂质代谢以及酸碱平衡等六大系统的代谢平衡着手开发研制的保健食品产品具有广泛的未来。三是遵循整体性和系统性原则，以复合型天然保健食品为主线，采取共性产品和个性产品相互配合使用、综合干预方案来调养机体的亚健康状态，预防和控制各种慢性病的发生。

六、生态四季养生

四季养生既可独立于其他五大养生技术之外，又与其他五大养生技术理论与方法密切关联，顺应一年四季的气候变化规律来养生，是养生保健、健康长寿之根本。所以，笔者把生态四季养生的理论和方法融于其他养生技术章节中来诠释，在此不加赘述。

需要特别说明的是，上述六大养生技术是为不得病、少得病或晚得病而设计的养生康复系统工程，而且人为地把毒副作用相对较小的中药调养与诊疗列入了该系统。实施六大养生技术仍然不能达到健康状态，必须进行西药、手术、放化疗等的临床疾病干预时，方可选择西医治疗。尤其是抗生素乱用的现象必须禁止，一感冒发烧就打点滴或吃消炎药的做法，笔者甚是反对。

第三节　生态养生的理论基础

生态养生是集祖国传统儒、释、道养生文化与现代医学、现代营养学、社会医学、健康教育学、全科医学、运动科学以及健康管理理论与实践等多学科于一体，从不同角度全面系统阐述养生保健科学内涵的全新健康法典，是中西医完美结合的产物，是东西方文化的有机渗透和融合。因此，其理论基础也是源于东西方养生文化的理论与实践。

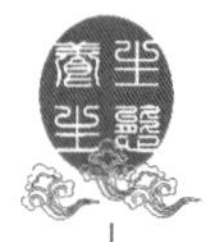

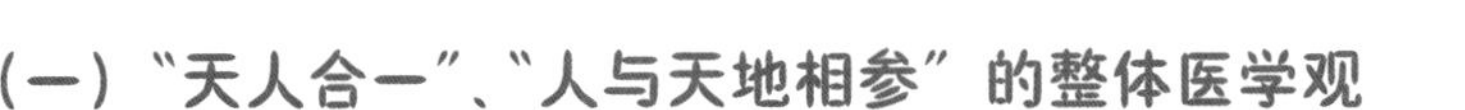

一、祖国传统养生文化为生态养生提供了理论基础

（一）“天人合一”、“人与天地相参”的整体医学观

1．“天人合一”思想的基础　“天人合一”的思想是中国古代的一种哲学思想，儒释道三家均有阐述。其基本思想认为人类的生理、伦理、政治等社会现象是自然界的直接反映。最早起源于春秋战国时期，后被汉代思想家、阴阳家董仲舒发展为天人合一的哲学思想体系，并由此构建了中华传统文化的主体。

天人合一是指把人的健康与机体、人与自然、社会等各种生存环境看作一个相互感应的有机整体，体现了普遍联系的生命观、永恒运动的生命观、因时因地因人而异的生命观、形神合一的生命观。天人合一，注重的是整体的、全面的、系统的思维方式，而不是局部的、解剖的、分割的方式。天人合一思想有两层意思：一是天人一致。宇宙自然是大天地，人则是一个小天地；二是天人相应，或天人相通。是说人和自然在本质上是相通的，故一切人事均应顺乎自然规律，达到人与自然和谐。

《庄子·达生》曰：“天地者，万物之父母也。”《易经》中强调三才之道，将天、地、人并立起来，并将人放在中心地位，这就说明人的地位之重要。天有天之道，天之道在于“始万物”；地有地之道，地之道在于“生万物”。人不仅有人之道，而且人之道的作用就在于“成万物”。天地人三者虽各有其道，但又是相互对应、相互联系的。天地之道是生成原则，人之道是实现原则，二者缺一不可。

儒家养生的特点是以人与社会为核心，以礼制心，注重内心修养和社会实践，主张“天人合一”，肯定人与自然界的统一。所谓“天地变化，圣人效之”，“与天地相似，故不违”。儒家肯定天地万物的内在价值，主张以仁爱之心对待自然，体现了以人为本的价值取向和人文精神。《礼记·中庸》说：“诚者天之道也，诚之者，人之道也。”认为人只要发扬“诚”的德性，即可与天一致。《春秋繁露·深察名号》提出：“天人之际，合而为一”，成为两千多年来儒家思想重要观点之一。

佛家养生思想的产生是多元的，世界其他国家和地区也有类似养生的修炼术产生，印度的瑜伽功就是一种养生。佛教自魏晋南北朝正式传入中国以后，到目前流行的有八大宗派，尽管他们信奉的教义、经典不尽相同，但是都主张禅修。各宗禅修的理论、方法和客观效应，从健身、养生和开发人体潜能的角度来看，即是佛家养生。佛家思想认为万物是佛性的统一，众生平等，万物皆

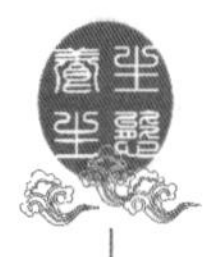

有生存的权利。《涅槃经》中说："一切众生悉有佛性，如来常住无有变异。"佛教正是从善待万物的立场出发，把"勿杀生"奉为"五戒"之首，生态伦理成为佛家慈悲向善的修炼内容。

道家以老子庄子为宗。老庄以人与自然为核心，以无为、虚静、自然为主旨，注重人与天的和谐，人修道就是要返璞归真。老子说："人法地，地法天，天法道，道法自然"。即表明了人与自然的一致与相通，强调人要以尊重自然规律为最高准则，以崇尚自然、效法天地作为人生行为的基本皈依，人必须顺应自然，达到"天地与我并生，而万物与我为一"的境界。

2．整体医学观 "天人合一"、"人与天地相参"是祖国传统医学的根本指导思想，其含义大体可归结为如下几方面。

（1）*人是自然界运动变化的产物*:《黄帝内经》强调人生活在"气交"之中，与自然界的万物一样，都是天地形气阴阳物质，即自然界规律变化的结果。《素问·阴阳应象大论》曰："天有精，地有形，天有八纪，地有五里，故能为万物之父母"。《素问·宝命全形论》也说："天复地载，万物悉备，莫贵于人。人以天地之气生，四时之法成"；"夫人生于地，悬命于天，天地合气，命之曰人"；《素问·生气通天论》记载："天地之间，六合之内，其气九州、九窍、五藏、十二节，皆通乎天气"。上述这些观点均表达了人与自然和谐统一，人是自然界发展变化的产物，人的形态结构、生理功能是人类顺应自然变化而不断演变的结果。

（2）*自然界是人类赖以生存的基本条件*：人类的生存环境大致可分为三种：一是无机环境，包括天文、气象、地形、土壤、水文；二是有机环境，包括植物、动物和微生物等；三是人类社会在发展过程中形成的各种社会关系环境即社会环境。前两种环境属于自然环境，是人类赖以生存的基本条件。无机条件如空气、水、阳光等是自然界的根本属性，人若与无机条件相隔离或者缺乏，生命就将终止。有机条件如为人类提供营养和能量的动植物，也是自然界的产物，各种食物进入机体后，由于其性质不同而被人体消化利用后的产物也不同，所提供的营养物质也不同。《素问·脏气法时论》曰："五谷为养，五果为助，五畜为益，五菜为充"；《素问·六节藏象论》："天食人以五气，地食人以五味"。天以五气食人者，臊气入肝，焦气入心，香气入脾，腥气入肺，腐气入肾也。地以五味食人者，酸先入肝，苦先入心，甘先入脾，辛先入肺，咸先入肾也。五气五味进入人体后，其精微者运送到周身以养五脏、安六腑，滋养全身，从而维持人体生理功能的正常进行。

(3) 人体和自然界有着共同规律：《黄帝内经》认为，人体与自然界不仅共同受阴阳五行法则的制约，而且人与自然界之间存在着多种相互通应共生的关系。《素问·阴阳应象大论》："清阳为天，浊阴为地，地气上为云，天气下为雨；雨出地气，云出天气；故清阳出上窍，浊阴出下窍；清阳发腠理，浊阴走五脏；清阳实四肢，浊阴归六腑。"指出大自然的清阳之气在上而为天，浊阴之气在下而为地。在地之雨水，由于能蒸发，则上升为云；在天之云，遇到冷空气则凝聚成水滴，下降为雨水。此乃自然界云雨升降的运动规律。人的物质代谢也有类似的过程，清阳之气上升，发腠理，外达实四肢，浊阴之气下降，走五脏，内敛归六腑。由于人体清浊阴阳的升降出入，维持人体的动态平衡。据此，《黄帝内经》总结出人与自然的共同规律，进一步证明人与自然界的内在必然联系。

(4) 人体生理机能和病理过程受自然界的影响：春温、夏热、长夏湿、秋燥、冬寒，表示一年中气候变化的规律。人体在这种气候的影响下，有春生、夏长、长夏化、秋收、冬藏的相应变化。《素问·六节藏象论》："心者，生之本，神之变也，其华在面，其充在血脉，为阳中之太阳，通于夏气；肺者，气之本，魄之处也，其华在毛，其充在皮，为阳中之太阴，通于秋气；肾者，主蛰，封藏之本，精之处也，其华在发，其充在骨，为阴中之少阴，通于冬气；肝者，罢极之本，魂之居也，其华在爪，其充在筋，以生血气……此为阳中之少阳，通于春气；脾、胃、大肠、小肠、三焦、膀胱者，仓廪之本，营之居也，名曰器，能化糟粕，转味而入出者也；其华在唇四白……此至阴之类，通于土气"。不仅四时气候对人的生理功能有影响，昼夜的变化对人的生理功能也有一定的影响。在一天之内，白天人的阳气行于外，推动着人的各种机能活动，所以人的劳作多在白昼；夜间阳气内敛，人们也由动入静，通过休息而恢复精力和体力。因此，《素问·生气通天论》曰："阳气者，一日而主外，平旦人气生，日中而阳气隆，日西而阳气已虚，气门乃闭。是故暮而收拒，无扰筋骨，无见雾露，反此三时，形乃困薄。"此外，不同的地理环境，如高原、平地、海洋等，也在一定程度上影响人体的机能，如许多地方病、高原病等。《素问·异法方宜论》曰，东方之人易患痈疡，西方之人其病生于内，北方之人脏寒生满病，南方之人易病挛痹，中央之人易病痿厥寒热。此论点虽然不太尽然，但是由于地区方域不同，致病因素、生活习惯、人体体质等也随之不同，所以所患疾病也会有所不同。

3. 人体的"全息"现象 人体的各个局部是人身这个整体的缩影，这种"全息"现象已为医家所公认。《黄帝内经》对于"全息"思想的认识如下。

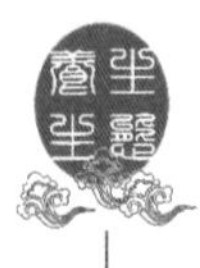

（1）一分为多的结构，无处不在的元气：《黄帝内经》认为人身是一个整体，这个整体是以心为中心，五脏为代表的。《灵枢·邪客》："心者，五脏六腑之大主也。"《类经》："（心）其系有四，上系连肺，肺下系心，心下三系，连脾、肝、肾，故心通五脏之气而为之主也。"《灵枢·本枢》："肺合大肠……心合小肠……肝合胆……脾合胃……肾合膀胱。"《素问·阴阳应象大论》："肝主目……心主舌……脾主口……肺主鼻……肾生骨髓……主耳。"《素问·六节藏象论》："心者……其华在面……其充在血脉……肺者气之本……其华在毛，其充在皮……肾者……其华在发，其充在骨"，"肝者……其华在爪，其充在筋……脾……其华在唇四白，其充在肌。"《素问·太阴阳明论》：（脾主四肢）"四肢皆禀气于胃，而不得至经，必因于脾，乃得禀也。"《灵枢·经筋》："足厥阴之筋……结于阴器。"

这样，由心把五脏连在一起，再由心肝脾肺肾联系着小肠、胆、胃、大肠、膀胱、舌、目、口、鼻、耳、面、血、脉、气、毛、皮、发、骨、髓、爪、筋、阴器、四肢、唇、肌等组织结构。这个结构以一分为五、五分为二十五的形式，把全身连成一个整体，心就是这个整体的中心，通常是把心所联系最紧的五脏作为这个整体的代表。而这个整体的每个局部，不是互不相关、拼凑在一起的，而是整体的缩影，是一个"小人身"。因为每个局部都是由中心发出来的，所以它能够反映中心的信息。例如：面部是人身的一个缩影，面部的五官可以反映五脏的信息。《灵枢·五阅五使》："鼻者肺之官也，目者肝之官也，口唇者脾之官也，舌者心之官也，耳者肾之官也。"官，是职守、管理的意思，五官是由五脏管理的。"五官者，五脏之阅也。"阅者，外候也。五官表现的外候，是由五脏放射出来的，所以五官这个局部能反映五脏为代表的整体的情况。又如鼻子，是比面部更小的一个局部，也是整体的一个缩影。《灵枢·五色》："阙中者肺也，下极者心也，直下者肝也，肝左者，胆也，下者脾也，方上者胃也，挟大肠者肾也。"阙中就是眉心、下极就是两眼之间、直下就是鼻柱、下者就是鼻准、挟大肠就是鼻旁两颊之上，依次与肺、心、肝、脾、肾相应。一个鼻子，即使包括它的两侧的双颊，在全身之中也仅仅是个小局部，但它也是一个"五脏俱全"的"小人身"。所以"五色之现于明堂，以观五脏之气"（《灵枢·五阅五使》），明堂就是鼻，通过鼻部出现的或青或黄或赤或白或黑等不同色泽，就可观察到五脏的情况。其他眼、耳、舌、背、四肢、手、足等局部，无一不与五脏相应，也无一不是整体的缩影。

（2）局部反映整体的全息游行无端的神气：人身局部反映整体的"全息"

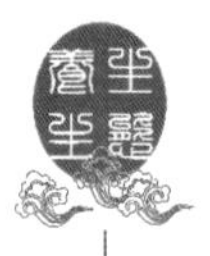

现象，它的根据——即物质基础是什么呢？根据就是元气。有了元气的存在，才有五脏及形体的存在，表里才能相通，局部才能反映整体。《灵枢·经脉》：“人始生，先成精，精成而脑髓生。骨为干，脉为营，筋为刚，肉为墙，皮肤坚而毛发长……脉道以通，血气乃行。”《灵枢·天年》：“血气已和，荣卫已通，五脏已成，神气舍心，魂魄毕具，乃成为人。”《灵枢·决气》：“人有精、气、津、液、血、脉、余意以为一气耳。”构成人体的物质，虽然有精、气、津、血等多种形态和不同的名称，但从根本上讲，只是一种物质——元气。人身有许多种气，但也都是元气派生的。明·张景岳在解释《灵枢·刺节真邪》中的“真气”时说：“真气，即元气也。”接着他列举了人身具有的十二种气以后说：“皆无非其别名耳。”（《类经·疾病类》）五脏是元气构成的，形体各器官组织也是元气构成的。“同气相求”所以形体各部都能反应五脏的信息。张景岳在解释《素问·五脏生成》中五脏生五色的原理时说：“凡此皆五脏所生之正色，盖以气足于中，而后色荣于外”。（《类经·脉色类》）五脏之气现于面而成色，因而才可通过面部的色泽测知五脏的情况。又如眼睛也是五脏的缩影，也能反应五脏的信息，仍是由于“五脏六腑之精气，皆上注于目”（《灵枢·大惑》）的缘故。其他各部，皆同此理。

神气游行环无端，经脉特点流与注。元气不但是构成人体的物质，而且是常动不息的，从而使人体内外的信息随时都能进行交流。《灵枢·脉度》说：“气之不得无行也，如水之流，如日月之行不休……如环之无端，莫知其纪，终而复始。其流溢之气，内溉脏腑，外濡腠理。”因为流行的元气遍布全身而且是具有活力的，所以又叫做神气。《灵枢·九针十二原》：“节之交，三百六十五会……所言节者，神气之所游行出入也。”气节交会之处遍布全身，而且神气经常游行如环无端，既然“无端”，则“环”上的每一点都可能是神气游行之始和终，都能把全“环”的信息带到点上。这是形成人身“全息”现象的又一重要因素。如果神气停止了游行，“全息”也就不存在了。《灵枢·天年》：“人之始生……以母为基，以父为楯，失神者死，得神者生也。”《灵枢·本神》：“五脏，主藏精者也，不可伤，伤则失守而阴虚，阴虚则无气，无气则死矣”，“失神”、“无气”都是指失掉了元气，神气既失，生命也就停止了，“全息”也无从反应而消失了。

神气的游行不是杂乱无章的，而是循着一定的通路运行的，这个通路系统叫做经脉（后世叫经络）。经脉有两个主要特点，一个是“流”，一个是“注”。《灵枢·脉度》：“经脉为里，支而横者为络，络之别者为孙。”《灵枢·经脉》：“经脉十二者，伏行分肉之间，深而不见……诸脉之浮而常见者，皆络脉也。”《灵

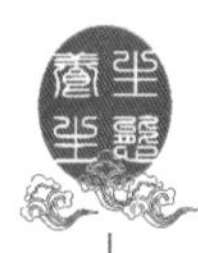

枢·海论》:“夫十二经脉者，内属于腑脏，外络于肢节。”经脉不但有由经分络，由络分孙络，越分越细网罗全身的形态，而且通过神气的流行把全身内外上下联结成了一个整体。经脉不但有上述“流”的特点，而且在流行过程中，还能“注”(聚集)于某些特定的部位，因此，这些部位所表现的“全息”现象就特别明显。《灵枢·邪气脏腑病形》:“十二经脉，三百六十五络，其血气皆上于面而走空窍。”十二经脉，三百六十五络是流行于全身各部的，它又能把全身的信息集中起来“注”于面部，因此，人身的“全息”就在面部突出地呈现出来了。经脉的这种“注”的特点，也从眼睛上反映出来,《素问·五脏生成》:“诸脉者皆属于目。”《灵枢·大惑论》:“五脏六腑之精气，皆上注于目而为之精……目者……神气之所生也。”脏腑的神气由诸脉集中上“注”于目，眼睛便成了五脏的缩影了。其他舌、耳、寸口等处都是经脉“注”的特点表现得十分明显的部位。经脉是流注着的神气，随神气的存亡而存亡。《素问·诊要经终论》:“愿闻十二经脉之终奈何?”张介宾注释说:“十二经脉，即十二脏之气也。终者，气尽之谓”(《类经·疾病类》)，气既尽，经脉随之终止，既不能“流”，也不能“注”了。人死之后往往查不到经脉，大概就是这个缘故吧。经脉不复存,“全息”也无从呈现了。

(3)人身虽是“小天地”，测人可以知宇宙:《黄帝内经》认为人身与天地相应，人身是一“小天地”。《灵枢·邪客》:“天圆地方，人头圆足方以应之。天有日月，人有两目；地有九州，人有九窍……天有四时，人有四肢；天有五音，人有五脏；天有六律，人有六腑……地有高山，人有肩膝；地有深谷，人有腋腘；地有十二经水，人有十二经脉。”这些对举，似较牵强，但其天人相应的观点则是正确的。《素问·离合真邪论》:“天地温和则经水安静；天寒地冻，则经水凝泣；天暑地热，则经水沸溢；卒风暴起，则经水波涌而陇起。夫邪之入于脉也，寒则血凝泣，暑则气淖泽，虚邪因而入客，亦如经水之得风也，经之动脉，其至也亦时陇起。”人的经脉，应地的经水，经水的动静，随天气的寒温而变化。邪气侵入人的经脉，寒邪就会使血如经水的凝涩而瘀滞；暑邪就会使气如经水的沸溢而淖泽；被虚邪侵入的经脉，也如经水的受风之处，波涌而陇起。《灵枢·岁露论》:“人与天地相参也，与日月相应也。故月满则海水西盛，人血气积，肌肉充，皮肤致，毛发坚，腠理郄，烟垢著……至其月廓空，则海水东盛，人气血虚，其卫气去，形独居，肌肉减，皮肤纵，腠理开，毛发残，腠理薄，烟垢落。”这些都说明，人气的虚实开阖，与天时的盛衰、日月的盈虚是相应的。

天人相应，人是一“小天地”——宇宙的缩影，它的根据是什么呢？它的根据仍然是元气。其形成仍然是由于元气的运动变化。《素问·阴阳应象大论》：“阴阳者，天地之道也……故积阳为天，积阴为地。”张介宾解释说：“道者，阴阳之理也。阴阳者，一分为二也。太极动而生阳，静而生阴，天生于动，地生于静，故阴阳为天地之道……积阳至大而为天，积阴至厚而为地。”（《类经·阴阳类》）《幼学琼林·天文》：“混沌初开，乾坤始奠。气之轻清上浮者为天，气之重浊下凝者为地。”天地未分叫太极，又称混沌。混沌，元气也。阴阳就是元气的运动变化。元气的轻清部分上浮积累便形成了天，元气的重浊部分下凝积累便形成了地。《素问·宝命全形论》：“天覆地载，万物悉备，莫贵于人，人以天地之气生”，“气合而有形，因变以正名，天地之运，阴阳之化，其于万物，孰多孰少”（《素问·六节藏象论》），无不有数。由于天地之气的交合才产生了人和万物的形体；由于形体的变化才有万物不同的名称；天地的运动，即阴阳二气的变化支配着万物和人的变化；万物（包括人）禀受天地的元气，虽有多有少，但都是有一定标准的。天地万物，根本都是同一元气。元气的运动变化也是一致的。人身是一小天地就并非不可思议的了。

（二）“正气存内，邪不可干”，“平人者不病”的身心健康观

《黄帝内经》虽然没有明确提出健康的具体定义，但是却设定了健康的最佳状态，即“平人”。《素问·平人气象论》曰：“平人者，不病也。常以不病调病人，医不病，故为病人平息以调之为法”。其内涵，一是强调要顺应自然，二是强调身心的一致，三是强调必须适应社会的复杂变化。《素问·刺法论》强调“正气存内，邪不可干，邪之所凑，其气必虚”，表明顺应自然是实现“平人者不病”的重要条件；《素问·上古天真论》说：“恬淡虚无，真气从之，精神内守，病安从来”，说明保持思想上的清净对身心健康的重要性；《素问·上古天真论》又说：“有圣人者，处天地之和，从八风之理，适嗜欲于世俗之间。无恚嗔之心，行不欲离于世，被服章，举不欲观于俗。外不劳形于事，内无思想之患。以恬愉为务，以自得为功，形体不敝，精神不散，亦可以百数。”表明人要与社会保持协调的关系，才能达到健康长寿的目的。这实际与世界卫生组织关于健康的概念——“生理、心理以及社会适应能力三者处于良好的状态”的含义十分接近。否则，“暴乐暴苦，始乐后苦，皆伤精气。精气竭绝，形体毁沮。暴怒伤阴，暴喜伤阳。厥气上行，满脉去形。”（《素问·疏五过论》）

《黄帝内经》认为人之所以得病，是因为正邪斗争，正不胜邪的结果。《灵枢·百病始生》曰：“风雨寒热，不得虚，邪不能独伤人。卒然逢疾风暴雨而不

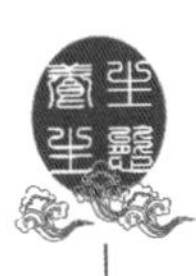

病者，盖无虚，故邪不能独伤人，此必因虚邪之风，与其身形，两虚相得，乃客其形。”

《黄帝内经》还认为，某些疾病的发生是由社会生活因素引起的，如“脱营”、“失精”等病证。其社会性因素大体可分为两个方面：一是社会政治经济方面的因素。《素问·疏五过论》曰：“凡未诊病者，必问尝贵后贱，虽不中邪，病从内生，名曰脱营……尝富后贫，名曰失精……故贵脱势，虽不中邪，精神内伤，身必败亡。始富后贫，虽不伤邪，皮焦筋屈，痿躄为挛”。说明社会经济地位的变化，可引起人的心理失衡、精神内伤而导致疾病的发生。二是职业和劳动方面的因素。《素问·痿论》曰：“有渐于湿，以水为事，若有所留，居处相湿，肌肉濡渍，痹而不仁，发为肉痿。”指出长期从事水中作业的人，易造成水湿之邪侵袭机体而导致疾病发生。《素问·宣明五气》：“久视伤血，久卧伤气，久坐伤肉，久立伤骨，久行伤筋，是谓五劳所伤”。说明不同的劳动方式在一定的条件下可损害不同的组织器官从而导致疾病的发生。《素问·举痛论》曰：“劳则气耗”，是说过度的劳动会损伤人体之气。这不仅与中华文化的中庸思想高度一致，也与现代医学观点相通。

（三）“形与神俱，而尽终其天年，度百岁乃去”的自然死亡观

生态养生追求健康的同时也应正确面对死亡。不同的思想面对死亡的态度不同。有的西方发达国家对“安乐死”已经在法律上予以承认，但是多数国家尚存在很大的异议。《黄帝内经》追求健康死亡，天年不病的自然死亡观，以一种自然平和的心态正视而非回避死亡。《素问·上古天真论》曰：“上古之人，其知道者，法于阴阳，和于术数，食饮有节，起居有常，不妄作劳，故能形与神俱，而尽终其天年，度百岁乃去。”《灵枢·天年》曰：“人之寿百岁而死……使道隧以长，基墙高以方，通调营卫，三部三里起，骨高肉满，百岁乃得终。”

《黄帝内经》指出一生中在不同阶段人体的生理机能状态不同，养生保健、治疗疾病的方法也不尽相同。《灵枢·天年》曰：“人生十岁，五脏始定，血气已通，其气在下，故好走；二十岁，血气始盛，肌肉方长，故好趋；三十岁，五脏大定，肌肉坚固，血脉盛满，故好步；四十岁，五脏六腑十二经脉，皆大盛以平定，腠理始疏，荣货颓落，发颇斑白，平盛不摇，故好坐；五十岁，肝气始衰，肝叶始薄，胆汁始减，目始不明；六十岁，心气始衰，若忧悲，血气懈惰，故好卧；七十岁，脾气虚，皮肤枯；八十岁，肺气衰，魄离，故言善误；九十岁，肾气焦，四脏经脉空虚；百岁，五脏皆虚，神气皆去，形骸独居而终矣。”虽然由于先天禀赋不同，人的个体差异很大，正如《灵枢·寿夭刚

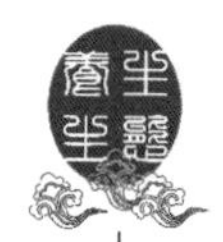

柔》所说："人之生也，有刚有柔，有柔有强，有短有长，有阴有阳"，但是长寿之人均有其共同特征。《灵枢·天年》曰："五藏坚固，血脉和调，肌肉解利，皮肤致密，营卫之行，不失其常，呼吸微徐，气以度行，六腑化谷，津液布扬，各如其常，故能长久。"

人有天年，但是不注重养生保健是很难享有天年的。《灵枢·天年》曰："人之夭寿各不同，或夭，或寿，或卒死，或病久。"是寿是夭，取决于人的神与气："气质盛衰，以至其死"，"人之始生……失神者死，得神者生也。"

（四）"阴平阳秘，精神乃治"的平衡健康观

生态养生在注重人与自然和谐相处的同时，也推崇劳作适度、中庸至上、阴阳平衡的平衡健康观。《素问·阴阳应象大论》曰："阴阳者，天地之道也，万物之纲纪，变化之父母，生杀之本始，神明之府也。"意思是阴阳是天地之道，也是一切事物的纲领，万事万物均离不开阴阳，是生死的根本，是神明之府。无论是养生保健还是辨证施治都不能脱离阴阳，必须从这个根本问题上求得平衡。生态养生的平衡观贯穿始终。

1."生病起于过用"，"反常则灾害至矣"的动态平衡观

《黄帝内经》强调在顺应自然规律的同时，无论任何劳作、起居以及喜怒哀乐均应适度，过则百病生。《素问·宣明五气》"久视伤血，久卧伤气，久坐伤肉，久立伤骨，久行伤筋。"《素问·经脉别论》曰："春夏秋冬，四时阴阳，生病起于过用。"

自然界四时气候变化，是一切生物生长化收藏的重要条件之一，正常情况下并不导致人体生病。人体本身具有一定的适应外界环境变化而保持正常生理功能的能力，但是此种能力有一定的限度，如果气候变化过于急剧，超过了人体所承受的限度，或者由于人体的调节机能失衡，不能对外界变化做出适当的调节时，就会发生疾病。《灵枢·四时气》："四时之气，各不同形。百病之起，皆有所生。"《素问·六微旨大论》："出入废则神机化灭，升降息则气立孤危。故非出入，则无以生长壮老已；非升降，则无以生长化收藏。是以升降出入，无器不有，故器者生化之宇，器散则分之，生化息矣。故无不出入，无不升降，化有小大，期有远近，四者之有，而贵常守，反常则灾害至矣。"《灵枢·百病始生》："百病之始生也，皆生于风雨寒暑，清湿喜怒，喜怒不节则伤脏，风雨则伤上，清湿则伤下。三部之气，所伤异类。"

在四时气候变化过程中，每一个季节都具有不同的特点，对人体的影响也不同，因此经常发生时令性季节性的疾病。"百病之所生者，必起于燥湿寒暑风

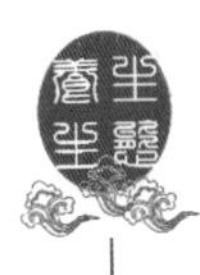

雨，阴阳喜怒，饮食居处”。

2．“邪之所凑，其气必虚”的正邪平衡观

《黄帝内经》认为人体疾病的产生既与人体内在的阴阳平衡有关，即“阴平阳秘，精神乃治”，也与外邪侵袭机体有关；把导致人体适应自然变化的能力下降并使之发病的因素称之为“邪”，属“阴”；把人体的调节机能和抗病能力称之为“正”，属“阳”。疾病发生与否，是正邪阴阳双方势力消长的过程，如果正气充沛，能抵御邪气，就不会发病。反之，邪气过盛，正不胜邪，就将发病。正所谓“邪之所凑，其气必虚”。

从现代医学的角度出发，机体免疫能力强盛，即使气候突然变化也不易得病，反之，机体虚弱，抵抗力低下则气候略有变化就可能发病。

3．“调和五味”，“饮食有节”的营养平衡观

饮食是人类获取营养和能量，维持机体生命活动的必要条件，饮食失衡与各种疾病的发生密切相关。《灵枢·五味》曰：“故谷不入半日则气衰，一日则气少矣”，明确强调了饮食的重要性，饥而不食，渴而不饮，则机体得不到充足的水谷营养的补充，久之会导致气血减少而生病。反之，饮食过量，或者偏嗜五味，也会发生种种疾病。正如《素问·生气通天论》所云：“是故味过于酸，肝气以津，脾气乃绝。味过于咸，大骨气劳，短肌，心气抑。味过于甘，心气喘满，色黑，肾气不衡。味过于苦，脾气不濡，胃气乃厚。味过于辛，筋脉沮弛，精神乃央。是故谨和五味，骨正筋柔，气血以流，腠理以密，如是则骨气以精，谨道如法，长有天命。”

（五）“道法自然”、“天人相应”的自然治愈观

生态养生注重顺应自然规律，标本兼治，重在“治人”，通过调整机体的整体状态，调动人体自主抵御疾病的能力，战胜病邪的侵袭，达到疾病康复的目的，即所谓自然治愈观。

1．现代医学的局限性

（1）*注重疾病本身的治疗，缺乏系统的健康综合管理*：众多医学派别和体系在其漫长的发展过程中，形成了比较稳定的发展战略，即防治结合。但是现代医学过于相信药物的作用，而对于人体自身的自我康复能力重视不够，在临床治疗过程中，过分强调治疗疾病的症状和体征，注重疾病本身，而忽视人的整体性，把系统复杂的人体完全等同于僵死的机械，把治病当成了修机器。临床上经常出现患者排队等了几个小时挂上的号，而医生仅仅用几分钟就“诊治”完毕。对于患者除疾病外自身的身心健康、生活方式、居住环境等与疾病密切

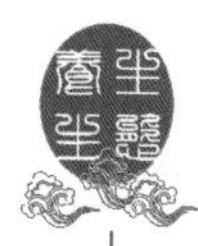

相关的因素，却根本不予理会，对疾病的康复、预后以及注意事项等也不予指导和解释……众多因素综合影响疾病治疗效果。

大部分西医人士认为，疾病是由某些生物的、化学的、物理的致病因子对人体造成的物质结构、功能代谢方面的损害，或人体缺乏某些必需物质所致。在现代疾病的诊断中，追求的是病因、病理、病位等微观层次的疾病的本质，治疗上致力于直接对抗，通过消除病因、纠正病理等达到治疗的目的。这种做法忽视了人体内部以及其内外环境之间整体失调的病理状态，“只见树木，不见森林”，“只看病不看人”。

（2）重治疗轻预防：据卫生部与世界卫生组织WHO联合发布了《中国慢性病报告》以及《预防慢性病——一项至关重要的投资》的全球报告显示，慢性病正在严重威胁全世界人民的健康与生命，慢性病危害80%发生在中低收入的发展中国家，其中，中国居民的健康面临十分严峻的挑战。报告称，2005年中国慢性病死亡人数高达750万，每12秒钟就有一人被心脑血管疾病夺去生命；每21秒就有一人死于脑中风。而脑中风的高致残率，要超过癌症、心脏病等任何疾病的危害。我国在世的脑中风患者有700万，其中四分之三都有不同程度的后遗症，重度致残者约占40%以上。患者一旦得病，或肢体活动受限，或瘫痪在床，甚者生命不保。不但病人感到痛苦，而且家属也无法逃避经济和精神的双重压力，痛苦难当；社会负担同样沉重，目前我国每年脑中风患者的医疗费用已高达人民币300亿元以上。

全世界几乎所有国家，慢性病已经成为人们最主要的死因。未来10年，全世界慢性病死亡人数还将增长17%。而在中国，慢性病死亡人数将增长19%，其中糖尿病死亡人数甚至可能增长50%，成为“定时炸弹”。更为可怕的是，我国有1.6亿高血压患者，血脂异常者高达20%；城市居民7～17岁的儿童有20%超重；我国有4000多万糖尿病患者，18岁以上的城市居民中18%患有糖尿病；36岁以上的人群中，心脑血管病患者已高达16%，这是一个十分可怕、令人震惊的数字！

据WHO的资料显示，慢性病的发生60%以上与生活方式有关，只要坚持科学健康的生活方式就能获得60%以上的健康，而我国目前的医疗状态仍然是注重治疗，忽视预防，在医疗设施上的建设和资金投入较大，而用于预防的人力物力明显不足，致使慢性病大有继续恶化的趋势。生态养生就是在情志、饮食、运动、起居、四季等不同角度，养成科学健康的生活方式，以期实现控制或减少慢性病发生的目的。

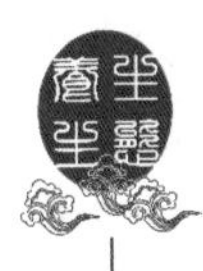

现代医学目前最突出的问题，就是医疗机构以治疗为主，忽视了预防的重要性。其实，医学存在的目的在于对疾病的对抗，从这个意义上说，应是先有疾病的存在，而后有医学技术和医学科学。但是医学并非仅仅局限于有病治病，更为重要的是如何不得病。《素问·四气调神大论》曰："不治已病治未病"。该理论站在理性思维的高度，跳出了有病治病对抗性思维的局限性，强调将疾病预防于未萌之先。《素问·四气调神大论》又说："夫病已成而后药之，乱已成而后治之，譬尤渴而穿井，斗而铸锥，不亦晚乎。"《素问·八正神明论》曰："上工救其萌芽，必先见三部九候之气，尽调不败而救之，故曰上工。下工救其已成，救其已败。救其已成者，言不知三部九候之相失，因病而败之也。"是说高明的医生并不局限于治疗已经发生的疾病，更应着眼于人体内外环境之间关系的协调与调理，使其不产生病证，即保持"平人"的状态。这种思想经过不断地完善和发展，到了唐代孙思邈在《千金方·论诊候》提出："上医医国，中医医人，下医医病"的大医学观点，即将人类社会、人（包括人群）以及人体所患的疾病都纳入医学研究的视野，充分展现了跳出医学来认识医学的勇气和智慧。

(3) 抗生素的滥用：随着抗生素等化学药物的饱和与超饱和，现代医学的弊端和致命缺陷，越来越突出地暴露出来了。抗生素的滥用破坏了菌群间的平衡，催生了具有超级抗性的抗药菌株。1981 年，马克·拉普在《不死的细菌》书中说："过去微生物导致的人类的疾病只有 10%，而现在能导致的疾病已达 20% ～ 30%，我们已用抗生素改变了整个自然界的面貌。"完全依靠药物力量抗病的医学方法，是一种错误的方法，其主要原因如下。

第一，支撑现代医学大厦的抗生素及其他化学药物，在消灭病原物的同时，也损害着机体本身，破坏人体内环境的平衡。

第二，由生物抗药性所决定，人体和病原物都会产生抗药性，抗药性随着药物的不断使用而逐渐增强，这就给药物研制和临床医学带来了难以克服的困难。

第三，对于病原微生物的抗药性的认识，换句话说，也就是病原微生物生存斗争的潜力被抗生素等化学药物调动出来了，所以，使用抗生素等化学药物治病，无异于饮鸩止渴，锤炼病菌的适应能力。

第四，依靠药物抗病，忽视对人体天然抗病能力的调整和自然治愈率的提高，会导致人体抗病能力的退化和细菌等致病因子的进化，使整个人类物种质量下降和衰败。

2. 生态养生注重调整和调动机体潜能以及自然治愈和康复能力 人类只是

一个生物进化相对完善的机体，当今人类医学面临的危机，主要是重视社会发展忽略了生态文明，副作用大大超过了人类机体的适应性变化。随着时间的推移，将对人类的生存状态和健康造成毁灭性打击。我们人体都有自保功能和自然治愈力。人体本身就是一个最和谐的存在，他不需要依靠任何外在的东西，仅凭自己就能够达到和谐，这就是人体的本性。生态养生强调治病推崇“三分治七分养”，多养元气少吃药。如果元气没有了，再好的药也不起作用。养元气就是好好地修正自己，好好地改变习惯，疾病就能去掉大半。

现代医学基本上是用药物等治疗手段代替了人的自愈力。稍有不适就马上大量服药，导致了很多不良后果；婴幼儿有点儿低烧，到了医院就打点滴，先锋霉素、阿奇霉素等抗菌素大量使用，破坏了孩子的免疫系统和肠道微生态系统等，下次再感冒这类药物就不太奏效了。整个社会在治病方面似乎都在鼓励吃药，滥用药物的趋势已经越来越严重，以至于出现由药物依赖而造成的精神疾患。世界卫生组织的研究表明：药物治疗在诸多因素中对健康的维护作用只占了8%，而身体自我康复能力对人体健康的贡献却高达60%。生态养生就是最大限度的培植、养护、调动机体的自然治愈能力，增强机体的抗病能力，以期实现少得病、不得病以及有点儿小病自身康复痊愈。

（六）顺应自然，“恬淡虚无、精神内守”，“志闲而少欲”的养生观

顺应自然是《黄帝内经》养生之本。《黄帝内经》依据人以天地之气生，四时之法成，人与天地相参，与日月相应的天人合一学说，提出顺应环境四时变化、饮食有节、起居有常、和于术数、修养情志等许多养生方法。

《素问·上古天真论》曰：“一州之气，生化寿夭不同……高者其气寿，下者其气夭，地之小大异也，小者小异，大者大异。”说明地理环境对人的生化寿夭有着重要的影响。《素问·宜法方异论》则进一步指出，因地理位置的差异而形成人不同的体质，并相应地导致一些易发疾病。因此，一个好的居住生活环境，对养生防病、延年益寿有重要意义。

一年四季的气候变化与疾病关系密切。“动作以避寒，阴居以避暑”；“春夏养阳，秋冬养阴”等论述，详细论述了天气变化的规律，以及这些变化对人体健康的影响等。根据一年四季春温、夏热、长夏湿、秋燥、冬寒以及生物与之相应的春生、夏长、长夏化、秋收、冬藏的生长规律，提出了人应根据四季变化养生的理论：“春三月，此谓发陈，天地俱生，万物以荣，夜卧早起，广步于庭，被发缓形，以使志生……夏三月，此谓蕃秀，天地气交，万物华实。夜卧早起，无厌于日，使志无怒……秋三月，此谓容平，天气以急，地气以明，

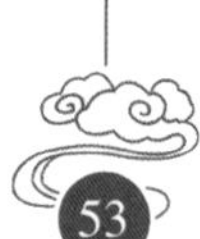

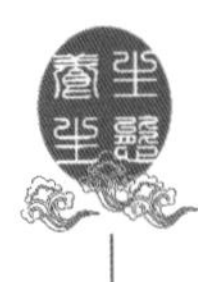

早卧早起，与鸡俱兴，使志安宁……冬三月，此谓闭藏，水冰地坼，无扰乎阳，早卧晚起，必待日光，使志若伏若匿”(《素问·四气调神大论》)。《灵枢·本神》也云：“智者之养生也，必顺四时而适寒暑，和喜怒而安居处，节阴阳而调刚柔。如是则僻邪不至，长生久视。”指出人们生活在大自然环境中，一定要顺应四时气候的变化，合理调整自己的养生方法，方能保持机体健康而不得病或者少得病。

个人的情志养生、精神修养重在豁达。《素问·上古天真论》：“恬淡虚无，真气从之，精神内守，病安从来。”“是以志闲而少欲，心安而不惧，形劳而不倦，气从以顺，各从其欲，皆得所愿。故美其食，任其服，乐其俗，高下不相慕，其民故曰朴。是以嗜欲不能劳其目，淫邪不能惑其心，愚智贤不肖不惧于物，故合于道。所以能年皆度百岁，而动作不衰者，以其德全不危也。”

二、现代科学技术为生态养生提供了科学基础

随着现代科学技术的不断进步、医疗技术的飞速发展，尤其是西方健康管理理论与实践的应用在防治慢性病的发生发展方面所取得的惊人效果等，为生态养生提供了科学基础。

（一）健康管理的定义和特点

健康管理的思路和实践最初是在美国兴起的。30 余年前由于老龄化、急性传染病和慢性病的多重负担，以及环境恶化等导致医疗卫生需求不断增长，医疗费用节节攀升而无法遏制等问题，对美国经济的发展构成了威胁和挑战。传统的以疾病为中心的诊治模式已经无法应对越来越大的健康需求，于是，以个体和群体健康为中心的管理模式应运而生，并迅速传遍西方发达国家。10 余年前我国也引进并开始推行了健康管理的理论与实践。

迄今为止，国内外尚没有对健康管理给予统一的概念，陈君石院士等通过对国外关于健康管理的几个有代表性的概念，结合我国的具体情况，将健康管理定义为：“健康管理是对个体或群体的健康进行全面监测、分析和评估，并提供健康咨询和指导以及对健康危险因素进行系统干预的全过程。健康管理的宗旨是调动个体和群体及整个社会的积极性，有效地利用有限的资源来达到最大的健康效果。健康管理的具体做法就是为个体和群体（包括政府）提供有针对性的科学健康信息，并创造条件采取行动来改善健康。”

1986 年世界卫生组织提出：“健康是每天生活的资源，并非生活的目的。健康是社会和个人的资源，是个人能力的体现。”

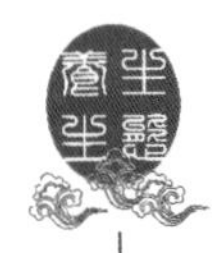

既然健康是资源，就需要管理，因为所有的资源都是有限的。通过管理，可以最大化地发挥资源的作用。

管理就是通过计划、组织、指挥、协调和控制达到资源使用的最优化。管理的目标是在最合适的时间里，把最合适的东西用在最合适的地方，以发挥最合适的作用。具体来说，管理是包括制定战略计划和目标、管理资源、使用完成任务所需要的人力和财务资本，以及衡量结果的组织过程。管理还包括记录和储存为供以后使用的和为组织内其他人使用的事实和信息的过程。因此，管理是过程、是手段。

健康管理，就是针对健康需求对健康资源进行计划、组织、指挥、协调和控制的过程，也就是通过对个体和群体的健康进行全面监测、分析以及综合评估，提出健康咨询和指导方案，并对健康危险因素进行干预的全过程。在这里健康需求可以是一种健康危险因素，如高血压，肥胖；也可以是一种健康状态，如糖尿病或老年痴呆。健康管理的手段可以是对健康危险因素进行分析，对健康风险进行量化评估，或对干预过程进行监督指导。

（二）健康管理的科学基础

健康和疾病的动态平衡关系及疾病的发生、发展过程及预防医学的干预策略是健康管理的科学基础（见图 2-4）。个体从健康到疾病要经历一个完整的发生和发展过程。一般来说，是从处于低危险状态到高危险状态，再到发生早期改变，出现临床症状。往往在被诊断为疾病之前，有一个时间过程。对于急性

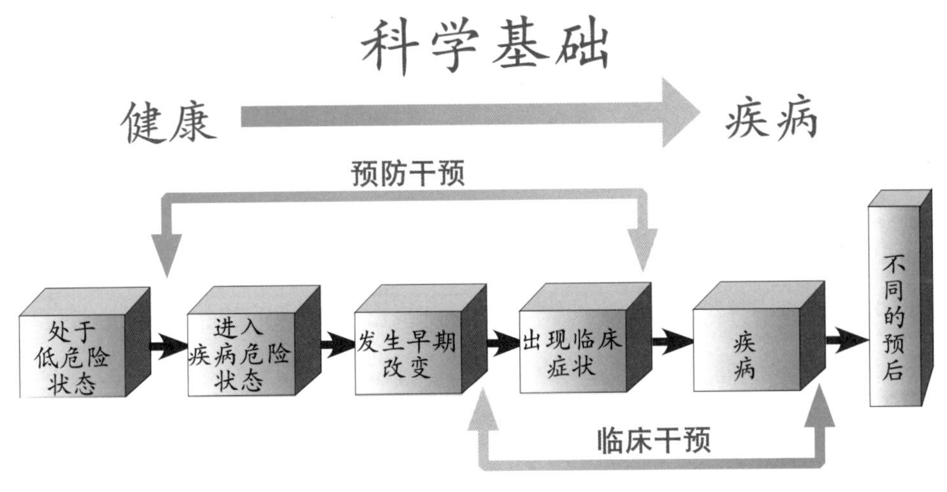

图2-4 疾病的发生、发展过程及干预策略

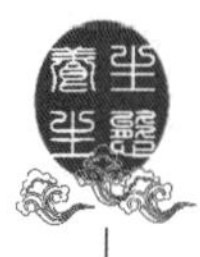

传染病，这个过程可以很短。对于慢性病，这个过程可以很长，往往需要几年甚至十几年，乃至几十年的时间。期间的变化多数并不被轻易地察觉，各阶段之间也并无截然的界线。在被诊断为疾病之前，进行有针对性的预防干预，有可能成功地阻断、延缓、甚至逆转疾病的发生和发展进程，从而实现维护健康的目的。这就是健康管理的科学基础。

例如，我们可以通过健康风险分析和评估的方法确定冠心病、脑卒中、癌症、糖尿病等慢性病的高危人群，通过有效的干预手段控制健康危险因素，减少发病风险，可以在这些疾病发展的早期，尚未发展成为不可逆转之前阻止或延缓疾病的进程。在上述健康管理过程中，我们可以利用先进的信息技术，通过分析大量的健康和疾病数据，包括基因数据、影像结果、生物学标记物指标以及传统的临床指标，从中得出与个人健康相关的、非常有意义的健康管理信息，指导健康管理过程，达到最优效果。

（三）健康管理的基本流程

健康管理是一种前瞻性的卫生服务模式，它以较少的投入获得较大的健康效果，从而增加医疗卫生服务的效益，使个体和群体健康水平得到明显改善。健康管理是一个长期的、连续不断的、周而复始的过程，即在实施健康干预措施一定时间后，需要评价效果、调整计划和干预措施。只有周而复始，长期坚持，才能达到健康管理的预期效果。

一般来说，健康管理的常用服务流程由以下三步骤组成。

1．健康监测

（1）健康管理体检：是以人群的健康需求为基础，按照早发现，早干预的原则来选定体格检查的项目。检查的结果对后期的健康干预活动具有明确的指导意义。健康管理体检项目可以根据个人的年龄、性别、工作特点等进行调整。目前一般的体检服务所提供的信息应该可以满足这方面的要求。

（2）健康状况综合调查：除健康体检外，尚要对与健康有关的生活方式、社会环境因素等进行全面系统的调查，为寻找影响健康的原因追踪提供有利依据。

（3）电子健康档案的建立：把健康体检和健康状况调查的全部资料录入到计算机系统，建立全面系统的电子健康档案，而且该档案应是不间断、连续的记载与健康有关的所有信息，即所谓实时可跟踪的电子健康档案。

2．健康评估 通过分析个人健康史、家族史、生活方式和从精神压力等问

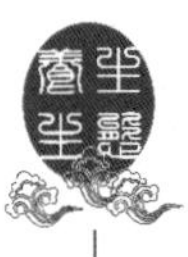

卷获取的资料，可以为服务对象提供一系列的评估报告，其中包括用来反映各项检查指标状况的个人健康体检报告、个人总体健康评估报告、精神压力评估报告等。

3．健康综合干预

（1）*个人健康管理咨询*：在完成上述步骤后，个人可以得到不同层次的健康咨询服务。个人可以去健康管理服务中心接受咨询，也可以由健康管理师通过电话与个人进行沟通。内容可以包括以下几方面：解释个人健康信息及健康评估结果及其对健康的影响，制定个人健康管理计划，提供健康指导，制定随访跟踪计划等。

（2）*个人健康管理后续服务*：个人健康管理的后续服务内容主要取决于被服务者（人群）的情况以及资源的多少，可以根据个人及人群的需求提供不同的服务。后续服务的形式可以是通过互联网查询个人健康信息和接受健康指导，定期寄送健康管理通讯和健康提示，以及提供个性化的健康改善行动计划。监督随访是后续服务的一个常用手段。随访的主要内容是检查健康管理计划的实现状况，并检查（必要时测量）主要危险因素的变化情况。健康教育课堂也是后续服务的重要措施，在营养改善、生活方式改变与疾病控制方面有很好的效果。

（3）*专项的健康及疾病管理服务*：除了常规的健康管理服务外，还可根据具体情况为个体和群体提供专项的健康管理服务。这些服务通常会按病人及健康人来划分、设计。对已患有慢性病的个体，可选择针对特定疾病或疾病危险因素的服务，如糖尿病管理、心血管疾病及相关危险因素管理、精神压力缓解、戒烟、运动、营养及膳食咨询等。对没有慢性病的个体，可选择的服务也很多，如个人健康教育、生活方式改善咨询、疾病高危人群的教育及维护项目等。

（四）健康管理的基本策略

健康管理的基本策略是通过评估和控制健康风险，达到维护健康的目的。

健康信息收集、健康风险评估和健康干预三部分中前两者旨在提供有针对性的个性化健康信息来调动个体降低自身健康风险的积极性，而健康干预则是根据循证医学的研究结果指导个体维护自己的健康，降低已经存在的健康风险。研究发现，常见慢性非传染性疾病，如冠心病、脑卒中、糖尿病、肿瘤及慢性呼吸系统疾病等都与吸烟、饮酒、不健康饮食、缺少体力活动等健康危险因素有关。慢性病往往是“一因多果、一果多因、多因多果、互为因果”。各种危险因素之间及与慢性病之间的内在关系已基本明确（图 2-5）。

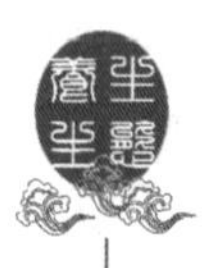

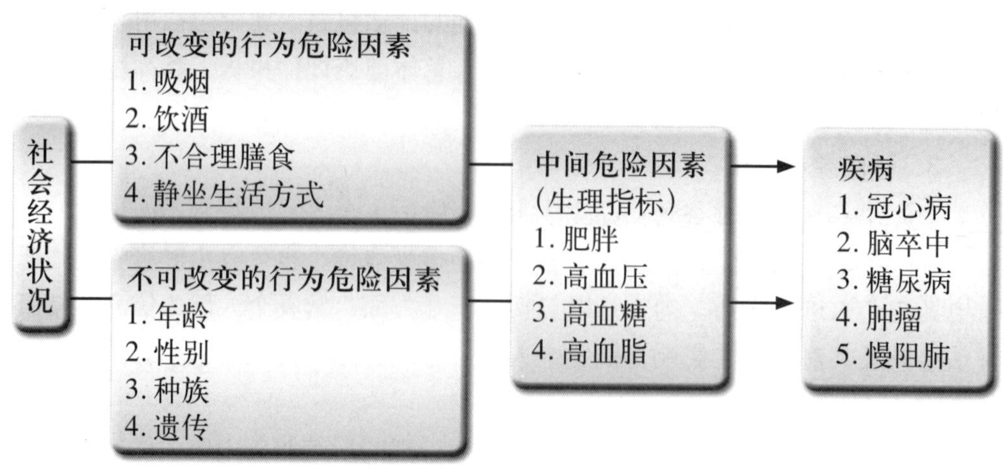

图2-5 常见慢性病及其共同危险因素之间的内在关系

慢性病的发生、发展一般有从正常健康人→ 低危人群→ 高危人群（亚临床状态）→ 疾病→ 并发症的自然规律。从任何一个阶段实施干预，都将产生明显的健康效果，干预越早，效果越好。

1. 生活方式管理 生活方式与人们的健康和疾病密切相关，这一点无论是对已被医生诊断为“病人”的人还是对健康的人来说，都是“真理”。国内外关于生活方式影响或改变人们健康状况的研究已有很多。研究结果发现，即使对于那些正在服用降压和降胆固醇药物的男性来说，健康的生活方式也能明显降低他们患心脏疾病的风险。这项研究从 1986 年开始，对 43000 名 40 ～ 75 岁，没有糖尿病、心脏病和其他慢性疾病的男性进行跟踪调查，每年对他们进行两次问卷调查，然后根据长期积累的数据找出生活习惯与心脏疾病之间的关系。研究发现，正在服药的中年男性，如果饮食合理、不吸烟、适量饮酒、保持健康体重和定期运动，他们患心脏疾病的风险将降低 57% ；尚不需要服用降压药或降胆固醇药物的男性，健康的生活方式可以将患心脏疾病的风险降低 87% ；仅不吸烟一项就能降低 50% 的患病风险。如果健康生活方式包括所有五项内容（饮食合理、不吸烟、适量饮酒、保持健康体重和定期运动），男性患心脏疾病的风险指数最低。

研究同时发现，即使被调查者从前的生活方式不健康，生活方式改变后所带来的好处也是显而易见的。坚持健康的生活方式越早越好，它的作用不可能被药物或其他所替代，早一天行动早一天受益。改变生活方式没有来不及之说，即使到了中年甚至晚年开始健康的生活方式，也都能从中获得莫大的益处。

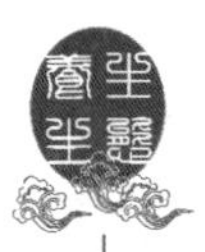

(1) 生活方式管理的概念：从卫生服务的角度来说，生活方式管理是指以个人或自我为核心的卫生保健活动。该定义强调个人选择行为方式的重要性，因为后者直接影响人们的健康。生活方式管理通过健康促进技术，比如行为纠正和健康教育，来引导人们远离不良行为，减少健康危险因素对健康的损害，预防疾病，增进健康。

根据我国居民目前的健康状况，以及与之密切相关的流行病学原因分析结果，针对国人生活方式管理的重点是平衡膳食、适当运动、戒烟限酒、心态平衡。

(2) 生活方式管理的特点：一是以个体为中心，强调个体的健康责任和作用。选择什么样的生活方式纯属个人的意愿或行为，但我们可以告知人们什么样的生活方式是有利于健康，是应该坚持的，比如不应吸烟，如果已经吸烟应该戒烟；不应挑食、偏食而应平衡饮食等等。我们也可以通过多种方法和渠道帮助人们做出决策，比如提供条件供大家进行健康生活方式的体验，指导人们掌握改善生活方式的技巧等等，但这一切都不能替代个人做出选择何种生活方式的决策，即使一时替代性地做出，也很难长久坚持。

二是以预防为主，有效整合三级预防。预防是生活方式管理的核心，其含义不仅仅是预防疾病的发生，还在于逆转或延缓疾病的发展历程（如果疾病已不可避免的话）。因此，旨在控制健康危险因素，将疾病控制在尚未发生之时的一级预防；通过早发现、早诊断、早治疗而防止或减缓疾病发展的二级预防；以及防止伤残，促进功能恢复，提高生存质量，延长寿命，降低病死率的三级预防，在生活方式管理中都很重要，其中尤以一级预防最为重要。针对个体和群体的特点，有效地整合三级预防，而非支离破碎地采用三个级别的预防措施，是生活方式管理的真谛。

三是通常与其他健康管理策略联合进行。与许多医疗措施需要付出高昂费用为代价相反，预防措施通常是便宜而有效的，它们要么节约了更多的成本，要么收获了更多的边际效益。根据循证医学的研究结果，美国疾病预防控制中心已经确定乳腺癌、宫颈癌、直肠癌、心脏病、老人肺炎、与骑自行车有关的头部伤害、低出生体重、乙肝、结核等 19 种疾病或伤害是具有较好成本效果的预防领域，其中最典型的例子就是疫苗的应用，如在麻疹预防上花费一美元的疫苗可以节省 11.9 美元可能发生的医疗费用。

(3) 健康行为改变的方法：生活方式管理可以说是其他群体健康管理策略的基础成分。生活方式的干预技术在生活方式管理中的作用举足轻重。在实践中，四种主要方法常用于促进人们改变生活方式。

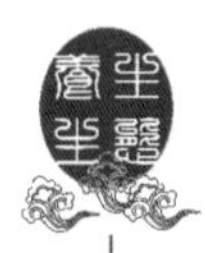

①教育：传递知识，确立态度，改变行为。

②激励：通过正面强化、反面强化、反馈促进、惩罚等措施进行行为矫正。

③训练：通过一系列的参与式训练与体验，培训个体掌握行为矫正的技术。

④营销：利用社会营销的技术推广健康行为，营造健康的大环境，促进个体改变不健康的行为。

单独应用或联合应用这些技术，可以帮助人们朝着有利于健康的方向改变生活方式。

实践证明，行为改变绝非易事，形成习惯并终生坚持是健康行为改变的终极目标。在此过程中，亲朋好友、社区指导等社会支持系统的帮助非常重要，可以在传播信息、采取行动方面提供有利的环境和条件。

在实际应用中，生活方式管理可以以多种不同的形式出现，也可以融入到健康管理的其他策略中去。例如，生活方式管理可以纳入疾病管理项目中，用于减少疾病的发生率，或降低疾病的损害；可以在需求管理项目中出现，帮助人们更好地选择食物，提醒人们进行预防性的医学检查等。不管应用了什么样的方法和技术，生活方式管理的目的都是相同的，即通过选择健康的生活方式，降低疾病的危险因素，预防疾病或伤害的发生。

2. 需求管理

（1）需求管理的概念：健康管理所采用的另一个常用策略是需求管理。需求管理包括自我保健服务和人群就诊分流服务，可以帮助人们更好地使用医疗服务和管理自己的小病。这一管理策略基于这样一个理念："如果人们在和自己有关的医疗保健决策中扮演积极作用，服务效果会更好"这样一个理念。通过提供一些工具，比如小病自助决策支持系统和行为支持，个人可以更好地利用医疗保健服务，在正确的时间、正确的地点，利用正确的服务类型。

需求管理实质上是通过帮助健康消费者维护自身健康和寻求恰当的卫生服务，控制卫生成本，促进卫生服务的合理利用。需求管理的目标是减少昂贵的、临床并非必需的医疗服务，同时改善人群的健康状况。需求管理常用的手段包括：寻找手术的替代疗法、帮助病人减少特定的危险因素并采纳健康的生活方式、鼓励自我保健或干预等。

（2）影响需求管理的主要因素：四种因素影响人们的卫生服务消费需求。

①患病率：患病率可以影响卫生服务需求，因为它反映了人群中疾病的发生水平。但这并不表明患病率与服务利用率之间有密切的相关性，相当多的疾病是可以预防的。

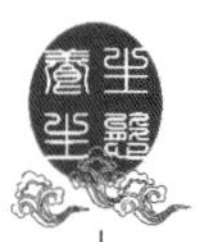

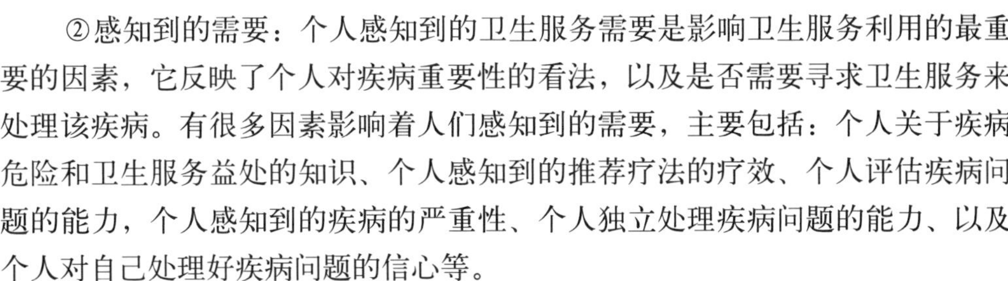

②感知到的需要：个人感知到的卫生服务需要是影响卫生服务利用的最重要的因素，它反映了个人对疾病重要性的看法，以及是否需要寻求卫生服务来处理该疾病。有很多因素影响着人们感知到的需要，主要包括：个人关于疾病危险和卫生服务益处的知识、个人感知到的推荐疗法的疗效、个人评估疾病问题的能力，个人感知到的疾病的严重性、个人独立处理疾病问题的能力、以及个人对自己处理好疾病问题的信心等。

③病人偏好：病人偏好的概念强调病人在决定其医疗保健措施时的重要作用。与医生一道，病人对选择何种治疗方法负责，医生的职责是帮病人了解这种治疗的益处和风险。关于病人教育水平的研究结果表明，如果病人被充分告知了治疗方法的利弊，病人就会选择那些创伤低、风险低、更便宜的治疗手段，甚至在医生给他们提供别的选择时也如此。

④健康因素以外的动机：事实表明，一些健康因素以外的因素，如个人请病假的能力、残疾补贴、疾病补助等都能影响人们寻求医疗保健的决定。保险中的自付比例也是影响卫生服务利用水平的一个重要因素。

（3）需求预测方法与技术：目前已有多种方法和技术用于预测谁将是卫生服务的利用者。归纳起来这些方法主要有：

①以问卷为基础的健康评估：以健康和疾病风险评估为代表，通过综合性的问卷和一定的评估技术，预测在未来的一定时间内个人的患病风险，以及谁将是卫生服务的主要消费者。

②以医疗卫生花费为基础的评估：该方法是通过分析已发生的医疗卫生费用，预测未来的医疗花费。与问卷法不同，医疗花费数据是已经客观存在的，不会出现个人自报数据对预测结果的影响。

（4）需求管理的主要工具与实施策略：需求管理通常通过一系列的服务手段和工具，去影响和指导人们的卫生保健需求。常见的方法有：24 小时电话就诊分流服务、转诊服务、基于互联网的卫生信息数据库、健康课堂、服务预约等。有的时候，需求管理还会以“守门人”的面目出现在疾病管理项目中。

3．疾病管理　疾病管理是健康管理的又一主要策略，其历史发展较长。美国疾病管理协会（Disease Management Association of America, DMAA）对疾病管理的定义是：“疾病管理是一个协调医疗保健干预和与病人沟通的系统，它强调病人自我保健的重要性。疾病管理支撑医患关系和保健计划，强调运用循证医学和增强个人能力的策略来预防疾病的恶化，它以持续性地改善个体或群体健康为基准来评估临床、人文和经济方面的效果。”

该协会进一步表示，疾病管理必须包含“人群识别、循证医学的指导、医生与服务提供者协调运作、病人自我管理教育、过程与结果的预测和管理，以

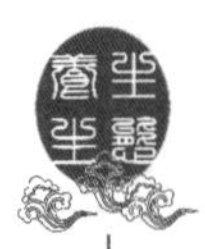

及定期的报告和反馈”。

由此可以看出，疾病管理具有以下 3 个主要特点。

第一，目标人群是患有特定疾病的个体。如糖尿病管理项目的管理对象为已诊断患有 1 型或 2 型糖尿病的病人。

第二，不以单个病例和（或）其单次就诊事件为中心，而关注个体或群体连续性的健康状况与生活质量，这也是疾病管理与传统的单个病例管理的区别。

第三，医疗卫生服务及干预措施的综合协调至关重要。疾病本身使得疾病管理关注健康状况的持续性改善过程，而大多数国家卫生服务系统的多样性与复杂性，使得协调来自于多个服务提供者的医疗卫生服务与干预措施的一致性与有效性特别艰难。然而，正因为协调困难，也显示了疾病管理协调的重要性。

健康管理的基本策略尚包括灾难性伤病管理、残疾管理以及综合的群体健康管理等内容。

（五）生态养生是在祖国传统养生文化指导下的健康管理

生态养生学的核心是祖国传统养生文化，其重要依据是现代医学、现代营养学、社会医学、健康教育学、全科医学以及自我保健科学等的最新理论和成就。祖国传统养生文化包含儒、释、道以及医家等众多思想和不同流派的养生术，有的已经在五千多年的社会实践中得以充分证明，被广泛认同，现代科学研究也证明其具有非常好的养生保健效果、现代科学基础扎实，只要遵循其规律，就一定能起到很好的强身健体、延年益寿和开发机体潜能的作用。这些养生方法是符合生态养生的技术要求，与生物－心理－生态环境医学模式下的健康概念的内涵相一致，并且利于推广和普及。还有一些养生术带有浓厚的封建迷信色彩，缺乏现代科学的实验基础，循证医学的根据不充足，这就不符合生态养生的理论与实践要求。

从上述意义上讲，在西方仅仅具有 30 多年的健康管理理论与实践，虽然在促进人类健康、提高生产力、降低医疗诊治费用等方面取得了惊人的业绩，但是是否与我国的国情和我国居民的健康需求相适应尚有待于考证。而在祖国传统养生文化指导下的健康管理，既具有我国传统生活方式和习俗特点，又不失五千年的华夏文明精华，并兼收并蓄了西方十分盛行的健康管理理论与实践的成功经验，是最能满足当下经济飞速发展，社会保障系统尚不健全，经济发展不均衡，医疗资源有限和分配不合理，这一社会主义初级阶段人们健康需求的全新养生理论和方法。生态养生技术的广泛推广和应用，必将为提高我国居民的健康状况发挥积极的作用，一定会为全面建设小康社会的宏伟目标，实现健康中国、和谐中国的美好愿望做出巨大的贡献。

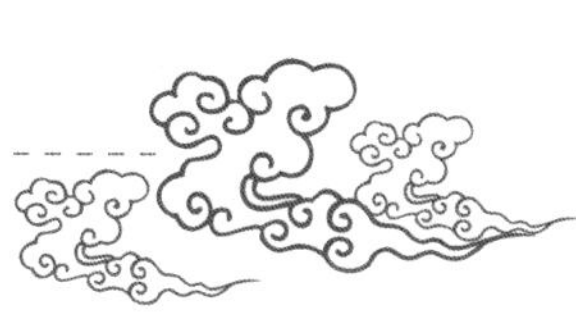

第三章 生态情志养生

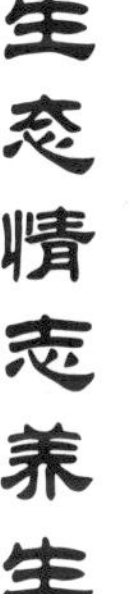

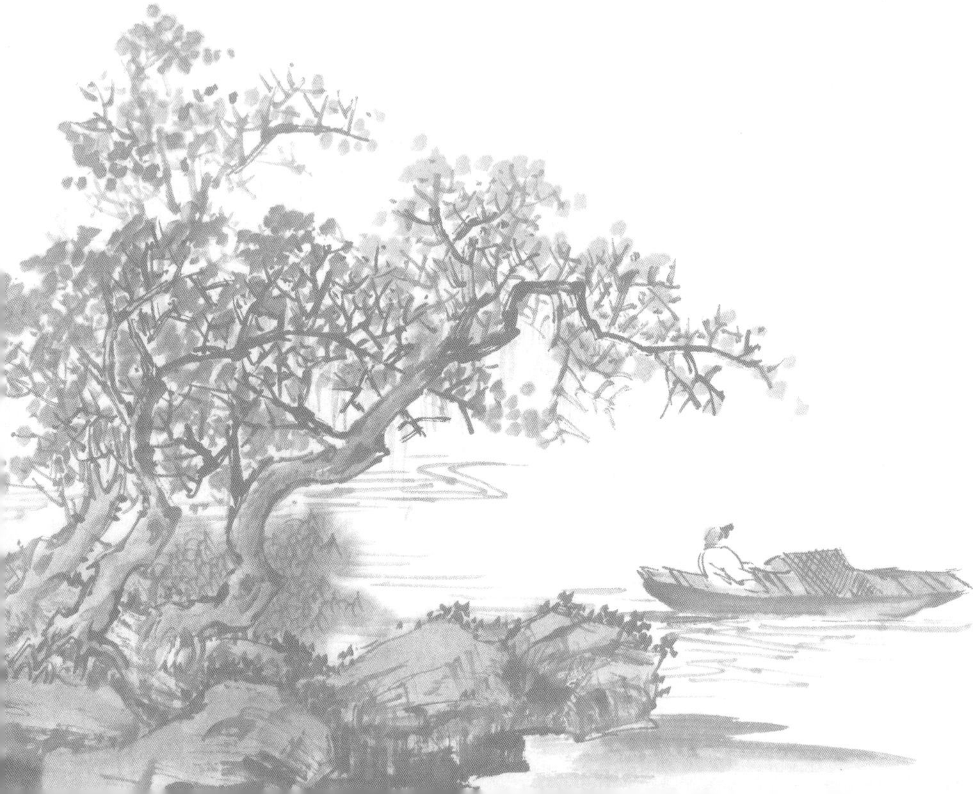

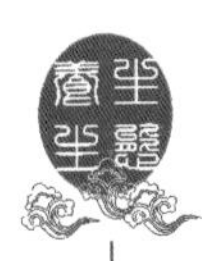

第一节 生态情志养生的概念与特点

一、生态情志养生的概念

生态情志养生是指人在智、情、意、行方面的精神状态，主要包括发育正常的智力，稳定而快乐的情绪，高尚的情感，坚强的养生意志，良好的性格，以及和谐的人际关系。

祖国传统的养生智慧中历来强调情志养生法，并列为养生诸法之首。人的情志状态如何，决定着整个机体的平衡或失调，良好的情志状态可以增进健康和延年益寿，而不良的精神情志刺激可使人体气机紊乱，脏腑阴阳气血失调，导致疾病的发生。生态情志养生，就是依据中医学的理论，在“天人相应”整体观念的指导下，通过怡养心神，调摄情志，调剂生活等方法，保护和增强人的心理健康，达到七情平衡、五志平和、形神统一的良好精神情志状态，以实现预防疾病，祛病延年的生态养生目的。

中医学将人的心理活动统称为情志，或叫情绪，它是人在接触和认识客观事物时，人体本能的综合反映。情志包括七情和五志：七情是指喜、怒、忧、思、悲、恐、惊，是指人受到外界刺激后产生的正常的七种情绪。不能太过，也不能不及。即当怒则怒，当悲则悲，过怒或过悲都会导致疾病，不正常的七情会导致疾病。五志是五脏“心、肝、脾、肺、肾”所藏的五种精神活动，即心主喜，肺主悲，脾主思，肝主怒，肾主恐。这些情志活动反映了五脏功能。五脏功能正常，情志就正常，否则就会患病。如果情志过度，就会伤及五脏，导致疾病。

生态情志养生是指喜不过旺，怒不过激，思不过虑，悲不过伤，恐不过惧，惊不过神的正常情绪状态。如果精神刺激太强，或持续时间太久，情绪变化太过，不仅能伤肝脏，亦可伤心、伤胃、伤脑等，甚至导致各种疾病的发生，使人处于情志异常状态，即所谓七情致病。具体分为两种，一种是神病或心病，一种是神形病，又叫心身疾病。心病包括不寐、郁证、烦躁、百合病、脏躁、癫证、狂证等。西医称为心理疾病，包括神经官能症（如抑郁症、焦虑症、恐惧症、癔病、疑病症、强迫症）和精神分裂症等精神病。心身疾病是一

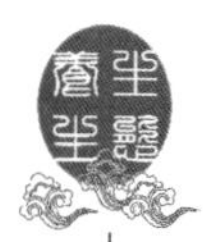

类由心理因素为主而引起的躯体疾病，这些病有强烈的心理因素。常见的病症有头痛、眩晕、耳鸣、中风、心悸、胸痹、胃痛、胃胀、腹痛、便秘、口臭、胁痛、喘证、短气、淋证、阳痿、痛经、闭经、白带、小儿多动症等。西医病名包括神经性头痛、高血压、低血压、神经性耳聋、脑梗塞、脑出血、冠心病、心律失常、慢性胃炎、胃溃疡和十二指肠溃疡、肠道易激综合征、习惯性便秘、胆囊炎、支气管哮喘、月经不调、盆腔炎、附件炎、青光眼等。

中医学认为，正常的精神活动可使人体气血协调，正气旺盛，有利于机体健康及疾病痊愈；异常的精神活动可使气血失调，脏腑功能下降，正气衰败，促使疾病恶化。

生态医学的健康观，不仅仅是机体没有疾病或者不羸弱，而且还要有良好的精神情志状态和社会适应能力，并能与所处的环境进行良性互动。既要求生理健康，又要求精神心理健康。《素问·举痛论》曰："喜则气和志达，营卫通利"，可见良好的精神情志状态是健康的重要标志。

所谓精神情志，主要指人的思想意识、思维、情绪、感知等心理过程，是高度发达的人体器官——脑的产物。精神情志，有广义和狭义之分。广义的精神情志，泛指一切生命活动，包括思维、意识、情绪、感知、运动等，即神、魂、魄、意、志五种神志的综合反应。这就是《灵枢·天年》所谓："血气已和，营卫已通，五脏已成，神气舍心，魂魄毕具，乃成为人"的意思。也就是说，只有在神、魂、魄、意、志都健全地存在于形体组织之间，这样的生命体，才可以叫做人。换言说，健康的生命所具备的一切功能活动，都是精神作用的结果，是精神的象征。

由精神情志因素引起的心身疾病已经是当今社会中人类普遍存在的多发病和流行病，要想从根本上提高人口素质，促进人类健康长寿，必须高度重视精神情志养生的研究和应用。

二、生态情志养生的特点

情志养生源远流长，疾病的发生孕育着养生的胚芽，随着我国古代各种学术思想的蓬勃发展，人们对自己的情感、思维、道德等精神状况及其与疾病、健康的关系产生了浓厚的兴趣，思想家、教育家、养生家、医学家等均从不同角度开始探索这些问题。

生态情志养生的理论和方法源于儒、释、道的养生智慧，尤其是《黄帝内经》的养生精髓，经过历代医家的不断总结与实践，并用现代科学思想诠释后，逐渐形成了独具特色的调摄精神情志的理论和方法。其特点大体有以下几个方面。

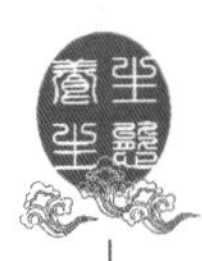

（一）个体差异性

辨证施治是中医学的特点之一。辨证就是运用四诊所获得的客观资料（即症），用中医理论（三因、四诊、六经、八纲、脏腑、气血等等）分析辨证，从而提高对病因、病理、病机、病位的认识，同时注意病情的发展趋势与邪正盛衰；施治是在辨证的基础上，根据不同证候，而采用相应的治疗方法，遣方用药。因此辨证是施治的依据，施治是治疗的目的。针对个体不同情况采取不同的治疗方法，这就是辨证施治的实质。由于精神情志养生最需讲究个体差异性，所以中医学辨证施治强调个体差异性的思想对生态情志养生的发展具有十分重要的意义。如中医的阴阳人格体质学说，就是这种个体差异观点的最好体现，同样的情志变化，由于个体气质类型的不同，可表现出不同的反应，对于每一个病人，都可根据具体辨证情况，有针对性地采取，以情胜情等不同的情志养生方法。

（二）养生的整体性

整体观念是中医学的又一特点，就是动态地看待有情感思维的人，以综合的观点辨证、论病、立法、施治。表现在情志养生方面则是重视整体调理，基于形神统一的观点，重视神对形的反作用关系。另外，养生的整体性还表现在以情志养生为主导，配合药物、针灸等躯体治疗的综合性的应用等方面。

第二节 生态情志养生的原理

一、形神统一

中医学认为人是形神统一的整体。形神统一的思想肯定了人的生物属性和精神活动，认为二者关系密切，形体能生精神，精神能御形体。《灵枢·本神》曰：“生之来谓之精，两精相搏谓之神”，说明人体是男女（阴阳）两精相结合的产物。胚胎形成之后，逐渐发育成为人之形体，各部分具备相应的生理功能，于是获得了生命的能力——神，只有在这时才成为人而降生，并开始接受天之气、地之味，在脏腑组织器官的作用下，养身形，生精神。《素问·六节藏象论》曰：“天食人以五气，地食人以五味。五气入鼻，藏于心肺，上使五色修明，音声能彰。五味入口，藏于肠胃，味有所藏，以养五气，气和而生，津液相成，神乃自生”。总之，人体由精构成，先天之精以生，后天之精以养，共同作用，化生功能，表现为神明，即情志状态，亦即人的生命活动的外在表现——形态

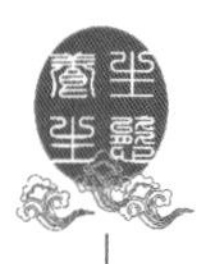

动静、心理情态、面部表情、言语气息等。《素问·六节藏象论》云："心藏神，肺藏魄，肝藏魂，脾藏意，肾藏志，是谓五脏所藏"说明神由心主宰而分属于五脏。

精神由形体所生，又藏于形体，所以形体对精神有决定性作用，《灵枢·天年》云："百岁五脏皆虚，神气皆去，形骸独居而终矣"，说明由于年老，五脏器官皆因之而老化萎缩，功能衰退，不能藏神，神气消亡，而只有更新丧失了生命能力的形体存在，生命随之告终，可见精神衰亡是形体败坏的结果。另外，《黄帝内经》在肯定形体决定精神的同时，又强调精神可以驾驭形体，从而对形体的健康发挥重要作用。如《灵枢·天年》云："失神者死，得神者生也"，从生命存亡的角度论述了神的御形作用。

二、精神内守，预防疾病

《黄帝内经》从医学角度提出了"恬淡虚无"、"精神内守"的养生防病思想。《素问·上古天真论》云："夫上古圣人之教下也，皆谓之虚邪贼风，避之有时，恬淡虚无，真气从之，精神内守，病安从来"。在生理方面，要求人们做到，能自我控制精神，抵制或摆脱社会不良风气的干扰；要主观能动地适应社会，善于理解，正确处理人际关系，恰当对待名誉、地位、利益的得失；保持无恼怒、无怨恨的情绪，言行思维不能脱离社会道德准则。这样，便可以消除或减少思想负担，以安静、愉快为目的，无奢望，常知足，如此形体才不易衰惫，精神才不易耗散，生命过程比较符合自然规律，故能增寿，也即所谓的"真人"、"至人"、"贤人"等。否则就有精神苦乐失度的发生，并损伤精气，以致精伤形衰而死亡。《太上老君养生诀》中进一步提出："善摄生者，要当先除六害，然后可以保性命，延驻百年"。六害之中有四害与情志调养有关，它们是"一者薄名利……三者廉货财……五者除佞妄，六者去妒忌"，明确只有"内心澄"才能"真神守其位"，"气内定"方可"邪物去其身"，而妒忌一害，在现代心理学认识上将其称为心灵的"癌瘤"。

《青囊秘录》特别论述了情志养生的重要性，"夫形者神之舍也，而精者气之宅也，舍坏则神荡，宅动则气散，神荡气散则疲。昏疲之身心，即疾病之媒介。是以善医先医其心，而后医其身"。可谓心身医学之鼻祖，可见当时已非常重视调摄情志，以防治疾病。

三、异常情志，导致疾病

南宋·陈无择在继承《黄帝内经》七情说的基础上，对七情理论进行了系

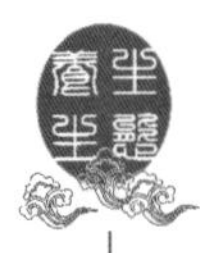

统、深入地研究，首次提出“七情”一词，并将其内容规定为：“喜、怒、忧、思、悲、恐、惊”等七项。不仅突出了七情病因的地位，而且在预防医学，特别是对调摄情志、增进健康的情志养生方面更具指导意义。

中医养生学认为，人的精神意识、思维活动，既是心的功能，又与五脏功能活动密切相关，“心藏神，在志为喜”；“肝藏魂，在志为怒”；“脾藏意，在志为思”；“肺藏魄，在志为悲”；“肾藏志，在志为恐”。

正常情况下，各种情志刺激作用于心神，表现出不同的情志变化以及各种不同的生理适应性反应，很快通过心神的整体调节和各部分之间相应制约而缓解或消除。但当形成刺激的因素突然、猛烈，或持续存在，超过了机体所能适应的限度时，就会出现过激的情志变化，使机体功能发生障碍，使心神的整体调节作用和各脏腑之间的协调制约关系遭到破坏而发生疾病。《黄帝内经》将精神情志对形体的作用列为重要的病因病机。如“喜怒不节……生乃不固”（《素问·阴阳应象大论》），“百病生于气也，怒则气上，喜则气缓，悲则气消，恐则气下……思则气结”（《素问·举痛论》），“悲哀忧愁则心动，心动则五脏六腑摇”（《灵枢·口问》），“大怒则气绝，而血菀于上，使人薄厥”（《素问·生气通天论》）。因为形是藏神之舍，神是形体的主宰，所以情志失调，或持久的不良（恶性）刺激可以使人发生疾病，甚至引起死亡。由于不同的情志变化分别体现着不同脏腑的生理功能，因此，情志过激致人发病也往往通过不同的变化影响到不同的脏腑，出现各脏腑功能失调所特有的症状，如怒则伤肝，由此而出现肝气不舒等肝脏的病变，同样喜则伤心，思虑伤脾，悲忧伤肺，惊恐伤肾，由此也可引发各自脏腑的病变，出现相应的症状。

四、以情胜情，精神治疗

以情胜情，是利用情志分属五脏，五脏归属五行，五行相生相克，情志亦随之相应的相互资生、相互制约，以此解除情志病因所致的情志病证。如“怒伤肝，悲胜怒”，“喜伤心，恐胜喜”，“思伤脾，怒胜思”，“忧伤肺，喜胜忧”，“恐伤肾，思胜恐”等。

《黄帝内经》开创了情志养生的先河，对药物效果不佳者，或精神情志疾病患者，施以精神保健，首先控制病人“恶死乐生”的心理，然后说明疾病不治的危害性，以引起重视，再分析配合治疗的有利条件，解除紧张情绪和消极的精神状态，增强战胜疾病的信心，引导病人为提高疗效创造有利条件，如《灵枢·师传》所言：“告之以其败，语之以其善，导之以其所使，开之以其所苦，虽有无道之人，恶有所不听者乎。”李东垣在《脾胃论》中倡言“安养心神，

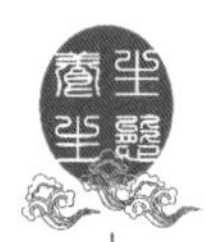

调治脾胃”，认为治疗心气阻滞而神气离形的病变，宜养心安神，使七情不伤，必须调治脾胃，其方法是启发病人的乐观情绪，或使其经常心情愉快，或使其接触喜闻乐见的事物，于是可取得心情开朗，清爽愉快而不患病的效果，可谓巧用脾胃调理心身，别树一帜。

朱丹溪宗《黄帝内经》之旨指出："怒伤，以忧胜之，以恐解之；喜伤，以恐胜之，以怒解之；忧伤，以喜胜之，以怒解之；恐伤，以思胜之，以忧解之；惊伤，以忧胜之，以恐解之，此法惟贤者能之。”同期医家张子和更加具体地指出："以悲制怒，以怆恻苦楚之言感之；以喜治悲，以谑浪戏狎之言娱之；以恐治喜，以恐惧死亡之言怖之；以怒制思，以污辱欺罔之言触之；以思治恐，以虑彼忘此之言夺之。”后世不少医家认为情志调摄有时比药石祛疾还重要，而且创造了许多行之有效的情志疗法。例如，或逗之以笑，或激之以怒，或惹之以哭，或引之以恐等，因势利导，宣泄积郁之情，畅遂情志。

总之，情志既可致病，又可治病的理论，在心理保健上具有特殊的意义。

第三节　生态情志养生的意义与作用

中医学认为，人的情志和形体是一个有机的整体，形从情来，寿随志走。情志是形体之根本，内含精、气、神三大枢要。《黄帝内经》指出："其知道者，法于阴阳，和于术数，饮食有节，起居有常，不妄作劳。故能形与神俱，而尽终其天年，度百岁乃去。”这是世代医家恪守的养生法则，也是生态养生的总纲领。

对于生态情志养生来说，“药疗不如食疗，食疗不如心疗”。而食疗与心疗并用则是最为上乘的养生之道，正所谓“先医其心，而后医其身”，进而达到“心身并治、标本兼治、形神统一”的目的，这也是生态情志养生的精髓所在。

一、生态情志养生的意义

情志养生是人体健康的一个重要环节。人的精神状态与疾病有密切的关系。强烈的精神刺激，不仅是造成精神疾病的直接原因，而且也会影响内脏的气机功能与气血运行，引起多种疾病。西医学研究发现，一切对人不利的影响因素中最能使人死亡的就是不良的情绪，人的精神状态正常，机体适应环境的能力以及抵抗疾病的能力就会增强，从而起到防病的作用。患病之后，精神状态良好可加速康复，并可利用心理活动规律治病，使脏腑气机调畅，气血调

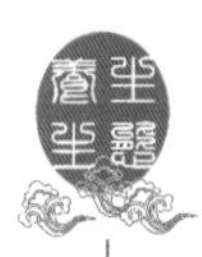

和，增进健康，益寿延年。

（一）情志与疾病

正常的情志活动，是人们对事物喜恶态度的客观反映，非但难免，而且必需，一般属于正常的心理现象。但是，各种情志活动都必须适度，调和而有节制，故《中庸》说："喜怒哀乐未发谓之中，发而皆中节谓之和；中也者天下之大本也，和也者天下之达道也；致中和，天地位焉，万物育焉。"这种适度、平和的情志变动不但不会成为致病的诱因，而且还能起到协调生理活动的作用。例如，喜为心之志，在正常情况下，它能使气血和调，营卫通利，心情舒畅；怒为肝之志，在某种情况下，有发泄之意，尚有助于机体气机的流通畅达。对于疾病来讲，良好的精神状态，有利于疾病的治疗与康复；恶劣的精神状态，常能促使疾病恶化，甚至是导致病人死亡的直接或间接因素。

因此，明确情志与疾病的关系，不仅对诊疗疾病有重要意义，而且对探讨调神养生防病的机制也具有极为重要的价值。

1．情志与发病 精神创伤是重要致病因素，包括精神过劳与情志刺激。精神创伤所造成的病证，称为"情志病"。其临床表现，除内脏功能异常的症状外，多伴有明显的精神症状。

情志致病，根据刺激强度的不同，可分为暴发的精神刺激和渐进的精神刺激两类。

暴发的精神刺激，如突如其来的惊恐、意料之外的巨大打击或重大收获、难以忍受的伤痛、巨大的事变或灾难等。这些强烈的突发刺激，使人气血逆乱，阴阳乖戾，从而导致一些暴病、急病的发生，甚至夭亡。《素问·阴阳应象大论》指出："暴怒伤阴，暴喜伤阳"。《淮南子·精神训》也说："人大怒破阴，大喜坠阳，大忧内崩，大怖生狂"。临床上经常可以看到暴怒导致心阳暴脱而猝死，肝阳化风而卒中，以及暴盲、暴聋、呕血、发狂等情况。

渐进的精神刺激，往往是因为某些问题在相当长的一段时间内未获得解决或实现而引起，如精神紧张、思想矛盾、思念忧虑、家庭不和等。实际上属于心境变化，同样能伤人精气，致人疾病。《素问·汤液醪醴论》说："嗜欲无穷，而忧患不止，精神弛坏，营泣卫除，故神去之而病不愈也"。《东医宝鉴·内景篇》引道家语说："嗜欲伤精，思虑伤神，疲劳耗气"。一般说来，渐进的精神刺激所致的病证多起病缓慢，病程较长，治疗也颇棘手。

外感病以及其他内伤杂病，如食积、痰饮、瘀血、癥瘕积聚等病证的发生，也常与人的精神情志因素有关。因为精神过劳或情志创伤会使人体气机紊

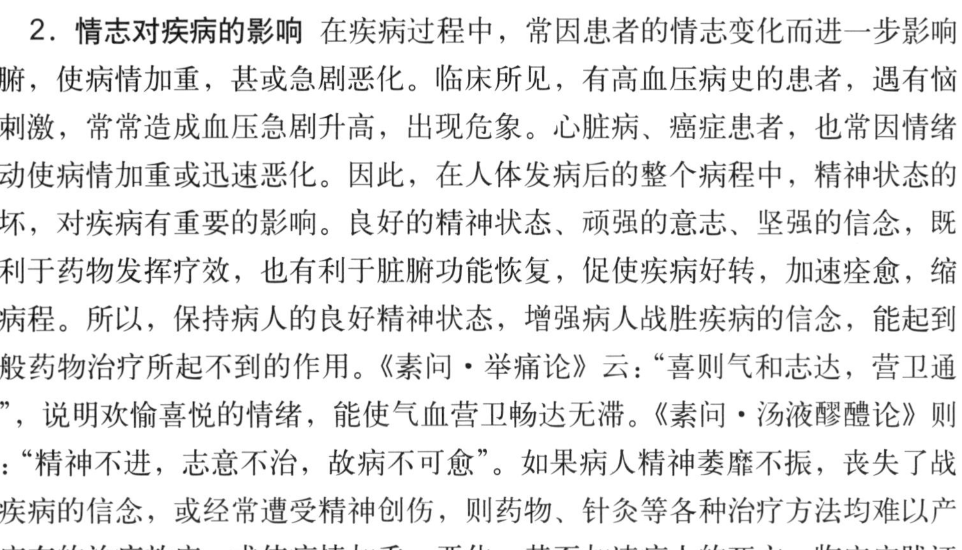

乱，降低人体的防病、抗病能力，导致邪气侵害或脏腑功能失常而发病。

2. 情志对疾病的影响 在疾病过程中，常因患者的情志变化而进一步影响脏腑，使病情加重，甚或急剧恶化。临床所见，有高血压病史的患者，遇有恼怒刺激，常常造成血压急剧升高，出现危象。心脏病、癌症患者，也常因情绪波动使病情加重或迅速恶化。因此，在人体发病后的整个病程中，精神状态的好坏，对疾病有重要的影响。良好的精神状态、顽强的意志、坚强的信念，既有利于药物发挥疗效，也有利于脏腑功能恢复，促使疾病好转，加速痊愈，缩短病程。所以，保持病人的良好精神状态，增强病人战胜疾病的信念，能起到一般药物治疗所起不到的作用。《素问・举痛论》云："喜则气和志达，营卫通利"，说明欢愉喜悦的情绪，能使气血营卫畅达无滞。《素问・汤液醪醴论》则说："精神不进，志意不治，故病不可愈"。如果病人精神萎靡不振，丧失了战胜疾病的信念，或经常遭受精神创伤，则药物、针灸等各种治疗方法均难以产生应有的治疗效应，或使病情加重、恶化，甚至加速病人的死亡。临床实践证明，病人同健康人相比，对精神刺激的耐受力明显降低，患精神病的人是如此，患其他病的人也同样如此。所以，保护病人避免精神刺激被列为临床治疗与护理的一项重要措施。

总之，调节情志能促进人体健康，对既病之体也能提高疗效，促使其早日康复，而且病愈后也不易复发。

（二）情志与健康

人的精神状态，与形体功能密切相关。精神的好坏与常变，必然影响机体的健康。自古以来，对于"养心之道"的情志养生就有众多论述，发表了许多精辟的见解，《管子・内业》可以说是最早论述心理卫生的专篇。为什么叫"内业"呢？内就是心，业就是术。内业者，养心之术也。管子认为，"得道之人"的养心之术一定具备"四心"的心理状态：一是**善心**，"凡道无所，善心安爱"；二是**定心**，"定心在中，耳目聪明四肢强固，可以为精舍"；三是**全心**，"心全于中，形全于外，不逢天灾，不遇人害"；**四是大心**，"大心而敢，宽气而广，其形安而不移"。《灵枢・本脏》云："志意者，所以御精神，收魂魄，适寒温，和喜怒者也……志意和则精神专直，魂魄不散，悔怒不起，五脏不受邪矣。"说明人的精神情志不但能控制人的意识、情感、欲望、行为等，而且对人体适应外界寒热等生活环境、条件的变化也起着重要的调节作用，在同样恶劣的环境条件下，精神意志坚强的人，形体遭受的损害会比意志薄弱者轻得多。

形体运动，受精神意识支配。在日常生活中，人按一定的规范、准则进行

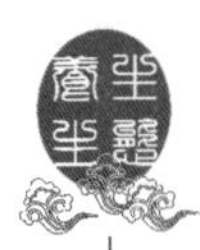

生活、工作，是受精神意识控制的。任何事物都有自身的规律，人的正常生活也有规律性。有意识地自觉遵循客观规律生活、工作，自然能保护形体，免遭病难。《荀子》曰："天行有常，不为尧存，不为桀亡。应之以治则吉，应之以乱则凶。"《养生延命录》云："我命在我，不在于天。但愚人不能知此道为生命之要。所以致百病风邪者，皆由恣意极情，不知自惜，故虚损生也。"人在生活中是有欲望与要求的，但欲望、要求应符合现实，符合生活准则，对人体有益，否则就应当力戒。所以，摄生养神，关键在于锻炼自己的意志，陶冶情操，注意精神调摄，使"精神安乎形"，才能形与神俱。

健康的形体，必然是气血充盛，脏腑气机和调，精气充足，神气饱满之躯。若精神过用，则耗伤精气；七情所伤，情志郁结，必伤脏腑气机，影响脏腑功能，导致气血郁滞，精血暗耗，诸病由生。精神过用对人体的损害是多方面的。《养生延命录》云："多思则神殆，多念则忘散，多欲则损智，多事则形疲，多语则气争，多笑则伤脏，多愁则心慑，多乐则意溢，多喜则忘错昏乱，多怒则百脉不定，多好则专为不治，多恶则憔煎无欢。"说明精神劳伤和各种情志刺激太过，都可以使人发病而损害人体健康，所以必须随时注意调摄精神，避免精神情志所伤而损形折寿。

二、情志养生的作用

近年来，随着"生物－心理－生态医学模式"的提出，发现各种疾病的发生不仅与生理病理学上的因素有关，而且与社会环境、心理因素、生存环境密切相关。如工作学习压力过大，人际关系不协调，生活中突发不幸事件等社会、心理上的不良刺激，都是疾病发生和恶化的重要因素。临床观察发现，大多数疾病都不同程度地存在情志、思维、性格等方面的心理障碍和情志活动的异常，如忧思过度、心烦不安、紧张恐惧、急躁易怒、悲伤易泣等。对这些病人单纯用药物治疗，疗效往往不理想，而采取形神合一、身心同治的情志养生方法，却能收到事半功倍的效果。因此，情志养生不但在维持人体健康方面具有重要作用，而且在防治疾病方面也同样起着不可或缺的作用。

（一）情志养生是人体健康的保证

情志养生，不仅要从生理卫生的角度入手，而且要正确、全面地理解健康。医学研究的对象是人，人是有意识、有思想、有情感的生物有机体，具有非常丰富而又极为复杂的心理活动。人生活在社会中，必然受到社会和自然的双重影响，必须对各种刺激做出相应的反应。因此，所谓"健康"，不仅是指一个人没有疾病或不虚弱，而且还应有良好的精神状态和社会适应能力，以及

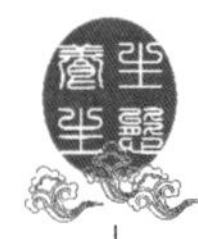

与所处环境的和谐共处、良性互动。表明一个健康的人不仅要有健康的机体，还必须具有心理健康。

一个心理健康的人，既要对社会有良好的适应性，又要有推进社会发展的创造性，这就是心理健康的基本标志。对于心理健康的具体标准，聂世茂在《黄帝内经心理学概要》中根据《黄帝内经》对心理健康的要求，总结了9条标准。

1.“心安而不惧”，“以恬愉为务，以自得为功”，“和喜怒而安居处”，“无为欣欣”。即五志不过于心，发而是中节，经常保持乐观心境。

2.“志闲而少欲”，“不惧于物”，“无为惧惧”。即欲有节而不恣于欲，志不贪，不异求，心知足，不为物欲所累。

3.“无思想之患”，“不妄想”，“淫邪不能惑其心”，“不妄作”。即不妄想妄为。

4.“志意和则精神专直，魂魄不散，悔怒不至”，“志意所为必当，则无悔怒，智以处物、治已，当循理而动也”。即意志坚强，循理而行。

5.“御神有时”，“勿伤于神”，“劳而不倦”，“起居有常”。即身心有劳有逸，有规律的生活。

6.“恬淡虚无”，“居处安静”，“静则神藏”。即心神宁静。

7.“乐其俗”，“善附人”，“好利人”，“尊则谦谦”。即热爱生活，人际关系良好。

8.“宛然从物，或与不争，与时变化”。即善于适应环境的变化。

9.善“节阴阳而调刚柔”。即善于涵养性格，陶冶气质，克服自己的缺点。

（二）情志养生是健身防病之本

情志养生，首在静养，这种思想源于道家学说。道、儒、佛、医的养生家都认为静养之要在于养心。“儒曰正心，佛曰明心，道曰炼心，要皆参修心学一事”，“万法惟心，万道惟心。心为人之主宰，亦为精、气、神之主宰。炼精炼气炼神，均须先自炼心始”。心静则神清，心定则神凝，“故养生莫要于养心，天玄子曰：‘养心之大法有六，曰心广、心正、心平、心安、心静、心定，心广所以除外累，同大化也’”（《道家养生学概要》）。凡事皆有根本，养心养神乃养生之根本，心神清澄，则血气平和，有益健康。《黄帝内经》从医学角度提出了“恬淡虚无”的养生防病思想。《素问·上古天真论》云：“虚邪贼风，避之有时；恬淡虚无，真气从之；精神内守，病安从来。”《素问·生气通天论》说：“清静则肉腠闭拒，虽有大风苛毒，弗之能害”，这里从内外两个方面揭示了调摄的重要原则。对外，顺应自然变化和避免邪气的侵袭；对内，谨守虚无，心神宁静，这样外御内守，真气从之，邪不能害。可见，“恬淡虚无”之要旨为

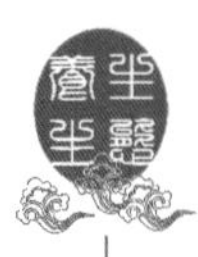

保持静养，思想清净，畅达情志，使精气神内守而不散失，保持人体形神合一的生理状态，如此才有利于防病祛疾，促进健康。

中医学认为，“正气存内，邪不可干”。而形神内守则能使真气充沛，气血和顺，阴阳协调，保持人体健康，防止疾病的发生。因为神由形体组织功能活动所产生，又能调节控制形体组织，使其发挥正常功能活动而抵御病邪的侵袭，防止疾病的发生。

（三）情志养生促进康复

情志养生不仅有预防保健的作用，对于既病之后的治疗与康复同样具有十分重要的作用。历代医家早已认识到，在疾病发生的过程中，激烈或持续的情绪波动，常促使疾病加重或恶化，因此提倡保护性医疗，重视病人的精神情志变化，对患者进行严肃、亲切的劝慰，使其知宜忌，懂利害，改变不良的心理状态，主动地与医生配合治疗。

《素问·移情变气论》云：“闭户塞牖，系之病者，数问其情，以从其意。”提示医护人员在给病人诊疗时，应关门闭窗，体贴入微，以取得病人的理解和信任。纵然病情复杂，也要从细微处着手，努力争取病人的信任与合作，获得全面而真实的病史（包括隐私心理），以便做出正确的诊断，从而取得良好的疗效，所谓“标本相得，邪气乃服”。医务人员应根据病人的情志变化，采用适宜的开导方法，以消除病人的消极心理，这就是常说的“心病还要心药医”。

《灵枢·师传》要求医务人员要善于开导病人，启发病人的自治力，增强患者对情感的自控能力。“告之以其败”，即指出疾病是可以治愈的，不必过于担心，心情舒畅对疾病是有利的，以增强病人战胜疾病的信心。“导之以其所便”，即教给病人治疗与调养方法，指出哪些方法对病有害，哪些方法对病有益，让病人选择有利的措施去战胜疾病。“开之以其所苦”，即解决病人消极的心理状态，调动病人的主观能动作用，这样心理负担减轻了，血气自会调和畅行，精神振奋，增强了机体本身的调节功能，为战胜疾病创造了有利条件，不但能使针药奏效，治愈疾病，还可使重病减轻，绝症得到缓解。

中医认为，情志之间具有相互制约关系。运用这种关系，可以克制有害的情志活动，即以情胜情的情志相胜之法。《素问·阴阳应象大论》曰：“悲胜怒，喜胜忧（悲），恐胜喜，思胜恐，怒胜思。”后世医家结合临床实践，对此进行了阐述和应用，如“情志过极，非药可愈，须以情胜”；《儒门事亲》云：“悲可以胜怒，恻苦楚之言感之……”《丹溪心法》“怒伤于肝者，为痫为癫，以忧胜之，以恐解之”等等。

根据以情胜情的道理，医生在详细了解病人情志变化的基础上，可运用情志相胜之法矫正病人的有害情感。善怒者以悲胜之，即以苦楚之言感之，使其气消而不上逆作怒。善悲者以喜胜之，即以喜悦之事开导之，使其重新振作精神。善思者以怒胜之，即激其发怒，以疏达气机，气机畅达，心境畅快，而不复过度思虑。善喜者以恐胜之，即以事情的不利方面恐吓之，告其“乐极必生悲”，以制约其过度兴奋。善恐者以思胜之，即劝导病人深思熟虑，认清事情的本质，自无恐惧之感。当然，运用情志相胜方法矫治情志病，应具体情况具体分析，辨证施治，三因制宜，切不可死搬硬套这一模式。

综上所述，精神情志因素与身体健康有着错综复杂的关系，我们必须在重视形体健康的同时，注重精神情志的调养。正所谓“我命在我，不在天，昧用者夭，善用者延”。

第四节　生态情志养生的原则和注意事项

一、生态情志养生的原则

（一）根在养神

神是整个人体生命活动的外在表现，也就是人的精神状态、思维活动。只有神健全，才能主宰生命活动，脏腑协调，肢体康健，五脏通利，全身处于阴阳平衡的正常生理状态。所以说“精盈、气充、神全”，为养生长寿之本，而调摄精、气、神的关键就在于养神。

1．**安心养神**　养成理智和冷静的态度，凡事从容对待，冷静思考，学会处变不惊，泰然处之。“既来之，则安之”，这是人所共知的养生格言。中老年人在养生方面，应该心情安闲，心思若定，心除杂念，心清如镜，以便真气顺畅，精神内守，病安从来，形体劳作但不致疲倦，身体健康而无疾患。

2．**休眠养神**　休眠养神，就是通过睡眠，使人的大脑处于休息状态，同时使身体各部位的神经、关节、韧带、肌肉和器官无负荷或少负荷，进而达到积蓄精力，复苏体质。生理医学研究表明：保证睡眠 6 ～ 8 小时所积蓄的精力可供正常活动 16 ～ 18 小时的耗费。因此，在起居养生中强调的绿色睡眠是中老年人休眠养神的理想方式。

3．**清静养神**　明代嘉靖年间，有一个叫李通政的人长期患病，许多医生都认为不可治愈。名医麻东辉诊病后认为，疾病是由于心火郁结，不用吃药，只要在清静之处，清心静养，使其心念专一，30 天后疾病就能痊愈。后来李通

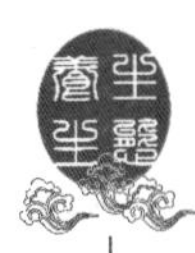

政按照他的指点在清静之处平心静坐，30天后果然痊愈。

清静养神这一方法对中老年人健康长寿非常有益，中老年人应该利用静默片刻这种简便易行的方法来修身养性。每天白昼如能保持大脑安静半小时或一小时，可充分发挥脑细胞的潜力，协调生理与情绪，减少热能的消耗。大脑安静，肌肉容易放松，气血容易畅通，从而达到“心静神安，老而不衰”的境界。静气功是非常理想的清净养神之法，中老年人若能学会一两种静气功的习练方法，十分有利于养生保健，促进健康长寿。

4．“糊涂”养神 我们生活在复杂、日益变化的生活当中，难免会遇到一些不尽如人意的地方。同时，人有七情六欲，烦恼和忧虑对于每个人来说都有可能碰到。如不能正确对待，就会产生忧虑情结，影响身体健康。“糊涂”用在养神上，是一种比喻，指在平时行为规范中，有意识不参与意义不大或价值不高的事情，不无原则地争执和较真，不计较鸡毛蒜皮的是非，让脑筋和心情松弛下来。为此，中老年人应该以“难得糊涂”作为一种处事的态度。

5．节欲养神 我国历代医家及养生学家十分重视清心寡欲，认为这是调摄情志、益寿延年的重要环节。嵇康说：“养生有五难，名利不去为一难，喜怒不除为二难，声色不去为三难，滋味不绝为四难，神虑精散为五难。”若五难尚存，难以益寿延年。可见只有寡欲（如节制金钱欲、名利欲、色欲等），才能清心，只有清心，才能全神。有些老年人，大风大浪都闯过来了，有时却为一些小利益而上当受骗，为此，老年人要学会清心寡欲，不为外物所扰。

（二）贵在养性

养性，也称养德，养性养德是中医摄生学中的重要组成部分。历代养生家都十分注重道德的养生价值。医家的“德全不危”，儒家的“德润身”、“仁者寿”，释家的“积德行善”、“进修德行”，道家的“仁者德之光”，都是把修养德行作为养生的一项重要内容，老年人可以通过养花鸟、练书画等方式进行养性，而达到强身健体、延年益寿。

1．养性的原则

（1）仁礼：古人养性十分注意仁与礼。《孟子·离娄下》曰：“仁者爱人，有礼者敬人。爱人者，人恒爱之；敬人者，人恒敬之。”说明为人要重视仁、礼的修养，一言一行都要注意礼仪，相互之间要注意仁爱。只有这样，才能利于健康长寿。这一点，在老年人之间的交往上尤为重要。

（2）性善：我国古代养生学者很注重“性善”，认为“性善”不仅可以免

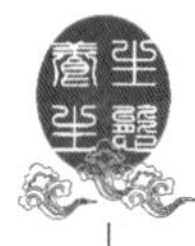

除灾祸，而且可以祛病延年。性本善良的人，在处事时就会怀有一颗善心，而善心、善举必有善果。老年人乐善好施，这种先施后乐的做法非常有利于陶冶性情。

(3) 知足:“知足”是修身养身的重要内容。《道德经》云:“祸莫大于不知足，故知足之足，常足矣。”《遵生八笺·延年却病笺》谓:“知足不辱，知止不殆。”这些论述告诉我们，只有“知足”，才能“常乐”，而终其天年；反之则病祸易至，而夭其寿。

(4) 忍让：古人认为，修身养性要注意“忍让”。而老年人常以长者而自居，为此，老年人更要注意忍让。常言道:“忍得一时之气，免得百日之忧”。这些都说明注意忍让，敬人持己，可免除忧患，不使神形受伤，从而可延年益寿。

(5) 宽容：古人云，宽容使人长寿。养生之道在于胸怀坦荡，与人为善，通情达理，不计恩怨。生活中多一分宽容，就多一分友谊，少一分烦恼。宽容会使你心更静，体更健。老年人都有着丰富的阅历和人生感悟，凡事更要懂得宽容，正所谓心宽寿延。

2．养性的方法

(1) 淡泊名利：古代养生家认为，人若想养生，必先治其身。如果一方面想延年益寿，另一方面又追求名利权势，无异于缘木求鱼，隔墙吹火，绝难长寿延年，老年人不求名利，尤其要看淡曾经拥有的权贵，不可产生失落感。

(2) 不计得失：古人认为人生在世不应计较荣辱得失。轻得失、淡荣辱，不为情志上的悲喜所左右的养生思想，是养生史上的一种静养观点。而老年人往往对小事斤斤计较，所以，在这方面要特别注意。

(3) 舒畅情志：古人十分重视舒畅情志。认为情志舒畅可以健身延年，情志不快可损年折寿。《养老奉亲书·古今嘉言》中引证了不少舒畅情志的方法。如:“谈义理字，学法帖字，澄心静坐，益友清谈，小酌半醺，浇花种竹，听琴玩鹤，焚香煎茶，登城观山，寓意弈棋。”指出了老年人舒畅情志，修身养性的主要内容。读书吟诗，漫游山林，可畅情悦心，增添兴趣，有利于增寿。由此可见，古人舒畅情感的养生之道，丰富多彩，迄今仍有重要的借鉴价值。

(4) 安心常乐：古人认为安心方能常乐。大千世界，千奇百态，富贵贫贱，千差万别，各行其是，各行其道，知足则常乐，常乐则心安。秦中有《十不足民歌》曰:“终日奔忙为了饥，才得饱食又思衣；冬衣绫罗夏穿纱，堂前缺少美貌妻；娶下三妻并四妾，又怕无官受人欺；四品三品嫌官小，又想面南做皇

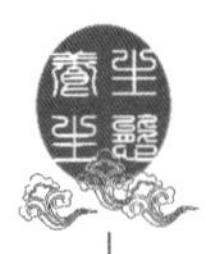

帝；一朝登了金銮殿，却慕神仙下象棋；洞宾与他把棋下，更问哪天上天梯；如若此人大限到，上到九天还嫌低。”可见人心不足。为此，老年人要学会安心而乐，正所谓“愉愉快快知足乐，苦苦甜甜心自安”。

(5) 乐观向上：孔子在《论语》中曰：“发愤忘食，乐以忘忧，不知老之将至”，早已说明“人老心不老”的道理。

三国英雄曹操在《龟虽寿》中亦写道：“老骥伏枥，志在千里；烈士暮年，壮心不已”，反映了这位政治家年过半百，仍然一片“壮心”。

赵朴初先生在92岁时作了一首《宽心谣》，歌曰：“日出东方落西山，愁也一天喜也一天。遇事不钻牛角尖，人也舒坦心也舒坦。每月领取养老钱，多也喜欢少也喜欢。少荤多素日三餐，粗也香甜细也香甜。新旧衣服不挑拣，好也御寒赖也御寒。常与老友聊聊天，古也谈谈今也谈谈。内孙外孙同待看，儿也心欢女也心欢。全家老少互慰勉，贫也相安富也相安。早晚操劳勤锻炼，忙也乐观闲也乐观。心宽体健养天年，不是神仙胜似神仙。”乐观愉悦的心情，可以说是保证老年人身心健康的良药。

事实证明，心理年龄年轻的人，由于拥有乐观向上这一优势，他们的实际年龄也显得年轻很多，这也是长寿的秘诀。

（三）重在养气

1．养气的重要意义 气是构成人体和维持人体生命活动的最基本物质，因此，要想健康长寿，不单单是靠药物的治疗，而且还要保养人体的真元之气。

> 中医认为气的升降出入运动具有维持体内外环境协调统一的特殊意义，关系到人的生死存亡。气机和畅者气血调和、脏腑生机盎然，百病不生。情志的异常变动，最易导致气机逆乱而破坏人体内环境的和谐稳定，继而直接影响脏腑的正常功能与活动。如“喜则气缓”，主要指过喜而致心气涣散，神不守舍，甚或表现出精神无法集中、心神恍惚、嬉笑癫狂等症。

2．养气的原则

(1) 不生馁气：人生在世，凡事都没有一帆风顺，胜利和失败共存，光明与黑暗相间，这原本是很自然的事，有志之人，不为失败所挫，不为黑暗所困，从不气馁，从不泄气。一代文豪蒲松龄一生郁郁不得志，却不泄气，奋发向上，终成传世大作《聊斋志异》。

所以，悲观泄气对于现代人来说是不可取的，怨、怒、闷、妒更要不得。特别是老年人，莫存黄昏之悲凉，要老有所为、壮志不已，用自己欢愉的心情

去重塑七彩的晚霞。

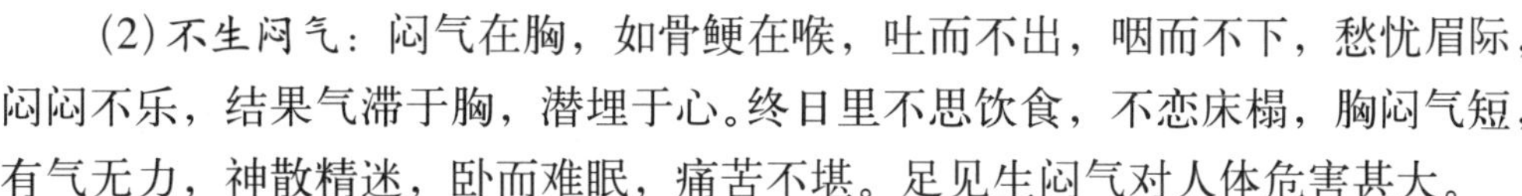

(2) 不生闷气：闷气在胸，如骨鲠在喉，吐而不出，咽而不下，愁忧眉际，闷闷不乐，结果气滞于胸，潜埋于心。终日里不思饮食，不恋床榻，胸闷气短，有气无力，神散精迷，卧而难眠，痛苦不堪。足见生闷气对人体危害甚大。

清代名人阎敬铭写《不气歌》以自慰，歌曰：“他人气我我不气，我本无心他来气，倘若生气中他计，气出病来无人替，请来医生将病治，反说气病治非易，气之危害太可惧，诚恐因病将命弃，我今尝够气滋味，不气不气就不气。”这个朴素的至理名言，应该是中老年人排解闷气的灵丹妙药。

(3) 不生怨气：不生怨气，就要顺其自然。小肚鸡肠，怨声载道，实为今人之不取。昔日孔子曾说：“君子坦荡荡，小人常戚戚”，他还教导人们“在邦无怨，居家无怨”,“不怨天，不尤人”。老年人应自觉地从现实生活中，从不顺心的困惑迷惘中解脱出来，不自戴枷锁，给自己造成心理和精神上的压力，应以“少言语”来和养肺气，以“坦荡荡”来克服怨气，凡事不怨天尤人，该去的自去，该来的自来，自然自我，自然人生，就会自然有好心情。

二、生态情志养生的注意事项

(一) 过度忧愁易早衰早逝

常言道：“愁一愁，白了头；笑一笑，十年少。”可见，一个“愁”字对人的心理、体质的影响是巨大的。唐代文学家柳宗元，才华出众，但由于官场失意，长期得不到重视，持续的沉闷、忧郁的心情使之面容憔悴，体质虚弱，导致患上毒疮疾患，不久又染霍乱，47 岁就含恨于九泉。由此可以看出，过度忧愁可使人失去欢乐，气消神弱。轻者愁眉苦脸，闷闷不乐，少言少语，忧郁寡欢，意志消沉，独坐叹息；重者，难以入眠，精神紧张，心中烦躁，甚至诱发癌症或其他疑难重症。有的中老年人，整天生活在忧愁之中，心事重重，遇事总是向坏处想，好像树叶落下来都会砸破脑袋似的。本来不该他操心的事，他偏要操心；本来不应着急的事，他也要着急，结果不但于事无补，反而急出了一身疾病。

所以，中老年人应“未事不可先迎，遇事不可过忧，既事不可久留”，此乃古人的养心之法，也是自己要管制住自己情绪的心法。

1. 创造良好的心理氛围 人的情绪是大脑对外界事物和人的需要之间关系的反映，避免不良刺激，对保持愉快乐观的情绪很重要，在生活中处理好人际关系，建立和睦的家庭，搞好同志间的团结互助，就会减少或避免情绪忧伤的

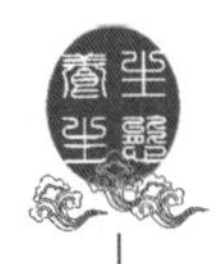

出现。

2．提高修养，转移注意力 加强思想修养就会学会控制自己的情绪，一旦消极的情绪出现，也能积极设法转移注意力，改变自己的情绪。文学家屠格涅夫劝告急躁的人说，最好把舌头在嘴里转十圈。这就是一种思想转移法。

（二）疑心太重影响健康

唐代有个叫李蟠的后生，经常怀疑自己会碰上毒物，怀疑什么都有毒，就连饮水的井都锁上，最终患了“疑心病”，不治而亡。当时的史学家李肇将这一事件冠名为《疑毒锁井》，撰写成典故，收录于他的《唐国史补》中，以此启迪后人。

中医学家认为，心为精神所驻之所，若心之安然，精神则为之爽健。凡有疑心者，总觉心虚神恍，本未病却总觉病重难医，此为心病。心病则终身也难以痊愈，其病根在于疑惑。有猜忌心理者，往往爱用不信任的眼光去审视对方和看待外界事物，尤其是疑心重的中老年人总感觉别人对自己不友好，不理解自己，不同情自己；当别人看他或议论他时总感觉不快，有的担心子女图财害命，好捕风捉影，无中生有，节外生枝，挑起事端，其结果只能是自寻烦恼，害人害己。

（三）乐极生悲易猝死

人们常说，笑多没喜事，乐极易生悲。以此告诫世人，遇事不要大喜也切忌极乐，否则是要伤人的。在现实社会中，因狂喜极乐而丢掉性命者不乏其人。清代医学家喻昌写的《寓意草》里记载了这样一个案例：“昔有新贵人，马上洋洋得意，未及回寓，一笑而逝。”《岳书传》中牛皋因打败了完颜兀术，兴奋过度，大笑三声，气不得续，当即倒地身亡。可见过喜对人体健康不利。有一个患急性心肌梗死的女病人，经过住院治疗，病情已经好转。出院的那一天，她突然见到远在千里之外的女儿从外地赶来接她，兴奋过度，倒地而亡。这些例子皆说明，暴喜、大喜、狂喜同样不利于健康。

人过中年，全身的动脉均会发生程度不同的硬化，营养心肌的冠状动脉当然也不例外。若心脏剧烈地跳动，必然增加能耗，心肌将会发生相对的供血不足，从而出现心绞痛甚至心肌梗死，或心搏骤停。这是“乐极生悲”的一个原因。此外，“乐极生悲”还可致血压骤然升高，若已患高血压病，过度兴奋就会导致高血压危象，表现为突然感到头晕目眩、恶心呕吐、视力模糊、烦躁不

安。高血压危象可能持续几个小时，也可能由此引起脑血管破裂发生猝死。

可见，任何情绪的过分激动都是不可取的。对于喜事与悲事、兴奋与气愤、顺境与逆境、快乐与痛苦等，都应采取“冷处理”的办法，善于自我调节情感，保持稳定的心理状态，一定注意不要超过正常的生理限度。

（四）情绪过度紧张是百病之源

过度紧张的情绪，会使中老年人免疫力下降而易患疾病，这是实践所证明并被大家所公认的事实。由于中老年人生理和年龄的关系，往往容易使情绪过度紧张，一旦形成这种不良习惯，百病缠身只是时间问题了。

《三国演义》中有这样一段描述：曹操自从埋葬关羽后，每夜合眼便见到关羽，使他十分惊恐，为了求得安宁，躲避行宫旧殿的“妖怪”，于是决定砍树建造新的宫殿，谁知当他举剑去砍伐一棵几百年的老梨树时，竟然出了怪事，一剑劈下，树中的血溅了他一身。曹操十分惊恐，当晚睡不安稳，只好坐在殿中，靠着茶几打盹。忽然看见那个被砍的“梨树神”身穿黑色衣服，举起宝剑向他砍来，曹操惊叫一声醒来后，顿觉“头痛欲裂”。从此以后，经常发作，苦不堪言。以后又遭几次惊骇，病情加重，终不治而亡。

上述故事虽然带有夸张的色彩，但也说明了一个道理。在实际生活中，强烈的紧张情绪会使中老年人出现头痛、心悸、眩晕、高血压、冠心病等各种疾病，只有做好自我调节，凡事不急、不躁、不过度紧张、不劳心伤神，才能防治疾病，身体康泰。

（五）妒忌心理害人害己损身体

妒忌心理是一种以自我为中心的病态心理。自己无能却嫉妒别人有成就，不考虑怎样奋起猛追，却希望别人栽跟头，虽不落井下石，却总希望别人被石所砸，一旦对方出事，更觉为己出气。没有出类拔萃之才能，却有嫉贤妒能之本事，这可以说是一切嫉妒心强的人共同特征。

妒忌是一种极为有害的心理疾病，中老年人只有除去妒忌之心，才能有一个健康的身体，否则只能给自己招来事端。

（六）生怒气百害无益

怒则伤身，更伤人之真气，暴怒和怒气太盛，对身体伤害尤甚。它是由于某种目的和愿望不能达到，逐渐加深紧张状态，终于发怒。可表现为暴跳如雷、拍桌大骂、拳打脚踢、伤杀人畜，甚至昏厥死亡。可见，暴怒对于中老年人的

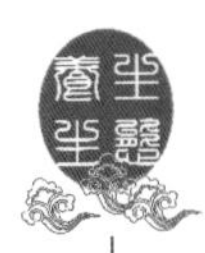

危害非常之大。

《三国演义》第九十三回“武乡侯骂死王朗”这一段，诸葛亮就是利用王朗年老体弱而又十分好气的心理状态，痛斥其食汉禄而背主事魏的罪行，使王朗在两军阵前“气满胸膛大叫一声，撞死于马下”。可见，情绪既能从积极方面促进人的健康，更能从消极方面使人生病甚至暴怒而死。

昔日林则徐书“制怒”二字挂于堂前，日日自省，每每提防怒起祸生，足见生怒气实为百害无益，应力戒之，方可身心愉悦，诸事顺畅。

现代医学认为，情绪激动、急躁、好争斗的人，易患冠心病；而抑郁、焦虑的人则易引起心肌梗死；过分紧张的情绪可诱发胃溃疡、脑溢血；而长期的情绪异常，会引起哮喘、偏头痛、更年期综合征等病证。恶劣的情绪，更使病人的康复能力降低，遭受更多的痛苦和折磨。

老年人由于自身的特殊心理特点，常会产生一些异常的情绪，如生气动怒、忧愁焦虑、悲观厌世等等。这些异常的情绪是养生的一大障碍。因此老年人应主动加强自身的思想修养，学会自我调整和控制情绪，树立生活信心，即使疾病缠身，也不要过度悲伤抑郁。只有这样，才能达到防病治病，益寿延年的养生目的。

第五节　生态情志养生的常用方法

一、乐观愉悦法

（一）乐观愉悦的意义和作用

乐观愉悦是人们生活的积极态度，是生命活动的动力，是人生追求的希望和信心，是克服困难、战胜病魔、解除痛苦、驾驭生活的处世心怀。人生的道路，不可能一帆风顺，总会遇到一些令人失意、悲伤、愤怒、激动之事，这就要求人们锻炼意志，加强意识修养，培养良好的性格情操，善于调节情志，勇于自己排解，使之在各种不良因素的刺激面前，能做到心安而不惧，神静而不烦，始终保持乐观、豁达的心理状态。这不仅有益于身心健康，而且是延年益寿的法宝。正如《证治百问》所说：“人之性情最喜畅快，形神最宜焕发，如此刻刻有长春之性，时时有长生之情，不惟却病，可以永年。”

《黄帝内经》总结上古之人百岁长寿经验，指出：“外不劳形于事，内无思

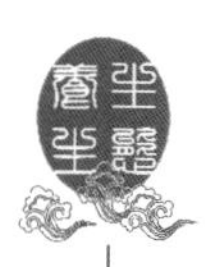

想之患，以恬愉为务，以自得为功，形体不敝，精神不散。”即长寿原因有二：不使形体疲劳，为外因；没有思想负担，为内因。察析精神原因，古代长寿者之所以“度百岁而动作不衰”，《黄帝内经》认为是“无思想之患”、“以恬愉为务”、“以自得为功”，他们都具有乐观的精神状态。北宋苏辙“天下之乐无穷，而以适意为悦”，就是以淡泊、宁静、适宜为心境，为明志、致远、养生之心法。

乐观标志着心情快乐，对生活抱有信心；愉悦标志着精神愉快，对生活充满喜悦。乐观愉悦能使人内心处于一种平衡恬静的心境，没有心理矛盾和冲突，没有精神压力和障碍；乐观愉悦能使人内心处于高兴、愉快和满意之中，很好地对待自己和他人，很好地适应生活和环境。古人云：“安居乐业而不惰”、“知足常乐而不奢”、“乐天知命而无忧”、“助人为乐而无私”等。因此，乐观愉快是人心理健康的重要标志，是人修身养性的最佳心境。

（二）乐观愉悦的方法

1．恬淡虚无法 《黄帝内经》提出“恬淡虚无”的精神养生法。“恬淡虚无”，意思是保持知足常乐，安静而无杂念的心理，具体要求是“美其食，任其服，乐其俗，高下不相慕”，即生活简朴，思想纯正，少私寡欲，不追求吃穿，对社会上的风俗习惯乐于相处，不论地位高低，一视同仁，无所妄求，安于淡泊。依据《黄帝内经》“恬淡虚无”的养生原则，孙思邈提出了“十二少”养生法：“少思，少念，少欲，少事，少语，少笑，少愁，少乐，少喜，少怒，少好，少恶”。要求人们情绪活动不要太过，避免情绪波动过激，维持心情的正常状态。相反“十二多”有悖养生保健，会给生命带来严重损害，即“多思则神殆，多念则志散，多欲则损志，多事则形疲，多语则气争，多笑则伤脏，多愁则心摄，多乐则意溢，多喜则忘错昏乱，多怒则百脉不定，多好则专迷不理，多恶则憔煎无欢”，强烈指出：“十二多不除，丧生之本也。”

明代养生家石天基将保持心理恬愉的养心法概括为“六常存”，即“常存安静心，常存善良心，常存正觉心，常存欢喜心，常存和悦心，常存安乐心。”

2．乐观开朗法 乐观情绪是调养精神，排除不良情绪因素，增进健康，防止衰老的最好精神安慰剂。孔子曰：“发愤忘食，乐以忘忧，不知老之将至云耳”，这就是乐观可忘心忧，不知身老的养生作用。正如《素问·举痛论》云：“喜则气和志达，营卫通利”。乐观情绪能使气血流畅，神气滋养，使神志和调，胸怀舒畅，保持精神内守状态，抛弃杂念，避免消极悲观情绪。乐观情绪还能使人体的生理活动正常进行，并纠正各种生理失调状态，增加对患者的药物疗

效，促进疾病的康复。《丁福保家训》说："胸怀欢畅，则长寿可期；若忧虑过多，则使人易老。常人之情，苦则悲，乐则笑，悲哀最是伤人，而欢笑最能宜人。欢笑能补脑髓、活筋络、舒血气、消食滞，胜于服药。每日经得片刻闲暇，逢场作戏，口资笑乐，而益身体。"

中国传统养心思想强调："知足者常乐，不知足必忧。"知足的人不会奢望过高，无论处于何种地位、何种待遇都很满足，随遇而安，思想开朗，内心恬静，无所忧愁，精神总是处于良好状态。知足者，皆可心常乐、德常荣、生常富、命常久。许多烦恼忧虑都来于贪享乐而不知足。贪或不知足者多是妄想争夺、耗心竭力，结果往往达不到目的，还自寻烦恼，伤身损寿。老子《道德经》言："祸莫大于不知足，咎莫大于欲得。故知足之足，常足矣。"宋代林逋《省心录》说："知足则乐，务贪必忧"，"知足者，贫贱亦乐；不知足者，富贵亦忧"。

性格开朗是胸怀宽广、气量豁达所反映出来的一种良好心理状态。性格开朗，胸怀开阔，使气血和畅，有益健康；使五脏安和，祛病延年。北京潭柘寺有联曰：大肚能容，容天下难容之事；开口便笑，笑世间可笑之人。四川峨眉山灵岩寺亦可见：开口便笑，笑古笑今，凡事付之一笑；大肚能容，容天容地，与己何所不容。杭州千佛禅院上挂：终日解其颐，笑世事纷纭，会无了局；经年袒乃腹，看胸怀洒落，却是上乘。有了"肚量"、"气度"和"坦然"，心身就不易受到各种伤害，从而达到养生之目的。

3. 怡情畅志法 怡情畅志的核心是保持情绪乐观愉快，《素问·上古天真论》记载的圣人养生之道，一是"无恚之心"，二是"无思想之患"，三是"以恬愉为务"。

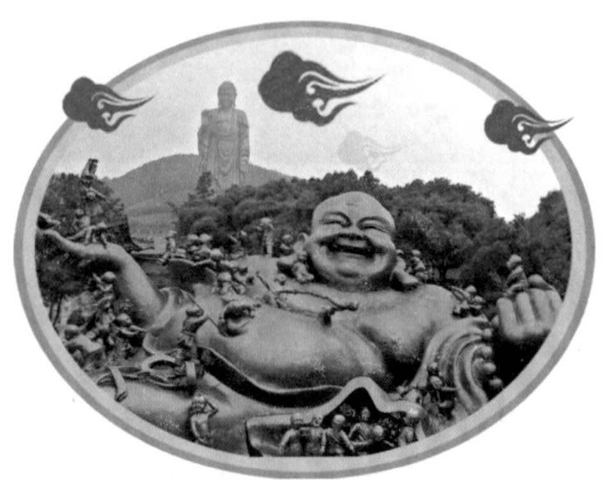

"无恚之心"，就是要消除恼怒、愤恨等不良情绪的刺激。喜怒哀乐，要善于排解、自释。对于愤怒之情，首先是养性避之，平素修养性情，自然不易恼怒。其次是以理抑之，就是用理智来减轻自己的怒气。第三是排而移之，郁怒在胸，可向亲人好友倾诉，郁怒即可疏泄。心中怒起，便在大脑皮层中形成一个强烈的兴奋信号，这时要设法转移一下目标，如听音乐、练书法、做运动等，如此则在大脑皮层中建立另一个兴奋信号，从而削弱前一个兴奋信号，使怒气渐渐消除。

"无思想之患"与"以恬愉为务"。前者是说要放下思想包袱，减轻精神负

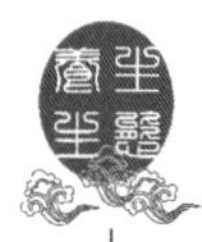

担。人最大的思想之患，莫过于患得患失；最大的精神负担，莫过于名利枷锁，所以不要为名利所惑而败心身。后者是说必须知道满足，不要奢望过高，才能保持心境恬静，乐观愉快。

怡情畅志，还要求把生活安排得丰富多彩，以培养高雅的兴趣，陶冶高尚的情操，从而保持“常乐”的心境。徐春甫在《古今医统大全》中说：“凡人平生为性，各有好嗜之事，见则喜之。有好书画者，有好琴棋者，有好博弈者，有好珍奇者，有好药饵者，有好禽马者，有好古物者……使其喜爱玩悦不已”。清代画家高桐轩总结的《十乐》实为修养心身、怡情畅志的实用方法：耕耘之乐，把帚之乐，教子之乐，知足之乐，安居之乐，畅谈之乐，漫步之乐，沐浴之乐，高卧之乐，曝背之乐。

二、调控七情法

（一）七情致病

七情，就是指喜、怒、忧、思、悲、恐、惊七种情志活动。中医认为它是人体对外界环境的生理反应，一般情况下是不会直接致病的。但是，倘若情志活动剧烈、过度，超越人体能够承受的限度，并持久不得平静，那就必然影响脏腑气血功能，导致全身气血紊乱。如《素问·举痛论》说：“怒则气上，喜则气缓，悲则气消，恐则气下，惊则气乱，思则气结。”又如“怒伤肝，喜伤心，思伤脾，忧伤肺，恐伤肾”等，都说明了七情的过度偏激对人体的气血、脏腑均有一定的损害。

“喜”，是心情愉快的表现。俗话说“人逢喜事精神爽”，有高兴的事可使人精神焕发。但是高兴过度就会伤“心”，中医认为“心主神明”，心是情志思维活动的中枢，超乎常态的“喜”，会促使心神不安，甚至语无伦次，举止失常。如《儒林外史》中的“范进中举”故事，就是讲他数十年寒窗苦读不得志，一旦中举，高兴得举止发狂，疯癫而目不识人。这就是中医所谓“喜乐无极则伤魄，魄伤则狂，狂者意不存”的原因。另外，过度喜悦能引起心跳加快，头目眩晕而不能自控，某些冠心病人亦可因过度兴奋而诱发心绞痛或心肌梗死。

“怒”，指人一旦遇到不合理的事情，或因事未遂，而出现的气愤不平、怒气勃发的现象。中医讲，肝气宜条达舒畅，肝柔则血和，肝郁则气滞。当人犯怒时，破坏了正常舒畅的心理环境，肝失条达，肝气就会横逆。故当生气后，人们常感到胁痛或两肋下发闷而不舒服；或不想吃饭、腹痛；甚至出现吐血等危症。中医术语称其为“肝气横逆，克犯脾土”。现代医学也认为：人处在极

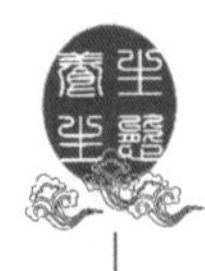

度精神紧张的情况下，可引起胃肠功能紊乱或形成消化性溃疡；亦有因血压升高而诱发冠心病导致猝死的。三国时代的周瑜因生气吐血而亡，这样的例子在日常生活中也会偶然发生。

“忧”，指忧愁而沉郁。表现为忧心忡忡，愁眉苦脸而整日长吁短叹，垂头丧气。《灵枢·本神》说：“愁忧者，气闭塞而不行”。若过度忧愁，则不仅损伤肺气，也要波及脾气而影响食欲。传说伍子胥过文昭关，一夜之间须发全白，就是因为心中有事，过分忧愁所致的。

“思”，就是集中精力考虑问题。思虑完全是依靠人的主观意志来加以支配的。如果思虑过度，精神受到一定影响，思维也就更加混乱了。诸如失眠多梦、神经衰弱等病，大多与过分思虑有关。中医认为，过思则伤脾，脾伤则食欲减退，失眠，日久则气结不畅，百病随之而起。因此，对待社会上或生活中的某些事情，倘若“百思不得其解”的话，最好就不要去“解”它，因为越“解”越不顺，心中不顺则有可能导致“气结”。

“悲”，是由于哀伤、痛苦而产生的一种情态。表现为面色惨淡，神气不足，偶有所触及，即泪涌欲哭或悲痛欲绝。中医认为悲是忧的进一步发展，两者损害的均是肺脏（指肺气），故有“过悲则伤肺，肺伤则气消”之说。这说明悲哀太过是会伤及内脏的。因此，家庭中一旦发生不幸的事情，一定要节哀，以保重身体为要。

“恐”，是惧怕的意思，因精神极度紧张而造成的胆怯。“惊”，是突然遇到非常事变，导致精神上的猝然紧张。诸如骤遇险恶，突临危难，目击异物，耳听巨响等，都可发生惊吓。惊与恐不同，惊是自己不知道而惊吓；恐是自己知道而恐惧。无故恐惧害怕的人，大都肾气虚，气血不足；突受惊吓而当场目瞪口呆，手足无措的人，大都因心气逆乱，心血受损，导致心无所倚、神无所归的缘故。因此，治恐当补肾，治惊应安神。

（二）七情调控的方法

1．七情防病法 常态七情为常人所有，是人的心理活动对外界刺激的适度反应，是主观感受的自然流露。因此，七情在正常情况下不会造成人的心理障碍，不会引起气机逆乱，不会引起身体不适，有益于心身健康。医家所谓的“七情，人之常性”，道家所谓的“道法自然”，儒家所谓的“仁者，能好人，能恶人”，“仁者寿”，都是讲这个道理。故正常七情宜养。

七情背离中庸之道，就会由常态的喜、怒、忧、思、悲、恐、惊，变成异态的大喜、愤怒、忧愁、悲哀、思虑、恐惧、惊吓，甚至走向变态过激的狂

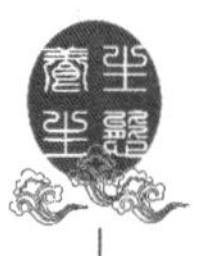

喜、暴怒、过忧、悲极、穷思、盛恐、骤惊。突发而又强烈的或持续过久的情态刺激，则会超过人本身能够自我调控的限度，引起气机逆乱及脏腑气血、阴阳偏颇。此时，七情就会对这种不良刺激产生异常反应，而导致某种心身病变。故而异常七情宜戒。

2．七情治病法

（1）以情胜情法：这是在偏激情志破坏了心身健康的情况下，医生根据情志的五行属性及其互胜规律，有意激发所胜之情制其有余，以恢复或重建其心身平衡，达到治疗相应的心身疾患的目的。

恐胜喜。喜为心志，五行属火。过喜之症为心气涣散、神不守舍、心神恍惚、嬉笑不休、状若癫狂等。此证多属实证，临床药物治疗多以清心火为主；恐令气怯，骤然施予平时畏惧之事物景观，恰似以水折火，故有此“恐胜喜”之治法。

悲胜怒。怒为肝志，五行属木。盛怒之症为肝气横逆，烦躁冲动、面赤头痛、眩晕耳鸣、吐血昏厥等。而悲可顿挫其激扬之势而建清肃之功，故曰“悲胜怒”，值其嗔怒之际，晓之以理，动之以情，极尽宽慰劝解之能事，令其感则泣，则气多可随之而泄。

怒胜思。思为脾志，五行属土。过思之症为饮食乏味、脘腹胀满、纳呆厌食、四肢怠惰，以及失眠、健忘等,《甲乙经》认为这是“思发于脾而成于心”的缘故。肝志为怒而主疏泄，一般说来怒有助于肝气升发，可以宣泄某种恶劣情绪，重建心理平衡。所谓怒胜思，五行为木克土。从五脏功能而言，肝气疏泄有助于脾的运化，以宣散气结，因此临床应用本法时，多采取故意违逆患者的心意，或夺其所爱等方法以激发其怒，令患者之气结得以尽情宣泄，即可矫正其因思气结的病理状态。

思胜恐。恐为肾志，五行属水。恐惧之症为坐卧不宁、闻响则惊、二便失禁、遗精滑泄、骨酸痿软、形瘦羸瘠等。此病的治疗仅依赖于药物调理而没有解脱其恐惧心理，往往难以奏效。因此，临床上还需配以“思胜恐”等心理疗法，针对其恐惧畏怯心理产生的原因，采取诱导方式开启其思，可帮助患者逐渐摆脱恐惧畏怯的心理状态。

喜胜忧。忧为肺志，五行属金。忧悲之症为肺气消索、治节失职、形容惨戚、毛发枯萎、形体憔悴等。当以各种令患者喜闻乐见之事陶情悦志，使悲哀者重展笑颜，使失意者豁达开朗，使忧郁者振作精神，即为“喜胜忧”之疗法。

（2）七情解法：朱丹溪在继承《黄帝内经》的五志相胜法的基础上，又

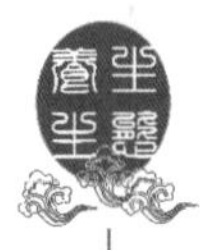

提出了“七情解法”。此法不仅包含相胜（相克），而且含有相解（相生）。《丹溪心法要诀》说：“怒伤于肝者，以忧胜之，以恐解之；喜伤于心者，以恐胜之，以怒解之；忧伤于肺者，以喜胜之，以思解之；思伤于脾者，以怒胜之，以喜解之；恐伤于肾者，以思胜之，以忧解之；惊伤于胆者，以忧胜之，以恐解之；悲伤于心胞者，以恐胜之，以怒解之。”如调和喜怒，养五脏者，首先要养心肾。因为肾藏精，心藏神，心肾满则精神治，精神治则喜怒有节。其次养心肝，心性火而志喜，肝疏气而志怒。心动则生火，肝动则气升，气火升腾，则损精伤神而耗气，神伤气耗，则喜怒无度，故养心肝以保神。养神则心健，心健则脏腑有主，五脏精足，肝疏有序，喜怒有节，定能达到“精神不敝，四体长春”（《医学心悟》）。

三、清心养神法

（一）清心养神的意义

历代养生家把清心养神作为养生益寿之本法，防病治病之良药。《淮南子》云：“神清志平，百节皆宁，养性之本也；肥肌肤，充肠腹，供嗜欲，养性之末也”。《素问·上古天真论》曰：“精神内守，病安从来？”

说明“养生贵在养神”，不懂得养神之重要，单靠饮食营养、药物滋补以及形体锻炼等，是难以达到健康长寿目的的。

人类的生命过程是形神统一的过程，包括形体和精神两个方面。荀况的《荀子·天论》曰：“形具而神生，好恶喜怒哀乐藏焉”，说明精神由形体产生，并依附形体而存在，因此养生分为养神与养形两大部分。

清心，是指精神情志保持淡泊宁静的状态。心神清净而无杂念，方可达真气内存、心神平安的目的。心神不用不动固然属静，但动而不妄动、用之不过、专而不乱，同样属于静。道家强调养生治身以“清静”、“虚无”、“返璞归真”、清心为要，提倡“见素抱朴”、“少思寡欲”和“怡悦为上”等。老子《道德经》说：“致虚极，守静笃，万物并作，以观其复。夫物芸芸，各复归其根，归根曰静，是

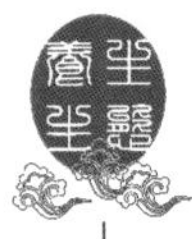

谓复命，复命曰常。知常曰明……没身不殆。”说的是“静”是生命的根，生命的常，只有维持这种静和复，生命才能常在而无危险。

《吕氏春秋·贵生》则主张“清心养神，用而有节”，“是以天下之道者，皆言内心其本也，故仁人之所以多寿者，外无贪而内清净，心平和而不失中正，取天地之美，以养其身”。又曰：“天生人而使有贪有欲，欲有情，情有节。圣人修节以制欲，故不过行其情也……由贵生动则得其情矣；不由贵生动则失其情矣。此二者死生存亡之本也。”

说明贪欲乃人之本性，人皆有之，无可非议，但当有所节制，适可而止，不能太过，不可无有，否则二者皆可使人致病，严重时丧生。所以要养生多寿，必须做到“外不为欲而生贪心，内心清静，心神内外协调平和，顺应天地自然之美”。

（二）清心养神的方法

1．清心敛思 清心，即保养心神；敛思，即专心致志，排除杂念，驱逐烦恼。《黄帝内经》早就记载了“精神内守”的思想，强调“恬淡虚无，真气从之，精神内守，病安从来”。这里的“恬淡虚无”是指清心之法，“精神内守”是指养神之法，只要做到清除妄心，抑制邪念，意念集中，神不外驰，内养元气，外慎六淫，阴阳平衡，气存形全，故而不生病。

《素问·痹论》说：“静则神藏，躁则消亡。”即心静与躁，关系到神藏与消、存与亡的大事。《素问·至真要大论》说：“清静则生化治，动则苛疾起。”即清静者，可生元神、化元气治疾起。《素问·生气通天论》说：“清静则肉腠闭拒，虽有大风苛毒，勿之能害。”这些都是说，清静养神可以使有机体的生理功能正常，抵抗力增强，不易罹疾生病。《黄帝内经》的这一“静胜躁”的基本观点，几乎为历代医家和养生家所尊奉。如《医钞类编》说：“养心则神凝，神凝则气聚，气聚则神全，若日逐攘扰烦，神不守舍，则易衰老。”所谓凝神，即是心神集中专注，不散乱，不昏沉。可见，这种凝神敛思的养神方法，并非无知、无欲、无理想、无抱负、毫无精神寄托的闲散空虚。因此，它与饱食终日无所用心者是截然不同的。从养生学角度而言，神贵凝而恶乱，思贵敛而恶散。凝神敛思是保持思想清静的良方。随着科学的发展，实验已证明，清静养神这种自我调节能保持神经系统不受外界精神因素干扰，使人体生理功能处于极佳状态。

生理学研究证实，人在入静后，生命活动中枢的大脑又回复到人儿童时

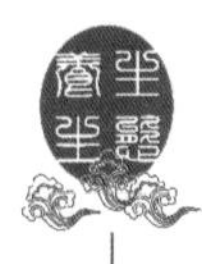

代的大脑电波状态，也就是人的衰老生化指标得到了“逆转”。经实验测定，高水平的气功师的脑电波与一般人有明显的不同。社会调查发现，凡经过重大精神挫折、思想打击，又未得到良好的精神调摄，多种疾病的发病率都有明显增加。而经常保持思想清静，调神养生，多练气功，可以有效地增强抗病能力，减少疾病发生，有益身心健康。

要想取得良好的保养心神效果，必须具备心地光明磊落，志有所专的品德。只有精神静谧，从容温和，排除杂念，专心致志，才能做到安静和调，心胸豁达、神清气和、乐观愉快，这样不仅有利于学习和工作，而且能使整体协调，生活规律，有利于健康长寿。

2．少私寡欲 少私，是指减少私心杂念；寡欲，是降低对名利和物质的嗜欲。老子《道德经》主张：“见素抱朴，少私寡欲。”《素问·上古天真论》指出“是以志闲而少欲，心安而不惧，形劳而不倦，气从以顺，各从其欲，皆得所愿……所以能年皆度百岁而动作不衰”，因为私心太重，嗜欲不止，欲望太高太多，达不到目的，就会产生忧郁、幻想、失望、悲伤、苦闷等不良情绪，从而扰乱清静之神，使心神处于无休止的混乱之中，导致气机紊乱而发病。如果能减少私心、欲望，从实际情况出发，节制对私欲和名利的奢望，则可减轻不必要的思想负担，使人变得心地坦然、心情舒畅，从而促进身心健康。

要做到少私寡欲，必须注意下述两点。一是明确私欲之害，以理收心。如《医学入门·保养说》言：“主于理，则人欲消亡而心清神悦，不求静而自静也。”二是要正确对待个人利害得失。《太上老君养生诀》说：“且夫善摄生者，要先除六害，然后可以保性命延驻百年。何者是也？一者薄名利，二者禁声色，三者廉货财，四者损滋味，五者除佞妄，六者去妒忌。”六害不除，万物扰心，神岂能清静？去六害养心神，确为清心养神之要务。

四、节制私欲法

（一）人欲有常

“欲”，属于心理活动的范畴，是指欲念、情欲、意欲等心身需要，也指希望、欲望、要求等精神活动。从广义来说，人的多种需要，皆属于欲，如耳之欲五声，目之欲五色，口之欲五味，心之欲五志等，皆为人之常欲。既有生理和心理需求，也有物质和精神需求。历史的发展，社会的进步，也正是为了满足人们的各种需求。另一方面，人们只有积极创造文明成果，才能使自己的需求得到满足。所以，人欲有常，在于它能促进社会全面发展，有利于人们健康生活。从狭义来说，欲，专指性欲，是人的生物本能，已婚男女，阴阳交合，

人之常情。正常而有节制的性生活，不仅于身体无害，而且能使人心情愉快，情怡欢畅，有利于调神摄神。

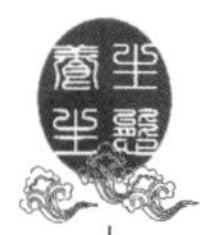

（二）私欲有害

“私欲”即个人私心、嗜望、贪欲等。人欲有常，社会发展，个人生养；若人欲失常，或人欲横流，贪欲无度，则为社会发展之障碍，个人养生之大敌。因为贪欲无度之人，始终得不到安宁，精神耗散，无法内存，心理健康必然受到损害。正如《泰定养生主论》所说：“未得之，虑得之；既得之，虑失之。趑趄而未决，寤寐惊悸而不安。”许多人之所以半百而衰，就是“不知持满，不时御神”。

私欲如海，表现甚多，如佛家把色情欲、形貌欲、娇姿欲、美音欲、细滑欲、爱相欲称为“乱心惑神”之私欲。从狭义讲，私欲主要是指有害健康的贪色性欲。有的将贪婪的财货欲、名利欲、色情欲亦称为私欲。《养性延命录》说：“罪莫大于淫，祸莫大于贪，咎莫大于谗。”认为“淫性”、“贪心”、“谗言”为私欲，并以有害心身健康的“罪”、“祸”、“咎”而成为养生大敌。

性欲是人的生物本能，性生活对人体有益，但是，如果不加节制纵欲无度，耗伤肾精扰乱元神，则心身俱劳而损害健康。《素问·金匮真言论》说：“夫精者，身之本也。”人之生长、发育、衰老乃至死亡，无不根源于肾脏精气之盛衰。肾精充盛，则身健寿高，反之则身病寿短。张景岳说：“善养生者，必保其精，精盈则气盛，气盛则神全，神全则身健，身健则病少，神气坚强，老而益壮，皆本乎精也。”

中医学历来主张节制情欲以养心身。如《素问·上古天真论》指出：“以妄为常，醉以入房，以欲竭其精，以耗散其真，故半百而衰矣。”《简明医要》说：“寿命修短，全系精气之盈亏。精血一败，神气无所依附，欲长寿而享诸福难矣！其害以淫欲为最。少壮宜节，老年宜绝，男女皆同……古人少年迟婚，中年后早绝欲，多得长寿。今人早婚纵欲，水枯火亢，精神垂尽，仙丹莫疗，悔之晚矣，达者当知。精髓有限，生之甚难矣，耗之甚易，如是油满灯明，油尽灯灭。若纵欲丧精，假力药饵，弃真取伪，弃内取外，不亦愚乎！”另一方面，适当节欲，绝非勉强抑制，对于性欲，清代名医徐灵胎就说过：“精之为物，欲动而生，不动则不生，能自然不动者有益，强制者有害，过用者衰竭，任其自然而不勉强，则自然之法也。”

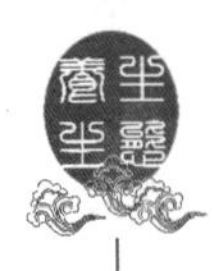

（三）节制私欲的方法

1．薄名利 养生家以“名利”为六害之首，并提出薄名利的主张。“名”为一个人社会荣誉和地位的象征；努力而成并被社会公认之名，能使心身处于最佳状态即健康。但若求“厚名”，即求名欲甚则有害。《黄帝内经》提出“无患法”，即“无思想之患”，舍去名欲之患以制之。医家提出“薄减法”，即减少名欲以淡之。道家提出“虚化法”，即虚无名欲以化之。人常欲利，若正当而取，将有益养生；但求之过度，则忧心伤生。医家视利欲如枷锁，提出“解枷法”，即解枷除利以节之。儒家视利欲为小人所为，提出“轻视法”，即轻利欲如粪土以弃之。佛家视利欲为难关，提出“破关法”，弘一大师说：“利关不破，得失惊之”，利坚如关当攻以破之。文人喻利欲为“焚心火”，利欲熏心当以“息燃”法灭之。

《素问·上古天真论》认为，若能“志闲而少欲，心安而不惧，形劳而不倦，气从以顺，各从其欲，皆得所愿”，就可“年皆度百岁，而动作不衰”。李东垣《脾胃论·省言箴》也强调，要保持健康，做到形体不早衰，必须淡泊名利，他说：“名与身孰亲？身与货孰多？以隋侯之殊，弹千白雀，世必笑之，何取之轻厕弃之重耶？”若不分轻重，患得患失，惟名利是图，久而久之，必然会损伤心神，影响健康。

2．淡物欲 钱物或财富为生活必需，但过度追求则难宁心神。贪念财物而难以实现会产生烦躁情绪和不仁意识，甚者劳命伤神，取财舍命，正如《伤寒论》所说：“趋世之上，不固根本，忘躯殉物，危若冰谷。”若任贪物之欲发展，恐有损身惑家之患，如司马光《训谕示康》所说：“侈则多欲，多欲则贪求妄用，败家丧身。”所以，医学家主张思想上淡泊财物，养生家主张生活上廉财俭用，修德养性，不为钱物财富累心疲命。

3．节性欲 “欲不可纵”，是中医养生学的基本要点之一。古今中外，对性进行了许多探索，主要有三种观点和流派，一是纵欲，一是禁欲，一是节欲。前二者走向极端是有害的，而“节欲”则是辩证地提出性生活的适度、节制，对人体有着重要的养生意义。正如古人所言：“房中之事，能生人，能煞人，譬如水火，知用者，可以养生，不能用之者，立可尸矣”。告诫世人，房事应有所节制。医学研究证明，失精过多，雄、雌激素亏损，可使人体免疫功能下降，人体组织蛋白形成能力降低，血液循环不畅，内分泌功能失调，代谢率降低等，不仅造成身体虚弱，而且容易引起疾病。

五、郁闷疏泄法

（一）郁闷疏泄法的意义

1．郁伤情志 “郁”是指在心里积聚而不得发泄之意，如抑郁、郁闷、忧郁、气郁、肝郁等。抑郁日久常常出现情绪低落、思维迟缓、郁郁寡欢、闷闷不乐；对一切事物失去兴趣，索然无味，不愿参加社交活动，怯于出门；对未来缺乏信心，容易后悔，体验不到生活的快乐。情绪抑郁的人，看上去疲乏倦怠，表情冷漠，整个生活弥漫在灰暗的气氛中，甚至感到自己身处痛苦的深渊而无力自拔，以至走向绝望、轻生、自杀的地步。因此，精神抑郁危害极大。

2．郁闷生疾 郁闷生于气，气机紊乱导致气血瘀滞，血脉不能畅达，各种疾病也随之而发。《黄帝内经》云：“百病生于气”。其中，郁闷对五脏危害最大。《丹溪心法・六郁》说：“肝气郁结者，症见精神抑郁，胸闷胁痛。若肝气横逆，克及脾胃则见腹胀嗳气，不思饮食，脉多弦细等症。根据《赤水玄珠・郁证门》的说法，五脏本气自郁者，气郁在心使血厥，气郁在肝使志伤，气郁在脾使运滞，气郁在肺使胸闷，气郁在肾使阴衰。气郁危及脏腑，进而危及经脉和全身。所以《红炉点雪》说：“失气贵舒而不贵郁，舒则周身畅利，郁则百脉违和，故曰喜则气缓……气既壅滞，则郁而为火。”

（二）常用的郁闷疏泄法

1．调气法 孙思邈在《备急千金要方・养生》中指出：“气郁之病，调气以治。”调气的时间以夜间子时至次日午时为佳，古人称这段时间为生气之时；相反，中午至午夜为死气时间，一般不宜调气。调气方式，取仰卧位，床褥略厚软，枕高与身平，舒展手脚；两手握大拇指，男性左手在内女性右手在内，置于肚脐上；叩齿多次，唾液分三口咽下，将气从鼻腔引入腹部；气吸足则停止，有余力可继续吸气；胸中闷气可从口中细细吐尽，自然清气再从鼻中细细吸入，此方法可疏导气郁，吐闷纳清，倍感轻松。

2．开郁法 《医学入门・保养》针对气郁为病提出开郁之法。具体操作方法如下。

(1)两臂下垂，两脚开立与肩宽，顺势深呼吸 3 次，然后左手搭在右肩上，右足搭左腿窝前后跳行各 3 次，再以右手搭在左肩上，左足搭右腿窝前后跳行各 3 次。

(2) 恢复到起势后，两手用力上举作托天式，同时进行逆势深呼吸，两足用力踏地；复将两手向后上方撑，身体后仰 3 次。

(3) 接上式，双手交叉沿胸、腹，直至膝下，两腿尽量避免弯曲，用力下压3次。

(4) 接上式，两腿下蹲，两手用力攀起脚后跟，足尖着地，用力低头到膝下，起立，顺势深呼吸3次，收势。此方法可治胸腹胀满，开郁祛闷。

3．舒结法 《丹溪心法》说："气血失和，一有怫郁，诸病生焉。"郁，是体内气血运动不畅而停滞的表现。郁为病，有气、血、痰、食和湿热六种。六郁各有其主症，如气郁主症为胸胁满痛，脉沉而涩，抑郁寡欢，闷闷不乐。六郁互相影响，常以气郁为主，故应主治气郁。气为血之帅，血为气之母，气行则血行，气滞则血瘀，因此，血瘀往往是诸郁所致，中医临床上常常气血并治。而痰郁则是郁产生的病理代谢产物，故历代医家对精神疾病病因的认识上有"痰迷心窍"之说，朱丹溪用越鞠丸治六郁证，其重点就是行气解郁、舒结祛痰。

4．疏肝法 中医认为，肝气之郁为情志证，为诸郁中的常见证。《丹溪心法》说："气郁者，胸胁痛，脉沉涩。"气郁是由于情志内伤，肝气郁结所致。症见精神抑郁，情绪不宁，胸闷胁痛，痛无定处，腹胀纳呆，善太息，女子月事不行等。治疗当以疏肝理气、行气化郁为重点。

5．言导法 在很大程度上与现代的心理疏导雷同，对于气郁所致各种病证，如神经衰弱、癔病、抑郁性神经官能症等，除了用药、调气、疏郁等方法外，心理疏导，如支持、同情、聊天、谈心、暗示、疏导、激泄、祝由等方法均是至关重要的方法。

六、四气调神

（一）四气调神的意义

四气调神的养生方法，是在中医学"天人合一"的整体观念基础之上建立的。是指养生调神要顺应自然规律，逆之则体弱多病，甚至夭折。正如《素问·四气调神大论》所说："夫四时阴阳者，万物之根本也。所以圣人春夏养阳，秋冬养阴，以从其根，故与万物浮沉于生长之门，逆其根则伐其本，坏其真矣。故阴阳四时者，万物之终始也，死生之本也。逆之则灾害生，从之则疴疾不起，是谓得道。"所以春夏养阳，秋冬养阴是建立在"阴阳互根"理论之上的四季养生法。

（二）四气调神的方法

1．春夏养阳 "春夏养阳"一是指人的形神活动要与春夏阳气隆盛相一致，

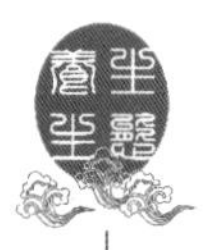

顺其性“动而向外”；二是指春夏人体阳气隆盛向外，易发泄耗伤，养阳勿使神气过用，以为秋冬养阴打好基础。

春使志生，《素问·四气调神大论》云：“春三月，此谓发陈，天地俱生，万物以荣；夜卧早起，广步于庭，被发缓形，以使志生；生而勿杀，予而勿夺，赏而勿罚。此春气之应，养生之道也。”春天，阳气开始发生，气候转温，万物推陈出新，天地生机盎然，万物生长，一派欣欣向荣的景象。人在春季调摄精神情志，均要顺应春天阳气生发、万物生长的特点，宜晚睡早起，散步于庭院，让形体舒缓，以使意志像春天生发之气一样，勿抑郁不舒。

夏使志长，《素问·四气调神大论》云：“夏三月，此谓蕃秀，天地气交，万物华实，夜卧早起，无厌于日，使志无怒，使华英成秀，使气得泄，若所爱在外。此夏气之应，养长之道也。”夏天阳气盛极，气候炎热。天阳之气极盛而下交于地，地阴之气微动而上交于天。天地阴阳之气相互交合，故万物开花结果。由于阳气充盛，故万物繁茂生长。夏天人之阳气旺盛外浮，宜使心情舒畅，容光焕发，使阳气宣泄于外。这样，人的形体和精神活动才能和夏天旺盛之阳气相适应，符合夏长之规律。

2．秋冬养阴　“秋冬养阴”，一是指人的形神活动要顺应秋冬阳气潜藏的自然规律，即采取以养收、养藏的调神方法为主，其要点是“静而向内”；二是秋冬阴精用事，勿使之妄泄，以为来年春夏养阳打下基础。

秋使志收，《素问·四气调神大论》云：“秋三月，此为容平。天气以急，地气以明，早卧早起，与鸡俱兴；使志安宁，以缓秋刑；收敛神气，使秋气平；无外其志，使肺气清。此秋气之应，养收之道也。”秋天，阴气始盛，阳气始衰，气候由热转凉，出现天气清凉劲急，万物肃杀的自然状态。万物已经成熟，达到形态已定的“容平”阶段。人体之阳气亦开始收敛，调摄精神，要使神气内敛，志意安宁，不使志意外露、阳气外泄，宜早卧早起，避免秋天肃杀之气的伤害。这样，人的形体和精神活动才能和秋天阴升阳降、阳气开始收敛之状态相适宜，符合秋收之规律。

冬使志伏，《素问·四气调神大论》云：“冬三月，此谓闭藏。水冰地坼，无扰乎阳；早卧晚起，必待日光，使志若伏若匿，若有私意，若已有得；去寒就温，无泄皮肤，使气亟夺。此冬气之应，养藏之道也。”冬天阳气潜藏，阴气盛极，大地冰冻，一派阴盛寒冷的景象。此时，人体的阳气亦潜藏于内，所以必须注意保养阳气。早卧晚起，穿着宜温暖，不使皮肤开泄而汗出，避免寒冷阴邪侵伤机体而发病。精神活动方面，要使志意内藏不宜外露，像有私意存

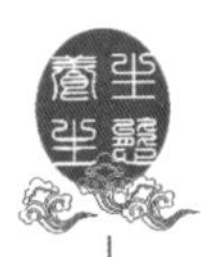

于胸中不欲吐露告人一样。总之，人的形体和精神活动均应以保养阳气为核心，顺应冬天阴盛阳衰的自然气候，有利于调神养生。

七、音乐治疗

音乐养生是生态养生的一个重要组成部分。运用音乐来调剂人们的精神生活，改善人们的精神状态，从而起到预防、治疗某些心理情志疾病的作用，在我国古代很早就有文字记载。战国时代的公孙尼在《乐记》中说："凡音之起，由人心生也，物使之然也。"明代张景岳在《类经附翼》中解释说："乐者音之所由生也，其本在人心之感于物。"这就是说，音乐首先感受于人心，中医学认为"心主神明"，一曲活泼欢快的乐曲能使人振奋精神，激发情趣；而一首优美雅静的乐谱却让人畅志舒怀，情绪安定；相反，一曲悲哀低沉的哀乐，却能催人泪下，悲切不已。这就是所谓外因通过内因来调节心理上的不平衡状态。因此，音乐对于人的心理具有康复情志、娱乐养生的意义。

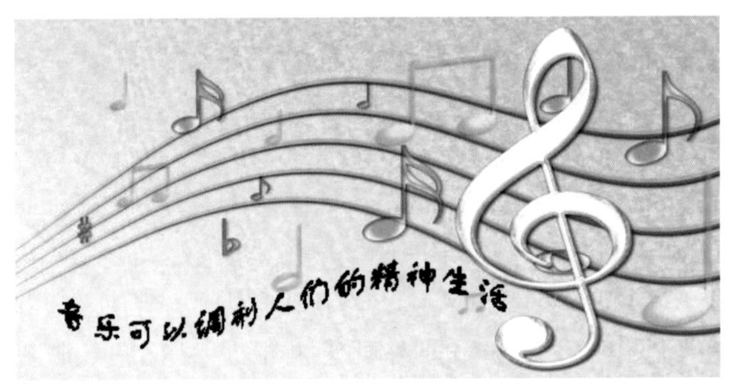

音乐发展至今已有四五千年的历史了。由于人们生活在大自然之中，因此，上古时代的人类最先接受的娱乐内容必然是大自然的湖光山色，以及风涛倾耳、瀑布欢腾、潺潺泉水、虎啸猿啼、空山鸟语、蝉鸣蛙噪等优美的天然乐章，这可以说是最原始的自然音乐了。人们生活在这种环境之中，身心必然要与大自然的天然乐章相协调，如此天长日久地闻听自然音乐之美，就能使他们的心境自然而然地处在良好的状态之中。自然音乐发展到后来就形成了民间音乐和宫廷音乐，所谓《下里》、《巴人》、《阳春》、《白雪》就指上面所言。古代帝王为了遣怀畅志，常以宫廷音乐来消除政务烦恼或康复情志疾病。金代医家张从正认为音乐是一味很好的良药，对于情志、精神郁闷不舒所引起的疾病，只要不断给予"笙笛"一类的音乐"良药"，就能治愈。这说明音乐不仅能改善外部环境的美好气氛，也能调节人体的内心世界。

古往今来，中医学一直比较重视音乐医疗和康复养生，并强调人体形与神的统一。中医认为："天有五音，人有五脏；天有六律，人有六腑"。于是在《素问》中便记述了"宫、商、角、徵、羽"这五种不同的音阶，并进一步将它落实到五脏，就出现了"脾在音为宫，肺在音为商，肝在音为角，心在音为徵，

肾在音为羽。”那么为什么五脏能与“五音”相应呢？这要从中医“形神统一”的整体加以理解。朝鲜金礼蒙的《医方类聚》说：“脾好音乐，丝竹（乐器）才闻，脾即磨矣”。经观察证实，音乐确能促进消化液的分泌和吸收功能，但是否直接作用脾胃所致？从脏腑学说来讲，五音合五脏；从五行学说理解，心属火、脾属土。音乐感受于心，然后根据五行生克规律，即“火能生土”，故心受之能对脾胃产生影响。其他各脏的原理也基本如此，都是通过音乐所产生的精神意识活动来使“五脏以应五音”的。所以《晋书·律历上》指出：“是以闻其宫声，使人温良而宽大；闻其商声，使方廉而好义；闻其角声，使人恻隐而仁爱；闻其徵声，使人乐养而好施；闻其羽声，使人恭俭而好礼”。说明音乐不但影响感情变化，而且也包括情志变化。不过对于古人的经验之谈，我们只能参考而已。

总之，不同的乐曲对于不同年龄层次的人们，确实具有一定的怡情养生及康复医疗作用，也是生态情志养生重要的组成部分之一，让我们伴随着美妙的音乐声愉快地度过每一天。

八、老年人如何调摄情志

老年人虽饱经沧桑，阅历丰富，但离退休以后，在心理方面会出现一些微妙的想法或暗示，而这种情绪往往会对健康产生消极的影响。

（一）离退休后的心理情况

人在离退休后，离开了繁忙的工作岗位，摆脱了纷杂的人际关系，时间似乎放慢了，人生似乎到了尽头，或心灰意冷，或自感空虚，在心理上出现了严重的失调，往往出现下列不良症状。

1. 思想上的孤独感 人到老年，大都经历亲朋相继去世、晚年丧偶失子等悲苦之事，再加离退休在家，面对四壁，思亲无着，顿感离群之后的失落孤单，无所依靠及无限的孤独和无奈。

2. 心理上的自卑感 不少老年人认为自己辈分高，经验多，理应受到尊敬，喜欢以自我为中心，家长式作风，一人说了算，还有的独断专行。但是当自己的行为受到挫折时，容易走向另一极端，出现自卑感，特别是自己的行为不被人尊重，或期望得不到实现时，心理特别沮丧，容易丧失信心，甚至悲观厌世。

3. 生活上的无用感 步入老年，眼花耳聋、动作缓慢、忘性增大等生理变化越来越显著，给日常生活带来许多不便，自觉活着无用，如退休金比现职人员工资少，医疗费支付困难，衣食住行不便或因丧偶、子女分离而寡居，或因

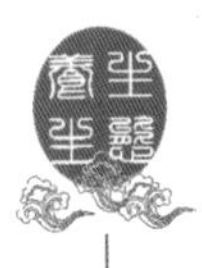

子女不孝，遭遇歧视等等，常可因此而带来性格上的变化，如沉闷、多疑、烦躁、唠叨等。当疾病降临时，就会感到死亡的威胁，产生失望、空虚和恐惧心理。

（二）老年人调摄情志的方法

不良情绪的产生是由于生理和生活环境发生了变化造成的。面对人生重大转折和突发事件，不少老年人缺乏精神准备，自我心理感受与客观现实出现了矛盾和冲突。实验研究证明，加强心理调适、保持心理卫生有助于心理健康。老年人的心理卫生主要包括以下五个方面的内容。

1．调整好心态，适应新环境 老年人要认识老年阶段的生理特点，根据家庭环境和社会地位的变化，以积极的生活态度，调整和安排好晚年生活。

2．克服自卑心理，增强自立意识 老年人在思想上要防止未老先衰，不断增强和保持独立生活的能力，减少依赖性。

3．走向社会，丰富精神生活 老年人要走向社会，参加文体和社会活动，融入社会，扩大人际交往，丰富精神生活，提高反应能力和灵活性。

4．老有所学，健身健脑 经常使用大脑，是保护大脑功能的积极活动。保持健全的大脑是维系机体经常处于良好的状态和防止心理衰老的生理基础。很多高寿老人的经验之一就是勤于用脑，善于学习。

5．善于应变，自我调适 当受到强烈刺激而引起恶劣情绪时，通常采用如下三种方法：一是**“倾诉”**，通过谈心向亲朋好友或同情者倾诉，得到同情和安慰，缓解心理压力；二是**“发泄”**，可以大哭一场，让有害物质排放出体外，可以减轻心理压力；三是**“转移”**，当遇到情绪异常激动时，力争把注意力转移到其他活动中去，或离开，或到亲朋好友家去，或参加文娱活动，或去干自己喜欢干的事情等，避开不良环境，转移注意力，除去不良心情。明代医家张介宾在《长寿话养生》中说：“娱乐有制，失制则精疲力竭；快乐有度，失度则乐极生悲。健康有道，端正在心。喜怒不萦于胸襟，荣辱不扰于方寸，自有回天之功。无忧无虑，即是长生圣药；常开笑口，便是祛病良方。”

总之，只要我们注意用积极心态代替消极心态，就能做到心理健康，让心理青春常驻，晚年和谐幸福。

第四章

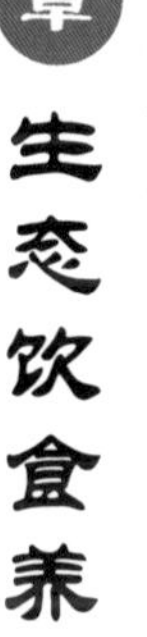

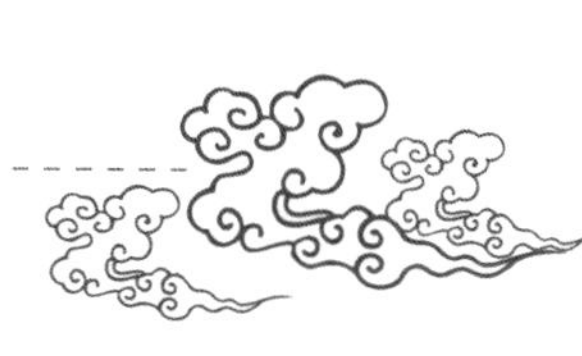

饮食有节　谨和五味

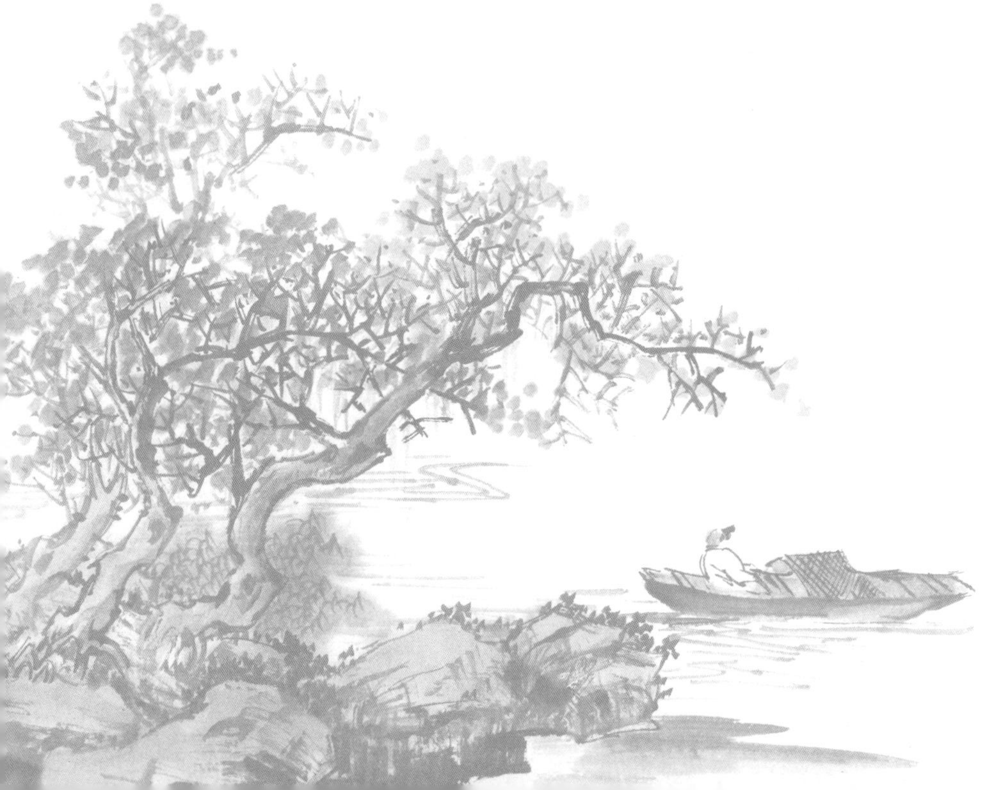

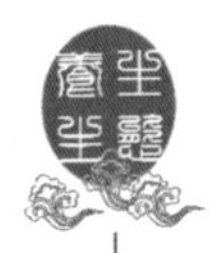

第一节　生态饮食养生提出的背景

近年来，心血管疾病、糖尿病、肿瘤等慢性非传染性疾病的发生率以及由此造成的死亡率在逐年升高，全世界由非传染性疾病造成的死亡每年约占死亡的60%，在发展中国家尤为明显，已有79%的死亡原因来自慢性非传染性疾病。《2002年世界卫生报告》综合分析了多个国家人群主要危险因素和大量发病与死亡的关系发现，慢性非传染病最重要的危险因素包括高血压、高血液黏滞度、高胆固醇血症、水果和蔬菜摄入不足、体重过重或者肥胖、缺乏体力活动和吸烟等，而上述危险因素均与膳食结构关系密切。

调查结果显示，随着人们生活水平的提高，城乡居民的膳食状况明显改善，儿童青少年平均身高和体重显著增加，营养不良性疾病的发生率大幅下降。与此同时，部分人群膳食结构不合理以及身体活动减少，引起众多慢性非传染性疾病，如肥胖、高血压、糖尿病、高脂血症等患病率明显增加，已经成为威胁国民健康的突出问题。生活水平提高了，健康状况却没有随之升高，令人十分遗憾。

一、中国居民的体质状况及其变化

身高、体重、体质指数和腰围是评价人体营养状况的重要指标。近年来，随着我国经济的发展和人群膳食结构的变化，人们的营养状况也正处于一个迅速变化的时期。与10年前相比，我国城乡居民的身高和体重均有所增加。3～18岁城乡儿童身高比1992年时增加约3.4cm，城市和农村平均身高分别增加了2.43%和2.52%。据报道，2000年日本17岁男性平均身高为170.8cm，17岁女性平均身高为158.1cm，我国同龄男女分别为170.2cm和158.6cm。身高的快速增长与经济的高速发展和膳食质量的改善密不可分。

体质指数（body mass index，BMI）是用于评价人体胖瘦程度的常用指标，其计算法为BMI=体重(kg)/身高^2(m^2)。与1992年全国营养调查结果相比，2002年我国居民体质指数明显增加，20岁以上各年龄组城市男性体质指数平均增加1kg/m^2；城市女性体质指数增加更明显，尤其是25岁以上的女性，60岁组城市女性平均体质指数增加4 kg/m^2。

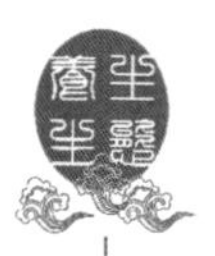

我国居民腰围水平与10年前相比明显增加，城市居民增长率大于农村。相关分析显示，腰围与年龄、性别、家庭经济收入呈显著正相关关系。在经济发达的大城市，居民腰围的平均值最大。我国18岁及以上居民腹部肥胖率为25.7%，其中男性为25.5%，女性则为26.2%。按年龄组分析18～44岁组为22.4%，45～59岁组为36.5%。而且城市居民的腹部肥胖率明显高于农村，城市为33.4%，农村为22.5%。大量的研究资料显示，腰围与寿命呈反比，即腰围越大寿命越短。

二、中国居民死亡因素和疾病谱的变化

居民因病死亡率、死亡原因及其变化规律，是反映一个国家和地区居民健康状况的重要指标，是制定社会卫生政策、评价医疗卫生工作质量和效果的科学依据，也是研究人口发展规律的一项重要内容。

根据卫生部发布的《中国卫生统计年鉴》和《全国第三次死因回顾抽样调查报告》显示，恶性肿瘤、心脑血管病和慢性退行性疾病成为我国居民最主要的死亡原因。其中，脑血管病、恶性肿瘤是我国居民前两位的死亡原因，死亡率分别为136.64/10万、135.88/10万，分别占死亡总数的22.45%和22.32%；第三、四位是呼吸系统疾病和心脏病，死亡率分别为96.28/10万、90.23/10万；第五位是损伤和中毒，死亡率为61.51/10万。前五位的死亡原因累计占死亡总数的85%。第六至第十位依次为消化系统疾病、传染病、内分泌营养代谢疾病、泌尿生殖系统疾病和围产期疾病。前十位死亡原因累计占死亡总数的95%。我国城市前五位死亡原因依次为恶性肿瘤、脑血管病、心脏病、呼吸系统疾病、损伤和中毒；农村依次为脑血管病、恶性肿瘤、呼吸系统疾病、心脏病、损伤和中毒。全国疾病监测系统资料显示：中国慢性病死亡占总死亡的比例呈持续上升趋势，已由1991年的73.8%上升到2000年的80.9%，死亡数达到600万。

与世界人口死亡情况相比，我国传染病、母婴疾病及营养缺乏性疾病死亡率明显低于世界平均水平，慢性非传染病死亡率与世界平均水平接近。死因构成中，我国慢性非传染病的比例显著高于世界平均水平。与发达国家相比，我国居民死亡率水平明显偏高，慢性非传染病尤为突出，脑血管疾病标准化死亡率是欧美发达国家的4～5倍，是日本的3.5倍；恶性肿瘤标准化死亡率与美国、英国、法国接近，但是高于亚洲国家，如日本、印度和泰国；心脏病标准化死亡率接近美国、英国，但是明显高于法国、澳大利亚、日本和泰国。

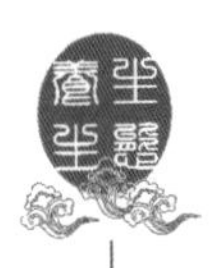

三、中国居民主要慢性非传染性疾病的变化

随着我国经济的发展和人口老龄化，慢性非传染病日趋流行，心脑血管疾病作为主要的慢性非传染病，对人群健康的影响日益突显。据初步统计，我国每年新发脑血管病人 200 万人，现有脑血管病人 700 万人；每年新发心肌梗死病人 50 万人，现有心肌梗死病人 200 万人。高血压是以心脑血管疾病为主的慢性非传染病的主要危险因素之一，也是威胁人群健康的重要公共卫生问题。2005 年美国高血压协会提出：高血压是一种由复杂而彼此相关的多种病因所致、以血压升高为主要表现的、进行性的心血管系统综合征，它的各种表现常常在血压升高之前就已经出现，可以导致心脏与血管的功能性与结构异常，进而导致心脏、肾脏、脑血管系统损伤，引起残疾与过早死亡。我国高血压患病率逐年上升，与 1980 年高血压患病率（7.5%）相比，1991 年上升到 25%，2002 年则上升到 64%，中青年高血压患病率上升幅度最大。更令人担忧的是，在高血压患者中，不到 50% 的高血压患者知晓自己患病，服药治疗的仅为 25%，把血压控制在正常范围的不足 10%。高血压的高患病率、低知晓率、低治疗率和低控制率已经成为我国心血管病防治的瓶颈。

2002 年中国居民营养与健康状况调查结果显示：高血压患者有 1.6 亿，每 100 人中就有 20 人患高血压，尤其是男性；高血脂患者有 1.6 亿，每 100 个男性中有 25 人以上，女性中有 15 人以上患病；糖尿病患者有 2000 多万，在 18 岁以上的城市居民中每 100 人中超过 6 人患糖尿病，另有糖耐量减低者 2000 万人。

腰带长、寿命短，肥胖是很多中老年慢性非传染病的重要因素。在欧洲，三分之一的人肥胖，德国更厉害。在美国，肥胖是压倒一切的忧虑。1980 年美国四分之一的成年人体重超标，如今达到了三分之一，其中四分之一肥胖。2002 年美国人口的 31.5%，约 6000 万人是大胖子，而 20 世纪 80 年代和 90 年代分别为 15% 和 23%，美国 5 岁以下儿童 10% 超重。根据中国疾病预防控制中心的资料，我国 20 岁以上的人口中，超重者不低于 2.4 亿，肥胖患者已达 6000 万人以上。18 岁以上人群中 22% 以上超重或肥胖，城市超重或肥胖率超过 28%。

四、原因分析

我国居民的体质变化以及慢性非传染病等的增多，与生活方式密切相关。进食过量、营养失衡和运动不足是最主要的原因。

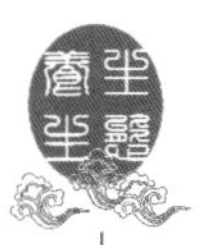

（一）中国居民膳食模式的变化

膳食模式的变化直接影响多种慢性病的发生、发展，合理的膳食模式能够预防疾病的发生，不科学的膳食模式可增加患病的危险。

过去 10 年间，城乡居民的能量摄入稳定在 2300kcal 左右，膳食结构却发生明显变化，优质蛋白的摄入比例加大，由 10 年前的 37% 增至 43%。动物性食品、水果、奶类食物的摄入量均有所增加。

与此同时，由于动物性食物和油脂摄入过多，导致膳食脂肪供能比急剧上升，2002 年城市居民油脂的消费量已经达到人均每天 44g，相当于每年 16kg，加上猪肉年消费量达 22kg，城市居民的膳食脂肪供能比高达 35%。

相反，谷类和蔬菜消费减少，城市居民膳食的谷类供能比已经低至 49%，极明显低于合理比例。城市居民的蔬菜消费量由 319g 减到了 252g。

由于偏离平衡膳食原则的食物消费模式和城市居民运动不足，导致平均体重不断增加，超重和肥胖率迅猛上升，各种慢性非传染性疾病的发生率明显上升。

（二）中国居民就餐行为的变化

我国居民虽然基本能够按一日三餐的规律用餐，但是仍有很多青年人是一日二餐，尤其是不吃早餐的现象仍然比较严重。

早餐是一天中十分重要的一餐，是能量和营养素的重要来源。不吃早餐，不仅能量和蛋白质不能从午餐或晚餐得到补偿，还容易发生维生素 A、维生素 B、铁、钙、镁、铜、锌等营养素的缺乏，而且会影响人的认知能力、学习、工作效率以及人体耐力等。长时间不吃早餐，还会导致胆囊炎、胆结石等疾患。

另外，现代人在外就餐的比例很高，接近 15%，城市居民在外就餐的比例高达 26% 以上。随着生活水平的不断提高和现代都市生活节奏的加快，越来越多的人经常选择在外就餐，在外就餐已经成为许多家庭饮食生活的重要组成部分。但是，在外就餐给人们带来方便的同时，也产生许多新问题。首先是餐馆就餐者膳食能量摄入和膳食能量密度（食物能量/食物重量）均显著高于在家就餐者，因此导致体脂含量增加，而体脂增加是心脑血管疾病、非胰岛素依赖性糖尿病、高血压、高血脂等慢性病的重要危险因素之一。其次是许多餐馆的卫生条件不符合要求，在外就餐增加了疾病传播的机会。

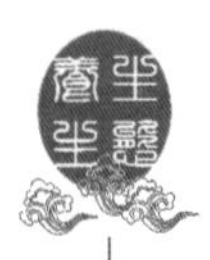

（三）中国居民饮酒行为的变化

酒精消费量的增加和过度饮酒所导致的健康问题目前已经成为世界性的公共卫生问题之一。

20 世纪 80 年代以后，随着经济的发展、物质供应的丰富以及对外交流的增加，酒消费总量明显增加，酒产量从 1978 年的 247 万吨增加到 2002 年的 3142 万吨。15 岁以上人均年消费纯酒精从 1980 年的 1.7 升提高到 2001 年的 4.45 升。2002 年世界卫生组织报告显示，在低死亡率发展中国家酒精是造成疾病负担最主要的危险因素，是发达国家第三位的危险因素。据估计，2000 年全世界因酒引起死亡的人数约为 180 万，相当于全球疾病的 4%；另外，全世界约 20%～30% 的食管癌、肝脏病变、机动车事故、自杀和其他故意伤害等也是因酒问题所致。

2001 年中国五地区饮酒情况及相关问题调查显示，在问题饮酒者和酒依赖者中，胃炎或胃溃疡、腰背痛的患病率分别为 17.4% 和 15.7%；在社会心理损害方面，酒后遗忘、饮酒失控发生率超过 50%，酒后闹事或酒后事故影响社会治安的约占 20%。此外，世界各国研究均证实了酒精所致精神障碍的发生率与酒精消费同步增长。调查结果显示，20 世纪的后 25 年间，在我国精神病院住院患者中，由于酒精所致精神障碍的比例急剧增加。

我国居民现在饮酒率为 21.0%，与 1991 年比较增加了 17.3%，其中女性饮酒率增长迅速。随着女性就业人数的增加、女权意识的增强以及女性经济实力的提高，女性参与社会各项活动的机会也随之增加，由此造成了女性饮酒人数的急剧增加。特别值得注意的是，由于女性脂肪含量较男性高，当同等体重男女摄入同等量酒精时，女性较男性更容易发生醉酒。此外，有研究显示，过量饮酒的女性其乳腺癌发病率明显高于不饮酒者。

我国现在饮酒者中，18 岁之前开始饮酒的比例为 8.8%，有明显增加趋势。有研究认为，开始饮酒的年龄越小，发生酒精依赖的可能性越大，以后发生重度饮酒的机会也越大，对身体的损害也越大。2005 年 11 月 7 日，我国商务部颁布《酒类流通管理办法》，要求从 2006 年 1 月 1 日开始，各类酒类经营者不得向未成年人出售酒类商品，并应在经营场所明确悬挂禁售标识。

国外众多研究证实，酒精给人类躯体、精神和社会带来极严重的危害，并且可损害机体内几乎每一个器官和系统，造成 60 多种疾病和损伤，包括酒精性精神疾患、酒精依赖综合征、酒精性胃炎、酒精性脂肪肝和酒精性肝硬化等慢性病，以及意外伤害、交通事故、抢劫凶杀等危害社会和饮酒者健康的急

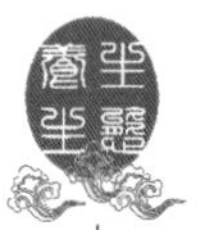

性卫生问题。

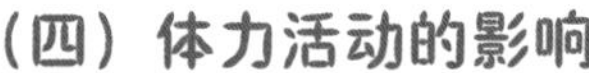

（四）体力活动的影响

随着社会分工和机械化的日益完善，职业性体力劳动和家务劳动量减轻，人们处于静态生活的时间增加，能量堆积，这也是慢性非传染病的主要诱因。

有资料显示，随着静态生活时间的增加，人群血脂水平显著升高，血脂异常患病率也显著增加。与每日看电视时间不足 1 小时的人相比较，平均每日看电视时间超过 4 小时者高 TC 血症患病率达 81%，高 TG 血症患病率增加近 53%，高 LDL-C 血症增加 87%，各种慢性非传染病的发病率也显著升高。

大量的研究结果证明，经常性体力活动或运动不仅可增加能量消耗，而且可使身体的代谢率增加，有利于维持机体的能量平衡，还可以增强心血管系统和呼吸系统功能。

以 2 型糖尿病为例，患这种病的一个主要原因就是肌肉的减少。从 30 岁左右开始，人体的肌纤维每年以 1.5% ～ 2.0% 的速度减少，至 75 岁时肌肉重量仅为原来的 50%。由于人体分泌的具有降糖作用的胰岛素的受体有很大一部分在肌肉细胞膜上，所以肌纤维的减少直接导致胰岛素受体数量的减少。2 型糖尿病的初期，身体分泌的胰岛素量并没减少，而是因为受体数量的减少使胰岛素的作用发挥不好，所以 2 型糖尿病又称为非胰岛素依赖型糖尿病。在这种情况下，因降糖效果不好，代偿性地增加胰岛素分泌量，久而久之，胰腺功能衰竭。此时，病人就需要注射胰岛素治疗了。所以中老年人加强体育锻炼，对预防 2 型糖尿病非常重要。

五、生态饮食养生是预防慢性病的关键

科学健康的生活方式是健康的基础和前提，而“合理膳食”是世界卫生组织提出的健康四大基石之一。虽然社会各界和各级政府进行了大量的科普宣传，普及科学健康的膳食结构和饮食方式，但是，进食是个人行为，能否做到合理膳食，个人的观念、行为、习惯起着决定性作用。外因只是变化的条件，内因才是变化的依据。

生态饮食即是在顺应人群特点和传统习惯，在遵循自然规律的基础上，依据现代营养学理论与实践的要求而进行全生态饮食，必将为增进健康、延年益寿发挥积极的作用，取得令人欢喜的养生保健效果。

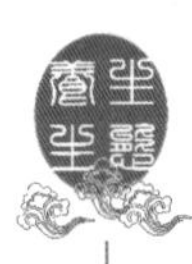

因此，膳食方面存在的问题必须主要依靠个人自主的行动才能实现。为此，应做到“调整、维持、控制、增加”这“八字方针”。调整，即改变进食程序，如把水果放到饭前吃；维持，即要保持我国传统高纤维膳食以及食物多样化的特点；控制，即要减少食盐的摄入量，控制或减少肉类、油脂的摄入量；增加，即要加大水果、奶、谷物及薯类的摄入量，以保证必需营养素的摄入。

第二节　生态饮食养生的概念和特点

一、生态饮食养生的概念

生态饮食养生是在中医理论指导下，依据现代营养学理论与实践的最新成果，研究食物的性能、作用和营养价值等，以期实现通过膳食来达到增进健康、延年益寿、预防或者辅助治疗疾病、促进康复的养生保健目的。

生态饮食养生的重要方法之一，就是通过食物种类的科学调配，摄入量的合理控制，烹调方法的独特思量，以达到维持人体健康、防病治病的目的。其优点在于不知不觉中强身健体，防病祛病，避免了一般药物治疗的副作用，使人易于接受而持之以恒。

中医学认为，合理的饮食，可使人体气血协调，正气旺盛，有利于机体健康长寿，有利于疾病痊愈。饮食失节，可使气血失调，脏腑功能下降，正气衰败，导致疾病恶化。饮食养生又称“食养”、“食补”，泛指利用饮食来达到营养机体，保持健康或者增进健康的活动。《素问·五常政大论》说：“谷肉果菜，食养尽之”。此为“食养”概念的较早记载。早在2000多年前，我国医家们就认识到了饮食对人体的重要作用，《素问·平人气象论》指出：“人以水谷为本，故人绝水谷则死”。

利用饮食，防治疾病，习称“食疗”、“食治”，泛指用饮食来治疗或辅助药物治疗疾病的活动。中医饮食疗法是中医生态疗法的一个重要方面，几千年来，积累了丰富的实践经验。孙思邈在《千金要方·食活篇》说：“食能祛邪而安五脏，悦神，爽志，以资气血”，体现了食疗扶正与祛邪两个方面作用。他同时还指出：“药性刚烈，犹若御兵”，“若能用食平疴，适性遣疾者，可谓良工。”扁鹊曰：“为医者当须洞晓病源，知其所犯，以食治之，食疗不愈，然后命药。”

饮食调养，促进康复，就是利用合理的饮食节制与饮食宜忌，辨证进食，

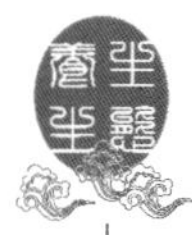

使机体尽快康复，防止病情复发。《素问·热论》指出："病热少愈，食肉则复，多食则遗，此其禁也。"

二、生态饮食养生的特点

生态饮食养生既有中医养生的特点和优势，又有现代医学、现代营养学的理论与实践，其理论既古朴又具有鲜明的时代特征。

20世纪90年代，世界卫生组织推荐了地中海饮食模式，基本特点就是杂食，将谷类、肉类、海鲜类、蛋类和蔬菜、水果有机结合，大量绿叶蔬菜和新鲜水果，少量肉食，食品多样，营养丰富全面，与中餐有异曲同工之妙。

中国和美国的膳食结构有很大的不同（见表4-1），表现在总脂肪量、动物来源的蛋白质明显低于美国，而膳食纤维则远远高于美国，我们不得不感谢祖先留下来的传统饮食习惯给我们带来的好处。

表4-1　　中、美膳食摄入比较

营养素	中国	美国
热量（千卡/天）	2611	1989
总脂肪（%热量）	14.5	34～38
膳食纤维（克/天）	33	12
总蛋白质（克/天）	64	91
动物来源蛋白质（%热量）	0.8	10～11
总铁（毫克/天）	34	18

——摘自坎贝尔博士的《中国健康调查报告》

（一）天人合一的自然观

在祖国传统哲学思想中，"天人合一"是一个非常重要的理论。这里的"天"，实际上就是自然界。人类是自然界生物进化的产物，"人以天地之气生，四时之法成"，"天食人以五气，地食人以五味……气和以生，津液相成，神乃自生。"

"天人合一"指的是人与自然界的对立统一关系。"人与天地相参也，与日月相应也"。人是大自然生态的一部分，那就必须按自然规律办事，尽管人类已经拥有无穷的智慧和能力，但也只能"改善"生态环境以更好地顺应规律，而不是按人的主观意志去"改变"自然，否则就要受到惩罚。王充在《论道》中说："人本在天，天本于道，道其然；顺其自然，即是最上养生之道。"

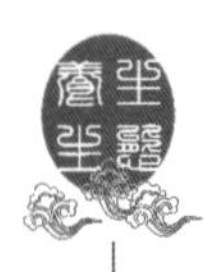

祖国传统食学沿用易学天、地、人三才理论对饮食做开放式的宏观研究，认为饮食不单是一个体内的动态物质运动过程，还与周围环境息息相关，是一个因时、因地、因人、因社会而异的开放系统，因此主张辨证用膳，把中医理论和食品学有机结合，赋予食物以药物的功能。

“天人合一”理论产生于人类长期和自然界共生共存，依附于自然生态的大背景，古人那种“靠天吃饭”的生存环境，是传统食学诞生的沃土。另外，祖国传统食学所形成的饮食文化，自始至终没有脱离“天人合一”的基本原则，富含丰富的哲学内涵，包括：①天人合一，身土不二的生态观；②调理阴阳，阴平阳秘的健康观；③药食同源，寓医于食的食疗观；④审因施食，辨证用膳的平衡膳食观。

人处天地之间，生活于自然环境中，人与自然是相通相应的关系，共同受阴阳法则的约束，共同遵循运动变化规律。这种人与自然息息相关的关系也体现在生态饮食养生方面。通过中医学天人相应的整体营养观，运用食物来达到补虚、泻实、调和阴阳的目的。自古以来，以养生益寿、防病治病的古代道、佛、儒、医、武各家学说，无不用人体内部与自然界协调统一的理论来阐述人体的生、老、病、死规律，同时也无不应用“天人合一”的法则来制定各种休逸劳作、饮食起居措施，对饮食内容和进食方式方法，提倡既要注意全面膳食，同时又要因时、因地、因人之不同，而作以适当调整，即所谓“审因用膳”和“辨证用膳”。

（二）调和阴阳、协调五脏、药食同源的整体观

1．调和阴阳 中医学认为，机体阴阳双方的协调统一，维系着人体正常的生理活动，疾病的发生和演变，归根结底是阴阳的相对平衡受到破坏，“阴盛则阳病，阳盛则阴病”，“阴虚则热，阳虚则寒”是疾病的基本病机。饮食养生与药物疗法、针灸、气功、按摩、导引等一样，采用补偏救弊，损有余而补不足的方法，其目的就在于调整阴阳，恢复机体阴阳之平衡。如阳热亢盛，易于耗伤阴液的病证，食疗采用清热保津法，选用绿豆粥、五汁饮等，其目的是泻阳以和阴；如阳虚不能制阴，阴寒偏盛的病证，食疗采用温经散寒法，选用当归生姜羊肉汤、胡桃仁炒韭菜等，以补阳制阴。

对饮食的宜与忌，中医学也从阴阳平衡观点出发，有利于阴阳平衡则宜，反之为忌，防止造成“实其实”、“虚其虚”，而致阴阳失衡的弊病。如对发育中的儿童不宜过分进补；对阴不足，而阳有余的老年人，忌食大热峻补之品；对痰湿体质的人忌食油腻；对胃寒患者忌食生冷等。总之，在平人和病人饮食调

理方面要体现“虚则补之”、“实则泻之”、“寒者热之”、“热者寒之”等原则。

2．协调五脏 饮食养生还特别注重协调五脏六腑，注重整体与局部的关系，恢复机体相互间的平衡。如口舌生疮的病证，为心胃火旺反映于口舌，宜采用清心泻火法，选食竹叶根茶等；视物昏花的病证，为肝血不足表现于目，宜采用滋补肝肾法，选食猪肝炒枸杞苗等，都是调和五脏，统一整体与局部关系的例证。另外，如头痛耳鸣、面红目赤、烦躁易怒等肝阳上亢的病证，可以根据病机食菊花、芹菜粥等清肝潜阳，也可食桑葚膏、猪肾羹等滋肾水以涵肝木，也可以食山药粥、益脾饼等培补脾土，以免木旺克脾，这些都体现了脏腑之间协调统一的特点。

3．药食同源 成书于春秋战国时期的《黄帝内经》，就提出了食养的概念，认为“药补不如食补”。东汉时期的《神农百草经》是我国流传最久的中药古籍，其中刊载了365种药物的药性特征，并将其分为上、中、下三品。上品120种，为药中之君，主养命，以应天，无毒，多服久服不伤人，轻身益气，不老延年；中品120种，为药中之臣，主养性，以应人，有毒无毒斟酌为益，遏病补虚；下品125种，为佐使，主治病，以应地，有毒，不可久服。自唐以后，食疗专著大量涌现，《千金要方》《食医心鉴》《食物本草》《食经》《本草纲目》等，都对后世食疗的研究和发展产生了很大影响。

(1) 药食同源理论是长期生活和医疗实践的结晶：原始人类在“饥不择食”

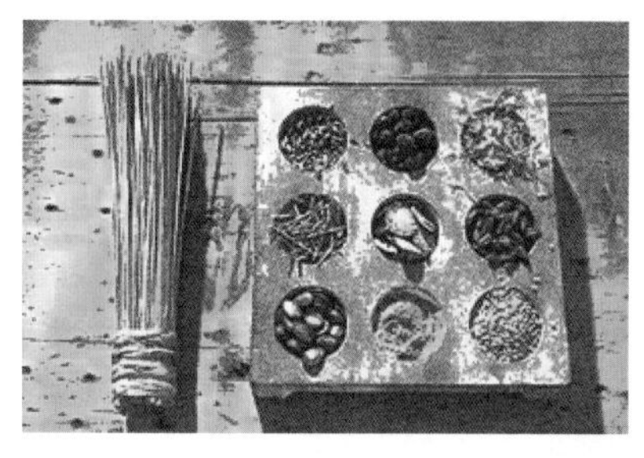

的环境中，常不可避免地误食一些有毒甚至剧毒的植物，以致中毒甚至死亡。同时，也可能因偶然吃了某些植物，使原有的病痛得以减轻甚至解除；外伤后，可能涂抹苔藓、树皮、泥土、草茎、唾液等，久之就发现了外用药。进入氏族社会以后，由于种植业、饲养业的发展，发现了更多动物性药物。“古者民茹草饮水，采树之实，食蠃蚌之肉，时多疾病，毒伤之害。于是神农乃始教民种五谷……神农尝百草之滋味，察水泉之甘苦，令民知所避就，当此之时，一日遇七十毒。”故曰：“神农尝百草，始有医药”。

(2) 从“医食同源”到“药食同源”：从“医食同源”到“药食同源”，中华医药和饮食文化在世界上独树一帜。人们对食物和药物的认识是同步的，它们有着共同的渊源，食性理论和药性理论互相渗透，同为一理。清代黄宫绣指出：“食物入口，等于药之治病，同为一理。合则于脏腑有益，而可却病卫生，

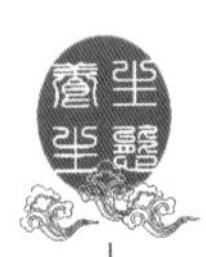

不合则于人脏腑有损，而即增病促死。”

（三）全面膳食与三因制宜相结合的平衡观

中华民族传统的饮食习惯是在素食基础上，力求荤素搭配，全面膳食。其营养平衡观点正如《素问·脏气法时论》所说：“五谷为养，五果为助，五畜为益，五菜为充，气味合而服之，以补精益气。”

全面膳食，与现代营养学的食品多样化、平衡膳食理论和方法一脉相承，讲究荤素食、主副食、粗与细、正餐和零食小吃，以及食与饮之间的合理搭配，反对偏食、过食与废食。对一味追求山珍海味、鸡鸭鱼肉、美酒名菜、大吃大喝，或者过分茹苦清素的饮食，都是不符合祖国传统的饮食养生观点的。另一方面，对特殊人群的膳食和营养，也与现代营养学的观点一致，强调特殊人群的膳食应根据不同的体质、职业、信仰与病情以及因时因地之别，做到审因用膳和辨证用膳。

1．祖国传统饮食文化的平衡观 平衡是自然界的基本法则，也是中国传统食学的基本法则，现代营养学的核心也是平衡。中国传统饮食文化的主要内容如下。

（1）主副食比例平衡：和西方饮食不同，中国传统饮食有“主副食”之分，而且特别重视“主食”，素有“世间万物米称珍”之祖训，认为“得谷者昌，失谷者亡”，“食五谷治百病”，深刻认识到五谷杂粮的巨大健康作用，这和现代营养学的膳食宝塔以粮食为基础是一致的。

（2）主食中粗细平衡：粗细结合，是指五谷相杂。五谷是指稻、麦、薯和豆一类。其中，一般认为上等的粳米、面粉为精细品，而高粱、玉米、大麦之类为粗粮。

（3）副食中肉菜平衡：人类臼齿∶切齿∶犬齿＝5∶2∶1，臼齿和切齿是用于吃植物性食物的，而犬齿是用来吃肉的，以此推算，人类正常食物结构中植物性食物与动物性食物的比值应为7∶1。

唐代孙思邈著《备急千金要方》一书的“食治”篇指出，“食谷者，则优智而劳神；食草者，则愚痴而多力；食肉者，则勇猛而多嗔”。中医养生历来是讲究素食的，如《遵生八笺·延年却病笺》说：“蔬食菜羹，欢然一饱，可以延年。”《格致余论·茹淡论》认为：“谷蔬菜果，自然冲和之味，食入有补阴之功。”对于肉类的功能，清代医家章穆认为：“大抵肉能补肉，故丰肌体，泽皮肤，又能润肠胃，生津液”，“内滋外腴，子孙繁衍”。但是，“消瘅仆击，偏枯痿厥，气满发逆”等的病机，就在于“数食甘美而多肥”（《素问·通评虚

实论》)，“膏粱之变，足生大丁”(《素问·生气通天论》)。这和现代医学认为动物性脂肪过食会形成高脂血症、动脉硬化、冠心病、糖尿病等的观点是一致的。

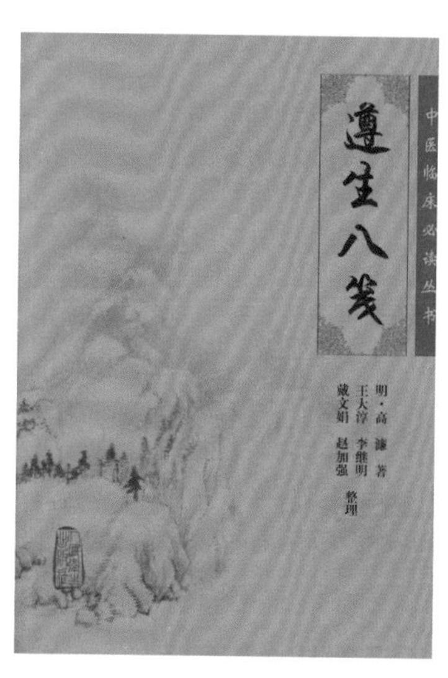

(4) 五味平衡：“地食人以五味”，五味是自然界赋予人类的，因此，人的食物也必须遵循五味平衡的原则。五味，指辛、甘、酸、苦、咸。五味与五脏的生理功能有密切的关系，对人体的作用各不相同。《素问·至真要大论》说：“五味入胃，各归所喜。故酸先入肝，苦先入心，甘先入脾，辛先入肺，咸先入肾。”说明五味对内脏有特定的亲和性，五味调和能滋养五脏，补益五脏之气，强壮身体。《素问·生气通天论》说：“谨和五味，骨正筋柔，气血以流，腠理以密，如是则骨气以精。谨道如法，长有天命。”

如果五味偏嗜太过，久之就会引起相应脏气的偏盛偏衰，导致五脏之间的功能活动失衡。《素问·五脏生成》说：“多食咸，则脉凝泣而变色；多食苦，则皮槁而毛拔；多食辛，则筋急而爪枯；多食酸，则肉胝皱而唇揭；多食甘，则骨痛而发落。此五味之所伤也。”可见，五味对五脏具有双重作用，不可偏颇。

五味平衡与现代营养学中限制食盐摄入的观点是一致的。

(5) 寒热平衡：一方面指食物的属性应相互调和，另一方面指饮食入腹时的生熟或温度要适宜。《盛世保元·饮食》说：“所谓热物者，如膏粱、辛辣厚味之物是也，谷肉多有之；寒物者，冰水、瓜桃生冷之物是也，菜果多有之”。张介宾指出：“饮食致病，凡伤于热者，多为火热，而停滞者少”。《景岳全书·杂证谟》认为：“伤于寒者，多为停滞，而全非火证”。常见食滞腹胀、腹痛、泄泻，甚至飧泄滑脱。

(6) 酸碱平衡：

人体的体液 pH 值必须控制在 7.35 ～ 7.45 这一弱碱性范围内，超出这一范围将出现“酸中毒”和“碱中毒”，引起新陈代谢的紊乱，甚至危及生命。在看似正常的人中，有相当一部分人虽未达到酸碱中毒程度，但是偏向于正常范围的酸性端，也会影响体内代谢，被称为“酸性体质”。此概念准确与否尚有待于进一步商榷，但人体分解代谢的产物多为酸性，故人体确有“酸性化倾向”。为此，专家们建议要多吃蔬菜、水果等“成碱性食品”。

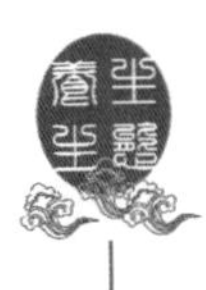

传统饮食中并未将食物简单分为“酸性食品”和“碱性食品”，类似的概念包含在食物的“五味”之中，指出：“多食酸，则肉胝皱而唇揭……”而现代营养学认为多数植物性食物为碱性或弱碱性食物，动物性食物多为酸性食物。酸性食物的过多摄入，是慢性病的重要诱因。

为了达到上述的各种平衡，传统食学主张“杂食”，认为：“杂食者，美食也，广食者，营养也。”提倡食物来源多样化，具有广杂性、主从性和匹配性。

2. 三因制宜 祖国传统食学的“三因制宜”最直接地体现了生态饮食养生的观点，其主要内容是如下。

(1) 因人制宜：饮食方式应根据年龄、性别、体质和病情不同而不同，如老年人饮食的原则是清淡可口，以素为主，少量多餐，熟细软烂。

(2) 因时制宜：《饮膳正要·四时所宜》说：“春气温宜食麦以凉之，夏气热宜食菽（豆类总称）以寒之，秋气燥宜食麻以润其燥，冬气寒宜食黍以治其寒。”

春三月，气候渐温，肝气当令。《千金要方·食治》有“省酸增甘，以养脾气”之说。

夏三月，暑气当令，食欲不振，故饮食应以甘寒清淡，富有营养，易于消化为原则。

秋三月，金风送爽，肺气当令。饮食应多选择甘润性平者，以生津养肺，润燥护肤。

冬三月，气候严寒，易伤阳气。宜选温补食品，以助人体阳气，尤其要补助肾阳。“今冬进补，明年打虎”，“三九补一冬，来年无病痛”。

(3) 因地制宜：不同地区的饮食应当有所区别，这和现代营养学是一致的，因为地域的不同，饮食中缺乏的营养素或多余的有害物质（如高氟）是不同的。

（四）饮食有节、饥饱适度、饮食宜忌的中庸哲学

《遵生八笺·饮馔服饰笺》说：“食饮以时，饥饱得中，水谷变化，冲气融和，精血以生，荣卫以行，脏腑调平，神智安宁”。

1. 饮食以时 《吕氏春秋·季春纪》认为：“食能以时，身必无灾”。《灵枢·平人绝谷》说：“胃满则肠虚，肠满则胃虚，更虚更满，故气得上下，五脏安定，血脉和利，精神乃居。”指出只有定时进食，才能使胃肠保持“更虚更满”的功能活动，才能使胃肠道上下畅通，保证消化功能的正常。《养病庸言·六务》说：“早餐必在寅卯之间，中餐必在午前，晚餐必在戌前，此精其时也。”这三个时间分别相当于 7 点、12 点和晚 6 点前后，但对于老年人则不必拘泥于一

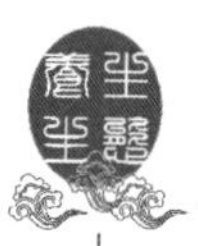

日三餐,《亲寿养老新书·饮食调治》说:“尊年之人,不可顿饱,但频频与食,使脾胃易化,谷气长存。”

2. 一日三餐分配合理 一日三餐的分配问题,《老老恒言·饮食》说:“日中而阳气隆,日西则阳气虚,故早饭可饱,午后即宜少食,至晚更必空虚”。《千金要方·养性》明确指出:“须知一日之忌,暮无饱食。”因此,自古就有“早吃好,午吃饱,晚吃少”的习惯,这和现代营养学的观点是完全一致的。

3. 饥饱适度 《灵枢·五味》说:“谷不入,半日则气衰,一日则气少矣。”但是过饱也是不对的,《素问·痹论》说:“饮食自倍,肠胃乃伤。”《素问·五常政大论》说:“谷肉果菜,食养尽之,无使过之,伤其正也。”孙思邈在《千金要方》中说:“不欲极饥而食,食不可过饱;不欲极渴而饮,饮不可过多。”“凡常饮食,每令节俭,若贪味多餐,临盘大饱,食讫,觉腹中胀气,或致暴疾”。也就是说,过饱会损伤身体,甚至造成突然的意外。

4. 饮食宜忌

(1) 饮食所宜:一宜新鲜,《金匮要略·禽兽鱼虫禁忌并治》谓:“秽饭、馁肉、臭鱼,食之皆伤人。”二宜细软,孔子在《论语·乡党》中说“食不厌精,脍不厌细”。三宜细嚼慢咽,《养病庸言·六务》说:“不论粥饭、点心、肴品,皆嚼得极细咽下”。四是食宜专致愉悦,《千金翼方·养性》中说:“饥不得大语。”古有云:“食后不可便怒,怒后不可便食”,“人之当食,须去烦恼”。

(2) 饮食所忌:一是不吃有害的食物,《金匮要略·禽兽鱼虫禁忌并治》中说:“肉中有米点者,不可食之”,“六畜自死,皆疫死,则有毒,不可食之”。二是注意五味禁忌;《灵枢·五味》说:“肝病禁辛,心病禁咸,脾病禁酸,肾病禁甘,肺病禁苦”。三是限制饮酒,万密斋指出:酒“虽可以陶情,通血脉,然耗气乱神,烂肠胃,腐胁,莫有甚于此者”,明确指出了“限酒”的观点。

第三节 生态饮食养生的原理

一、饮食养生是人体健康的基础和前提

饮食养生不仅是维持人体正常生理活动的基本物质基础,也是提高机体抗病能力,促进生长发育,促进健康长寿的基础与前提。《素问·上古天真论》说:“上古之人,其知道者,法于阴阳,和于术数,食饮有节,起居有常,不妄作劳,故能形与神俱,而尽终其天年,度百岁乃去。”说明饮食养生对人体健康长寿具有十分重要的影响。只有饮食正常,脾胃运化有力,才能化生精微,

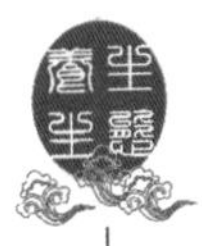

完善形体气血、脏腑筋脉、四肢百骸，才能“形与神俱”。《素问·六节藏象论》说：“五味入口，藏于肠胃，味有所藏，以养五气，气和而生，津液相成，神乃自生”。说明所食营养不仅滋养形体百骸，而且在此基础上，使神情自生，人的精神面貌是机体健康的反映，而精神的怡和，又赖于饮食营养的滋补。另一方面，精神怡和，心情乐观，又能使胃动旺盛，饮食有味。

饮食养生对促进人体的生长发育，健康长寿，具有十分重要的作用。一个人的生长、发育、健康、长寿，有先天和后天两方面的因素，先天的因素是指肾气、肾精，后天的因素就是脾胃水谷之气。先天要靠后天来滋养，肾气、肾精要靠饮食的水谷之气来充养。《素问·生气通天论》指出：“阴之所生，本在五味；阴之五宫，伤在五味……是故谨和五味，骨正筋柔，气血以流，腠理以密，如是则骨气以精，谨道如法，长有天命。”说明人体阴精的产生，来源于饮食五味。饮食五味调摄失常，又会伤害人之精气。《黄帝内经》说“饮食自倍，肠胃乃伤”。《金匮要略》也说：“不闲调摄，则疾病竞起。”说明要保持身体健康，除调摄饮食五味外，还需做到“饮食有节”。以儿童为例，饮食失节常常造成伤食，食滞内停，又可由积滞导致疾病，必然损害小儿健康，而且影响生长发育。可见，饮食养生与人体的健康的关系十分密切。

二、五脏功能正常依赖水谷的充盈

饮食进入胃之后，都要经过胃的受纳，脾的运化，化生精微物质而灌注于五脏六腑、四肢百骸，起到营养全身的作用。五脏藏精气而不泻，五脏的精气主要依赖饮食水谷之气的充养。《素问·经脉别论》说：“食气入胃，散精于肝，淫气于筋。食气入胃，浊气归心，淫精于脉。脉气流经，经气归于肺，肺朝百脉，输精于皮毛。毛脉合精，行气于腑，腑精神明，留于四脏。气归于权衡，权衡以平，气口成寸，以决死生。饮入于胃，游溢精气，上输于脾。脾气散精，上归于肺，通调水道，下输膀胱。水精四布，五经并行，合于四时五脏阴阳，揆度以为常也。”意思是说：食物入胃，经过消化把一部分精微物质输送到肝，滋养全身的经络；而另一部分浓厚的精气输送到心，注于血脉，再流行于经脉，并经过肺转送到全身百脉，最后输送到全身的皮毛。与血脉中的精气相合，仍还留于脉中，脉中的精气进一步发生变化，又注入其他四脏，留而以养四脏之气，精气充溢于全身，脉气自趋于平衡，而无偏胜与不及，就可以从气口的脉搏表现出来，此处的表现可以决断疾病的死生。水饮液体进入胃，流溢其精气上输于脾，脾气散布精液，又上输于肺，肺气能通调水道，又下行

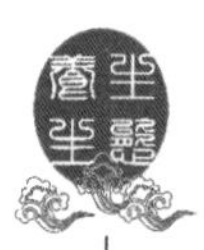

输入膀胱。如此，则津液四布，并流行于五脏，这种作用是遵循四时寒暑的变迁和五脏阴阳化生规律的，这就是经脉的正常循行现象，说明了饮食进入人体后，经过消化吸收，营养五脏，发挥作用的过程。也说明五脏的充养以及功能的发挥，依赖于饮食营养。

饮食养生对五脏的影响，还表现在饮食的五味与五脏的所宜、所不宜的关系上，调和适常，则五脏有所充养，功能发挥正常，否则就会出现病态。《素问·宣明五气》指出："五味所入，酸入肝，辛入肺，苦入心，咸入肾，甘入脾"。《素问·脏气法时论》说："辛散，酸收，甘缓，咸软"。

辛，有发散、行气、行血、润养的作用，主入肺经。肺为华盖，外合皮毛，易受外邪侵扰。肺主气，司呼吸，主宣发肃降，调通水道，敷布津液，肺朝百脉而主治节。辛味的发散、行气、行血作用，正符合肺的功能。因此，辛味食物对于肺脏来说，甚有裨益。另外，肺为娇脏，喜柔润而忌刚燥，辛味又能润养，所以对肺脏又有柔润滋养之功。

酸，有收敛、柔润的作用，主入肝胆经。肝主疏泄，主藏血，肝血充足则目睛有神，筋爪荣利。肝脏功能的正常发挥，全靠肝阴的充润，因此，酸味食物的柔润、收敛作用，有裨于肝阴的充盈与内敛。否则，肝脏刚气用事，不但损伤阴血之体，还会使肝气涣散，产生疾病。因此，酸味入肝，肝欲酸。在饮食的消化吸收过程中，肝脏还担负着疏泄的功能，肝脏功能正常，疏泄得当，有利于饮食的消化吸收。

甘，有缓急、和中、补益的作用，主入脾、胃经。脾为中土，为五脏之枢纽，饮食入胃主要通过脾的运化，化生精微，以营养全身。脾与胃相表里，脾喜燥而恶湿，胃喜润而恶燥，脾主升清而胃主降浊，脾胃为生化之源，脾胃调和，气机调畅，才能发挥正常功能，才能化生气血。甘味食物的缓急、和中、补益的作用，有助于脾胃功能的发挥。

苦，能泄、能燥、能坚，主入心经。心为火脏，为神明之所，又主血脉，为生命之主宰。苦味食物的泄热作用可防心气为火热所伤，其燥和坚的作用有利于心气内守，所以说"苦入心，心欲苦"。

咸，有软坚、散结、补肾坚阴的作用，主入肾经。肾主藏精，主骨生髓，主生长发育。咸味入肾，最主要的作用是滋补肾精、坚阴固肾，有利于肾的功能正常发挥。

上述五味，对五脏来说各有所利，各有所归。然而，对任何事物有所利就会有所弊，总以适度为宜，过与不及均为有害。就五脏来说，也是互相协调，

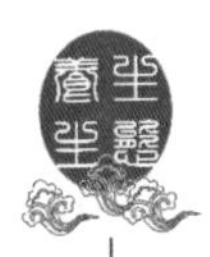

相互为用的，因此对于五味食物的摄入，也应调配得当。

三、饮食营养是气血生成的主要来源

人体气血的来源主要靠饮食营养的化生。《素问·六节藏象论》说："天食人以五气，地食人以五味。五气入鼻，藏于心肺，上使五色修明，音声能彰；五味入口，藏于肠胃，味有所生，以养五气。气和而生，津液相成，神乃自主。"说明饮食营养是维持人体生命活动的物质基础。

气血，是维持人体生命和生理活动的物质基础。人体的气有三个来源，一是禀受于父母的先天之精气，二是来源于饮食营养的水谷之精气，三是来自于自然界的空气。它们在人体内构成元气、宗气、营气、卫气等，共同发挥作用，维持人体的生理和生命活动。而元气、宗气、营气、卫气都是以水谷精气为其主要的生成来源。因此，饮食营养直接影响到这些维持人体生理活动、机体健康的精气的生成和盛衰。另外，人体除了上述最重要的四种气之外，还有"脏腑之气"、"经络之气"等，实际上这些"脏腑之气"、"经络之气"都是元气派生的，是元气分布于某一脏腑、经络进行生理活动的物质基础。如果饮食失调，就会影响诸气的生成，造成五脏气衰，全身功能低下，影响机体健康，甚至导致疾病的发生。

人体的血主要是由营气和津液组成。营气和津液都是来自饮食营养经过脾胃运化生成的水谷精微，因此，脾胃又被称为气血生成之源，属后天之本。《灵枢·决气》云："中焦受气取汁，变化而赤，是为血。"饮食营养的优劣以及脾胃运化功能的强弱，直接影响着血液的化生。饮食营养的长期摄入不足，或者脾胃运化功能长期失调，均可导致血液生成不足，而形成血虚的病理变化。

气与血是互生互化，互为作用的，气属阳，血属阴，"气主煦之，血主濡之"，"气为血之帅，血为气之母"。气血是人体生命活动的主宰，气血充足，生命力就旺盛，体格就健壮；反之，就会影响健康，导致疾病。而气血的生成来源于饮食营养的化生，所以说，饮食营养的调摄即生态饮食养生，对人体健康和疾病康复等均具有十分重要的意义。

四、饮食营养是形体充盈的保证

形体一般是指除脏腑之外的四肢百骸、筋骨皮毛等。形体的健壮是通过五脏所主来滋养的。食物进入人体，经过脾胃的运化，化生精微物质，内注于五脏，五脏精气又通过经络联系形体各个部位，所以，饮食与形体关系是通过五脏来完成的。形体的营泽健壮，与气血的充盈相关，而脏腑气血充盈的主要来

源就是饮食营养。

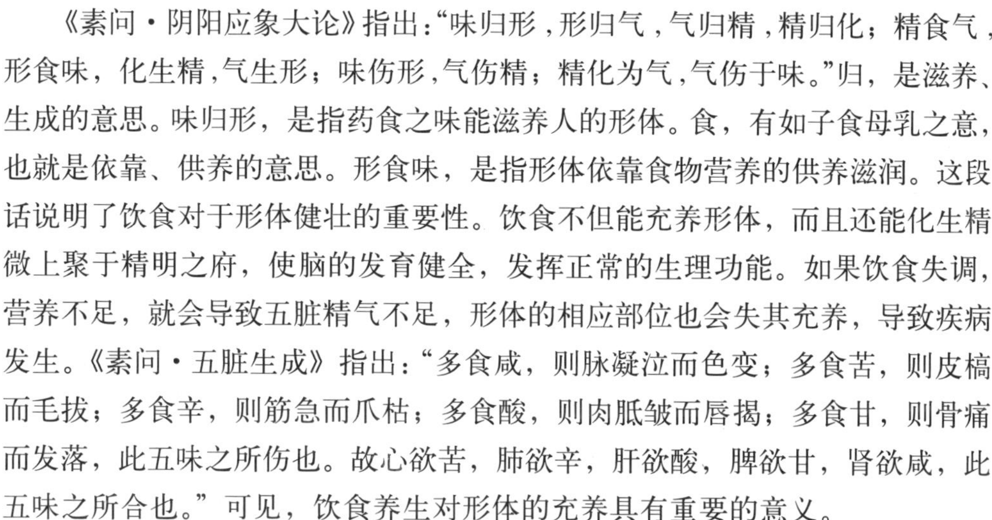

《素问·阴阳应象大论》指出:“味归形,形归气,气归精,精归化;精食气,形食味,化生精,气生形;味伤形,气伤精;精化为气,气伤于味。”归,是滋养、生成的意思。味归形,是指药食之味能滋养人的形体。食,有如子食母乳之意,也就是依靠、供养的意思。形食味,是指形体依靠食物营养的供养滋润。这段话说明了饮食对于形体健壮的重要性。饮食不但能充养形体,而且还能化生精微上聚于精明之府,使脑的发育健全,发挥正常的生理功能。如果饮食失调,营养不足,就会导致五脏精气不足,形体的相应部位也会失其充养,导致疾病发生。《素问·五脏生成》指出:“多食咸,则脉凝泣而色变;多食苦,则皮槁而毛拔;多食辛,则筋急而爪枯;多食酸,则肉胝皱而唇揭;多食甘,则骨痛而发落,此五味之所伤也。故心欲苦,肺欲辛,肝欲酸,脾欲甘,肾欲咸,此五味之所合也。”可见,饮食养生对形体的充养具有重要的意义。

五、祖国传统饮食养生与现代营养学一脉相承

现代营养学汇集了现代生物化学、有机化学、流行病学、生理学的最新研究成果,是现代人达成合理膳食和营养的指导学科。

现代营养学可以非常精确地分析各种食物的成分;评价它们对人体的作用;研究人体内食物的消化吸收过程及其影响因素;检测不同食物中各种营养素的含量;了解各种营养素在体内的生理功能和代谢过程;准确了解人体对各种营养素的需要量并据此提出合理膳食的指导性意见,这些是祖国传统食学所难以企及的。

但是,过分依赖试验,特别是孤立的试验,也会导致错误的结论和后果。

1914 年美国完成了一个著名的动物实验,即让大白鼠吃动物蛋白,结果大鼠发育得非常快,由此美国人开始了现在这种饮食结构,开始把牛奶当水喝,每年吃 100 公斤牛肉。20 世纪 50 年代,美国政府投下数百万美元鼓励美国人每日三餐多吃富含蛋白质的红肉和乳制品。错误的始作俑者付出了沉重的代价:人类享受着“现代文明”带来的舒适,却不得不承受前人没有过的痛苦! 2002 年 11 月 24 日法国《玛丽安娜》周刊报道,现在美国人口的 31.5%,即 6000 万人是大胖子。肥胖是美国的第二位死因,吸烟是第一位,预期肥胖将超过吸烟成为美国的头号杀手。据中国、美国和英国一项大规模的营养与饮食调查发现,中国人摄取的热量比美国人少 20%,而美国人比中国人胖 25%。中国人脂肪含量是美国人的 1/3,动物蛋白是 1/10,而纤维素则是 3 倍。

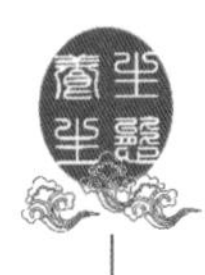

制定一个简单易行的膳食指导方案无疑是必要的，但是原则应当重于方案，而且必须结合祖国传统食学的“三因制宜”理论，首先要“因人而异”。美国纽约大学就对美国的“膳食宝塔”表示了质疑，而提出了自己的方案；近年来兴起的“最佳营养学”也特别强调不能墨守一个固定的模式。

祖国传统食学源于哲学，现代营养学源于试验；祖国传统食学博大精深，现代营养学精准细致；祖国传统食学强调“药食同源”，现代营养学药、食分家；祖国传统食学赋予食物以“四气五味”，现代营养学只讲食物成分。

美国营养学会秘书长 W.D 柯里尔医学博士认为：“毫无疑问，还有许多维生素和其他营养素成分未被人类发现，但每年都会有一些新的营养成分被发现，他们对于人类的生命和健康都是非常重要的。”

国际营养学界当今对膳食指南的认识发生了方向性的转变，从过去以营养素为基础转向以食物为基础，发现在食物中存在着许多具有调节机体生理功能的活性物质，他们虽然不是传统意义上的营养素，但是却具有众多的生物学活性，如低聚糖、香菇多糖、黄酮类化合物、叶绿素、番茄红素、谷维素、茶多酚、葡萄籽多酚、壳聚糖、壳寡糖、D- 氨基葡萄糖硫酸盐等。上述这些活性物质可以预防肿瘤、心脑血管疾病、糖尿病等慢性非传染病，抗氧化，延缓衰老，提高免疫力，在膳食中的地位非常重要。经过反复研究、认真比对，我们将上述这类来源于食物，具有调节机体某些生理功能，但是又并非必需营养素的物质称之为非营养素生物活性物质。非营养素生物活性物质的深入研究与广泛应用，是现代营养学当下和今后一个相当长的时期内研究的热点难点问题。

由此可见，现代营养学也正在向祖国传统食学的“食物重于成分”的方向发展。

第四节　生态饮食养生的意义和作用

生态饮食养生的作用是多方面的，由于饮食具有自身的性、味、归经以及升降浮沉和补泻等特性，决定了其作用体现于以下几方面。

一、生态饮食养生的预防作用

从广义上讲，所有关于生态饮食养生的措施都是以防治疾病、延年益寿为目的的。饮食对人体的滋养作用，本身就是一项重要的保健预防措施。合理膳食可以保证机体的营养，使五脏功能旺盛、气血充实，正如《黄帝内经》所

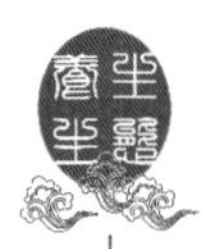

言："正气存内，邪不可干。"饮食可以调整人体的阴阳平衡，《素问·阴阳应象大论》说："形不足者，温之以气，精不足者，补之以味。"根据食物的气、味特点及人体阴阳盛衰的情况，给予适宜的饮食营养，或以养精，或以补形，既是补充营养，又可调整阴阳平衡。此乃保证机体健康，防止疾病发生的重要措施。

现代研究证明，人体若缺乏某些食物成分就会导致疾病的发生。如缺少蛋白质和碳水化合物就会引起肝功能障碍；缺乏某种维生素就会导致夜盲症、脚气病、口腔炎、坏血病、软骨症等；缺乏某些矿物质和微量元素亦会引发疾病，如缺少钙质会引起佝偻病，缺乏磷元素会引起神经衰弱，缺乏碘会引起甲状腺肿，缺铁会引起贫血，锌和钼元素缺乏会引起身体发育不良等。而平衡膳食，均衡营养或者有针对性地补充上述营养成分就会预防和治疗这些疾病。

除了从整体出发的均衡膳食和有针对性地加强某些营养物质来预防疾病外，中医学还发挥某些食物的特异性作用，直接用于某些疾病的预防。如用葱白、生姜、豆豉等可预防感冒；用甜菜汁或樱桃汁可预防麻疹；用鲜白萝卜、鲜橄榄煎服可预防白喉；用大蒜可预防癌症；用绿豆汤预防中暑；用荔枝可预防口腔炎、鼻炎引起的口臭症状；用红萝卜粥可预防头晕等。中医学早在2000多年前就有用动物肝脏预防夜盲症，用海带预防甲状腺肿，用谷皮、麦麸预防脚气病，用水果和蔬菜预防坏血病等记载。

现代医学研究已经证明，中医学所记载的某些食物的预防保健作用的确有其科学道理。除了食物对人体整体的影响外，有的食物如大蒜有杀菌和抑制病毒的作用，故可防治呼吸道感染和肠道传染病等；生山楂、红茶、燕麦具有降血脂的作用，故可预防动脉硬化。近年来，人们还主张用玉米粉粥预防心血管病，用薏苡仁、苦瓜、马齿苋、芦笋等预防肿瘤等。

二、生态饮食养生的滋养作用

《难经》中载："人赖饮食以生，五谷之味，熏肤、充身、泽毛。"说明我国在2000多年前，已十分重视饮食的营养作用。中医学认识饮食的滋养作用是从整体观念出发的，不同的食品分别可以入某脏某经，从而滋养脏腑、经脉、气血，乃至四肢、骨骼、皮毛等。食物进入人体，通过脾胃的运化后输布全身，成为水谷精微而滋养人体。这种后天的水谷精微与先天的真气结合，形成人体的正气，从而维护正常的生命活动，抗御邪气，形成维持机体生命活动的基本物质"精"。精藏于五脏，是脏腑功能和思维、意识活动的基础，即"神"的基础。"气、精、神"为人体之三宝，生命之所系，而这些都离不开饮食的

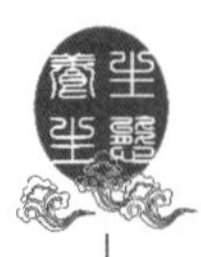

滋养。所以，战国时期的名医扁鹊曾经说:“安身之本必资于饮食，不知食宜者，不足以存生。”

常见的饮食滋养方法有以下几种。

1．平补滋养法 平补滋养法一般分两种，一种是用不寒不热、性质平和的食物。多数的粮食、水果、蔬菜，部分禽、蛋、肉、乳类食物，如粳米、玉米、扁豆、白菜、鹌鹑、鹌鹑蛋、猪肉、牛奶等。另一种是应用既能补气、补阳又能补阴的食物，如山药、蜂蜜既补脾肺之气，又滋脾肺之阴；枸杞子既滋肾阴，又补肾阳等，这些食物适宜于普通人群的保健。

2．清补滋养法 清补滋养法是应用补而不腻、不滞，性质平和或偏寒凉的食物，有时也以泻实性食物祛除实证，如清胃热，通利二便，加强消化吸收，推陈而致新，以泻中求补。常用的清补食物有萝卜、冬瓜、西瓜、小米、苹果、梨、黄花菜等，以水果、蔬菜居多。

3．温补滋养法 温补滋养法是应用温热性食物进行补益的方法。适用于阳虚或气阳亏损，如肢冷、畏寒、乏力、疲倦、小便清长而频或水肿等患者，也常作为普通人的冬令进补食物。如核桃仁、大枣、龙眼肉、猪肝、狗肉、鸡肉、鲶鱼、鳝鱼、海虾等。

4．峻补滋养法 峻补滋养法是利用补益作用较强，显效较快的食物来达到急补的目的。此法的运用，应注意体质、季节、病情等条件，既要达到补益效果，又不可过补伤身。常用的峻补食物有羊肉、狗肉、鹿肉、鹿胎、鹿尾、鹿肾、甲鱼、熊掌、鳟鱼、黄花鱼、鲅鱼等。

三、生态饮食养生的延缓衰老作用

中医学认为生、长、壮、老、已，是人类生命的自然规律，死亡是不可避免的，但是，如注重养生保健，及时消除病因，使机体功能协调，阴阳平衡，就可以延年益寿。饮食养生是长寿之道的重要环节，利用饮食养生达到抗衰防老、益寿延年的目的，是历代医家十分重视的问题。

中医在应用饮食调理进行抗衰防老时，除因时、因地、因人制宜外，还应做到辨证用膳，虚则补之，实则泻之，并时刻注意对肺、脾、肾的调理。因为这三脏在生命过程中，特别在机体与自然界的物质交换、新陈代谢过程中，起着极为重要的作用。早在2000多年前古人就认识到，肺“司呼吸”、“天气通于肺”；脾为“水谷之海”、“气血生化之源”；肾为“先天之本”、“肾藏精，受五脏六腑之精而藏之”。

中医认为，精生于先天，而养于后天，藏于肾而养于五脏，精气足则肾

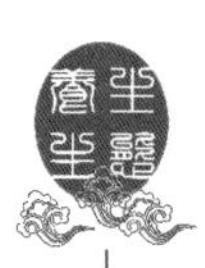

气盛，肾气充则体健神旺，是延年益寿、抗衰老的关键。中医临床实践证明，肺、脾、肾三脏的实质性亏损及其功能的衰退，经常导致若干老年性疾病的发生，如肺虚或者肺肾两虚所致的咳喘，脾肺两虚的痰饮喘咳，脾虚或脾肺两虚的气短、倦怠、消化不良和营养障碍，肾虚常导致腰酸腿痛、小便清长、水肿、低热、消瘦、牙齿松动、须发早白或脱落等未老先衰的征象。《养老奉亲书》云："年高之人真气耗竭，五脏衰竭，全仰饮食以资血气"。我国民间自古就有的"老饭粒"之说就是如此。

从中医养生保健、抗衰防老所确立的治疗方法和原则来看，多从补益脾、肺、肾方面入手，对历代保健医疗食谱中所含有的食物成分进行统计，发现其功效也多是以调补肺、脾、肾三方面为多。常用于食补、食疗而又归于肺、脾、肾三经的食物有以下数种：扁豆、豌豆、蚕豆、黄豆、黑大豆、绿豆、薏苡米、粳米、糯米、小米、稻米、大麦、荞麦、小麦、核桃、落花生、杏仁、莲子、黑芝麻、大枣、栗子、龙眼、荔枝、山药、山楂、藕、芡实、桑椹、乌梅、百合、白果、荸荠、橘、梨、橄榄、枸杞子、生姜、萝卜、芋头、冬瓜、大蒜、西瓜、罗汉果、苹果、荷叶、紫苏叶、茶叶、香椿、茼蒿、苣荬菜、苜蓿、木瓜、韭菜子、南瓜、蘑菇、银耳、木耳、紫菜、海带、海藻、淡菜、海参、牛乳、猪肝、牛肉、鹿肉、鹿胎、鹿鞭、鸡肉、鸭肉、鲤鱼、鲫鱼、鳝鱼、牡蛎肉等。

四、生态饮食养生的治疗作用

中医历代医家都主张"药疗"不如"食疗"，在治疗过程中，先以食疗，食疗不及者方可用药。古代将以食疗治病者称为"上工"。如宋代《太平圣惠方》记载："食能排邪而安脏腑，清神爽志以资气血，若能用食平疴，适情遣疾者，可谓上工矣"。

（一）调理阴阳的作用

人体的生理功能只有在和谐协调的情况下，才能得以维持，从而处于健康状态，免受病邪的侵袭，即所谓"阴平阳秘，精神乃治"。生活中，饮食得当可起到维持阴阳平衡的作用。另一方面，对于因为阴阳失衡而导致的疾病状态，也可以利用饮食的性味来进行调节。根据阴阳失衡的不同情况，可有扶阳抑阴、育阴潜阳、阴阳双补等很多方法。如阳虚的人可用温补，选牛肉、羊肉、狗肉、干姜等甘温、辛热类食物以补助阳气；而阴虚的人当用清补，选百合、淡菜、甲鱼、海参、银耳等甘凉、咸寒类食物以养阴生津。

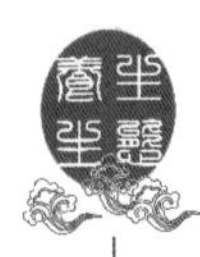

（二）补益脏腑的作用

人体各种组织、器官以及整体功能的低下是导致疾病的重要原因。中医学将这种病理状态称为“正气虚”，其所引起的病证称为“虚证”。根据虚证所反映的症状和病因病机的不同，还可分为肝虚、心虚、脾虚、肺虚、肾虚以及气虚、血虚等，主要表现如心悸气短、全身乏力、食欲不振、食入不化、咳嗽气喘、腰膝酸软等。

中医学主张体质虚弱或慢性虚证患者可用血肉有情之品来滋补。如鸡汤可用于虚劳，当归羊肉汤可用于产后血虚，牛乳饮用于病后调理，胎盘粉用于补肾强身，猪骨髓用于补脑益智，动物肝脏用于补肝益肾等。

米面果菜等也有改善人体功能、补益脏腑气血的作用，如粳米可补脾、和胃、清肺；荔枝甘温能益血、益人颜色，身体虚弱、病后津伤可用以滋养调摄；花生能健脾和胃、滋养调气，营养不良、乳汁缺乏者可用以补虚益气；黑芝麻有补血、生津、润肠、乌发的作用；银耳有益气生津等作用，可用于肺脾两虚、津亏阴虚体弱之人等。

（三）泻实祛邪作用

外部致病因素侵袭人体，或内部功能的紊乱或亢进，皆可使人体发生疾病。如果病邪较盛，中医称为“邪气实”，其证候则称为“实证”。如果同时又有正气虚弱的表现，则属“虚实错杂”。此时既要针对病情进行全面的调理，又要直接祛除病因，即所谓“祛邪安脏”。如大蒜治疗痢疾，山楂消食积，鳗鱼治肺痨，薏米祛湿，藕汁治咳血，赤豆治水肿，猪胰治消渴，蜂蜜润燥等。有些食物有多方面的治疗作用，如鸡蛋除营养作用外，还有调节脏腑功能、清热解毒等作用。李时珍说：“鸡子黄补阴血，解热毒，治下痢甚验”。

在日常生活中，偏热的体质或热性疾病，可选用性质属寒的食品。瓜果、蔬菜中性寒者偏多，如梨可用于清热、止渴、生津；西瓜、茶水等，可清热、利尿；萝卜、甘草可治外感喉痛；赤小豆、白扁豆可清热除湿等。偏寒的体质或寒性疾病，可选用性质属热性的食品。调味品中性热者偏多，如胡荽面、姜糖汤可温中发汗；辣椒、生姜能通阳健胃；胡椒、茴香可治胃寒痛；小茴香和石榴皮煎服可用于治疗痢疾；葱白、生姜煎服可用于治疗风寒外感；大茴香炒焦研末，红糖调和，黄酒冲服可用于治疗疝气疼痛等。

历代本草文献所载具有治疗作用的食物如下。

1. 补气类（用于气虚病证）食物 粳米、糯米、小米、黄米、大麦、山药、莜麦、籼米、马铃薯、大枣、胡萝卜、香菇、豆腐、鸡肉、鹅肉、鹌鹑、牛

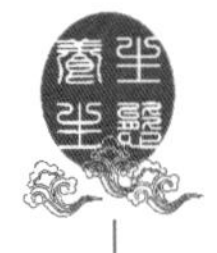

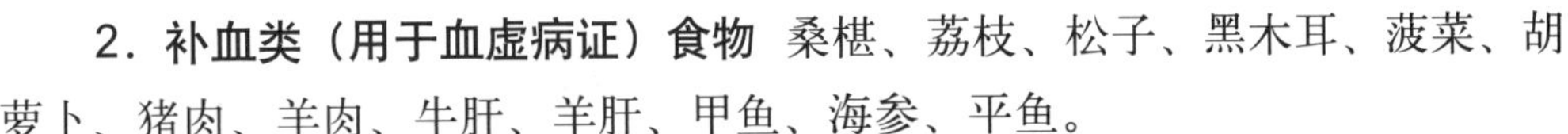

肉、兔肉、狗肉、青鱼、鲢鱼。

2．补血类（用于血虚病证）食物 桑椹、荔枝、松子、黑木耳、菠菜、胡萝卜、猪肉、羊肉、牛肝、羊肝、甲鱼、海参、平鱼。

3．助阳类（用于阳虚病证）食物 枸杞菜、枸杞子、核桃仁、豇豆、韭菜、丁香、刀豆、羊乳、羊肉、狗肉、鹿肉、鸽蛋、雀肉、鳝鱼、海虾、淡菜。

4．滋阴类（用于阴虚病证）食物 银耳、黑木耳、大白菜、梨、葡萄、桑椹、牛奶、鸡蛋黄、甲鱼、乌贼、猪皮。

5．行气类（用于气滞病证）食物 香橼、橙子、柑皮、佛手、柑、荞麦、高粱米、刀豆、菠菜、韭菜、茴香菜、大蒜、火腿。

6.活血类(用于血瘀病证)食物 桃仁、油菜、慈菇、茄子、山楂、酒、醋、蚯蚓、蚶肉。

7．止血类（用于出血病证）食物 黄花菜、栗子、茄子、黑木耳、刺菜、乌梅、香蕉、莴苣、枇杷、藕节、槐花、猪肠。

8.驱虫类(用于虫积病证)食物 榧子、大蒜、南瓜子、椰子肉、石榴、醋、榛子、乌梅。

9．消导类（用于食积病证）食物 萝卜、山楂、茶叶、神曲、麦芽、鸡内金、薄荷叶。

10．温里类(用于里寒病证)食物 辣椒、胡椒、花椒、八角茴香、小茴香、丁香、干姜、蒜、葱、韭菜、刀豆、桂花、羊肉、鸡肉。

11．收涩类（用于滑脱不固病证）食物 石榴、乌梅、芡实、高粱、莲子、黄鱼、鲶鱼。

12．平肝类（用于肝阳上亢病证）食物 芹菜、番茄、绿茶。

13．通便类（用于便秘病证）食物 菠菜、竹笋、番茄、香蕉、蜂蜜。

14．安神类（用于神经衰弱、失眠病证）食物 莲子、百合、龙眼肉、酸枣仁、小麦、蘑菇、猪心、石首鱼。

15．健脾和胃类（用于脾胃不和病证）食物 南瓜、包心菜、芋头、猪肚、牛奶、柚、木瓜、栗子、大枣、粳米、糯米、扁豆、玉米、无花果、胡萝卜、山药、白鸭肉、醋。

16．健脾化湿类(用于湿阻脾胃病证)食物 薏苡仁、蚕豆、香椿、大头菜。

17．祛风湿类(用于风湿病证)食物 樱桃、木瓜、五加皮、薏苡仁、鹌鹑、黄鳝、鸡血。

18．利尿类(用于小便不利、水肿病证)食物 玉米、赤小豆、黑豆、西瓜、

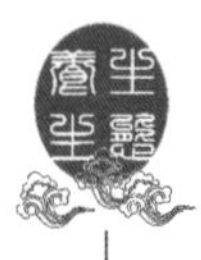

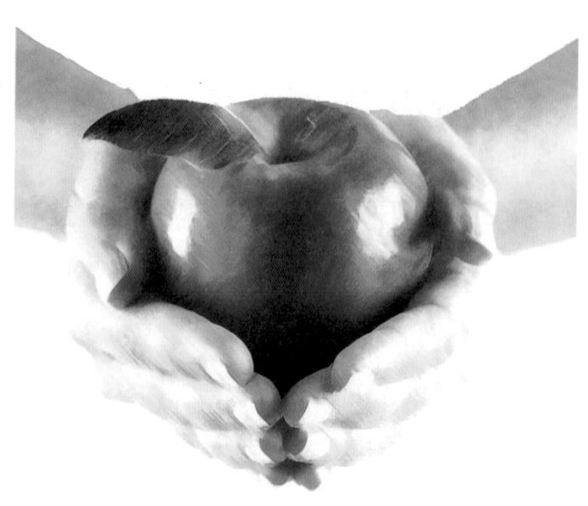

冬瓜、葫芦、白菜、白鸭肉、鲤鱼、鲫鱼。

19. **散风寒类（用于风寒感冒病证）食物** 菜叶、豆豉、杨桃。

20. **清热泻火类（用于内火病证）食物** 茭白、蕨菜、苦菜、苦瓜、松花蛋、百合、西瓜。

21. **清热生津类（用于燥热伤津病证）食物** 甘蔗、番茄、柑、柠檬、苹果、甜瓜、甜橙、荸荠。

22. **清热凉血类（用于血热病证）食物** 藕、茄子、黑木耳、蕹菜、向日葵子、芹菜、丝瓜。

23. **清热解毒类（用于热毒病证）食物** 绿豆、赤小豆、豌豆、苦瓜、马齿苋、蓟菜、南瓜、酱。

24. **清热利咽类（用于内热咽喉肿痛病证）食物** 橄榄、罗汉果、荸荠、鸡蛋白。

25. **清热解暑类(用于暑热病证)食物** 西瓜、绿豆、赤小豆、绿茶、椰汁。

26. **清热化痰类（用于热痰病证）食物** 白萝卜、冬瓜子、荸荠、紫菜、海蜇、海藻、海带、鹿角菜。

27. **止咳平喘类（用于咳嗽喘息病证）食物** 百合、梨、枇杷、落花生、杏仁、白果、乌梅、小白菜。

第五节 生态饮食养生的原则和方法

一、生态饮食养生的原则

饮食是营养人体、维持生命的物质基础，在医疗上亦有较好的预防和治疗作用。有些食物能直接治疗疾病，甚至可以替代药物；有些食物能补充药物的不足，以辅助治疗，故历来就有“药补不如食补”的说法。但是食补并非人人皆可用，也不是有病即可施；正如东汉张仲景在《金匮要略·禽兽鱼虫禁忌并论》所言：“凡能食滋味，以养于身，食之有妨，反能为害……一切见时人不闲调摄，疾竞起。若不因食而生，苟全其生，须知切忌者矣。所食之味，有

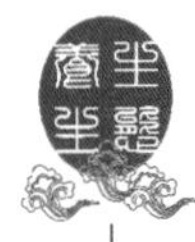

与病相宜，有与身为害。若则宜，则益体，害则成疾。”因此，饮食养生必须掌握其要领。

（一）食宜养生原则

中国传统饮食文化认为饮食为健身之本。饮食养生，是指合理地摄取饮食中的营养，以增进健康，预防疾病，达到延年益寿的目的。孙思邈说：“安身之本，必资于食”，“不知食宜者，不足以养生也”。

一般认为，吃饭的目的有三个：第一是“果腹”，也就是吃饱肚子，食物可以提供我们生命活动所必需的能量，没有能量的持续供应，人类就无法生存；第二是“营养”，食物中含有的营养物质消化吸收后，在人体内再次合成人体细胞、组织、器官的组成成分，没有这些营养成分的补充，人体的“新陈代谢”将“无以为继”；第三是“口福”，就是食物的色、香、味带给人们的愉悦，也就是对“食欲”的满足。

随着市场经济的不断发展，人们的生活水平也得到了很大的改善。我国居民的食物生产和食品消费的基本模式已经从“吃饱求生存”发展到“吃好求健康”的阶段。因此，平衡膳食、科学营养尤其是饮食安全就成了人们关注的焦点。

1. 吃新鲜卫生的食物　一个健康人一生需要从自然界摄取大约 60 吨食物、水和饮料。人体一方面从这些饮食中吸收利用机体所必需的营养素，以满足机体生长发育和维持正常的生理功能；另一方面又必须防止其中的有毒、有害物质诱发的食源性疾病。

食物放置时间过长就会引起变质，可能产生对人体有害的物质。另外，食物中还可能含有或混入各种有害因素，如致病微生物、寄生虫和有毒化学物质等。吃新鲜卫生的食物是防止食源性疾病、实现食品安全的根本措施。

正确采购食物是保证食物新鲜卫生的第一关。一般来说，正规的商场和超市以及知名的食品企业比较注重产品的质量和信誉，也可以更多地接受政府和消费者的监督，在食品卫生方面具有较高的安全性。购买预包装食品还应当留心查看包装标识，特别应关注生产日期、保质期和生产单位；也要注意食品颜色是否正常，有无酸臭异味，形态是否正常，以便判断食物是否发生了腐败变质。烟熏食品和有些加色食品，可能含有苯并芘或亚硝酸盐等有害成分，不宜多吃。

食物合理储藏可以保持新鲜，避免污染。高温加热能杀灭食物中大部分微生物，延长保存时间；冷藏温度常为 4℃ ~ 8℃，但一般不能杀灭微生物，只适于短期贮藏；而冻藏温度在 -12℃ ~ -23℃时，可抑止微生物生长，保持食

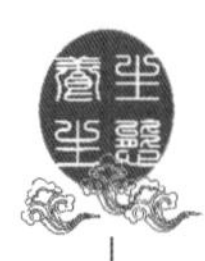

物新鲜，但是也不宜过长时间贮藏。

烹调加工过程是保证食物卫生安全的一个重要环节。需要注意保持良好的个人卫生以及食物加工环境和用具的洁净，避免食物烹调时的交叉污染，对动物性食物应当注意加热熟透，煎、炸、烧烤等烹调方式如使用不当容易产生有害物质，应尽量少用，食物腌制要注意加足食盐，避免高温环境。

有一些动物或植物性食物含有天然毒素，例如河豚鱼、毒蕈、含氰苷类的苦味果仁和木薯、未成熟或发芽的马铃薯、鲜黄花菜和四季豆等。为了避免误食中毒，一方面需要学会鉴别这些食物，另一方面应了解对食物进行除毒的具体方法。

2. 有机食品 有机食品（organic food）是指来自于有机农业生产体系，根据有机农业生产要求和相应的标准生产、加工和销售，并通过合法的、独立的有机认证机构认证的产品。有机食品是最符合生态饮食养生需求的无公害、无农药残留、无任何污染物的食品。但是，由于经济发展的不均衡和贫富差距的存在，不可能人人都以有机食品作为主要的食物，根据自身经济条件也可选择绿色食品，最低应食用无公害食品（如图 4-1）。

有机食品必须具备的条件：①原料必须来自已经建立或正在建立的有机农业生产体系，或采取有机方式采集的野生天然产品；②产品的生产过程必须严格遵循有机食品的加工、包装、贮藏、运输等要求；③在有机食品的生产流通过程中，要有完善的跟踪审查体系和完整的生产、销售档案记录；④必须通过合法的、独立的有机认证机构的认证。

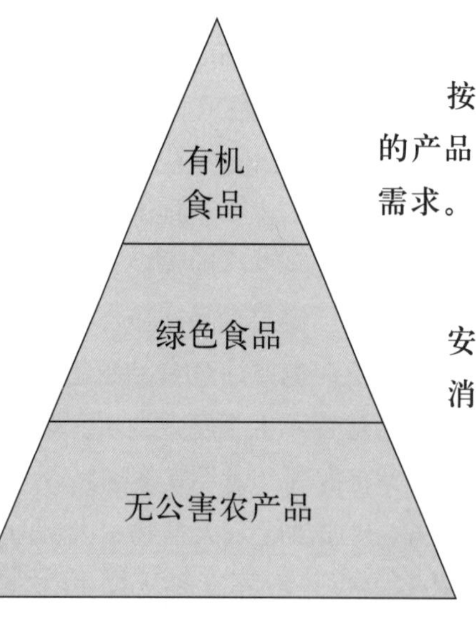

按照有机农业方式生产，作为追求生态安全的产品，主要满足国际市场和国内高端消费市场需求。

作为安全优质农产品的精品品牌，质量安全指标达到发达国家水平，主要满足较高消费层次的需求。

作为农产品市场准入的基本条件，目的是满足大众的需求，保证基本安全。

图4-1 有机食品金字塔

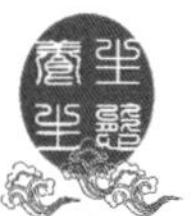

（二）饮食有节原则

《黄帝内经》谈到上古之人“尽终其天年，度百岁乃去”的经验之一，就是“食饮有节”。食饮有节是饮食养生保健的重要原则。“节”，就是节度与节制，饮食要有规律，其中包括饮食物质的适宜、量的适度（即不过饥过饱，不暴饮暴食）、冷热适中（不过冷过热）、五味调和、三餐分配合理，饮食卫生。若不节饮食，便易产生疾病，影响健康与长寿。

《黄帝内经》还对饮食有节的具体方法进行了详细的阐述，《素问·痹论》说：“饮食自倍，肠胃乃伤。”《素问·生气通天论》说：“因而饱食，筋脉横解，肠澼为痔，因而大饮则气逆。”说明经常饱食过量，不仅损伤肠胃，而且使气血不畅，筋脉郁滞，产生下利、痔疮、气逆等病证。《素问·生气通天论》说：“高粱之变，足生大疔。”说明若是长期多食肥甘厚味，还令人生内热，甚至引起痈疽疮毒，所以饮食厚味当节。另一方面，《灵枢·五味》篇又说：“谷不入，半日则气衰，一日则气少矣。”说明饥饿不食会造成元气的衰少。

饮食应冷热适宜，生冷之物不但损伤脾胃，而且容易伤肺，《灵枢·邪气脏腑病形》说：“形寒饮冷则伤肺”，所以《灵枢·肺传》说：“食饮者，热无灼灼，寒无沧沧”。

五味调和，《素问·生气通天论》说：“阴之所生，本在五味；阴之五宫，伤在五味。是故味过于酸，肝气以津，脾气乃绝；味过于咸，大骨气劳，短肌，心气抑；味过于甘，心气喘满，色黑，肾气不衡；味过于苦，脾气不濡，胃气乃厚；味过于辛，筋脉沮弛，精神乃央。”《黄帝内经》有关饮食养生的精辟论述至今仍为世人推崇。

（三）三因制宜原则

由于天有日月星辰之推移，时有寒暑昼夜之更替，地有东西南北之分布，人有性别、年龄、体质之不同，因而，生态饮食养生还必须因人、因时、因地（三因）制宜。

1．因人制宜 生态饮食养生强调饮食的个体特异性，充分注意饮食的选择与个人的体质、生活习惯密切相关。如有的人吃少量辣椒就大汗不已，有的人对鱼虾过敏，有的人吃鸡蛋而腹痛等。再如公鸡、猪头肉等对一般人而言是有补益作用的，但素患肝阳头痛者则不可服食，服用可诱发宿疾。

机体寒热的偏性，也要求与食物的寒热属性相宜，才能有益于身体。体质属寒的，宜服热性食物；体质属热者，忌辛辣烟酒以及一切热性食物。每类

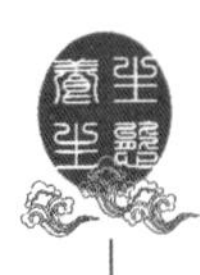

食物均有不同的属性和营养特点，蔬菜中的葱、韭菜、大蒜、辣椒等属辛辣温热，对脾胃虚寒者，少食有通阳健胃作用。而对阴虚阳亢之体，多食则生痰动火。瓜果类其性多寒，大多能清热解渴，禀性虚寒者和妇女行经时应加注意。虚弱之体，阳虚忌寒凉，宜温补，阴虚忌温热，宜滋补。

老年人因肝肾阴虚、肝阳上亢而致头昏目眩者，宜多食贝类海产品；肠燥便秘者，宜多食含油脂的植物种仁或多纤维素的菜根之类。老年人体质虚弱，大剂量强补不宜，而应当少量多次进补。小儿脏腑娇嫩，饮食宜平淡，性味不宜过偏；“女子以血为本”，饮食应以补阴、补血为主，尽量选择多汁多液之食物。

2．因时制宜　四时气候的变化，对人体的生理功能，病理变化均产生一定的影响。根据不同季节考虑饮食养生的宜忌，很有必要。《千金食治·序论》云：“夏至以后，迄至秋分，必须慎肥腻、饼、酥油之属。”又云：“春七十二日，省酸增甘，以养脾气；夏七十二日，省苦增辛，以养肺气；秋七十二日，省辛增酸，以养肝气；冬七十二日，省咸增苦，以养心气；季月各十八日，省甘增咸，以养肾气。”说明古人饮食养生非常注重因时制宜。

一年四季有寒热温凉的变迁，所以饮食应顺应当时的气候条件而变化。在阳气生发的春季，特别遇到少雪温盛的异常气候，不宜过食油腻煎炒动火之物，应常选食一些鸭梨、荸荠、橘子、甘蔗等果品为辅助，常食绿豆汤、绿豆芽等等，取其清淡、甘凉，以免积热在里。到炎夏季节，常遇暑热兼湿之候，腠理开泄，汗出亦多，使人常易贪食生冷、寒凉之物则更伤脾胃。因此，在炎暑之季，切忌过食生冷，更不可多食油腻厚味，饮食宜甘寒少油、利湿清暑，常可选食西瓜、冬瓜、白兰瓜等瓜果，常饮绿豆汤、酸梅汤、冰糖煎水代茶饮等，取其清热、解暑利湿、养阴益气之功。在盛夏季节，即使平素阳虚体质，常服参、茸、附子等温补之品者，也应注意节制。到了秋季，气候逐渐凉爽而干燥，这时五脏属肺，外合皮毛，秋季致病有易犯肺和易干燥两类特点，所以在平补的基础上再合以生津养液之品，可用参麦团鱼、二仁全鸭等。冬天，气候寒凉，人体收敛潜藏，这时五脏属肾，适宜温补，可用狗肉、羊肉等。关于饮食应因时而异，《孙真人卫生歌》中有这样的载述：“惟有夏月难调理，内有伏阴忌凉水，瓜桃生冷宜少餐，免致秋来生疟疾。”

3．因地制宜　不同的地理环境，由于气候条件及生活习惯不同，人的生理活动和病变特点也有区别，因此，选择饮食时，必须有针对性。如冬季食补时，北方气候多严寒，食养品可选用一些大温大热之品，如羊肉、狗肉等；而南方气候稍温和，食养品则宜选用甘温清补之品，如猪肉、鸡、鱼等，大温大热之

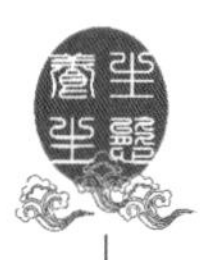

羊肉、狗肉则不可多食，多食则助热动血。又如长期水上作业之人或在海边居住者，多湿邪内侵，食养时必须佐以健脾燥湿之品；而长期高空作业或居于山区者，多燥邪相干，食养时须多用清宣凉润之品，如银耳、冰糖、雪梨、鳖、龟等。

（四）平衡至上原则

世间一切事物都是矛盾的对立统一体，因此平衡就成为第一原则。天人合一，身土不二的生态观，强调的是人与环境的和谐共处与良性互动；主张阴阳平衡，阴平阳秘的健康观；重视药食同源，寓医于食的食疗观，追求的是医疗和养生保健的均衡并举，同等重要；审因施食，辨证用膳的平衡膳食观，强调的是膳食的平衡；肉、菜均衡，四气五味，讲的是食物成分的平衡。

祖国传统饮食文化的主副食平衡，主食中粗细平衡，副食中肉菜平衡，五味平衡，寒热平衡，酸碱平衡等是生态饮食养生的核心指导原则。

“过犹不及”。因为“过”就违反了平衡原则。再好的食物，吃多了也是不好的。被称为“垃圾食品”的那些食品，偶一食之，也并没有多大害处。没有垃圾食品，只有垃圾吃法。

营养学家班德说：“世界上的食物没有好坏之分，只有饮食习惯的好坏。”

什么是平衡？平衡的参照物就是人体的结构和代谢的需要，能最大限度地满足人体需要，有利于健康长寿的饮食习惯和方法，就可谓之合理膳食或平衡膳食。《中国居民膳食指南》对一般人群科学合理的平衡膳食理论和方法进行了十分精辟的阐述。

1．食物多样，谷类为主，粗细搭配 人类的食物是多种多样的。各种食物所含的营养成分不完全相同，每种食物都至少可提供一种营养物质。除母乳对0～6月龄婴儿外，任何一种天然食物都不能提供人体所需的全部营养素。平衡膳食必须由多种食物组成，才能满足人体各种营养要求，达到合理营养、促进健康的目的，因而提倡人们广泛食用多种食物。

食物可分为五大类：第一类为谷类及薯类，谷类包括米、面、杂粮，薯类包括马铃薯、甘薯、木薯等，主要提供碳水化合物、蛋白质、膳食纤维及B类维生素；第二类为动物性食物，包括肉、禽、鱼、奶、蛋等，主要提供蛋白质、脂肪、矿物质、A、B族维生素和维生素D；第三类为豆类和坚果，包括大豆、其他干豆类及花生、核桃、杏仁等坚果类，主要提供蛋白质、脂肪、膳食纤维、矿物质、维生素E；第四类为蔬菜、水果和菌藻类，主要提供膳食纤维、矿物质、维生素C、胡萝卜素、维生素K及有益健康的植物性化学物质；

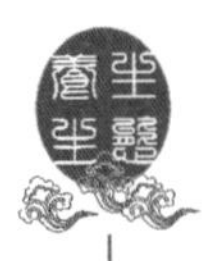

第五类为纯能量食物，包括动植物油、淀粉、食物糖和酒类，主要提供能量。动植物油还可提供维生素 E 和必需脂肪酸。

谷类食物是中国传统膳食的主体，是人体能量的主要来源，也是最经济的能源食物。随着经济的发展和生活的改善，人们倾向于食用更多的动植物和油脂。根据 2002 年中国居民营养与健康状况调查的结果，在一些比较富裕的家庭中动物性食物的消费量已超过了谷类的消费量，这类膳食提供的能量和脂肪过高，而膳食纤维过低，对一些慢性病的预防不利。坚持谷类为主，就是为了保持我国膳食的良好传统，避免高能量、高脂肪和低碳水化合物膳食的弊端。人们应保持每天适量的谷类食物摄入，一般成年人每天摄入 250 ～ 400g 为宜。

另外要注意粗细搭配，经常吃一些粗粮、杂粮和全谷类食物。每天最好能吃 50 ～ 100g。稻米、小麦不要研磨得太精，否则谷类表层所含维生素、矿物质等营养素和膳食纤维大部分会流失到糠麸之中。

2．多吃蔬菜、水果和薯类 新鲜蔬菜水果是人类平衡膳食的重要组成部分，也是我国传统膳食重要组成之一。蔬菜水果是维生素、矿物质、膳食纤维和植物性化学物质的重要来源，水分多、能量低。薯类含有丰富的淀粉、膳食纤维以及多种维生素和矿物质。富含蔬菜、水果和薯类的膳食对保持身体健康，维持肠道正常功能，提高免疫力，降低患肥胖、糖尿病、高血压等慢性疾病的风险具有重要作用，所以近年来各国膳食指南都强调增加蔬菜和水果的摄入种类和数量。推荐我国成年人每天吃蔬菜 300 ～ 400g，并注意增加薯类的摄入。

3．每天吃奶类、大豆或其制品 奶类营养成分齐全，组成比例适宜，容易消化吸收。奶类除含丰富的优质蛋白质和维生素外，含钙量也较高，且利用率也很高，是膳食钙质的极好来源。大量研究表明，儿童青少年饮奶有利于其生长发育，增加骨密度，从而推迟其成年后发生骨质疏松的年龄；中老年人饮奶可以减少骨质丢失，有利于骨健康。2002 年中国居民营养与健康状况调查显示，我国城乡居民钙摄入量仅为 389mg/d，不足推荐摄入量的一半；奶类制品摄入量为 27g/d，仅为发达国家的 5% 左右。因此，应大大提高奶类的摄入量。建议每人每天饮奶 300g 或相当量的奶制品，对于饮奶量更多或有高血脂和超重肥胖倾向者应选择减脂、低脂、脱脂奶及其制品。

大豆含丰富的优质蛋白质、必需脂肪酸、B 族维生素、维生素 E 和膳食纤维等营养素，且含有磷脂、低聚糖，以及异黄酮、植物固醇等多种植物化学物质。大豆是重要的优质蛋白质来源，为提高农村居民的蛋白质摄入量及防止城

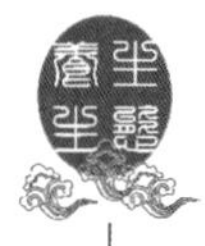

市居民过多消费肉类带来的不利影响，应适当多吃大豆及其制品，建议每人每天摄入 30 ～ 50g 大豆或相当量的豆制品。

4．常吃适量的鱼、禽、蛋和瘦肉 鱼、禽、蛋和瘦肉均属于动物性食物，是人类优质蛋白、脂类、脂溶性维生素、B 族维生素和矿物质的良好来源，是平衡膳食的重要组成部分。动物性食物中蛋白质不仅含量高，而且氨基酸组成更适合人体需要，尤其富含赖氨酸和蛋氨酸，如与谷类或豆类食物搭配食用，可明显发挥蛋白质互补作用；但动物性食物一般都含有一定量的饱和脂肪和胆固醇，摄入过多可能增加患心血管病的危险性。

鱼类脂肪含量一般较低，且含有较多的不饱和脂肪酸，有些海产鱼类富含二十碳五烯酸（EPA）和二十二碳六烯酸（DHA），对预防血脂异常和心脑血管病等有一定作用。禽类脂肪含量也较低，且不饱和脂肪酸含量较高，其脂肪酸组成也优于畜类脂肪。蛋类富含优质蛋白质，各种营养成分比较齐全，是很经济的优质蛋白质来源。畜肉类一般含脂肪较多，能量高，但瘦肉脂肪含量较低，铁含量高且利用率好。肥肉和荤油为高能量和高脂肪食物，摄入过多往往会引起肥胖，并且是某些慢性病的危险因素，应当少吃。

目前我国部分城市居民使用动物性食物较多，尤其是食入的猪肉过多，应调整肉食结构，适当多吃鱼、禽肉，减少猪肉摄入。而多数农村居民平均吃动物性食物的量还不够，应适当增加。推荐成人每日摄入量为鱼虾类 50 ～ 100g，畜禽肉类 50 ～ 75g，蛋类 25 ～ 50g。

5．减少烹调油用量，吃清淡少盐膳食 脂肪是人体能量的重要来源之一，并可提供必需氨基酸，有利于脂溶性维生素的消化吸收，但是脂肪摄入过多是引起肥胖、高血脂、动脉粥样硬化等多种慢性疾病的危险因素之一。膳食中盐的摄入量过高与高血压的患病率密切相关。2002 年中国居民营养与健康状况调查结果显示，我国城乡居民平均每天摄入烹调油 42g，已远高于 1997 年《中国居民膳食指南》的推荐量 25g，是世界卫生组织建议值的 2.4 倍，导致相关慢性疾病患病率迅速增加。与 1992 年相比，成年人超重上升了 39%，肥胖上升了 97%，高血压患病率增加了 31%。食用油和食盐摄入过多是我国城乡居民共同存在的营养问题。

为此，建议我国居民应养成吃清淡少盐膳食的习惯，即膳食不要太油腻，不要太咸，不要摄食过多的动物性食物和油炸、烟熏、腌制食物。建议每人每天烹调油用量不超过 30g；食盐摄入量不超过 6g，包括酱油、酱菜、酱中的食盐量。

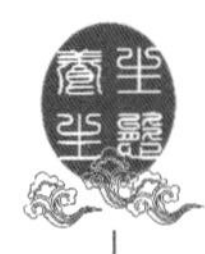

6．食不过量，天天运动，保持健康体重 进食量和运动是保持健康体重的两个主要因素，食物提供人体能量，运动消耗能量。如果进食量过大而运动量不足，多余的能量就会在体内以脂肪的形式积存下来，增加体重，造成超重或肥胖；相反若食量不足，可由于能量不足引起体重过低或消瘦。体重过高和过低都是不健康的表现，易患多种疾病，缩短寿命。所以，应保持进食量和运动量的平衡，使摄入的各种食物所提供的能量能满足机体需要，而又不造成体内能量过剩，使体重维持在适宜范围。成人的健康体重是指体重指数（BMI）为 18.5 ～ 23.9kg/m^2 之间。

正常生理状态下，食欲可以有效控制进食量，不过饱就可保持健康体重。一些人食欲调节不敏感，满足食欲的进食量常常超过实际需要，过多的能量摄入导致体重增加，食不过量对他们意味着少吃几口，不要每顿饭都吃到十成饱。

由于生活方式的改变，身体活动减少，进食量相对增加，我国超重和肥胖的发生率正在逐年增加，这是心血管疾病、糖尿病和某些肿瘤发病率增加的主要原因之一。运动不仅有助于保持健康体重，还能够降低患高血压、中风、冠心病、2 型糖尿病、结肠癌、乳腺癌和骨质疏松等慢性疾病的风险；同时还有助于调节心理平衡，有效消除压力，缓解抑郁和焦虑症状，改善睡眠。目前我国大多数成年人体力活动不足或缺乏体育锻炼，应改变久坐少动的不良生活方式，养成天天运动的习惯。建议成年人每天进行累计相当于步行 6000 步以上的身体活动，如果身体条件允许，最好进行 30 分钟中等强度的运动。

7．三餐分配要合理，零食要适当 合理安排一日三餐的时间和食量，可用三四三原则来概括：早餐要吃草吃好，早餐安排在 6:30 ～ 8:30，所提供的能量应占全天总能量的 30%，坚持天天吃早餐并保证其营养充足；午餐吃好又吃饱，最好在 11:30 ～ 13:30 食用，午餐所提供的能量应占全天的 40% ；晚餐吃少不吃饱，在 18:00 ～ 20:00 进餐为宜，所提供的能量应占全天的 30%，可根据职业、劳动强度和生活习惯进行适当调整。不暴饮暴食，不经常在外就餐，尽可能与家人共同进餐，并营造轻松愉快的就餐氛围。零食作为一日三餐之外的营养补充，可以合理选用，但来自零食的能量应计入全天能量摄入之中。

8．每天足量饮水，合理选择饮料 水是膳食的重要组成部分，是一切生命必需的物质，在生命活动中发挥着重要作用。体内水的来源有饮水、食物中含的水和体内代谢产生的水。水主要通过肾脏，以尿液的形式排出，其次是经肺

呼出、经皮肤和随粪便排出。进入体内的水和排出来的水基本相等，处于动态平衡。水的需要量主要受年龄、环境温度、身体活动等因素的影响。一般来说，健康成人每天需要水 2500ml 左右。在温和气候条件下生活的、从事轻体力活动的成年人每日最少饮水 1200ml（约 6 杯）。在高温或强体力劳动的条件下，应适当增加。饮水不足或过多都会对人体健康带来危害。

饮水应少量多次，要主动，不要感到口渴时再喝水。清晨起床后，在基础代谢率最低时饮一杯与自身体温一致的白开水，可起到清洗血液的作用，十分有利于健康。

饮料多种多样，需要合理选择，如乳饮料和纯果汁饮料含有一定量的营养素和有益膳食成分，适量饮用可以作为膳食的补充。有些饮料添加了一定的矿物质和维生素，适合热天户外活动和运动后饮用。有些饮料只含糖和香精、香料，营养价值不高，不宜多喝。多数饮料都含有一定量的糖，大量饮用含糖量高的饮料，会在不经意间摄入过多能量，造成体内能量过剩。另外，饮后如不及时漱口刷牙，残留在口腔内的糖会在细菌作用下产生酸性物质，损害牙齿健康。有些人尤其是青少年，每天喝大量含糖的饮料代替饮用水，是一种不健康的习惯，应当改正。

9．饮酒应限量 在节假日、喜庆和交际的场合，人们饮酒是一种习俗。白酒基本上是纯能量食物，不含其他营养素。无节制的饮酒，会使食欲下降，食物摄入量减少，以致发生多种营养素缺乏、急慢性酒精中毒、酒精性脂肪肝，严重时还会造成酒精性肝硬化。过量饮酒还会增加患高血压、中风等疾病的危险；并可导致事故及暴力事件的发生，对个人健康和社会安定都是有害的，应该严禁酗酒。另外饮酒还会增加患某些癌症的危险。若饮酒尽可能饮用低度酒，并控制在适当的量以下，建议成年男性一天饮用酒精量不超过 25g，成年女性一天饮用酒精量不超过 15g，孕妇和儿童青少年应忌酒。

二、生态饮食养生的方法和注意事项

在所有养生方法中，最复杂、最重要的是饮食养生。在养生保健、预防各种慢性病发生的过程中，最容易出现问题或者最难改变的也是饮食习惯。膳食与慢性病的防治关系最为密切。

在日常饮食生活中，除专业人士外，恐怕很少有人能精确地计算每日食物中各种营养素，如蛋白质、脂肪、碳水化合物、维生素、微量元素等的含量，而且各种营养素的累加或者混合服用，也代替不了正常膳食。在均衡膳食的基础上，适当补充营养素，可以调理营养素间的平衡，但并非必需的。饮食

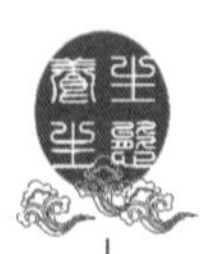

养生的关键是均衡膳食、食品多样化，其核心是生态饮食养生，按照生态饮食养生的原则来规范或调整自己的饮食习惯，修正自己的膳食行为，并努力遵循“三大纪律、八项注意”这一十分重要的生态饮食养生要旨。

（一）三大纪律

生态饮食养生的难点就是管不住自己的嘴，看到喜欢吃的就无法控制，日复一日，年复一年，慢性病就与你相伴了。饮食养生的“三大纪律”如同行为准则一样，时刻也不可忘记。

1．吃你需要的，而不是你想吃的 食欲是人获取食物的欲望，这是人体必要的生理反应；食欲同时又是对进食的一种愉悦的感受。这就使食欲具有了主观性，受三方面因素的影响，一是个体的经济条件、家庭环境、人与人之间相互影响等；二是对于“美食”的贪欲；三是对“尝鲜”的欲望。

有人说，只要你爱吃什么，就说明你的身体需要什么。大谬不然，此乃贪吃者的借口。因为爱吃，粮食越加工越细，丢掉了很多人体必需的营养；因为爱吃，大鱼大肉，吃进了很多人体不需要或者过剩的油脂等；因为爱吃，多数人都偏食；因为爱吃，垃圾食品才充斥市场。

很多你最需要的食物却并不是你爱吃的。“良药苦口”，但你不得不吃。我们为了健康，必须发扬点克制自己的精神，吃那些不爱吃但是却必须吃的有利于健康的食物。每日少吃一口，健康就增进一成。

美国著名营养学家阿德勒·戴维斯说：“如果让你吃某种你不喜欢的食物，你是不会有任何快感的。但是，当你意识到你所摄取的食物有益于健康时，你就会感到它非常美味，而当食物中含有多种营养时，你的感觉将会更好。”

科学膳食，从控制自己的欲望开始。

2．制定适合自己的膳食计划，并坚决实施 图 4-2 为中国居民平衡膳食宝塔，该宝塔共分五层，包含我们每天应吃的主要食物种类。膳食宝塔各层位置和面积不同，这在一定程度上反映出各类食物在人体需求中的地位和应占的比重。底层是谷类和水，每人每天应摄入 250 ～ 400g 的谷物和 1200ml 的水；第二层是蔬菜和水果，每天应分别摄入 300 ～ 500g 蔬果类和 200 ～ 400g 的水果；第三层是鱼、禽、肉、蛋等动物性食物，每天摄入 125 ～ 225g（鱼虾类 50 ～ 100g，畜、禽肉 50 ～ 75g，蛋类 25 ～ 50g）；第四层是奶类和豆类，每天摄入相当于鲜奶 300g 的奶类或奶制品，和相当于干豆 30 ～ 50g 的大豆及其制品；第五层是烹调油和食盐，每天烹调油不超过 25g 或 30g，食盐不超过 6g。

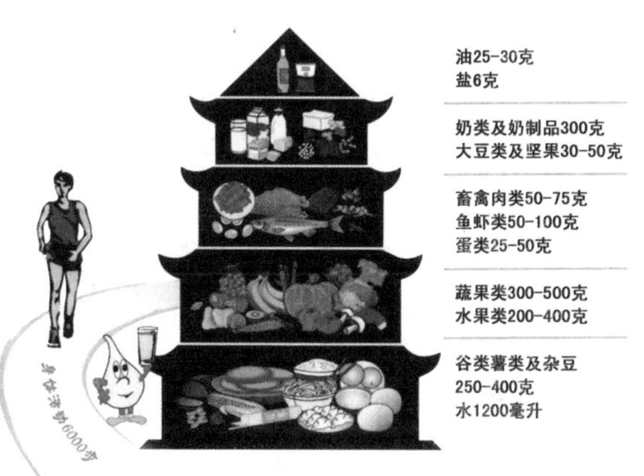

图4-2 中国居民平衡膳食宝塔

另一个可以参照的是为糖尿病人指定的“糖尿病饮食原则”。该原则虽然是针对糖尿病病人而设计的，但是，对于中老年人，特别是体质较胖、血脂偏高、血压不稳定、高血压或者血糖偏高、餐后血糖受损者，仍具有十分重要的参考价值。该原则的核心是“二高、四低、一平衡”。二高，即高碳水化合物、高纤维素；四低，即低糖、低盐、低脂肪、低胆固醇；一平衡，即蛋白质平衡。

在制定膳食计划时，一定要贯彻“三因制宜”的原则，要根据自己的性别、年龄、体重、活动强度、血糖血脂等条件，做适当的调整。“最佳营养就是为你提供最好的营养物质，尽可能使你的身体始终保持健康状态，并以最佳的身体素质从事工作和生活。这并不是一套固定的规则。”

制定个性化的饮食养生方案，说起来容易做起来难，有条件者最好请健康管理师或者专业从事健康管理的机构指导。一方面帮你制定切实可行的科学饮食方案，一方面可监督、指导你改善饮食习惯，提高科学饮食的行为能力。

再好的方案，不坚持也毫无意义。任何理由也不能让自己的健康“打折扣”。同时还要根据自身和环境条件的变化适时调整自己的膳食计划，“固执己见”不可取，“一条道走到黑”也很不好。

3．限油、限盐、限肉 当代人的饮食结构最大的问题是油和盐的过度摄入。2005 年发布的《中国居民营养膳食与营养状况变迁》报告显示，我国居民肉食在膳食比例中越来越大，而蔬菜水果所占比例相对减少，盐的摄入量虽然有所减少，但仍远远超过标准摄入量。

1961 年至 2000 年，世界各国人均肉食摄入量增加了 2 倍，而我国增加了 10 倍。城市居民人均水果消费量由 1992 年的 80g 下降到 2002 年的不足 70g；蔬菜人均消费量由 319.3g 下降到 251.9g。食盐的摄入量也有所减少，由 1992 年的日人均 14g 减少到 2002 年的 12g，城市居民为 11g，但这个量仍然是世界卫生组织建议量的 2 倍左右，我国北方地区盐的摄入量则更高。

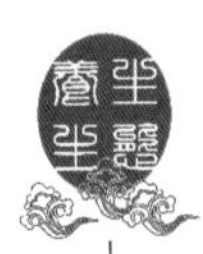

有人形容高盐是人类健康的“秘密杀手”。因为高盐可以诱发高血压，成为心脑血管疾病的直接诱因，增加某些癌症的发病率，并可导致钙的流失。

吃油过多可以导致高脂血症，而高脂血症是心脑血管疾病的第一危险因素。同时油脂摄入过多导致谷类摄入的减少。在计划经济时代，每人的“粮食定量”一般不超过每月 30 斤，即相当于每天摄入谷类 500g，可是几乎没有人能吃饱，因为那时候吃饭“没有油水”，那时每人每月油的定量最多是半斤，也就是每天 8g 多。当下则不然，中国居民膳食宝塔中建议的食用油每日摄入量上限就为 30g，是计划经济时代的 3 倍多！

谷类是膳食宝塔的塔底，也就是宝塔的根基，是健康的基础，可是绝大多数人的谷类摄入严重不足，再加上作为塔顶的烹调油极度超量，导致膳食宝塔“头重脚轻”几近倒塌，各种慢性病接踵而来。

祖国传统食学强调谷类的头等重要性，所谓“得谷者昌，失谷者亡”。按照现代营养学理论，谷类是“最清洁的能源”。因为谷类主要含有碳水化合物，碳水化合物在体内分解代谢，正常情况下只产生二氧化碳和水，可以分别从呼吸道和肾脏排出。如果由蛋白质或脂肪代替碳水化合物作为身体的能源，则会产生大量的有机酸类物质，使机体偏于酸性环境。而机体的酸性环境是慢性病和衰老的重要指征。

所以，为了健康长寿，一定要把廉价、营养的谷物吃足，把昂贵、机体负担重的油腻食物控制在标准范围内。对于中老年人来说，清淡饮食至关重要。

（二）八项注意

1．宁饥勿饱

孙思邈是唐代著名的中医药学家，寿超百岁。他非常注重饮食保健，他在《千金要方》中说：“不欲极饥而食，食不可过饱；不欲极渴而饮，饮不可过多。”因为过饱会影响健康，严重的还可能发生意外：“凡常饮食，每令节俭，若贪味多餐，临盘大饱，食讫，觉腹中胀气，或致暴疾……”“夜勿过醉饱食”，“须知一日之忌，暮无饱食。”

这里清楚地指出，晚餐过饱是最应避免的。现在很多地方的农村仍然把晚饭称为“喝汤”，喝稀吃少，这是值得借鉴的。在城里，一家人白天各奔东西，往往晚上才能团聚，于是晚餐成了“正餐”，最容易导致进食过多，脂肪难以充分利用，是应当注意的。

19 世纪俄国文学巨匠托尔斯泰有一句名言：“任何饮食过度的现象都是不

应该的、有害的，尤其是狂食暴饮更是一种罪愆。”

早在20世纪30年代，美国康奈尔大学的麦克教授就做过一个著名的试验：把试验老鼠的食物减少一半，发现其寿命增加了一倍。得州大学的沙洛博士做了另外一个试验，他把小鼠分为三组：第一组随意吃，第二组食物减少四成，第三组也是随意吃，但把蛋白质摄入量减少一半。结果两年半之后，第一组存活率只有13%，第二组存活率高达97%，第三组存活率为50%。

有人计算过，如果采取“少吃”的办法，寿命可以增加20～30年。

2．宁杂勿偏 几千年来，中华民族一直把“杂食者，美食也，广食者，营养也”作为养生保健的座右铭。《本草纲目》云：“谨和饮食五味，脏腑以通，血气以流，骨正筋柔，腠理以密，寿命可以长久”。

偏食可能造成营养不均衡，导致一些营养素过剩，而另一些营养素又缺乏，所以一定要注意纠正。

3．宁色勿白 这里的“色”指的是带有颜色的生态食品，而“白”指的是白色的糖、盐、味精等。美国国立卫生研究院曾发表一份研究报告，称“美国人现在深受白色毒药的困扰，使美国人的健康受到重大损害。”所谓“白色毒药”指的就是糖和盐。世界卫生组织的一份有关人类死因的调查分析报告指出，长期高糖饮食者的平均寿命比正常饮食者短10～20年，嗜糖之害甚于吸烟，由此提出了“戒糖”的口号。糖的危害并没有那么可怕，将癌症、亚健康、糖尿病等统统归罪于吃糖，也是不合理的。但是如果“嗜糖”那就肯定不好了。以下介绍几类“色”彩饭食。

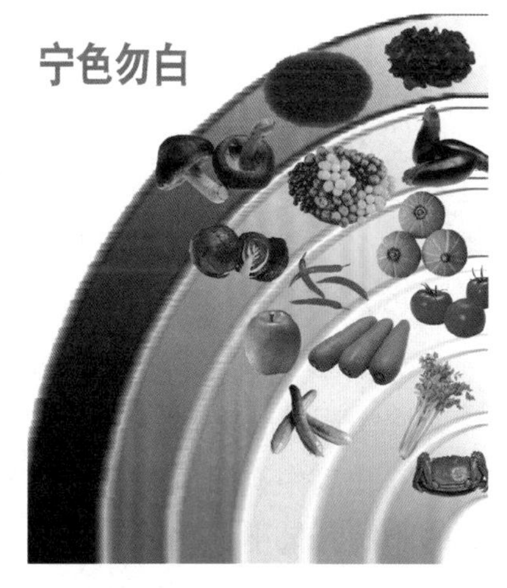

黑色食品：如黑米、黑芝麻、黑木耳、发菜、香菇等。其中黑米有“黑珍珠”之称，含有17种氨基酸、14种微量元素及多种维生素。黑木耳是各种食物中含铁量最高的。每100g黑木耳中含铁98mg，比猪肝高出10倍，比菠菜高出约30倍。因此，黑木耳被营养学家誉为“素中之荤”、“素中之王”。而且黑木耳具有活血作用，特别适合老年人食用。

紫色食品：茄子、紫菜、紫甘蓝、紫葡萄等。常食紫色食品对高血压、紫癜和有出血倾向的患者有好处。

红色食品：红辣椒、红薯、红枣、红苹果、红萝卜、山楂、杨梅、草莓、

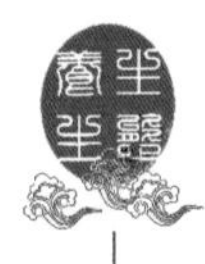

番茄、老南瓜等。含有丰富的胡萝卜素，能增强人体免疫细胞活力。

黄色食品：番茄、胡萝卜、南瓜、黄花、黄玉米、黄豆等。黄色的胡萝卜除了胡萝卜素外，还含有抑癌作用的黄碱素。

绿色食品：包括多种绿色蔬菜。颜色较绿的芹菜比颜色较浅的芹菜含胡萝卜素高 6 倍，维生素 D 高 4 倍。

蓝色食品：又称为海洋食品，包括含高蛋白、低脂肪的水产品，具有强脑健身、延年益寿、防治疾病、保健美容的功效。

4．宁简勿繁 蔬菜类食品的加工越简单越好，最好生吃，以保持其原有的生态成分。

在“择菜”时，我们常常把有营养的东西当作废物扔掉了，如白菜帮、芹菜叶和根、菠菜根、茄子皮、莴笋叶等，这些部分常常比我们留下来的更有营养。

过多的切、剁、洗、煮、炸、炒，都会破坏菜中的营养成分。西餐总体来说不如中餐，但其中的蔬菜是很少加工的，这一点值得借鉴。

5．宁东勿西 饮食不能“求洋”，少去西餐馆，尤其少吃洋快餐。

西方的膳食模式以动物食品为主，属于高热能、高脂肪、高蛋白的营养过剩型。这类膳食模式的主要特点为动物性食品及食糖量过大，人均年消耗肉类高达 100 公斤，奶及其制品为 100 ～ 150 公斤，蛋类约为 15 公斤，食糖为 40 ～ 60 公斤。谷物消费量相对减少，年人均消费粮食仅为 50 ～ 70 公斤。

这种膳食模式的后果是引起肥胖症、高血压、冠心病、糖尿病等慢性非传染性疾病的高发。

洋快餐中有四大杀手分别为：①炸烤食品，是导致心血管疾病的元凶。土豆的脂肪含量小于 1%，但油炸后可以达到 40% 的脂肪含量；油炸食品经高温后，可产生苯并芘等致癌物质；油炸还使蛋白质变性，破坏食物中的维生素。②汉堡中含有大量奶油，脂肪含量很高，维生素含量却很低。③含盐量超标。④碳酸饮料含有磷酸和碳酸，会带走体内的钙。

6．宁家勿宴 把自己动手做饭当成一种乐趣和学习，尽量不去饭店。

在家里做饭，食料和吃法可以自己掌握，但是去饭店就很难把握自己。

赴宴更是有很多弊端：①烟酒不分家，宴会上递烟敬酒是常事，很难限制；②菜吃得多，饭吃得少，甚至完全不吃主食，炒菜中含脂肪、热量高，营养很难平衡；③盛情难却，进食量难以控制；④烧烤煎炸食品相对较多；⑤食品卫生难以保证。

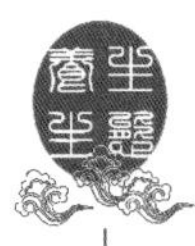

7．宁粗勿精 在主食方面要适当吃一些粗粮，在蔬菜方面不要光吃“精菜”，要多选择一些含有纤维素多的“大路菜”。

中国传统食学讲究主食中要“粗细平衡”，而我们现在的主食除了精米白面，粗粮几乎“绝迹”，被称为最佳食品的薯类，现在却成了“点心”。面越吃越精，营养成分越去越多，简直成了淀粉。

粗粮和大米白面的营养素含量不同，而且粗粮相对加工较少，营养素保存较多。

汉代王充在《论衡》中写道：“欲得长生，肠中常清；欲得不死，肠中无滓。”

纤维素对于保持体内微生态平衡至关重要；纤维素可以通便、解毒、防癌；多吃纤维素可以有效地预防肠癌、便秘、糖尿病、胆结石和减少脂肪的吸收。

8．宁菜勿肉 中国传统食学非常重视菜、果的营养作用。《遵生八笺·饮食当知所忌论》说：“蔬食菜羹，欢然一饱，可以延年。”《本草纲目》说：“菜之于人，被非小也。”

按照现代营养学理论，蔬菜水果是体内维生素、微量元素的主要来源，而且多属于“碱性食品”，是不可或缺的。

传统食学提倡素食，但并非绝对素食，仍然主张“肉菜平衡”。现在的问题是，我们肉吃得太多，菜吃得太少，必须注意纠正。

（三）几个关键点

1．每天一次无盐饭 以有效地控制食盐的摄入量。

2．每周一次“忆苦思甜”饭 体现杂、粗、清的概念。

3．不可一日无豆 《养老奉亲书》中说：“可一日无肉，不可一日无豆”；“五保宜为养，失豆则不良”。

在古希腊神话中，农业女神得墨忒耳给了出远门的女儿普西芬尼一粒大豆，说能“消除邪恶，防止百病”。善良的普西芬尼却把这粒大豆留给人间传种繁衍，成为重要的农作物。《中国居民膳食营养指南》特别强调摄食豆类的重要性，豆类的营养价值如下。

（1）大豆是植物中主要的蛋白来源，大豆蛋白易于消化吸收，其氨基酸配比优良，属于优质蛋白。有研究发现，经常吃植物蛋白的人，胆固醇平均降低 12%。

（2）大豆中富含磷脂，人的大脑中 20% ～ 30% 由磷脂构成，磷脂可以使脑中乙酰胆碱的释放增加，从而提高记忆和接受能力。

（3）大豆异黄酮被称为“植物雌激素”，有类似雌激素的作用，被称为驻

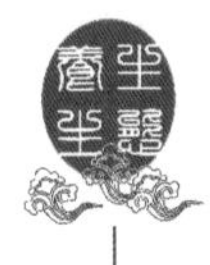

颜、护颜的健康使者，并有改善女性更年期症状的作用。

(4) 大豆中含有多种防癌物质。居住在夏威夷的日本人，胃癌患病率比不吃豆腐的美国人少三分之一。

(5) 大豆皂苷能增加 SOD 含量，清除自由基，还可控制血小板减少，有抗血栓作用，其他如降血脂、免疫调节、抗动脉硬化等。

(6) 豆制品是富含钾的食物。

4. 不可一日无鱼 “四条腿的不如两条腿的，两条腿的不如一条腿的和没有腿的”。鱼就是没有腿的食物。

鱼的纤维细短，间质蛋白少，肉质柔软细嫩，味道鲜美。

鱼中的蛋白质含量约为 15% ～ 25%，其氨基酸构成优于畜禽类；脂肪含量低，含有丰富的多不饱和脂肪酸，能改善脂类代谢，促进大脑发育和预防智力衰退；鱼油中含有丰富的维生素 A 和 D，钙、磷、镁、铁、碘等矿物质。

美国哈佛大学对 4 万名年龄在 40 ～ 75 岁之间的男性的饮食结构的 12 年跟踪观察发现，每个月只要至少吃 1 次鱼，就可以使男性缺血性中风的危险性降低近 5 成。如果每月吃 1 ～ 3 次鱼，每次约 90 ～ 150g，发生中风的危险降低 43%。美国的另一项研究指出，妇女每周吃 2 ～ 4 次鱼，每次约 120g，中风的危险性也会降低 48%，但是每周最多只吃 1 次鱼的中风危险就没有降低那么多。

(四) 老年人的饮食建议

《养老奉亲书》中说：“高年之人，真气耗竭，五脏衰弱，全仰饮食为资气血。”因此老年人的营养问题特别重要。

老年人新陈代谢水平下降，身体内细胞量和水分含量减少，胃肠道蠕动减弱，消化液分泌减少，对食物的消化吸收能力降低，容易发生便秘。

营养不良和能量过剩是老年人中存在的两类主要营养问题。

老年人罹患疾病的危险性增加，在饮食中要注意添加具有抗氧化作用、软化血管、改善脂质代谢、促进血液循环和提高免疫力的有效成分，如壳寡糖、壳聚糖、葡萄籽提取物、香菇多糖等。

对老年人各种营养素摄入应做到“十要十不要”。

十要，饭菜要香，质量要好，数量要少，菜肴要淡，饭菜要烂，饮食要温，食物要杂，蔬菜要多，水果要吃，吃饭要慢。

十不要，不贪肉，不贪精，不贪硬黏，不贪快，不贪饱，不贪酒，不贪甜，不贪凉，不贪热。

对老年群体特别适用的膳食营养顺口溜：

膳食减能量，蛋白要优良；

脂肪要控制，吃果少吃糖；

补充钙铁硒，元素要加强；

多种维生素，适量补尔康。

三、药食同源理论的具体运用——药膳

食物疗法是中医药宝库中一个重要组成部分，它与药物疗法、针灸疗法和其他各种传统疗法一样，是我们祖先的独特创造，至今仍在对世界人民做出贡献。

药膳是以药物和食物为原料，经过烹调加工而制成的一种具有食疗作用的膳食。它是中国传统医学知识和烹调经验相结合的产物。它“寓医于食”，既将药物作为食物，又将食物赋以药用，药借食力，食助药威。既具有营养价值，又可防病治病，延年益寿。

药膳不同于一般的中药方剂，又有别于普通的饮食，是一种兼有药物功效和食品美味的特殊膳食。传统药膳的制作和应用，不但是一门科学，也是一门艺术。

药膳有变“良药苦口”为“良药可口”的神奇之功。

按照作用可将药膳分为滋补强身类、治疗疾病类和保健益寿类。

药膳以辨证论治为基础，以烹调艺术为手段，以防病治病、保健强身为目的。对于中青年人，一般不建议长时间用药膳调养，应以生态饮食、运动、情志、起居和四季养生为主，适当吃些保健作用明确、食用安全的保健食品。但是，老年人却可根据自己的体质特点不同，适当通过药膳进行调养。简单介绍几种老年人常用的药膳。

（一）肾虚食疗法

肾虚的人应多吃鱼、虾、牡蛎和韭菜等食品，这类食品富含蛋白质、牛磺酸、精氨酸和锌，动物的鞭和甲鱼也是补肾的上佳选择。冬季应该多食用一些偏于温热性，特别是能够温补肾阳的食物，适当摄入营养丰富、温肾填精、产热量高、易于消化的食物，如羊肉，也可食用温性水果，如大枣、橘子、柿子等。

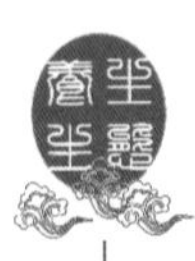

◆ 滋肾双耳粥：将银耳、黑木耳各10g，温水泡发，除杂质，洗净后放入碗内，加冰糖30g，大米适量，水半碗，再隔水蒸煮成粥即可。每日2次。

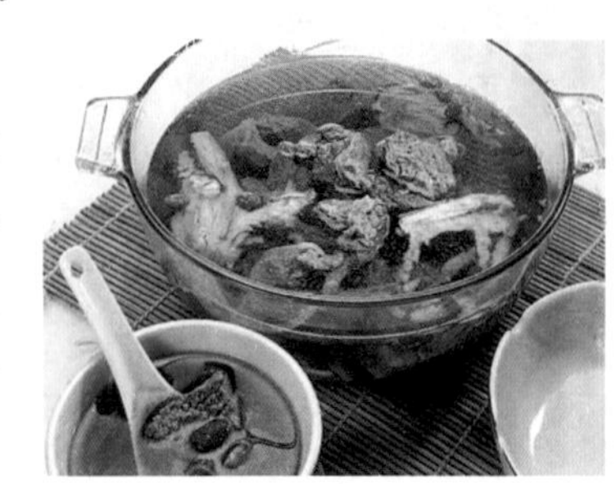

◆ 苁蓉羊肉粥：肉苁蓉15g，羊肉100g，大米150g，葱白2根，生姜3片，盐少许。先将肉苁蓉、羊肉洗净后切碎，再用砂锅煮肉苁蓉取汁，去渣，放入羊肉和适量水、大米同煮，沸后加入盐、生姜、葱白即可。

（二）脾虚食疗法

冬季进补，要先健脾胃，从“底补”做起。在饮食上要忌黏、硬、生冷食品。冬季早晨多服热粥、热汤，晚餐应节食，以养胃气。不要一味蛮补，可先服用一些党参、白术、茯苓、薏苡仁、扁豆、陈皮等调理胃肠的药物，再由少到多地进服补药。脾虚的老人应以补阳运脾为主，多吃温性健脾的食物，如粳米、莲子、芡实等，鳝鱼、鲢鱼、鲤鱼、带鱼、虾等水产品。山药、大枣、莲子富含淀粉，容易吸收，且有健脾益气的作用。肉类应以鱼肉为主。

（三）提高免疫力的食疗法

体内酸碱度达到正常时，人体的免疫力最好。

蔬菜水果类如菠菜、苹果、香蕉、番茄、香菇、胡萝卜，肉类如鳕鱼、牛肉，五谷类如绿豆、糙米、红豆。增加免疫力的维生素如胡萝卜素、维生素A、C、E、B_6、B_{12}及铁、锌、硒、叶酸等。鸭肉、鹅肉、海参、甲鱼、萝卜等也可增强免疫力。

（四）四肢冰冷的食疗法

老人怕冷多为阳虚，膳食中应多吃温性、热性，特别是温补肾阳的食物。多吃羊肉、牛肉、狗肉、鸡肉、鹌鹑、大蒜、辣椒、生姜、香菜、洋葱、桂圆、栗子等温热的食物。酒是热性的，可以每日晨起喝一杯人参酒或黄芪酒。可食用炖母鸡、羊肉、蹄筋等，并可饮牛奶、豆浆等以增强体质。

（五）心脑血管疾病的食疗法

心脑血管疾病患者注意食用清淡的食物，最好不吃动物内脏。各种青菜、脱脂牛奶等都是适合的。注重维生素C、E和矿物质摄取，可多吃西红柿等蔬菜和坚果类。鱼类等，此外，燕麦、芹菜、香蕉等都是理想的食物。

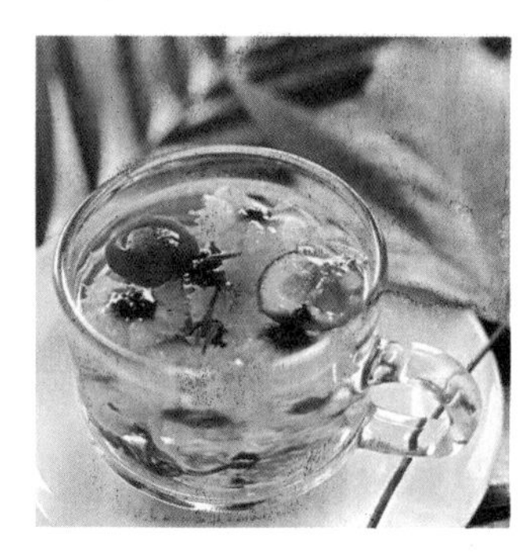

◆ **银花山楂饮**：金银花、山楂各 15g，菊花 10g，清水 600ml，煎至 200ml，去渣加酌量白糖，分 1～2 次服，20 天为一疗程。适用于冠心病合并高血压患者。

◆ **滋肾双耳汤**：黑、白木耳各 15g，水发，洗净去蒂，撕碎，水 400ml，大火烧开，加入冰糖，小火炖至酥烂。分 2 次服，适用于肾阴亏损型冠心病、脑动脉硬化等。

（六）骨质疏松食疗法

骨质疏松的人应当经常吃富含钙质和维生素 D 的食物，如蛋黄、海米、动物肝脏、豆制品、虾皮、海带、芝麻酱、核桃等。牛奶和豆浆是补充钙质的首选佳品。

◆ **排骨豆腐虾皮汤**：猪排骨 250g，豆腐 400g，鸡蛋 1 个，洋葱 50g，大蒜 1 瓣，虾皮 25g，黄酒、姜、葱、胡椒粉、精盐、味精各适量。排骨加水煮沸后去掉泡沫，加上姜和蒜段、黄酒小火煮烂。熟后加豆腐块、虾皮煮熟，再加入洋葱和大蒜，煮几分钟后调味，煮沸即可。

（七）肿瘤患者食疗法

癌症的克星就是人体自然的免疫力。做好五件事很重要。①保持身体内外洁净；②吃全素至少半年；③营养均衡；④保持自然睡眠；⑤晨间深呼吸。

◆ **抗癌蔬菜汤**：胡萝卜半根，白萝卜 1/4 根，白萝卜全株叶子的一半，牛蒡半根，香菇 2 朵。所有材料洗净，带皮切碎，加水 3～4 倍煮滚后，小火煮 1 小时，滤渣即可饮用。

（八）高血压患者食疗法

高血压患者不宜吃辛温、热性食物、油腻食物、煎炸食物和温性水果，饮食力求清淡。

◆ **醋浸花生米**：花生米 100g，浸于米醋 300ml 中，5 日后食用。每日清晨嚼食 10～15 粒。

◆ **山楂麦冬饮**：山楂、麦冬各 20g，水 500ml，煎至 250ml，分 2 次服。

◆ **红枣芹菜根汤**：去核红枣、芹菜根各 50g，加水 500ml，煎至 300ml。分 1～2 次吃枣喝汤。

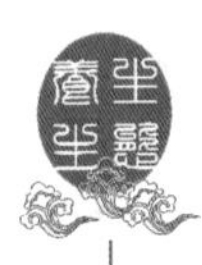

（九）糖尿病患者食疗法

糖尿病患者避免甜食，山药也属淀粉类，但会促进胰岛素分泌，可适当用于替代米、面等主食。不宜多吃高糖和过度辛辣食物，不宜喝含糖饮料，严禁喝酒。

◆ **莜麦山药粥**：莜麦米 50g，淘净加清水 800ml，烧开；再将山药去皮，洗净，切成小丁放入，慢熬成粥，下适量盐，淋麻油。分 1 ～ 2 次趁热食之。

◆ **山药南瓜粥**：山药 30g 切片，南瓜 30g 切丁，与粳米共煮成粥，每日服用 2 ～ 3 次。

（十）老年便秘食疗法

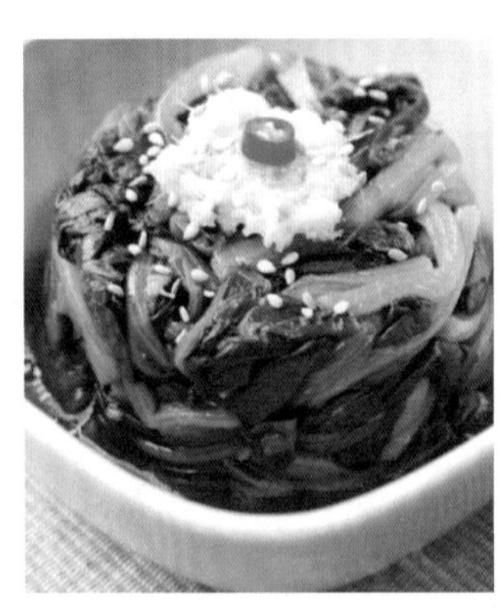

老年便秘患者平时饮食多加些粗粮、蔬菜、水果等，还需要经常吃些琼脂、香蕉、蜂蜜等润肠通便的食物。

◆ **猪血汤**：猪血 100g，鲜菠菜 250g。将猪血切成厚块，菠菜切碎，加入调料少许，制成汤备用，每日或隔日一次。

◆ **麻油拌菠菜**：鲜菠菜 250g，待锅中水煮沸，加入食盐适量调味，把菠菜放置其中烫约 3 分钟取出，加麻油适量拌匀。

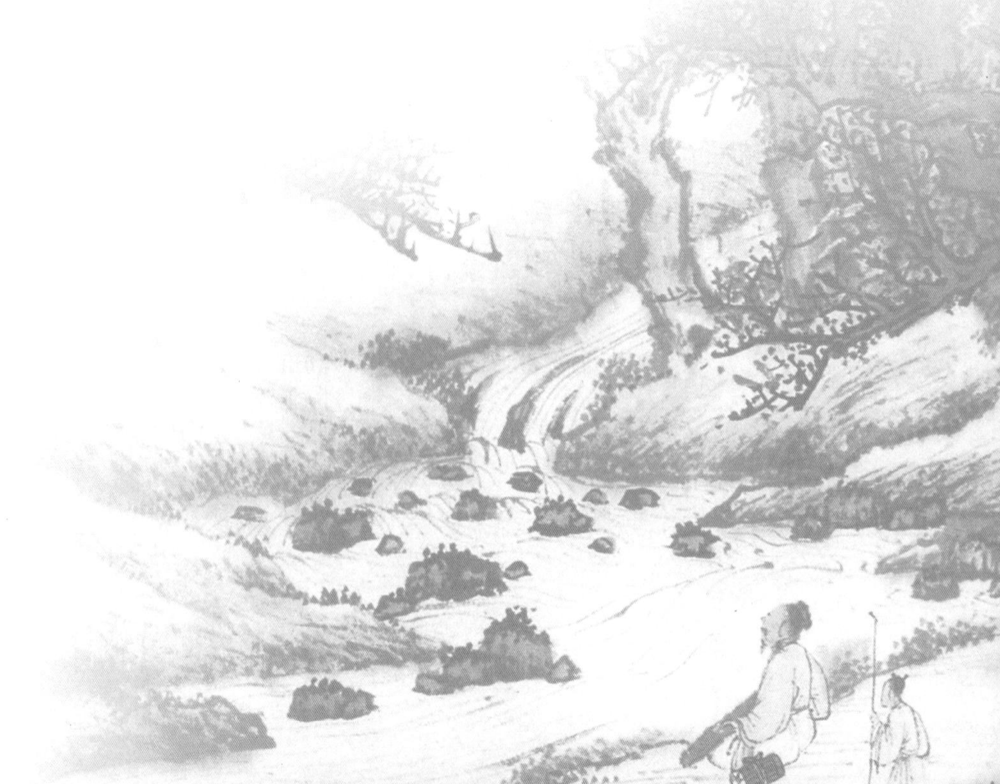

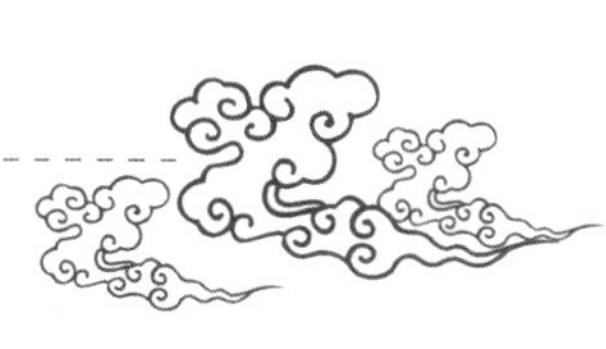

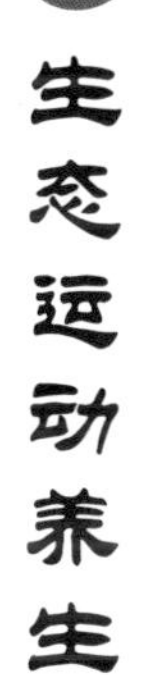

第五章 生态运动养生

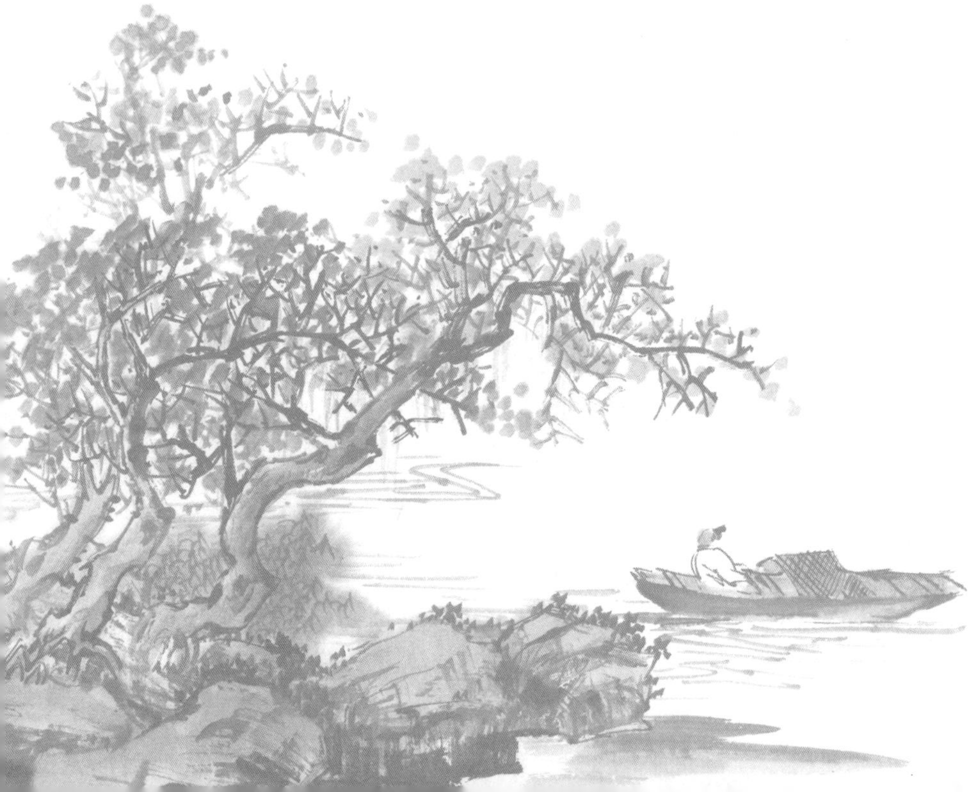

第一节　生态运动养生的概念、特点和类型

一、生态运动养生的概念

生态运动养生是运用符合自然规律的传统体育运动方式进行锻炼，通过活动筋骨关节、调节气息、静心宁神以疏通经络、行气活血、和调脏腑，从而达到养生保健、延年益寿目的的运动法则。强调内外兼修、形神兼备、练功修德、调息养心、动静结合，养气以保神，运体以祛病。

从“生态”、“运动”与“养生”三个词组合而成的概念来看，“养生”在中国传统文化中是指“养护生命”，“运动”在此是指一般人以追求健康、生存或长寿为目的，在意识控制下对人体生理、心理所产生刺激的重复活动；“生态”是指符合自然规律、遵循生命法则、内外平和、形神统一。因此，生态运动养生的概念也可概括为遵循生命自然规律，以运动手段养护生命、培育生命力、提高生命质量的全过程。它既有外在的肌肉活动，又有内在的心灵感受，并可获得驾驭自我的内在力量。

人的生命活动，终身都需要培育和养护。青少年通过科学的运动，促进生理发育、心理成熟，为一生的生命活动打下良好基础；中年人通过运动，保持积极向上的心态和旺盛的生命力，可以健康地工作五十年；老年人通过适宜的运动，达到防病治病、延年益寿的目的。《素问·宣明五气》曰：“久视伤血，久卧伤气，久坐伤肉，久立伤骨，久行伤筋。”强调了视、卧、坐、立、行无论哪种姿态过度都会对身体健康造成危害，有悖养生保健、延年益寿的准则。

后汉三国时期，名医华佗创编了“五禽戏”，模仿虎、鹿、熊、猿、鸟五种动物的动作做体操，既能治疗疾病，又对全身的肌肉、筋骨、关节有益。华佗弟子吴普按照“五禽戏”天天锻炼，活到90多岁，还耳目聪明，牙齿完坚。“五禽戏”的出现，使运动养生发展到一个新阶段，为以后其他运动养生形式的出现，开辟了广阔的前景。

唐代孙思邈是著名的医药学家和寿逾百岁的养生家。他在《保生铭》中提出“人若劳于形，百病不能成”。并指出流水不腐，户枢不蠹，关键在于运动。

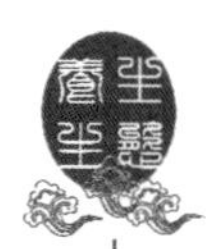

具体的运动方法有按摩、摇动肢节和导引行气等，也就是现今的保健按摩、体操、练拳和气功等。他本人还坚持走步运动，认为“四时气候和畅之日，量其时节寒温，出门行三里、二里及三百、二百步为佳”。孙思邈认为体力劳动在养生中也十分重要，指出：“养性之道，常欲小劳，但莫大疲及强不能堪耳。”

明代高濂在《遵生八笺》的养生格言中指出：“生身以养为先，养身以却病为急。经曰：我命在我，不在于天。昧用者夭，善用者延。人之所生，神依于形，形依于气，气存则荣，气败则灭，形气相须，全在摄养。养气以保神，气清则神爽；运体以祛病，体活则病离。”

二、生态运动养生的特点

生态运动养生就是在祖国传统养生文化指导下，通过遵循生命自然规律的运动来实现养生保健目的的运动法则。生态运动养生的特点大体可从传统运动养生和当代运动养生两方面予以阐述。

（一）祖国传统运动养生的特点

1．以祖国传统医学理论指导健身运动 无论哪一种传统健身法，都是以中医的阴阳、脏腑、气血、经络等理论为基础，以养精、练气、调神为运动的基本要点，以活动形体为基本锻炼形式，用阴阳理论指导运动的虚、实、动、静；用开阖升降指导运动的屈伸、俯仰；用整体观念说明运动健身中形、神、气、血、表、里的协调统一。

这种自我调节表现在完全不借助他人的帮助、不依靠外界物质的作用，全然通过自我的能力活动肢体、调节情志，改善脏腑功能和代谢水平，达到防病保健、延年益寿的目的。完全是一种自主性行为。这种自主性行为是靠自我思想确立的锻炼方案，并靠自我行动去实施。因此，生态运动养生是自我身心并用的一种主动性锻炼方法，它的一招一式都与祖国传统医学理论密切相关。

2．注重意守、调息和动形的协调统一 强调意念、呼吸和躯体运动的配合，即所谓意守、调息、动形的统一。“意守”指意念专注；“调息”指呼吸调节；“动形”指形体运动。统一是指三者之间的协调配合，要达到形神一致，意气相随，形气相使，内外和谐，动、静得宜，方能起到养生、保健的作用。动与静的结合，形与神的兼养体现了生态运动养生的系统性和完整性，动以养形，静以养神，动则强壮，静则长寿。

3．融导引、气功、武术、医理为一体 传统的运动养生法是我国劳动人民智慧的结晶。千百年来，人们在养生实践中总结出许多宝贵的经验，使运

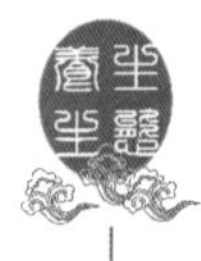

动养生不断得到充实和发展，形成了融导引、气功、武术、医理为一体的具有中华民族特色的养生方法。源于导引、气功的功法有五禽戏、八段锦等；源于武术的功法有太极拳、太极剑等。但是，无论哪种功法，运用到养生方面，则都讲求调息、意守、动形的统一，都是以畅通气血经络、活动筋骨、和调脏腑为目的。

融诸家之长为一体，是运动养生的突出特点。凡是有利于养生保健的功法均可习练，没有门户之争，也没有好坏之分，为我而用。

（二）当代运动养生的特点

1. 运动养生是一门以健康为目的的交叉性学科 动物的运动是本能的、无目的、无意识的活动，而人们运动养生则是有目的、有意识的，但也不能完全否认人对体育的需求带有生物本能。所有的儿童几乎无一例外地都喜爱运动，年龄越小的儿童，对体育活动的积极性越高。儿童运动不一定有什么明确的目的，往往是他们的生物本能驱使所致。随着年龄的增长，社会交往能力不断增加，接受学校教育越久，人的社会性越强，生物性就会受到抑制或减弱。因此，运动养生是人类本能需要的一种发展和升华，如同人类社会中的性爱和婚姻一样，是从动物繁殖后代的生物本能上升为一种高级的人类特有的文化形式。

运动养生是具有社会学、伦理学、哲学、心理学、生理学、中医学、养生学等多学科相互交融的交叉性学科。它的运动内容既与现代竞技体育有关，又与一般体育锻炼的方式相似，但不同的是它能使所有具备行为能力的人，都

表 5-1　　运动养生与竞技体育、一般体育锻炼的不同

内容比较	竞技体育	一般体育锻炼	运动养生
性质	职业	健身活动	生活方式
运动动机	竞争取胜	多样	追求健康
适应对象	专业运动员	健康人	具备行为能力的所有人
活动时间	工作时间	业余时间	业余时间（生活化）
活动地点	集中	分散	分散
活动安排	每天	随意性	每周 4 ～ 7 次
组织形式	规范	自由	自由
运动计划	以竞赛周期为准	自由式	根据体质情况制定
精神状态	紧张	紧张与放松结合	以放松为主
运动强度	大	随意性	因人而异
场地器材	国际标准	追求专业标准	没有要求
运动形式	专项技术为主	形体运动	练养相兼、动静结合

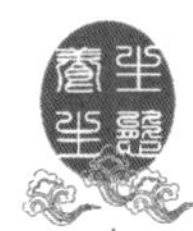

参加到体育锻炼队伍中来，并享受这一过程。运动养生不受任何场地、条件的限制，也就是说，它既可以在运动场所进行，也可以在非运动场所进行，如病人恢复健康的锻炼，防病治病的保健运动，提高生活、工作能力的特殊运动，延长生命力的养生康寿活动等。运动养生能让人们在一生当中的各个年龄阶段、身体发展变化的各个时期，主动地亲近运动、参与运动，在运动中增强体魄、愉悦心情、增强意志并发展自己。运动养生既然是多属性的边缘学科，与竞技运动、一般体育锻炼既有关联也有不同，见表 5-1。

从表 5-1 中可看出运动养生与竞技运动以及一般人提倡的体育锻炼从运动动机、运动形式、运动强度、适应对象等都有较大的区别。

2．运动养生是动、静结合的养生活动 在“动”与“静”的养生问题上，生态运动养生最大的奥秘是动静合理。只“静”不“动”是不科学的，过“动”不“静”也是不科学的。我们认为，正确的养生方法应该是动静结合，刚柔相济，既动也要适当地静，缺一不可。

有人提出寿命的长短取决于人体能量消耗速度的快慢，心跳越快，心脏的休息时间越短，寿命也越短；若心跳间歇时间长，心脏得以充分休息，寿命也长。这是人们观测哺乳动物蝙蝠与老鼠得出的结论，尽管两者有很多相似之处，但它们的寿命却相差悬殊。蝙蝠可活 10 多年，而老鼠最长只能活 3 年，差别高达 5 倍。老鼠不分昼夜吱吱地活动着，而蝙蝠一天中大部分时间躲在洞穴中，只在晚上出来飞翔几小时，蝙蝠一生中 3/4 的时间处于休眠状态，代谢率很低，寿命显著延长；老鼠活动量大，代谢率远比蝙蝠要高，寿命却比蝙蝠短得多。科学研究还发现，动物（包括人）心跳极限是 8 亿次左右，每分钟心跳越快，寿命越短，反之则长。例如，老鼠心跳 900 次 / 分，寿命 2 ～ 3 年，大象心跳频率为 30 次 / 分左右，寿命为 50 ～ 70 年，心脏也完成了 8 亿次的跳动。乌龟心跳仅有 10 次 / 分左右，因此能活百年以上。

“静”养是我国传统养生文化中独具特色的内容。古人对动静的辩证问题早有认识，如《养性延命录》中说：“静以养神，动以练形，能动能静，可以养生。”“形神共养”是养生的要旨。科学家对“静坐效应”的研究发现：在超常意识状态下，人的呼吸次数减少，周期变长，耗氧量减少，自主稳定性却能提高，脑电波变得高度有序，学习效率和工作能力确实能得到提高。科学家还发现：在超常状态下，人血中可的松含量下降，催乳激素、苯丙酚酸水平升高，这些都有利于健身防病、增智益寿。

“静”的最大特点是使大脑高度有序，脑的有序性提高，必然带来全身各

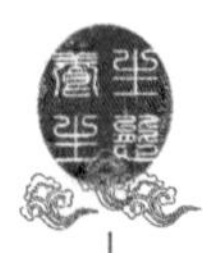

器官的有序性提高。根据普里戈津的耗散结构理论，生命最大的特点是高度有序，有序性也是健康长寿的基础。人们在嘈杂的环境中工作时间较长，劳累的心更需要在安静的环境中静养。

动静结合反映了人类体质增强的内在规律，缺少运动体质就会下降，运动过量也会伤及身体。动静结合、恰到好处才是运动养生的宗旨。古人曾提出“三分练，七分养”,“练”就是动,“养”就是静。至于是否一定要“三七”开或“二八”开，要因人而异。青少年天性好动，动能促进他们生长发育，因此，动的比例要大一些；老人随着新陈代谢速度的减慢，动的比例就要少一些。

有些人过度强调“动”，以练肌肉块为荣，追求健美身姿。这里需强调的是，肌肉块与健康长寿不能等同，健身房的高强度局部锻炼未必与养生保健相符。从养生的角度出发，发挥机体潜能的极限运动应慎重，尤其是中老年人应慎之又慎!

3．运动养生是将运动健身更科学化、经常化、生活化、个性化、家庭化

“科学化、经常化、生活化、个性化、家庭化”是生态运动养生最重要的特点。通过运动养生强化生命的原动力，实现对身体内脏器官的养护及功能的改善。

怎样运动才谓科学呢？首先视“体”而动，综合考虑自身的身体状况、年龄、职业、性格、爱好以及家族病史、遗传基因等，有目的地选择适宜自己发展和防病需要的运动项目；其次是“循序”而动，遵循运动对人体所产生的作用及规律，结合自身健康情况和生理需要，进行有目的、有计划的长期健身运动。运动量要循序渐进，从根本上增强人体各器官、系统的功能，增强人体免疫功能，提高机体的适应能力和健康水平。再有是“适时”而动，根据季节、气候、环境等情况安排自己运动，当身体不适（生病）或天气特别潮湿、炎热、寒冷或有沙尘暴时则不宜运动。

运动要“经常化”。过多地强调从事体育锻炼的时间已成为人们的一种负担。有些运动项目，确实需要特意安排整段时间，而现代人想锻炼，往往苦于没有时间。生态运动养生在时间上极为宽松、随意，可以利用学习、工作的间歇时间，也可以利用茶余饭后的零散时间，还可以利用早上、夜间的休息时间以及看电视的时间，即使是出差在外也可以利用空余时间锻炼。运动时间可长可短，完全依本人的体力、兴趣、忙与闲的具体情况而定。只要有健身的愿望，随时可以按自己的意愿从事轻松愉快的健身运动。只要每天有意识地运动，积累一定的活动量，就有利于养生保健、延年益寿。

所谓运动“生活化”，其一是人的肌肉要像每天吃饭一样，经常获得营养

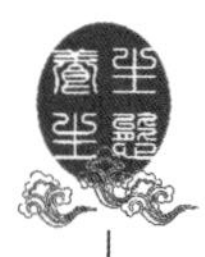

补给。人不吃饭要饥饿，肌肉不练则萎缩，此乃众多科学家实验证明的结果。其二是将运动内容生活化，根据自己日常学习、工作情况以及生活状况等，尽量为自己创造健身机会，比如骑车、爬楼梯、走步以及家务劳动等。

所谓运动“个性化”，是根据个人的兴趣、爱好、需要和身体健康状况不同，进行有目的的、适宜自身需要的、特殊的运动养生活动。

所谓运动“家庭化”，是利用家中之物，创造切实可行的家庭运动养生环境，比如用废弃可乐瓶灌水后做哑铃，利用沙发、座椅做健美操，组织家庭成员一起参加的运动健身活动等。

4．运动养生是东西方体育结合的又一个新文化现象 文化是包括人们的全部活动方式以及由此产生的物质和精神财富。在人民体育出版社出版的《奥林匹克运动》一书中，体育专家认为：“体育运动是一种物质文化……也是一种精神文化，人的肉体和精神是不可分割的，体育运动不仅作用于生物的人，而且也同时作用于有精神的任何社会的人。体育运动的功能不仅表现于人有形的物质形态，对人的内心世界和社会行为也有相当影响。”体育是一种文化，那么体育生活就应该是人类文化生活中的一个有机组成部分。运动养生是一种终身的合理的参与运动的过程，作为文化现象的意义就在于，像人类通过劳动改造或创造环境一样，也在改造和创造着机体，这一环境并非外在的客观环境，而是人类自我的个体生理环境，乃至社会群体的生理、心理环境。

运动养生是东西方体育文化结合的又一新文化现象，它把东西方体育文化的精髓结合在一起，是体现“中西合璧”的一种新型体育文化。这种体育文化现象更突出地表现在以下几个方面。

(1) 哲学思想的结合：东方的“天人合一”与西方自然进化论的结合。

(2) 人类健身科学理论的结合：东方的整体观、阴阳平衡观、经络脏腑学说与西方的人体生理学、解剖学、生物化学的结合。

(3) 健身内容的结合：东方的武术、导引、气功与西方的体操、田径、球类、舞蹈等项目的结合。

(4) 健身方法的结合：东方的练形与西方的大众体育相结合，具体是练内与练外相结合、练意与练身相结合、柔和与刚强相结合、缓慢与激烈相结合、养身与健身相结合、防病与治病相结合等等。

(5) 检验健康效果的相结合：东方的自我体检法与西方的生理生化测试相结合。

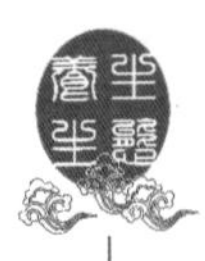

5．运动养生是一种追求快乐的生命过程 运动养生是具有高度自主选择和很强内在动机的文明活动。每天的运动，既有外在肌肉活动又有内在心灵的感受，这种感受是驾驭自我的内在力量，因此，养生者处于自足丰盈、健康和谐、自我认同的精神状态之中。顾拜旦在《体育颂》的开篇，把体育视为天神的欢娱和生命的动力，参加体育运动可以使忧伤的人散心解闷，使欢乐的生活更加甜蜜。运动养生是与自我惰性“抗战”中体验快乐的过程。

人们生活在同一环境中，表现出的生活态度却有区别，有人较为积极主动，也有人较为消极被动。任何环境中都存在着有利于个人生存发展的积极因素和不利于个人生存发展的消极因素，积极的生活态度对保持智慧有较大的促进作用。积极地适应就需要有正确地分析和判断，以先进的理念采取积极的手段。我们知道，人体维持生命活动，必须有源源不断地“能源”供应，除饮食以外，还要通过运动达到“蓄能”的目的。这是因为运动时可以提高知觉和控制力，增加血液循环，调节心率，改善机体的含氧量，让人的精力在短时间获得补充和提升。运动养生是一种积极、主动、快乐的行为，它发自内心地、心甘情愿地、主动地调适人的身心，追求适应社会环境和自然环境。它能培养人们的体育生活习惯，最终实现快乐生活、快乐人生。

我们常说：不同的健康观念，可以铸造不同的生活习惯、文化素养、价值取向，从而影响对体育文化的态度、喜好和精神。千百年的实践证明，运动养生是一种行之有效且易于推广的保健手段。它既不像环境因素那样难以改变，也不像心理因素那样难以把握和控制，更不用考虑诸如营养饮食、医药等经济因素。作为推动人类健康的重要内容和手段，它得到了古今中外许多名人大家的肯定。在全面建设小康社会的背景下，运动养生必然成为未来人们追求健康、追求快乐的生命过程。

6．运动养生既适合中国人也适合外国人 体育运动是劳动人民智慧的结晶，是维护人类健康的法宝，是提高生命质量的重要手段。运动养生既适合中国人也适合外国人，既适合健康人群也适合亚健康人群，对慢性疾病和病后康复的人群也适用。

运动养生是自由的个人行为过程，不论年龄大小、职务高低和身体强弱，只要有积极追求生活质量的态度，就有创造美好未来的行动，运动的效果就属于你。少年儿童进行运动养生，可以促进生理发育、健壮体魄，并为培养集体观念、合作意识、遵纪守法和健康竞争精神打下良好基础；青年人进行运动养生，男性能锻炼出阳刚之气，女性能练出迷人的身姿，并为生育后代创造和储

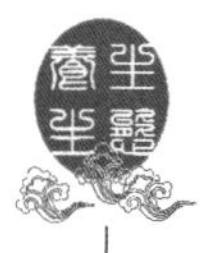

备健康的基础；中年人通过运动养生不仅能保持良好的生理代谢功能，预防各种疾病，而且还能适应社会发展，保持年轻活力；老年人更离不开运动养生，因为运动是预防疾病、推迟衰老、健康长寿的灵丹妙药。

三、运动养生的类型

根据不同人群的健康水平，运动养生大致可分为三类。

1. 提高个人综合素质型的运动养生 对青年人和一般健康者而言，运动养生就是提高个人综合素质的过程。青年人正处于身体发育阶段，身体的可塑性较大，即使有某些先天不足，也可以通过运动进行后天弥补。运动养生的重点是以科学的手段、安全的措施，提高他（她）们的肌肉力量、速度、耐力、爆发力、身体的灵敏性、技巧性、平衡性、体型等，以丰富多彩的运动形式，在安全健身的前提下，培养良好的性格和品质，建立良好的运动习惯，以此提高综合素质水平。健康者除了保持健康水平外，还要以运动调剂情感，释放压力，结交朋友，修身养性，适应社会和自然环境。除了不要参加大强度、大运动量练习外，适宜从事东西方各项体育运动。

2. 预防疾病型的运动养生 预防疾病型的运动养生主要用于健身防病。人过 30 岁，身体机能水平开始下降，动脉硬化现象渐次出现。如果有一个良好的运动生活习惯，不仅可以保持体型、活力，而且还可以预防疾病，延缓衰老过程。最适宜的运动是有氧运动，建议多参加运动强度小、运动时间相对长一点的活动，如爬山、慢跑、健身走、球类、太极拳（剑）、气功、跳舞等，使脂肪、胆固醇等物质不要长时间在体内沉积，从而预防疾病的发生。需注意尽量避免无氧运动或易出现伤害事故的运动。

3. 治疗或康复型的运动养生 治疗或康复型的养生，是以运动手段辅助治疗过程，使运动更加适宜个人情况，运动中量力而行，自我调控。慢性病人要坚持健身走、气功、太极拳、踢毽、跳绳、爬山等；骨质疏松的人要坚持打太极拳、跳绳、踢毽等；卧床的病人（急重症除外）在疾病的康复期，根据身体情况或经医生同意，力所能及地做一些四肢的抬、举、屈、伸、抻、拉等，或自我按摩活动，定时定量地做翻身和腰背肌的活动等。

第二节 生态运动养生的意义和作用

生命过程就像一个精美而漂亮的花瓶，你要把它放在生活中的重要位置，让其大放异彩，不要放在角落，那样会灰尘满面，要科学地、精心地爱护它，

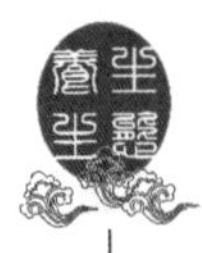

管理它。多一分付出，生命将会给你百倍千倍的回报。缺乏运动意识，自然也是造成人身诸多疾病的重要原因。《吕氏春秋》说："始生之者，天也；养成之者，人也。"我们的生命是上天赋予的，经过父母亲的养育、学校的教育，生命又被赋予更多的内涵。珍惜它，就充实、快乐、长久；糟蹋它，就痛苦、空虚、短命；漠不关心它，就会无力、萎缩、衰竭、病亡。

一、生态运动养生与心理健康

体育运动与心理健康是国内外心理学界研究非常活跃的领域。美国学者从近 400 年间出现的 301 位伟人中发现，他们不仅智力超群，更重要的是在青年时代就有与众不同的优良性格，如自信、乐观、进取，以及坚忍不拔的意志等非智力因素。性格大多是后天形成的，有些则是先天遗传的。体育运动可以使自我意识不断发展并趋于稳定，从而实现自我完善。在体育活动时的人际交往、运动实践中的磨炼，也可拓宽视野，增长才智，树立正确的价值观、人生观。现代"奥林匹克之父"顾拜旦，在《体育颂》中曾满怀热情地歌颂道："体育是勇气，是乐趣，它能使人内心充满欢喜、思路开阔、条理更清晰，可使忧伤的人散心解闷，可使快乐的人生活更加甜蜜。"因此，体育运动对人的心理健康有不可低估的作用。

运动养生的目的是维护健康或促进健康。在欧美发达国家，关于体育活动与心理健康的关系已有不少研究，结论较为一致，认为体育活动能促进身心健康。作为一个身心统一的人，其身体素质健康与否，必然会对心理健康产生影响，包括认知、情感、意志、个性等。正常的智力水平是人们从事各种活动最基本的心理条件，观察能力、记忆能力、思维能力、想象力和操作能力是智力的主要组成因素。为此，在运动养生过程中，抓住生理、心理的相互作用规律，利用健康心理保证健身效果，同时又以运动来调节心理状态，促进心理健康。

（一）运动能培养良好的情感、意志

1. 情感 情感是一种高级的复杂的心理活动，属于意识过程，是人的意识倾向的表现。人有的时候可以喜上眉梢，有的时候可以大发雷霆、流泪、激动、面红耳赤、面色苍白，这些都是情感的表现。情感来自大脑，当人喜笑颜开时，大脑会释放一种类似天然鸦片的多肽物质——内啡肽。长期运动锻炼的人，运动后往往有一种轻松愉悦的感觉，这就是运动促进了内啡肽分泌的缘故。天天运动形成了生物钟，如果有一天不去运动了，就有无精打采的感觉，其实就是内啡肽分泌较少的原因。

体育运动是一种高级的情感产物，许多强烈的感情发生在运动的一瞬间。

可以说，体育运动是感情的发生器，它丰富着人类的情感宝库。每次活动可以使机体产生极大的舒适感和愉悦感，比如与多人一起练习时，可以得到团体的信任感、依托感；家庭成员一起锻炼时，可以享受天伦之乐的亲情感、祥和感；在休闲娱乐的运动中，似乎把紧张和精神压力全都驱除了出去，你可以感受愉悦感。经常运动的人不仅能感受到运动技术的力量感、美感、节奏感和韵律感，而且还能陶冶情操、开阔心胸，形成豁达、乐观、开朗的良好心境。有人发现，用 1/2 的体力跑步 1 小时，每周 3 次，可以解除焦虑和抑郁。有更多的人在体育运动后睡眠更好，精力更充沛。参加运动，使人们追求积极向上的生活体验，可以说，体育运动具有充实现代人高级情感生活的功能。

2．意志 所谓意志，就是在实现目标的过程中有意识地支配着自己的行动，从而产生锲而不舍的心理体验和心理过程。行动的自觉性和果断性是意志健康的重要标志。人们为了达到目的，也就是说把“观念”变为现实，就需要心理的参与，最重要的是意志，目标是意志的方向，意志是目标的守护神。意志的基本心理过程是：目标—决心—信心—恒心。所有有惊人成就的人，在他们的行动中，所表现出来的稳定、鲜明的心理特征就是超人的自觉性、果断性、坚持性、自制性等意志品质。比如司马迁写《史记》用了 15 年的时间，李时珍写《本草纲目》用了 27 年的时间，达尔文写《物种起源》用了 20 年的时间，哥白尼写《天体运动论》用了 36 年的时间，马克思写《资本论》用了 40 年的时间，歌德写《浮士德》花了 60 年的时间。

运动心理学研究证明，各项体育活动都需要较高的自我控制能力、坚定的信心、勇敢果断和坚韧刚毅的意志品质作为基础。参加体育活动，既是对身体的锻炼，更是对意志的考验。向困难挑战、坚持不懈、锲而不舍、勇于拼搏，是体育精神的充分体现。很多运动项目具有艰苦、疲劳、激烈、紧张对抗以及竞争性强的特点。在参加体育锻炼时，总是伴随着强烈的情绪体验和明显的意志努力。

因此，运动养生过程也是意志品质的锻炼过程，它的目标是追求理想的健康水平，不仅要有坚持运动的决心，还要有信心和恒心，这一养生过程不仅有助于培养人们的勇敢顽强、吃苦耐劳、坚持不懈、克服困难的思想作风，还有助于培养团结友爱、集体主义和爱国主义精神，更有助于培养机智灵活、沉着果断、谦虚谨慎等意志品质和积极健康向上的心理状态。

（二）生态运动养生能培养合作与竞争意识

也许有人会问：养生与竞争意识是否相矛盾？其实并不矛盾。社会是一个

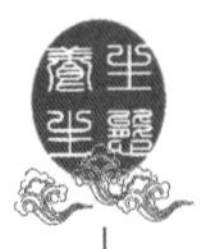

竞争的社会，尤其是市场经济的推进，竞争尤为突出，“优胜劣汰”已成为社会的发展趋势。运动养生首先是适应社会前提下的养生，而培养自己的合作意识、竞争意识是必不可少的内容。合作与竞争是现代社会对人才的要求，特别是青少年学生，这是他们终生奋斗的重要方面。

体育运动是在统一规则的要求下，使双方在对等的条件下进行体能和心理等方面的较量。竞赛活动是培养青年学生良好心理素质的有效途径，体育竞赛（包括竞技体育）这一特殊的身体活动采用公开的、共同认可的方式和规则，以相互间身体运动能力（包括智力）优劣比较的形式进行挑战极限、超越自我的竞争活动，使青年学生自觉按照真、善、美的尺度，变他律为自律，从而在满足精神需要的过程中，体验生命存在、生命延续和超越生命的价值，并不断满足青年人强身、交往、竞争和发展的需要。体育竞赛永远伴随着成功与失败，可以使青年人承受挫折与失败的能力得到锻炼，克服困难、不屈不挠等良好意志品质得到增强。这有利于培养青年人的纪律性与自制力、公平竞争与创新意识，以及团结协作与开拓进取的精神。

（三）参加运动促进人际关系和谐

人际关系反映着人与人之间的心理距离。人际关系的好坏，也影响着人们的健康。我国著名的医学心理学家丁肇中教授指出：“人类的心理适应，最主要的就是对于人际关系的适应，所以，人类的心理病态，主要是由于人际关系的失调而来。”良好的人际关系及其氛围，有利于人们的身心健康，不良的人际关系会形成社会压力，摧残人的健康，许多疾病往往发端于不良的人际关系。在处理人际关系时，不良的心态，如猜疑、嫉妒、憎恨、报复等都是心理不健康的表现。一般来说，在人际关系交往中，出现一些困难是难免的，但如果个体的人际关系严重失调，人际交往时常受阻，则表明个体存在着某些心理问题，常见的有自我封闭、自卑、害羞、嫉妒、自我为中心等。

体育运动能促进个人行为的协调。从社会文化的视角来看，体育游戏、体育运动实质上是社会生活的一种模拟，所表现出来的体育精神也是现代社会精神的缩影，比如打排球、乒乓球、羽毛球等，一个人是打不起来的，必须要两人以上才能玩起来，更需要有同伴意识才能配合默契，这种同伴意识就是知道同伴需要什么样的球，只有送给让同伴接得很舒服的球，回球效果才会更好，两人有了相互配合的意识，才有共同提高球技的机会。如果只想自己不想他人（比赛除外），刁难对方或总让对方捡球，两人的情感很难融洽。所以，我们发现，经常打球的人合作意识、团队精神比练习田径的人要强。在体育运动中，

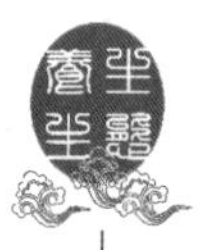

人们交往与互动，他人意识得到培养与建立，增进了友谊、情感，融洽了关系，从而使个人心理得到磨炼，人际关系也得到了良好发展。

（四）养生保健气功对心理的特殊作用

中国保健气功蕴藏着丰富的心理学思想，特别是蕴藏着丰富的健康心理学思想和医学心理学思想。这些宝贵的思想，是建立与发展良好心理与道德的基础。

保健气功扎根于中国古文化的沃土之中，道家哲学、儒家伦理学、佛家“禅学”以及中国医学为其理论基础。如以“易”为代表的中国古文明，以观物、取像、思辨、演绎而使“太极”“八卦”模式化，进而将模式泛化。气功保健是这种模式泛化与提升、运用的产物。道家崇尚自然，师法自然，主张天人合一，强调清静无为，以摄取自然之精华来补养自己，而师法自然不局限于表面的借鉴，而在于意识的吸收与心灵的加工，由此能建立人与外界环境、与社会环境高度和谐统一的整体观。儒家倡导“仁”“爱”“礼”“让”“中庸”“谦和”，这种注重人品的净化和人格思想的升华，直接影响自己的心灵。在此基础上修习的气功其真谛在于修炼人的本性，使人返璞归真，达到一种超然无为的思想境界。

二、生态运动养生与脑健康

恩格斯说：“人脑是生命世界最美丽的花朵。”每个人都有一个大脑，天天使用大脑，但是很多人并不了解它，这是因为大脑不仅是人体中最复杂的器官，是人体的神经中枢，人的一切生理活动，如内脏器官的活动、肢体运动感觉的产生、身体的协调，以及说话、写字、思维等都是按大脑指挥中心的指令来进行的。因此，人类一旦找到了开发大脑潜能的办法，就意味着找到了改善自身命运的钥匙。

生命在于运动，运动在于健脑，只有运动才能使人类大脑不断进化、发展，创造各种奇迹。运动可以提高人类征服自然的能力，因为这能力来自于大脑。现代医学的研究也证明，运动是在大脑指挥下进行的肌体活动，同时大脑又接受来自肌肉、关节的神经末梢感受器对刺激的反应信号的输入，所以运动可以调节神经系统活动，增强大脑皮层的兴奋和抑制过程。

体育运动可促进脑血循环，改善大脑细胞的氧气和营养供应，延缓中枢神经细胞的衰老过程，提高工作效率。尤其是轻松愉快的运动养生过程，在没有任何压力的情况下，可以缓和神经肌肉的紧张，收到放松镇静的效果，对神

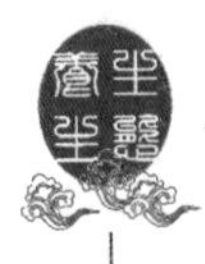

经官能症、情绪抑郁、失眠、高血压等，都有良好的治疗作用。正如美国医生怀特所说："运动是世界上最好的安定剂。"近年来，神经心理学家通过实验已经证明，肌肉紧张与人的情绪状态有密切关系。不愉快的情绪通常和骨骼肌肉及内脏肌肉绷紧的现象同时产生，而体育运动，能使肌肉在一张一弛的过程中逐渐放松，有利于解除肌肉的紧张状态，减少不良情绪的发生。

三、生态运动养生与心肺功能健康

如果买汽车，您最关心汽车的哪部分？多数人都会对发动机作一番调查和对比，因为这是汽车的心脏，关系到汽车性能、寿命、节能等关键问题。同样，人的心肺是促进体循环的动力站，是供人体所需氧气、养料，排出二氧化碳，维持生命活动的最重要的器官。

（一）生态运动养生对心脏的作用

1."动"养作用

(1) 心脏肌肉力量的增强可减少患心脏病的相对比例：运动时心肌兴奋性提高，冠状动脉扩张，肌凝蛋白的 ATP 酶活性增强，肌凝蛋白与肌纤蛋白的相互作用增强，从而提高心肌的收缩力。有规律的养生运动可使心肌摄取血糖、氧化血乳酸和组织呼吸的能力均得到加强；心肌糖原含量、肌红蛋白得到提高。因此，经常进行适当的运动可预防冠心病，改善心肌的血氧供应，摆脱缺血性心脏病的威胁。

(2) 预防心血管病：大量研究表明，经常参加体育运动可稳定血压、降低血脂，有助于预防和缓解动脉硬化，使心脑血管疾病的发生率明显降低。这是因为人体在运动时，脉搏随运动强度而增快，肌肉做功时一部分糖、脂肪、蛋白质被利用并转为化学能，同时新陈代谢增快，沉积在血管壁的胆固醇、脂肪等有害物质得到了"冲刷"排出体外，净化了内环境，保持了血管的良好弹性，起到预防心脑血管疾病的作用。

(3) 降低心率：运动养生强调的是中低等强度的有氧运动，这种经常性的活动，更有利于人体安静时减缓心律，适当降低人体安静时的心率被认为是机体对体育运动适宜性的反应，心律的下降可以使心脏有更长的休息时间，以减少心肌疲劳。

(4)"动"养的注意事项：当运动强度过大时，由于心率加快，回流心脏的静脉血液没有充盈时间，就会引起心脏排空现象，导致心肌缺氧、缺血性损害，造成心肌收缩力下降，表现为胸闷、心律不齐、休息时心率加快及运动后

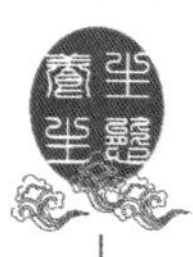

心率恢复慢。过度运动是引起猝死的重要原因。在人群中，有25%以上的人存在隐匿性冠心病，但他们常常被忽视或是暂时检查不出来的。美国哈佛大学对1228名男性和女性进行研究后指出，力竭运动后心脏病的发病率是非力竭运动后的5.9倍。对36名猝死的马拉松爱好者的研究发现，他们大都有心脏病家族史，平时已有高胆固醇或心脏病早期症状出现（如胸疼）。运动量合适有助于防治冠心病，但如果盲目大强度运动，运动负荷超出心脏承受能力，可能出现心肌缺氧、缺血等意外。

2．“静”养作用

（1）对心血管的作用：细匀深长的腹式呼吸是用力最省、功效最高的呼吸方式。据观察，在气功状态下，静脉血管的容量增加，心血量减少，心脏负担减轻。身体松、静使毛细血管被动扩张，引起毛细血管内血流量增加，有时可增加15～16倍。北京体育大学张广德教授练功试验显示51例高血压病患者平均血压为156.3/103.6mmHg，在音乐的伴奏下，每人练一遍“舒心平血功”，练后马上测血压（2分钟以内完成），其平均值下降到148.2/95.6mmHg。两组冠心病患者治疗四个月后疗效比较显示，练功组在练功前，9例冠心病人中有6例心电图提示有缺血性改变，1例心房纤颤，1例频发室性期前收缩，1例左前束支传导阻滞。练功后，心绞痛、胸闷等症状全部好转，但异常心电图均无改善。

（2）对血液循环的作用：微循环是进行物质交换的场所，是维持生命运动的基本系统，直接影响细胞和组织的代谢功能。微循环障碍与血流、血浆、血清黏度的增高密切相关。降低血液和血浆黏度可以改善微循环障碍。北京体育大学张广德教授的实验结果显示，16例高胆固醇患者，练功前平均血胆固醇为7.5mmol/L，练功半年后，其平均值降到0.2mmol/L，达到了正常标准。

（3）对代谢机能的作用：生物学研究认为，生长速度与基础代谢率有正相关关系。龟的生长速度很缓慢，其基础代谢率也相对较低，因此龟的寿期可达200岁。国内外不少学者试验研究证明，练气功处于气功静态时，代谢率和氧耗量均有下降趋势。上海第一医学院生理教研组在5例7次测试中观察到，气功静态的代谢率平均比基础率低19%，最明显的一例竟低37%，提示精神安静和骨骼肌松弛是练功过程中能量代谢率降低的重要因素。可见，静气功十分有利于身体健康，尤其对降低基础代谢率最有益。

（二）生态运动养生对肺脏的影响作用

1．“动”养作用

（1）能改善呼吸系统的功能：人在运动中，随着呼吸次数的增多，吸进更

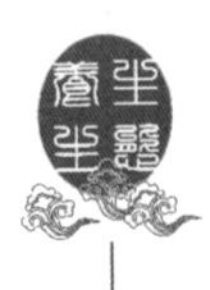

多氧气，迅速排出体内的二氧化碳，从而促使肺活量增大，肺功能提高，肺内的气体交换进行得充分，血液含氧量增多，促进新陈代谢，肺活量随运动能力的提高而提高。特别是在青少年儿童生长发育阶段，经常有规律地运动，不仅使心肺功能发育完好，还能使肺活量明显增长。经常运动的人，胸围呼吸差能达到 9 ～ 16cm，而很少锻炼的人，胸围呼吸差只有 5 ～ 8cm；经常运动的人，由于肺脏弹性大大增加，呼吸肌力量也增大，故肺活量比常人大 1000ml 左右。中青年人进行运动养生，可以保持肺泡的良好弹性，减少肺部疾病；老年人运动养生，可以使肺脏功能保持得更长久，从而使生命力更旺盛。改善呼吸系统功能的运动项目有游泳、快走、健身跑、爬山、跳绳、打球、导引气功、瑜伽、太极拳等。

(2) 能使肺通气量增加：由于运动时加快了呼吸频率和呼吸深度，可以有效地增加肺的通气效率，比如进行打太极拳、健身走等比较缓慢的运动时，每分钟肺通气量达 25L 左右；参加健身跑、打球、爬山时每分钟肺通气量可达 40 ～ 50L，比安静时高五倍之多。经常参加运动的人，肺通气量每分钟可达到 60L。

(3) 能使氧利用能力增加：运动养生不仅可以提高肺的呼吸能力，更重要的是可以提高机体利用氧的能力。一般人在进行体育活动时，只能利用最大摄氧量的 60%左右，而经常运动的人可以使这种能力大大提高。体育活动时，即使氧气的需要量增加，也能满足机体的需要，而不致出现缺氧现象。

(4) 运动量过大对肺功能有负面影响：当运动过于剧烈或运动量过大时，氧气消耗大于供给，就会造成呼不出、吸不足、胸闷、呼吸困难的感觉，这是在体内欠下“氧债”的反应。有人还会因胸闷引起咳嗽、恶心、呕吐等痛苦难忍的表现，甚至影响饮食和休息。有时也会使免疫系统的功能受到抑制，导致上呼吸道感染。特别是对心肺功能较弱的人来讲，参加剧烈运动损害健康的风险更大。

2．“静”养作用 保健气功把“调息”作为基本要领之一，大量的实践和广泛的实验充分说明运动对呼吸系统能产生良好作用。

(1) 使呼吸频次锐减，胸腔容量加大：在气功态下，呼吸形式均匀、柔和、缓慢，有的人可由功前的每分钟呼吸 16 次，减少到每分钟 5 次、2 次或 1 次，甚至每两分钟呼吸 1 次。在 X 光下观察到，练功者的膈膜肌上下活动幅度比常态时增加 2 ～ 4 倍，膈肌每下降 1cm，胸腔容量扩大 300ml，因此加大了吸气状态下的胸膜腔负压。由于胸腔容量加大，呼吸潮气量得到明显增加。呼吸次数

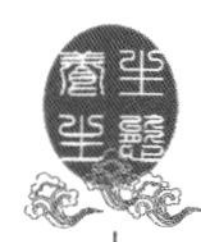

锐减，每分钟肺通气量大大减少，肺泡二氧化碳排出量下降，肺泡二氧化碳分压升高，氧分压降低，血氧饱和度下降等。而通过血乳酸含量测定表明，上述变化不是无氧代谢加强的结果，而是运动养生者心安气和的安逸状态。

(2) 意念支配下的调息：由于意念参与“调息”，使意念对呼吸的调节作用较常态增大。实验表明，呼吸中枢和植物神经系统之间的关系，可通过练功人为地加强和控制。气功态时观察到，当加强吸气时，则出现瞳孔缩小、肠鸣音亢进等副交感神经兴奋的生理效应。为此，人们可通过呼吸锻炼，按人的主观意志和需要去加强或抑制植物神经的兴奋活动，从而达到控制、调节植物神经功能的作用，为保健提供自我调节的手段。如高血压患者采用呼气延长法，有助于稳定交感神经功能，提高副交感神经张力，诱发松弛反应，从而达到降压的效果。

四、生态运动养生与消化系统

人类生命活动的延续和日常生活所需要的热量，主要来自食物。食物进入人体后，通过消化系统的消化和吸收而濡养机体。如果因某种原因，消化系统的功能异常或者发生障碍，其相应的部位和器官，如口腔、食管、胃、小肠、大肠、肝、胆及胰腺等的功能就将发生疾病，影响健康。消化系统疾病一般有胃肠炎、胃下垂、溃疡病（包括胃和十二指肠）、便秘、痔疮、胆囊炎、肝硬化等，由于这些疾病的影响，使吃进的食物得不到充分地消化和吸收。久而久之，就会引起高级神经系统活动障碍及营养代谢失调，从而加重消化系统疾病，造成恶性循环，给人们带来极大地痛苦。

科学合理的运动能够改善消化系统的功能，增加胃肠的蠕动及消化液的分泌，使肝脏、胰腺的功能得到改善，此举不仅有助于食物的消化吸收，也对消化系统的疾病有很好的预防和保健作用。中医学认为脾主运化，又主肌肉，经常运动可促进脾胃运化受纳，使肌肉结实而有力。

运动还可增强肝脏的功能。中医学认为，肝藏血，主筋，经常运动可使心血旺盛，营养筋脉，促进人体及四肢的正常活动。如果血液不足，则血亏肝虚，血不养筋，就会出现头晕、目眩、筋骨痛。《素问·六节藏象论》所谓肝为“罢极之本”（罢，音义均同“疲”，《说文》曰劳也），即肝脏是耐受疲劳的根本。因为肝脏主管肌肉、筋腱、关节，肝功能活动正常，才能使人耐受疲劳。华佗早就告诫人们：“动摇则谷气得消，血脉流通，病不得生。”说明运动有强健脾胃的功能。而脾胃健旺，气血生化之源充足，才能健康长寿。

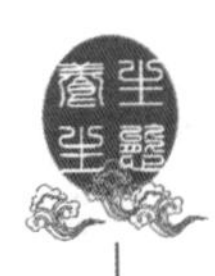

五、生态运动养生与骨健康

世界闻名的埃菲尔铁塔坚固、雄伟，那是用7000吨钢铁构建起来的。任何现代化的高楼大厦，都缺少不了钢筋水泥构架。人体也是如此，只是构架的材料不同罢了。人体运动的框架是由206块骨头以及上百个骨连接和600多块骨骼肌组成的。在神经系统的指挥下，骨骼肌产生收缩，牵引其所附着的骨，进行各种活动和运动，人体才能直立于世，行走于天地间，做出各种矫捷健美的动作。

（一）“动”养对骨的作用

1．钙得到补充 根据生理学家的结论：当人体负重时（跑、跳时下肢会承受较大重量）骨质中的骨蛋白呈纵向排列，钙就能沉积于骨质之中，骨密度得到增厚，比如牙齿，由于人们每天摄入食物都要进行咀嚼，使之得到很好的运动锻炼，因此，是人体最坚硬的骨骼。长期从事运动的人，通过改善骨周围的血液循环，加强骨组织的新陈代谢，使骨径增粗，骨质增厚，骨质的排列规则、整齐，并随着骨形态结构的良好变化，骨的抗折、抗弯、抗压缩等方面的能力均有较大的提高。

2．从事的运动不同，对骨骼的影响也不同 人从事体育运动项目不同，对人体各部位骨骼的影响也不同。经常从事以下肢活动为主的项目，如跑、跳、骑车等，对下肢的影响较大；而从事以上肢活动为主的项目，如体操、哑铃、投掷等，则对上肢的影响较大。体育锻炼的效果并不是永久的，当体育锻炼停止后，对骨骼的影响作用也会逐渐消失，因此，体育锻炼应经常化，同时，体育锻炼的项目要多样化，以免造成骨骼的畸形发展。

（二）“动”养对关节的作用

人体运动主要围绕肩、腰、髋、膝、踝等关节来进行，在每一处关节都分布有若干肌肉。运动养生在增强肌肉力量的同时，既能提高关节的稳定性，又能增加关节的灵活性和运动幅度。特别是中国传统的养生功法对动作的基本要求是逢动必旋、逢做必绕。从力学的原理来看，旋转动作不仅符合人体自然活动的基本规律，而且还可以增加被旋转部位的受力面积，就像人们洗脸时旋拧毛巾比单压毛巾更容易挤出水来的道理一样。经常旋绕运动可以增加关节面软骨和骨密度的厚度，并可使关节周围的肌肉发达、力量增强、关节囊和韧带增厚，因而可使关节的稳固性加强，关节承受更大的负荷。在增加关节稳固性的同时，由于关节囊、韧带和关节周围肌肉的弹性和伸展性提高，关节的运动

幅度和灵活性也大大增加。

（三）“动”养对肌肉的作用

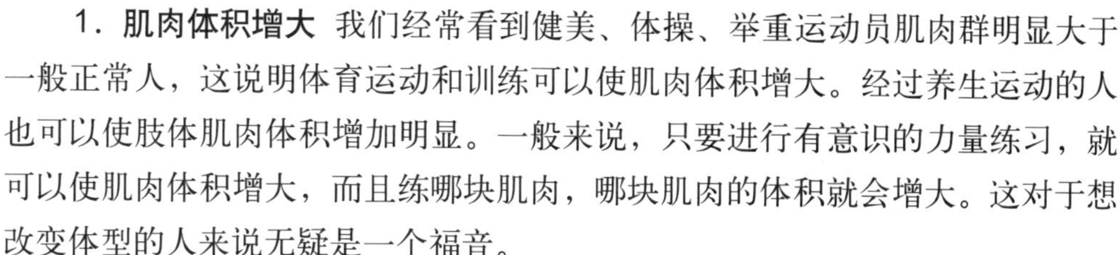

1. 肌肉体积增大 我们经常看到健美、体操、举重运动员肌肉群明显大于一般正常人，这说明体育运动和训练可以使肌肉体积增大。经过养生运动的人也可以使肢体肌肉体积增加明显。一般来说，只要进行有意识的力量练习，就可以使肌肉体积增大，而且练哪块肌肉，哪块肌肉的体积就会增大。这对于想改变体型的人来说无疑是一个福音。

2. 肌肉力量增强 运动养生的人只要认为自己肌肉力量不够，就可以增加肌肉力量练习。大量实验已经证实，运动锻炼增强肌肉力量的效果是非常明显的，只需三四周的力量练习就会使肌肉力量明显增强。

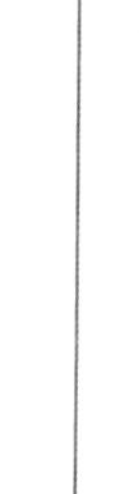

3. 肌肉弹性增加 在运动时经常从事一些牵拉性练习，可使肌肉的弹性增加，避免人体在日常生活和运动锻炼过程中由于肌肉的剧烈收缩而造成各种伤害事故。

（四）“动”养对身高的影响

身高，虽然受遗传因素的影响很大，但有研究认为，后天因素可占25%；体重、胸围、臂围以及其他的身体功能和素质后天的可塑性占50%～70%。经常从事体育锻炼肯定可以助长青少年（包括先天不足者）的身高，促进肌肉和脏腑发育，提高人体的生理功能和整体素质。

（五）运动过量对肢体的影响

运动强度过大或运动时间过长，轻者肌纤维拉伤或在肌肉中产生乳酸，使四肢肌肉酸痛，影响日常行为活动；重者会造成肌肉拉伤、关节扭伤、骨折等。据国家体育总局体育科研所的资料统计，65%的运动员都有不同程度的肢体伤害，造成终身残疾的典型事例也不少。竞技性体育是发挥机体潜能的极限运动，有悖于养生保健的宗旨。

为此，笔者特别强调：运动固然重要，但是从养生保健的角度讲，一定要适量、适度，杜绝不可控性运动或者极限运动，切勿图一时之勇而伤及身体甚至贻害终生。

六、生态运动养生与免疫系统

免疫力是机体抵御疾病、抗感染、抗传染病的能力。人体所处的环境，各种各样的微生物和病毒无处不在，但是由于机体具有完善而发达的免疫系统，

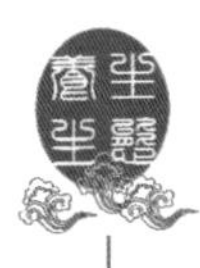

便可与自然环境和谐相处，如果免疫功能紊乱或者功能异常，人体周围的致病性微生物或病毒就将侵袭机体而发病。坚持运动养生，可以提高机体的免疫力，增强机体的抗病能力和适应环境的能力，使人与环境能够很好地互动。

中国传统养生功法对免疫系统具有增强适应能力、提高抗病能力、增进康复能力的积极作用。有文献报道，练习气功后，白细胞数增加，白细胞吞噬功能和吞噬指数增强，人体唾液和溶菌酶的数量也明显增加。唾液中的溶菌酶有增强局部免疫功能的作用。还有人报道，练习太极拳、五禽戏、八段锦、易筋经、保健气功等，可使脑垂体及全身内分泌组织器官得到合理调节，使肾上腺激素与去甲肾上腺素代谢水平下降，血中胆固醇浓度下降等。通过练气功来治疗糖尿病、冠心病、高血压等慢性病的实例也有众多报道。

第三节　生态运动养生的原则

生态运动养生法之所以能健身、治病、益寿延年，是因为它有一套较为系统的理论、原则和方法，注重和强调机体内外的协调统一，和谐适度。从其锻炼角度归纳起来，有如下几个原则。

一、掌握生态运动养生的要领

生态运动养生的要领就是意守、调息、动形的统一。这三方面中，最关键的是意守，只有精神专注，方可宁神静息，呼吸均匀，促进气血运行。三者的关系是以意领气，以气动形。这样，在锻炼过程中，内练精神、脏腑、气血；外练经脉、筋骨、四肢，使内外和谐，气血周流，整个机体可得到全面的锻炼。

二、注重动、静结合

我国古代养生思想有“宜动”、“宜静”两种不同观点，两者都源出道家。唐代孙思邈主张“惟无多无少，几乎道矣”。即不宜多动，亦不宜多静。元代朱丹溪提出：“天主生物，故恒于动；人有此生，亦恒于动。”指出自然界的变化规律是“动”多“静”少。“动”为阳，“静”为阴，阴阳平衡，阴平阳秘。从生态运动养生保健来说，运动时，一切顺其自然，进行自然调息、调心，神态从容，摒弃杂念，神形兼顾，内外俱练，动于外而静于内，动主练形，静主养神，动静结合。

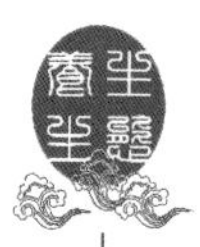

三、强调运动适度，不宜过量

生态运动养生是通过锻炼以达到健身的目的，因此，要注意掌握运动量的大小。运动量太小则达不到锻炼目的，起不到健身作用；太大则超过了机体耐受的限度，反而会使身体因过劳而受损。孙思邈在《千金要方》中指出："养性之道，常欲小劳，但莫大疲及强所不能堪耳。"运动量的测定，往往以运动者的呼吸、心率、脉搏、氧气消耗量等作为一些客观指标，运动量大，心率及脉搏就快。一般认为，正常成年人的运动量，以每分钟心率（或脉率）增加到140次为宜；老年人的运动量，以每分钟增加至120次为宜。随着年龄的增加，无氧运动的量逐渐减少，一般认为70岁以上的老年人不应进行无氧运动。运动时心率至少在100次/分钟以上，最多不超过"170－年龄"。譬如年龄为60岁，则运动后最高心率应控制在每分钟110次以内的水平，而且在30分钟内恢复到常态。这样的心率反映了一般老年人身体中氧的需要量与消耗量之间的平衡，这种强度对老年人是适宜的。

三个三、一个五、一个七的原则十分重要。

三个三：每天三公里，坚持三十分钟，可分成三次或者三个层级完成（准备阶段5分钟，运动20分钟，恢复5分钟）。

一个五：每周至少运动五天。

一个七：运动不能满负荷，达到七成即可。

如果运动之后，食欲增进，睡眠良好，情绪轻松，精力充沛，即使增大运动量也不感到疲劳，这就是动静结合、运动量适宜的表现。反之，如运动后食欲减退，头昏头痛，自觉劳累汗多，精神倦怠者，说明运动量过大，应适当酌减。如减少运动量后，仍有上述症状，且长时间疲劳，则应做身体检查。

四、运动的最佳时间段

散步的最佳时间段是晚饭后45分钟，此时热量消耗最大，减肥降脂效果最好。尽可能避开清晨和深夜以免扰乱身体节奏。《素问·四气调神大论》"春三月，此为发陈……夜卧早起，广步于庭。夏三月，此为蕃秀……夜卧早起，无厌于日。秋三月，此为容平……早卧早起，与鸡俱兴。冬三月，此为闭藏……早卧晚起，必待日光。"从现代运动科学的角度看，春夏秋三季可以早起锻炼，而冬天不要早起锻炼，要跟着太阳走，太阳出来后再锻炼，也可改为晚间锻炼。有人将严寒下的清晨称为"魔鬼时间"，不无道理。

如在饭前锻炼，至少要休息0.5小时后才能用餐；饭后则至少要休息1.5

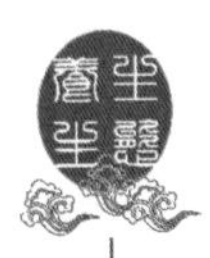

小时以上才能锻炼。为了避免锻炼后过度兴奋而影响入睡，应该在临睡前 2 小时左右结束锻炼。

五、遵循三因制宜的原则

各人可根据自己的身体状况、年龄阶段、体质与运动量的配合，选择适宜自身的运动方法和运动量。要遵循因人、因时、因地制宜的原则，不可一概而论。有慢性病者可选几种，对自己疾病具有针对性的运动方式进行锻炼，由少逐渐增多，逐步增加运动量。太极拳、八段锦、五禽戏可重复锻炼，打二遍三遍来增加运动量，以取得有效的健身效果。一般来说，春夏秋三季早晨运动为好，因为早晨的空气最新鲜。冬季的北方天气寒冷，大气压也低，不适宜早晨运动，即使有早起习惯者也应在太阳出来后再运动，并注意防寒保暖，戴口罩以保护呼吸道免受寒冷空气的直接刺激。也有人爱好在晚上睡觉前练功锻炼，这是个人的运动习惯。

太极拳、八段锦、五禽戏、跑步等，不需要借助任何器具，也不需要特定的场所，在公园、广场、空地、走廊均可，当然到室外林木繁茂，空气新鲜的地方更为理想。

六、循序渐进，持之以恒

锻炼身体并非一朝一夕的事，要经常循序渐进，持之以恒。经常不锻炼的人，偶尔一次大量运动后，身体会产生一些不舒服的感觉甚至周身疼痛，影响生活和工作，达不到养生保健的目的。偶尔大量运动等于暴饮暴食，因此，要逐渐增加运动量。

“流水不腐，户枢不蠹”，这句话一方面说明了“动则不衰”的道理，另一方面，也强调了经常、不间断运动的重要性，水常流方能不腐，户枢常转才能不被虫蠹。只有持之以恒、坚持不懈，才能收到良好的养生健身效果，三天打鱼两天晒网是不会达到锻炼目的的。运动养生不仅是身体的锻炼，也是意志和毅力的锻炼。

第四节 生态运动养生法

生态运动养生法是以生态养生为基础的运动健身方法。强调动中有静、静中有动、刚柔相济、开合升降、形神兼练、性命双修，使机体获得突破性进展。

生态运动养生是动静关系的统一。健身主动，养生主静，动则生阳，静则生阴，故运动以生阳为主，养生修炼则以育阴为要，符合“生态养生”所倡导

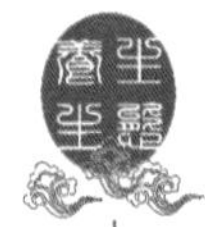

的“自然、平衡、和谐、健康”的理念。

生态运动养生也是刚柔相济的统一。《易经》中指出：“分阴分阳，迭用柔刚”，即阳为刚，阴为柔，刚柔相济才能阴阳和调。“刚柔相推，度在其中”，所以刚性运动又必须与柔性运动相配合，才能起到更好的健身作用。

一、有氧运动养生法

（一）有氧运动概念

有氧运动的全称为有氧代谢运动，是指运动过程中，身体所需要的氧气充足，吸入的氧气能够满足机体的运动消耗，而不造成由于缺氧而致的乳酸堆积。运动养生最佳的方式就是有氧运动。

人体运动时需要消耗能量，如果该能量是来自机体细胞内的有氧代谢（氧化反应），就是有氧运动；反之，如果能量来自无氧酵解，就是无氧运动。

运动时的肌肉收缩必须有能量供应，而能量的直接来源为三磷酸腺苷（ATP）。肌肉内三磷酸腺苷的含量十分有限，在剧烈收缩后仅 0.5 秒就被耗尽，因此必须有一种能量的暂时贮存形式，才能保证肌肉不断进行收缩。这种能补充三磷酸腺苷的贮备物质称为磷酸肌酸（CP），它在酶的催化下迅速将高能磷酸键转移到二磷酸腺苷分子而形成三磷酸腺苷。但是，磷酸肌酸亦只能作短暂的补给，要保证肌肉收缩的能量供应，最根本是糖和脂肪酸的氧化。

有氧代谢时，充分氧化 1 克分子葡萄糖，能产生 38 个三磷酸腺苷（能量单位）的能量；而在无氧酵解时，1 克分子的葡萄糖仅产生 2 个三磷酸腺苷。有氧运动时葡萄糖代谢后生成水和二氧化碳，可以通过呼吸很容易地被排出体外，对人体无害。然而在无氧酵解时产生大量丙酮酸、乳酸等中间代谢产物，不能通过呼吸排出。这些酸性产物堆积在细胞和血液中，就成了“疲劳毒素”，会让人感到疲乏无力、肌肉酸痛，还会出现呼吸、心跳加快和心律失常，严重时会出现酸中毒并增加肝肾负担，甚至导致猝死。所以，无氧运动后，人总会疲惫不堪，肌肉疼痛要持续几天才能消失。

当人体进行长时间的耐力运动时，体内糖提供的热量远不能满足需要，通过增加氧气的供给，体内的脂肪经过氧化分解产生热量供人体使用。在耐力活动中，有氧运动能提高机体对脂肪的利用率，并能加速脂肪的动员速度，增加脂肪供能效率，抑制脂肪细胞的积累，同时提高交感神经的兴奋性，促使脂解激素、皮质醇、儿茶酚胺等分泌量增加，从而抑制了脂肪分解激素——胰岛素的分泌，使体内脂肪的分解代谢加强。可见，有氧运动能够有效地控制脂肪

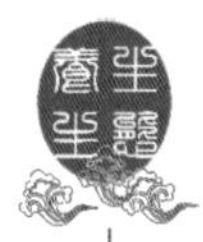

的合成和增加脂肪的供能，从而促进脂肪的消耗。

（二）几种常见的有氧运动

1．最传统的有氧运动——太极拳 “太极”一词出自《易经·系辞》“易有太极，是生两仪”。《易经》把天地（地球）产生以前的时期称为太极（或太初、太一等），“太”就是大的意思，“极”就是开始或顶点的意思。宋朝周郭颐画了一幅太极图，《太极图》说“无极而太极……太极本无极”，《太极拳经谱》（陈鑫）写道：“太极两仪，天地阴阳，阖辟动静，柔之于刚。”说明太极拳弧形的动作，恰似太极图阴阳鱼的图案一环套一环，连绵不断，毫无断续之处，找不到头，正好像一个完整的圆形，正如“太极本无极”的道理。

太极拳是中华传统文化的形体语言，是培养平和心态最具代表性的传统运动养生方法。当你全神贯注、娴熟地打上一趟太极拳时，仿佛代表中国传统文化的太极图自然而然地浮现在你的眼前，阴中有阳，阳中有阴，此消彼长，阴阳平衡；松圆随整，形神统一；刚中有柔，柔中有刚，刚柔相济；虚中有实，实中有虚，虚实结合；进中有退，退中有进，进退有变；动中有静，静中有动，动静结合等，中华传统文化无不体现于中。“学拳先学理，礼让为先”，培养了人们心平气和的优良品质。太极图中的黑白两条鱼，代表着每个物质、每个问题均存在着矛盾的两个方面，白中有黑、黑中有白，相互依存，绝对的黑或绝对的白是不存在的。太极拳时刻提醒着我们，对待身边任何事件、事物都要一分为二地辩证地分析，不能犯“偏激”的错误，过犹不及。为此，经常打太极拳能对自己精神情感、意志气质、性格特点起到潜移默化的塑造，所以说，打太极拳是修身养性、平和心态、性命双修的最佳有氧运动。

国家体委本着由简入繁、循序渐进、易学易练的原则，创编的二十四式简化太极拳、三十二式太极剑、四十八式太极拳以及太极拳竞赛套路（四十二式）等，均是十分适宜于生态运动养生保健的有氧运动，只要坚持习练一定会起到意想不到的保健效果。目前，世界各国均有太极拳的爱好者，是全球公认的最佳运动养生项目。北京陈式太极拳第三代传人田秋茂大师特为太极拳作诗一首：上下相随内外一，蓄发相变缠法奇；果真悟得其中味，健体防身两相宜。

（1）*太极拳的流派及特点*：太极拳是我们祖先在长期生活实践中创造和逐渐发展起来的一种优秀拳种。经过几百年的反复实践和不断总结经验，人们才逐渐认识到它的内在联系和运动规律。太极拳在整个运动过程中自始至终都贯穿着“阴阳”和“虚实”，这在太极拳动作上表现为每个拳式都具有“开与合”、“圆

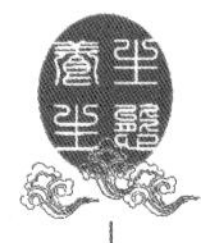

与方”、“卷与放”、“虚与实”、“轻与沉”、“柔与刚”、“慢与快”，并在动作中有左右、上下、里外、大小和进退等对立统一的独特形式，这是构成太极拳的基本原则。

太极拳始创于明末清初的著名拳师陈氏九世陈王廷，并在河南温县陈家沟陈氏世代传习，流传至十四世陈长兴这一代，陈氏已仅专精于太极拳第一路和炮捶一路，亦即当下仍在传习的陈式太极拳第一路和第二路。杨式、吴式、武式、孙式太极拳，均是从陈式太极拳演变而来，各有其特点。

①陈式太极拳：始创于明末清初的著名拳师陈王廷。其特点是刚柔相济、快慢相间、螺旋缠绕、松活弹抖。架式宽大而低沉，有发劲、跳跃和震脚的动作（视频下载：中国中医药出版社官网下载中心 www.cptcm.com/download.php）。

②杨式太极拳：创始人杨露禅。它的特点是架式舒展大方，动作合顺，中正圆满，轻灵沉着，具有气派大、形象美的独特风格。

③吴式太极拳：创始人吴全佑及其子吴鉴泉。其特点是架式以柔化刚著称，动作小巧细腻，要求斜中求直。

④武式太极拳：创始人武禹襄。它的特点是身法严谨，姿势紧凑，虚实分明，胸腹部在进退、旋转中始终保持中正，出手不过足尖。

⑤孙式太极拳：创始人孙禄堂。其特点是架高步沉，转换轻灵，变换方向时（或动作之间转换）以开合手相接，上步必跟，退步必撤，又称“开合活步太极拳”。

（2）*太极拳的习练方法和注意事项*：习练太极拳，首先要用意不用拙力，所以太极拳在内是意气运动，在外则是神气鼓荡运动，也就是说既要练意，又要练气，意气相互增长与强旺。这种意气运动的特点是太极拳的精华所在，并统领着太极拳的其他各种特点。此外，练太极拳时在全身放长和顺逆缠丝相互变换之下，动作要求表现出能柔能刚，且富弹性。它的动态，要求一动全动，节节贯穿，相连不断，一气呵成。它的速度，要求有慢有快，快慢相间。它的力量，要求有柔有刚，刚柔相济。它的立身与动作，要求中正不偏，虚中有实、实中有虚和开中寓合、合中寓开。具备了这些条件，太极拳才能充分发挥它的特殊作用。

人们评论好的书法作品，总是说有“笔力”，一般是通过臂、腕、手、指等部位的肌肉和神经协调来实现的。如果是站着写大字，那就需要全身的配合，包括腿、腰、背、膀、臂、腕、指各部位的肌肉和神经。打太极拳就好像把躯体，特别是把四肢当做毛笔来写大字。“内劲”足，就是躯体和四肢在运动时“听话”。具体地说，是在意识的指挥下，身体上的任何一点，运动到空间的任何一个位置，受到任何轻微的阻力，立即停止它的前进，有控制地向新的方向

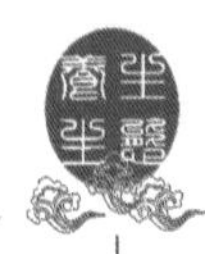

运行。太极拳的掤、捋、挤、按、採、挒、肘、靠，以及化劲和发劲，都是“内劲”的表现。总之，根据自己的体质、拳艺的高低，从实际出发，从容不迫，舒适自然。

(3) 鲜为人知的青城玄门太极拳：青城玄门太极拳是青城派历代掌门人，单传独练的养生技击绝学，为青城派镇山之宝，长期密而不传。青城派武术三十六代掌门人刘绥滨大师，遵照前代掌门人余国雄先生的遗愿，于2000年携青城玄门太极拳出山，并向全球推介。刘掌门一经公开展示，就两次获国际武术冠军金牌，一举震惊世界武林，牵动海内外众多权威媒体蜂至青城山，争相报道。青城玄门太极拳作为青城派武学精品，已载入中国最高级别的《中华武术展现工程》及世界文化遗产史册。2009年9月22日，刘掌门作为亚洲唯一的武术家，荣获第十五届全球中华文化艺术薪传奖之中华武艺奖。这是继成龙之后，亚洲第二位获此殊荣的华人。

1）青城玄门太极拳的特点和内涵

青城玄门太极拳是集众多拳种于一体的养生防身功法，动作“刚柔皆若水”，柔有浮舟之劲，刚有覆舟之力，故又称“水拳”。行拳轻灵飘逸、舒展大方，擅借势缠打，一招多变。与太极拳的其他门派不同的是，基本要领虽有相同之处，但是却有很多不同。习练时动作刚到极致，柔到极致，刚柔变换十分鲜明，自始至终无不表现于中。只要动作正确、身法准确、拳路清晰、调息到位的话，即使是初学者也可全然得到热浪涌动的气感，所以被称为动气功的核心代表，是唯一具有中国西部山区特色的道家绝学。

青城玄门太极拳“柔如蛛网粘惊蝉，刚似疾风扫落叶”，尤其是鲜为人知的“沾沾草”“巴巴掌”“劈空劲”等独门绝技，是该拳种刚柔相济的最高境界。青城派掌门人刘绥滨，2000年11月在成都电视台表演“劈空拳”，一气打灭9支蜡烛，而且先灭远处后灭近处。同年12月在北京广播学院演播大厅，数百名观众目睹，刘掌门挥拳凌空击灭一米开外燃烧的6支蜡烛，获中国电视吉尼斯擂主。2006年刘掌门的“劈空劲”已升华到1.5米击灭12支蜡烛的惊人纪录。

2）青城玄门太极拳的习练方法和注意事项

青城玄门太极拳无论是六式、十三式、十八式、三十六式以及水拳等，都离不开“形、意、神”的高度统一。

①仿其形、揣其意、度其神是其切要

仿其形：就是要认真仿照青城派历代师父传授下来的拳架姿势，进行“复制”性的习练，在模仿老师行拳走架的基础上，慢慢转化成自己能随心所欲完成的准确拳路。

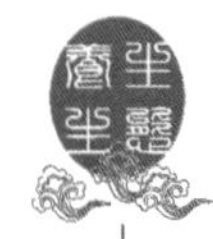

揣其意：就是要揣摩拳路中每招每式的含意及其功能作用，并用意识指挥和协调全身气机运转，强化自身潜意识的能量，进而通融自然能场，达到“天人合一”的练拳境界。

度其神：就是要牢记师父授拳时的神态，模仿行拳走架的气势，久而久之，练拳时出现仿佛就在师父指导下的场景，达到忘我的境界。

②松、静、自然是其根本

松：就是要做到形松、意松，松无所松。形松，就是身体各部关节，包括肌、筋、骨、脉有形之体，做到空、松、灵、活，无丝毫僵滞感。要做到形松，牙关放松是其关键；意松，就是把寻常用的耳闻目视意识，转到视听体内“丹气”运转上来，对外界的事或物皆视而不见，听而不闻；松无所松，则是没有一点执著，没有一点刻意，肢体运行如云飘，挪动身躯似船行。

静：就是安静。安静必须做到，对太极拳养生和传授人，要有敬慕、敬仰、敬奉、敬重、敬畏之心；要做到身心洁净、环境干净、气场纯净；要以心进入、锐意进取、不断精进。以上三点，持之以恒，不断修炼才能步入真“静”，日趋“静而安，安而生慧”之境界，达到无我无物、混元一气的无极状态。

自然：就是不故作镇静，不矫揉造作。要和平常生活中的举手投足一样，顺其自然、自然而然地行拳走架。

③持之以恒是其关键。武术界有一句行话：“拳打千遍其义自现”。要练好青城玄门太极拳，同样要有“拳打千遍”的持之以恒的精神，如果三天打鱼，两天晒网，决然难见成效。

特别需要注意的是，练拳时一定要充分进行准备活动，从颈椎开始一直到手脚的各个关节（颈椎、肩、胸、腰、髋、膝、踝、脚趾以及肘、腕、掌指等各关节）均应按照青城玄门太极的预备功法充分活动，再进行站立式逆式调息后方可习练。

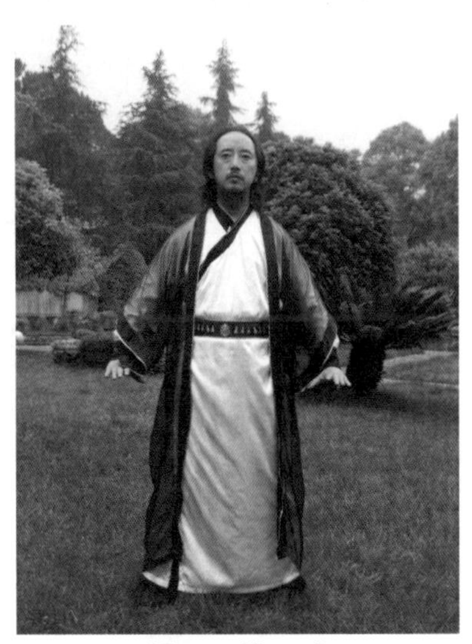
图5-1 第一式

3）青城玄门太极拳十八式

第一式　无极式（预备式）：此为行功前的静功状态，亦即“无为”状态，是行功前非常重要的准备功夫（如图 5-1）。

①两脚并立，全身关节和肌肉放松，呼吸自然，进入无我无物的安静状态。

②重心移至右脚，膝关节微屈下沉的同时，左脚向前向左画弧，重心在右腿上，两掌随腰

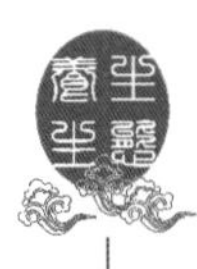

腿左转捧起的同时，右腿蹬地成左弓步，两肘尖靠近两侧肋骨，掌心相对约与肩宽。

③左脚内扣，两掌回收转肘，重心移至左脚，右转身，两掌随腰腿右转捧起，同时蹬左脚成右弓步，两肘尖靠近两侧肋骨，掌心相对略与肩宽。

④左脚外转，右脚内扣，腰向左转，两臂两掌随之转于正前方，两掌略高于肩。

⑤两掌平移至胸前平乳头高，掌心向下，指尖相对，下压的同时双腿下蹲成马步。然后先拇指尖相接“接印”，依次食指、中指单独相接“接印”上举于头顶。

⑥接着双掌分开，于两侧下压至两侧跨旁，躯体缓慢站立。

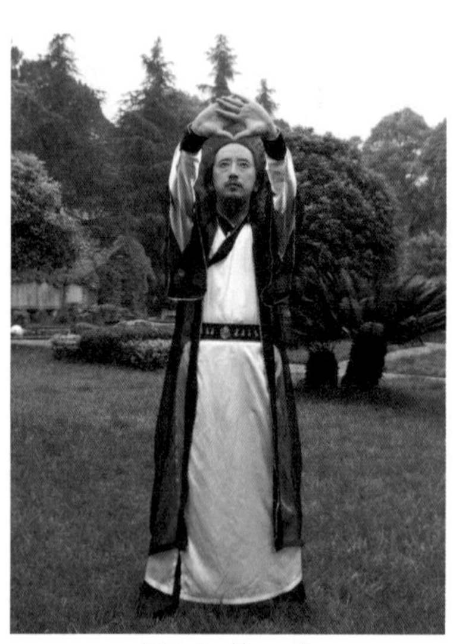

图5-2 第二式

第二式　大开天门（如图 5-2）

①全身再次放松，手指自然伸开，两掌移至下腹前，左掌在内，右掌在外，两手拇指和小指尖分别相交“接印”上举于额前方。

②掌心向下向外向上翻转至额前，手指自然蠕动，随屈膝下蹲，两手同时向左右大弧度画圆。

③两掌下落至两膝前，开始十指尖相交，掌心虚空相对“接印”。

④手型不变，身体慢慢直立。

第三式　关公揽须（如图 5-3）

①接上式“十指相交印”上举，过前额、头顶两掌分开，经耳后坠肘下落至胸前，掌声雷动心相对，同时左转身成左弓步。

②收右脚向左，向右前方 45 度画弧落步，成右弓步，两掌随腰右转，同时由下向上画弧外翻，两掌心向前，中指相交“接印”。

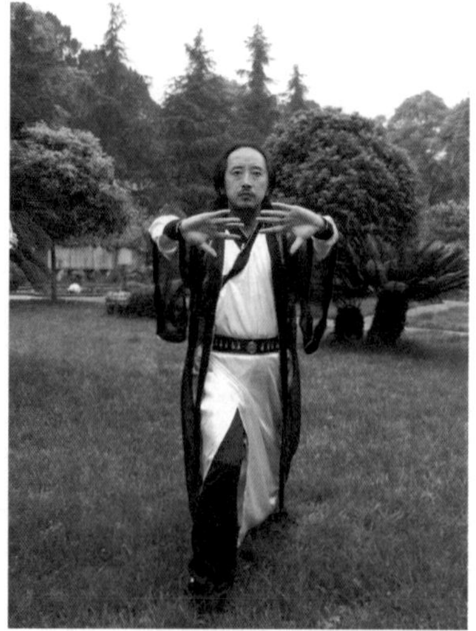

图5-3 第三式

第四式　双风贯耳（如图 5-4）

①两掌心内转重叠，左手在下，右手在上。

②身体后坐，重心落于左腿，同时两肘后拉，两掌顺势分开，至腰际掌变勾手，分别向后向前画圆。

③与眼平高时，变掌根合击，同时蹬后脚，成右弓步，并借惯性，两肘合抱胸前，两掌交叉于左右肩旁成立掌。

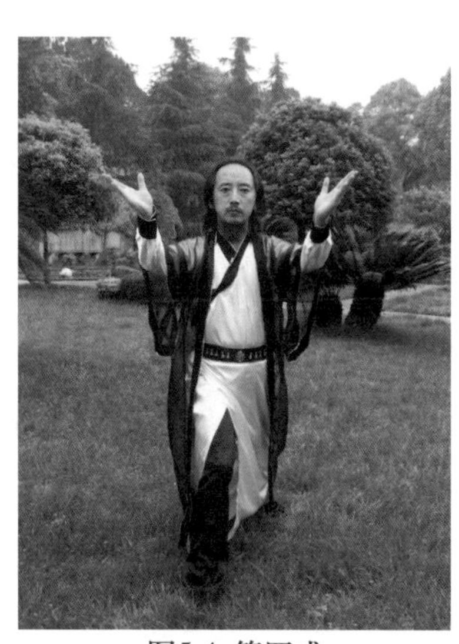

图5-4 第四式

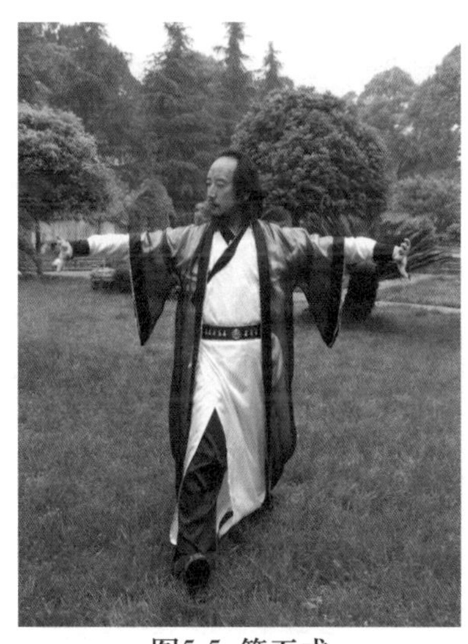

图5-5 第五式

第五式　野马分鬃（如图 5-5）

两掌向前、向两侧分开画圆后坐，重心后移至左腿，右脚跟着地，两掌回落腰际。

第六式　双插柳掌（如图 5-6）

重心前移至右脚成右弓步，两掌前插，肘不离肋。

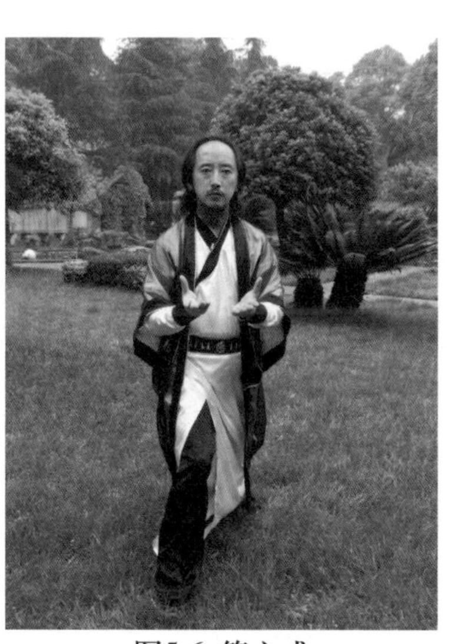

图5-6 第六式

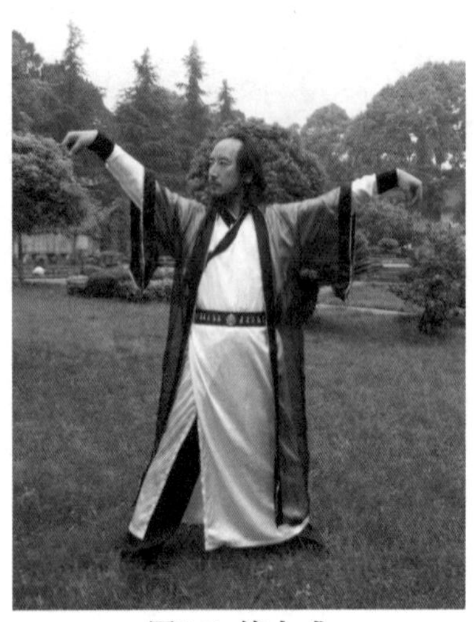
图5-7 第七式

第七式　黄莺闪翅（1）（如图 5-7）

①两掌重叠，食指相交“接印”。

②上左步向前向左，平行画弧，两手下落自然分开变勾手，分别向下，向身体两侧画弧。

③手腕平眼高时，随腰左转，左手在前，右手在后，勾手变掌下按。

④随腰右转，两掌下按画弧，左手在前，右手在后，同时两腿下蹲，踩马步旋转身体。

第八式　黄莺闪翅（2）（如图 5-8）

要领同第七式。

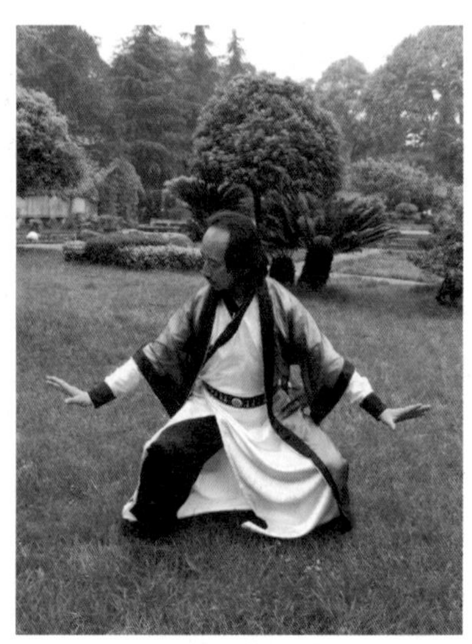
图5-8 第八式

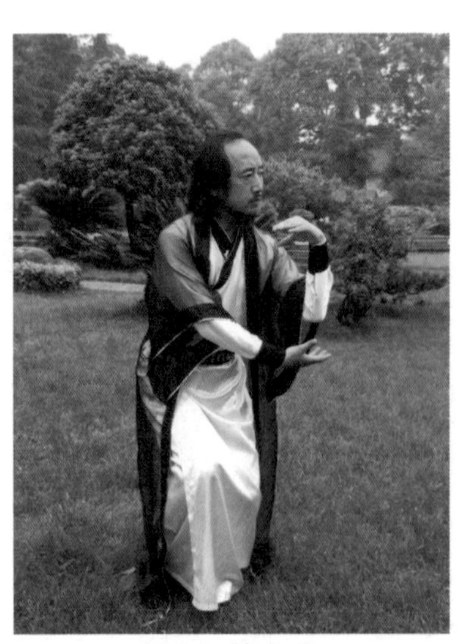
图5-9 第九式

第九式　左护云肘（如图 5-9）

①当腰第三次向左转时，两掌向左向下向右画圆，左手在上，拇指向下，余指向右前方 45 度，成蛇形掌，手背平眼高；左手置于小腹右前侧，掌心向外；同时重心右移成右弓步。

②退右脚，重心后移至左脚，右脚尖点立于左脚内侧；左手成蛇形掌，立于左侧，腕背平耳根高；右手掌心护置于左肘下。

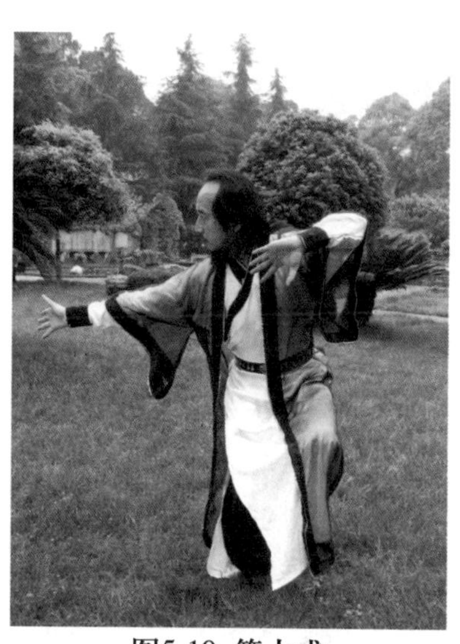
图5-10 第十式

第十式　青龙摆尾（如图 5-10）

①右脚向前向右侧画弧，腰右转成右弓步，同时右手向右前上方挥出，曲肘抨击，掌心向左；左手向左下方挥出，掌心向地，五指向前，沉肩坠肘坐腕。

②重心左移成左弓步，右手变掌心向上，向左，向胸前画弧转臂，掌心向前下按；左掌向内向上旋转，掌根上托。两掌置于胸前，两脚重心成三七步。

③随腰右转，两掌向右后拉甩，两掌心向外；同时重心移到右脚，左脚上提，左脚背靠置于右脚弯。

④左脚向左前方踢出，脚跟着地，随腰左转，两掌向左前方击出，左掌在上，置于左胸前，右掌在下，置于前下方，定型为左弓步。

第十一式　行步云手（如图 5-11）

①左弓步不变，两肘内合，两臂内旋，掌变勾手，两手交叉置于胸前。

②重心前移至左脚，起右脚落于前方，脚跟着地。

③腰右转，右手臂内旋外展，虎口撑开，与眼角平高，掌心向右侧；左内旋，经右手肘关节内侧，掌心向体侧 45 度角的前下方按劲。

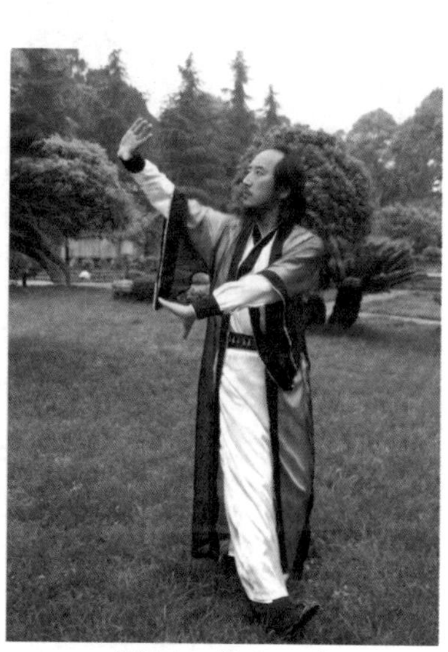
图5-11 第十一式

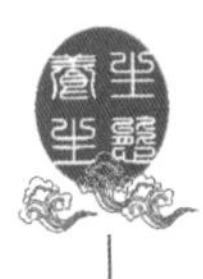

第十二式　白猿摘星（如图 5-12）

①腰身左转，右脚前掌内扣，两臂自然向两侧伸开，肘、腕撑圆成弧形，同时收左脚并步直立。

②随腰右转，右手下落，左手旋至右胸前变掌心下按，同时下蹲。

③右掌内旋上穿，随起身直立举过头顶，旋腕摘星，坠肘下拉，掌变凤眼锤，并向后倒腕，左手掌背置于右肘下方。

④并步左转，右手凤锤，平太阳穴高向左侧点击。

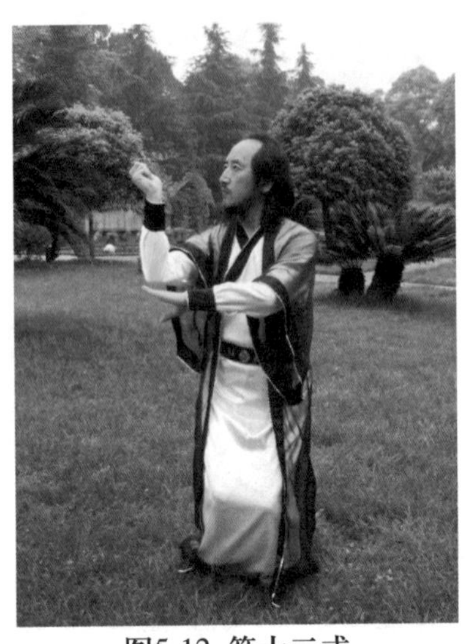

图5-12 第十二式

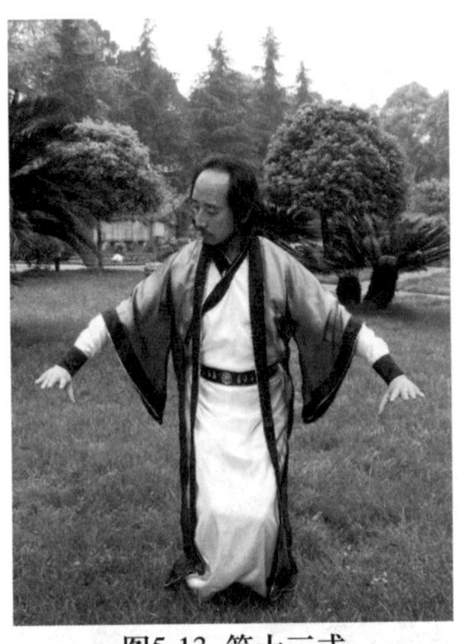

图5-13 第十三式

第十三式　金龟出水（如图 5-13）

两手交叉向两侧拉开，两肩后旋，两臂外旋落肘，两掌心向上置于两肋旁，同时左脚前移，成左弓步，两掌前插，掌心相对。

第十四式　海底神针（如图 5-14）

①两掌心和食指重叠“接印”，左手在下。

②两掌于胸前内翻下按，顺势分开，左手掌放置左胯前，右手掌从右前上方，向左前上方画圆；右掌落右胯前时，左手从左前上方，向右前上方画圆，同时腰右转。

③腰转至右侧时，右手向后向上画弧，画至右耳尖处，右手腕下垂成勾手停于耳旁；左手从右胯前向下，经左侧下、上方，回归至右耳侧。

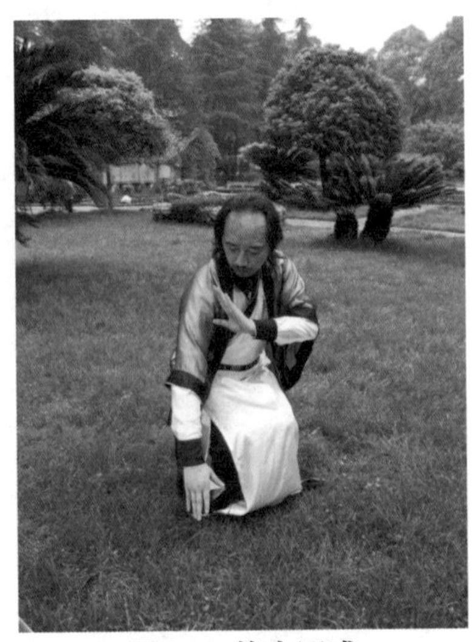

图5-14 第十四式

④重心移到右脚，屈膝下蹲；同时左掌护住耳门部不动，右掌下插至右脚前侧。

第十五式　金蟾戏水（如图 5-15）

①右臂屈肘上抬，左掌从右肘外穿，至两掌及食指分别重叠“接印”；两掌于胸前向内翻掌下按，自然分开，掌心向下。

②左掌随腰右转，由左下侧向右上侧画弧，经右腰时，掌心向下。

③右掌内翻，掌心向上，从左手腕背穿出，随腰左转，向左侧伸出；下蹲，左手护于右肘下，手心向地，右掌随腰右转，从右下方，经左下方，右后下方，后上方画圆，起身并步直立，右手停于右耳旁，指尖向前。

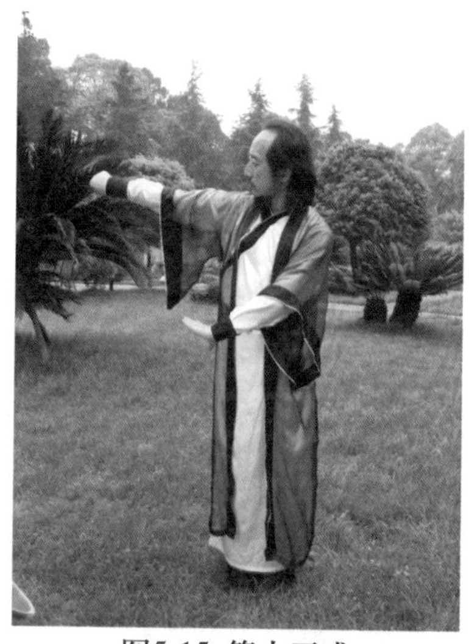

图5-15 第十五式

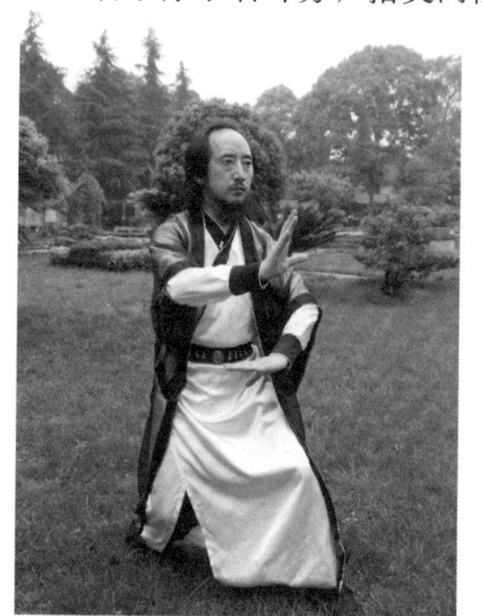

图5-16 第十六式

第十六式　玉女穿梭（如图 5-16）

左腿提膝上步，脚尖着地，分三次形成左弓步，右手分三次推向前方，左手保持护右肘不变。

第十七式　转身双插柳掌（如图 5-17）

①扣左脚，向后转身 180 度，同时双手分开向两边画平圆。

②退右脚成虚步，重心移至左脚，两掌在身体两侧平举，掌变勾手。

③退右脚落于左脚旁，两肘下沉，勾变掌，放于腰际，十指向前。

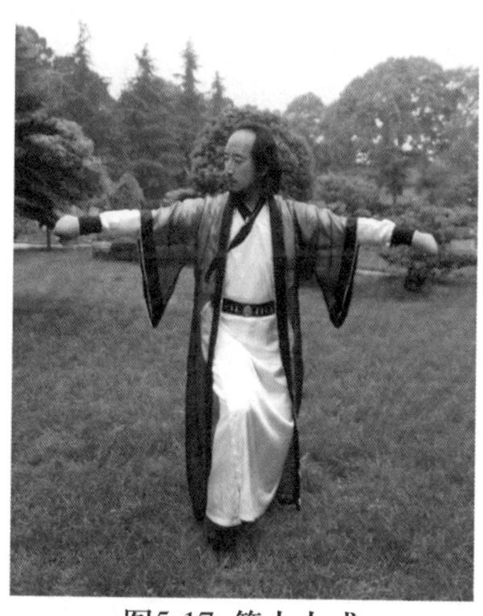

图5-17 第十七式

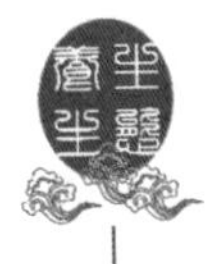

④退左脚成右弓步，双手前插，掌心相对。

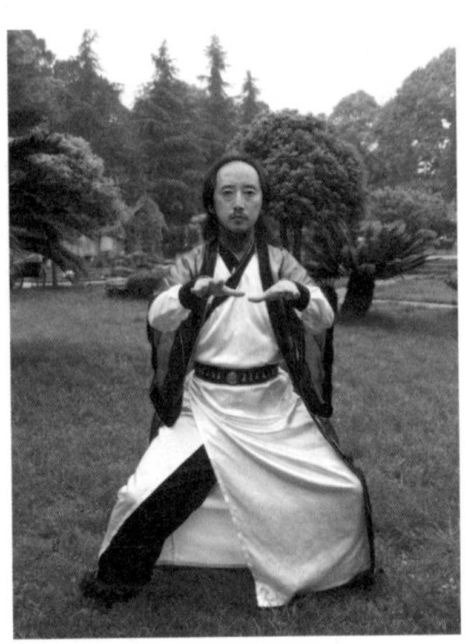

图5-18 第十八式

第十八式　收势（如图 5-18）

①双掌和双手食指重叠“接印”，退右脚画弧，向右平展成马步，双手下落自然分开；

②双手顺势，由两侧向上画圆，眼视、身法和手指“接印”运行与起势的运行姿势相同。

③重心右移，收左脚并步直立，气贯丹田，全身再次放松，安静收功。

2．最神奇的有氧运动——无极健身棒

(1) 无极健身棒的特点：“无极健身棒”是 20 世纪 60 年代北京陈式太极拳缔造者陈发科宗师的弟子——田秀臣大师用摔跤训练用的“二棒子”，结合陈式太极拳的缠丝劲，创编的一套为锻炼指力、臂力、拿法、内劲、缠丝劲、桩功的综合性功法。集太极拳整劲、缠丝劲、导引术、吐纳术于一体，具有简便、易学、实用，长功快以及保健效果全面等特点。既是有多年太极拳基础者练功懂劲——功夫上身的绝顶工具，又是自己与自己较劲的一种可随时自我调节力度的养生保健器械（如图 5-19）。该健身棒被国家知识产权局授予实用新型专利权（专利号：ZL201120171215.1）。

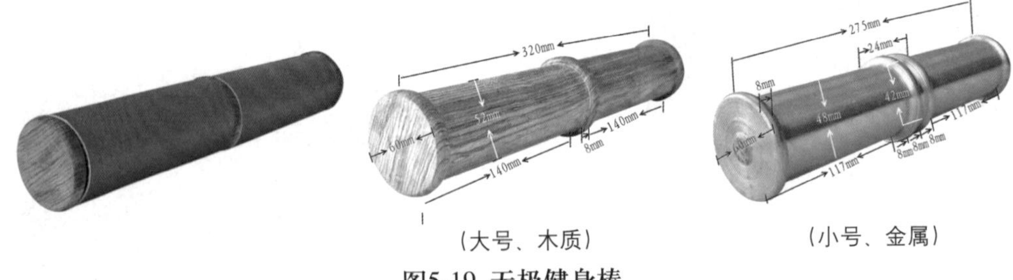

（大号、木质）　（小号、金属）

图5-19 无极健身棒

所谓“无极”就是因为其功效神奇无限，在自己力量范围内大到无限大，即使用自己最大的力量也无法征服它；轻到棒体本身的重量，只要微微用力托起该棒并按要求缠绕就能达到一定的保健效果。男、女、老、少皆宜，身强体壮的运动员和老弱病残者均可习练。不分场地，既可在公园等环境优美的场地习练，也

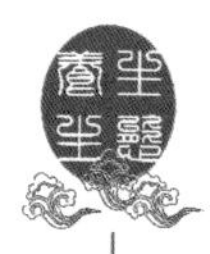

可在办公室、居家休闲等环境习练，甚至可以在交通工具上习练。既可在具有一定站姿、身法要求并配合呼吸的基础上练太极劲儿，也可采取坐姿、仰卧等方式习练，也可作为偏瘫患者的自我康复器械。

“无极健身棒”的习练方法虽简便易学，却变化无穷，自己可随意缠绕推拧。每一动作，刚柔、虚实、缠绕、推拧、鼓荡以及导引、吐纳等无不贯穿始终。不必担心由于用力过猛而受伤，更不会像其他健身器械那样，必须要求有适当的条件或场地，携带方便。

（2）*无极健身棒的养生保健作用以及太极功夫*：“无极健身棒”既是最为奏效且妙趣横生的有氧运动，又是意守、调息、运体三者兼备，动静结合、刚柔相济的最具代表性的生态运动养生器械。久练不仅可强身健体，改善末梢血液循环，行气活血、疏经通络，活动筋骨关节，促进腰、腿部以及两臂的肌肉发达，增加指力握力，而且太极拳的整体劲儿、缠绕螺丝劲儿以及上下相随、内外相依等太极功夫也尽在其中，《十三势行功歌》中的“命意源头在腰隙，气遍身躯不稍滞；刻刻留心在腰间，腹内松静气腾然”等绝妙神功均可通过此健身棒而有所感悟！

（3）*无极健身棒的习练方法和注意事项*：“无极健身棒”在习练之初，切忌用拙力，一定要在掌握正确姿势的基础上，逐渐加力练习。每式的习练次数也要逐渐增加，开始时的每式练习次数以 40 次左右为佳，一个月后可增加到 80 次左右。动作虽然只有五式，但是熟练后可采用动步、跃步等不同缠拧方法，变化无穷。其注意事项如下。

① 采用腹式逆呼吸法，即吸气时横膈膜上提，腹部、肛门和会阴部内收上挤；呼气时，横膈膜下沉，腹部缓缓下沉隆出。同时，中脘穴和神阙穴微内收，尾闾向前微扣。

② 不可咬牙切齿，舌要轻抵上腭内齿龈处，口腔若有津液要分三口咽至下丹田。鼓荡时注意双脚趾抓地。

③ 命门穴和两肾以及脊背后撑，百会穴上提，犹如一根绳索将百会穴向上提起之意。下颌微内收，涵胸拔背，裹裆护肫。

④ 开始练习时最好轻轻用力并用意，要求动作标准，姿势准确，身法中正安舒。适应后逐渐加力，但也不宜用拙力，且配合呼吸而松紧、虚实随之变换。做到呼吸与动作协调一致。

（4）*功力神奇的无极健身棒五式*（视频下载：中国中医药出版社官网下载中心 www.cptcm.com/download.php）。

第一式　“八”字左右缠拧法

① 两脚开立，宽于肩一倍左右，两脚尖朝前或微向内扣，两腿下蹲，两

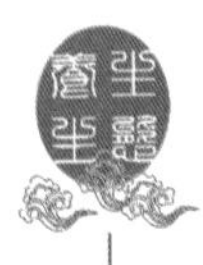

大腿外翻，下裆撑圆，两膝里合，成大马步。

两手托握无极棒距膻中穴约 30cm，两臂微屈，掌心均朝上，涵胸拔背，沉肩坠肘，虚领顶劲，气沉丹田，舌轻抵上腭。目视前方，眼观鼻，鼻观口，口向心。自然呼吸（如图 5-20）。

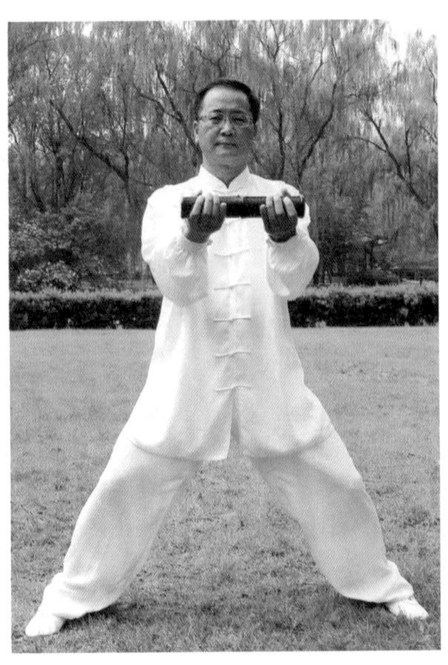

图5-20 “八”字左右缠拧法（一）

②右足跟蹬地，劲起于右脚，发于右腿，由右腰传于右臂至右手，此时的呼吸为吸；右手先用劲左手随之托拧棒并引至左腿侧，右臂在里右手在后，左臂在上左手在前，拳眼相对，棒与地面平行，并与左脚方向一致，此时的呼吸为呼。眼随身体左转而转至左前下方（如图 5-21）。

图5-21 “八”字左右缠拧法（二）

③ 左足跟蹬地，劲起于左脚，发于左腿，由左腰传于左臂至左手，此时的呼吸为吸；左手先用劲右手随之托拧棒并引至右腿侧，左臂在里左手在后，右臂在上右手在前，拳眼相对，棒与地面平行，并与右脚方向一致，此时的呼吸为呼。眼随身体右转而转至右前下方（如图 5-22）。

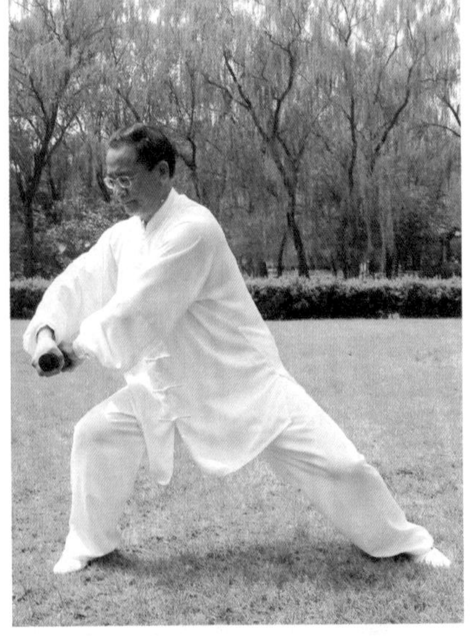

图5-22 “八”字左右缠拧法（三）

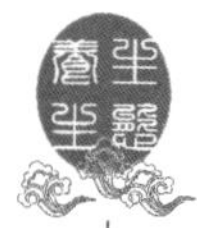

上述动作反复进行，在旋转缠拧过程中棒与前胸腹的距离不少于 10cm，左右肾以命门为中心，左转时有如右肾上托左肾下捻之势，反之亦然。

第二式 “∞”字左右缠拧法

① 两脚开立宽于肩一倍左右，两脚尖朝前或微向内扣，两腿下蹲，两大腿外翻，下裆撑圆，两膝里合，成大马步。

两手扣握无极棒距膻中穴约 30cm，两臂微屈，掌心均朝下，涵胸拔背，沉肩坠肘，虚领顶劲，气沉丹田，舌轻抵上腭。目视前方，眼观鼻，鼻观口，口向心。自然呼吸（如图 5-23）。

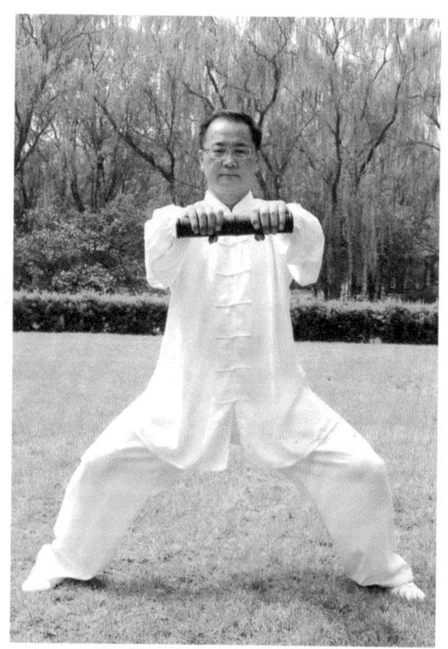

图5-23 “∞”字左右缠拧法（一）

② 吸气的同时，右手引领左手随之至右体侧，棒端指向右外侧上方，重心移至右腿（如图 5-24）；呼气的同时，右足跟蹬地，劲发于右腿、右腰至右手，用劲将棒向下、向前、向上缠拧推出，左手引领棒的方向至胸前 30cm 左右，重心转至左腿（如图 5-25）。

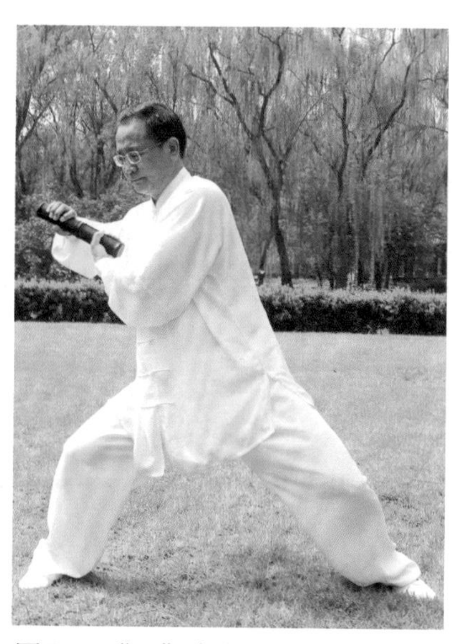

图5-24 “∞”字左右缠拧法（二）

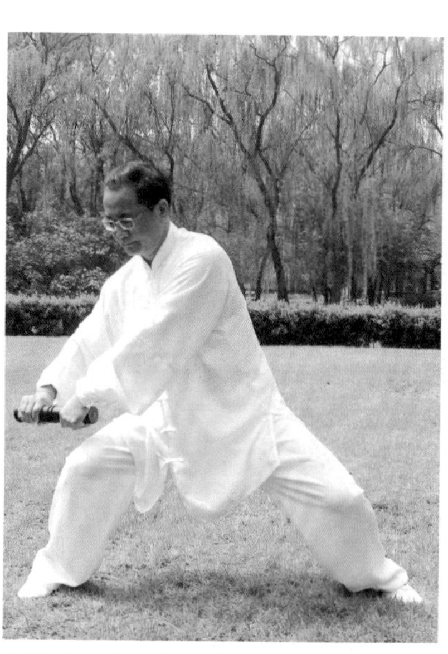

图5-25 “∞”字左右缠拧法（三）

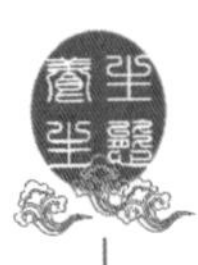

③ 接上势，吸气的同时，左手引领右手随之至左体侧，棒端指向左外侧上方（如图 5-26）。呼气的同时，左足跟蹬地，发于左腿、左腰至左手，用劲将棒向下、向前、向上缠拧推出，右手引领棒的方向至胸前 30cm 左右，重心转至右腿（如图 5-27）。

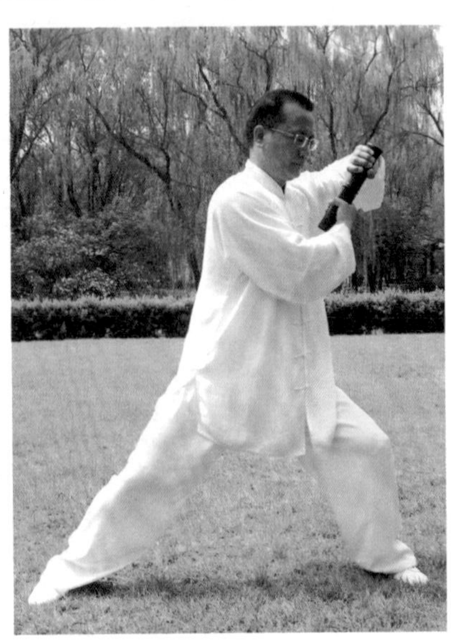

图5-26 “∞”字左右缠拧法（四）

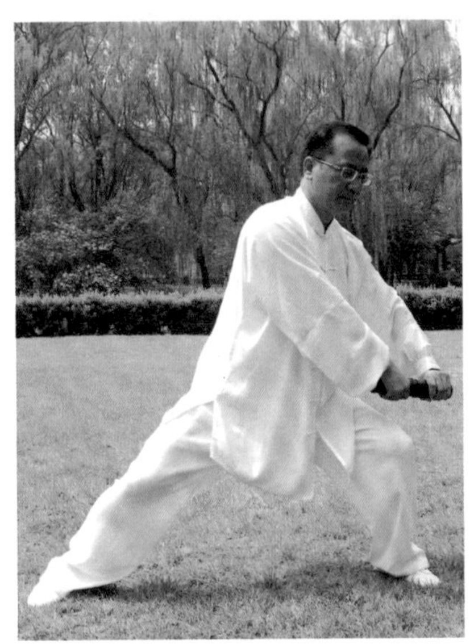

图5-27 “∞”字左右缠拧法（五）

上述动作反复进行，重心的转换与呼吸以及左右手的松紧、阴阳、虚实变化协调统一，上下相随。充分做到缠绕方向的麻花式“∞”字，不可未经胸前 30cm 左右直至对侧。

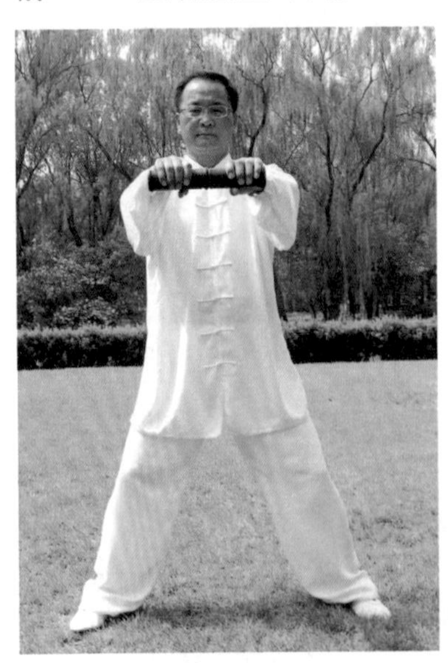

图5-28 平推缠拧法（一）

第三式 平推缠拧法

① 两脚开立略宽于肩，两脚尖朝前或微向内扣，两腿微屈下蹲，两大腿外翻，下裆撑圆，两膝里合，成小马步。

两手扣握无极棒距膻中穴约 30cm，两臂微屈，掌心均朝下，涵胸拔背，沉肩坠肘，虚领顶劲，气沉丹田，舌轻抵上腭。目视前方，眼观鼻，鼻观口，口向心。自然呼吸（如图 5-28）。

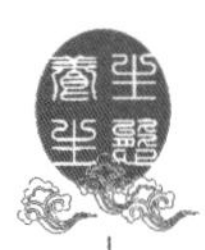

② 吸气的同时，右手引领左手随之至右体侧，棒端指向右外方略向上，重心移至右腿。左掌心上，左手腕尽量向前扣；右掌心朝下（如图 5-29）；呼气的同时，右足跟蹬地，发于右腿、右腰至右手，用劲将棒向前平推（如图 5-30）。

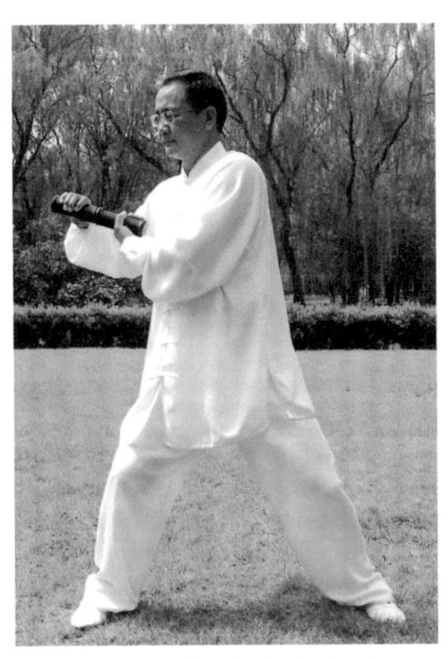

图5-29 平推缠拧法（二）

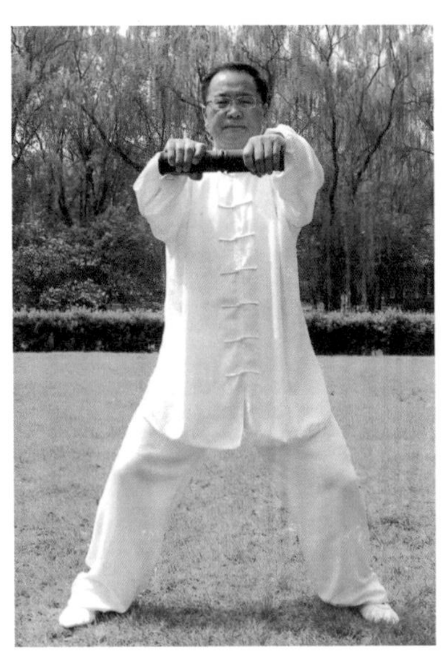

图5-30 平推缠拧法（三）

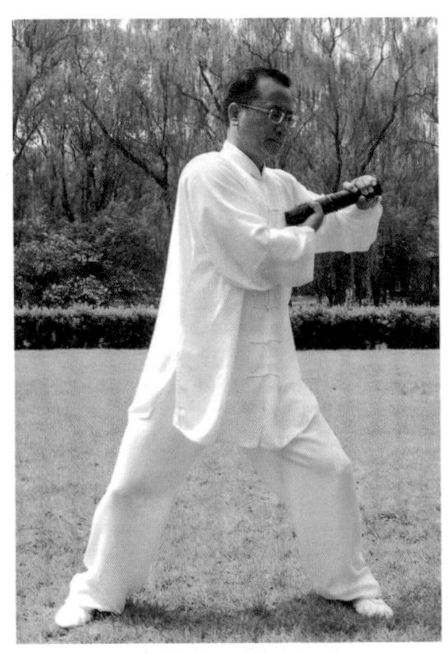

图5-31 平推缠拧法（四）

③ 吸气的同时，左手引领右手随之至左体侧，棒端指向左外方略向上，重心移至左腿。右掌心上，右手腕尽量向前扣；左掌心朝下（如图 5-31）。呼气的同时，左足跟蹬地，发于左腿、左腰至左手，用劲将棒向前平行推出。

上述动作反复进行，左右转换，气宜鼓荡，劲由脊发，命门穴和双肾以及脊背后撑。

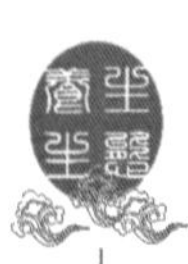

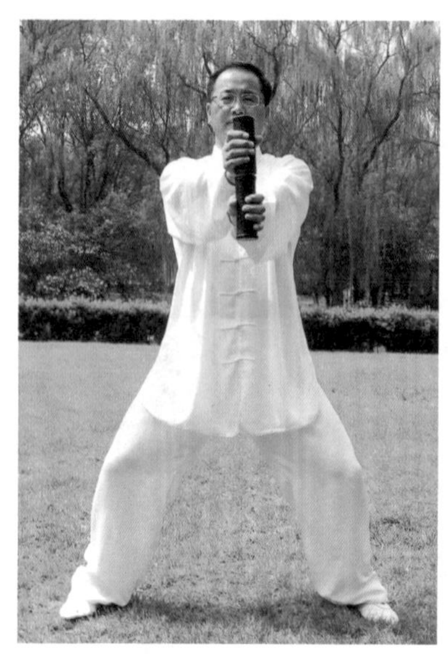

图5-32 直推鼓荡缠拧法（一）

第四式 直推鼓荡缠拧法

① 两脚开立略宽于肩，两脚尖朝前或微向内扣，两腿微屈下蹲，两大腿外翻，下裆撑圆，两膝里合，成小马步。

两手立握无极棒距膻中穴约 30cm，两拳眼均朝上，两掌心尽力朝斜前方，两手腕尽量外翻，两臂微屈，沉肩坠肘，虚领顶劲，气沉丹田，舌轻抵上腭。目视前方，眼观鼻，鼻观口，口向心。自然呼吸（如图 5-32）。

② 吸气的同时，双手同时放松内引，将棒引至胸前 10cm 左右。放松不用劲，胸要内合，腹内收，横膈膜上挤，肛门会阴部内收，百会穴上顶，沉肩坠肘，目视前方。两掌心尽量向外，两手腕尽力内屈（如图 5-33）。

③ 呼气的同时，双足跟用力蹬地，由腿、而腰、而臂至手，用劲将棒向前缠拧直推。推至最前方时，要尽力达到两掌心向斜前方，两手腕尽力外翻。同时，中、下丹田鼓荡前顶，命门穴和两肾以及脊背后撑，两大腿外翻，双膝里合圆裆（如图 5-34）。

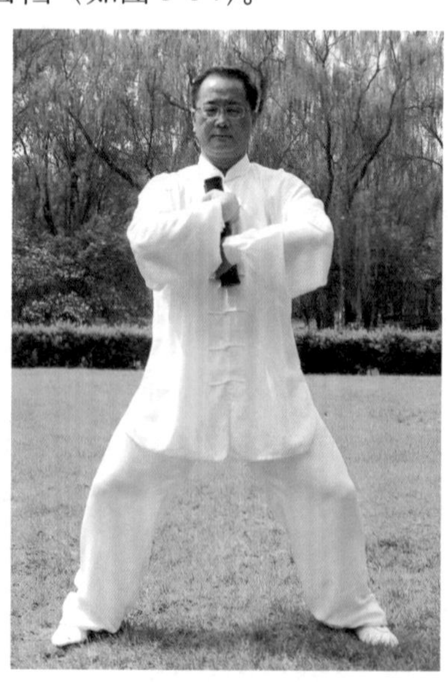

图5-33 直推鼓荡缠拧法（二）

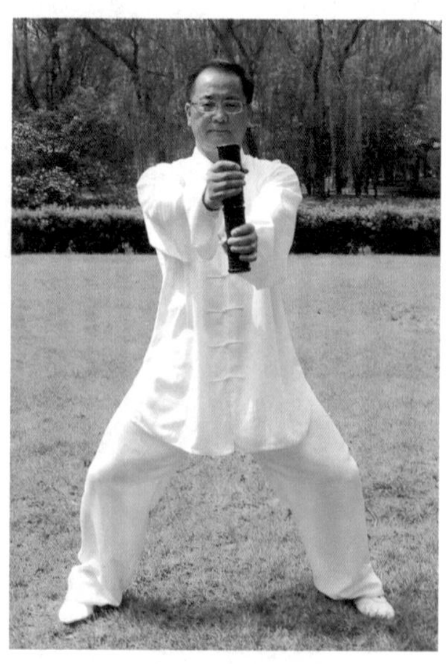

图5-34 直推鼓荡缠拧法（三）

上述动作反复进行，吸气时的放松、蓄劲与呼气时的用力鼓荡、直推、缠拧须分清楚，不可混淆。

第五式 直引鼓荡缠拧法

① 两脚开立略宽于肩，两脚尖朝前或微向内扣，两腿微屈下蹲，两大腿外翻，下裆撑圆，两膝里合，成小马步。

两手立握无极棒距膻中穴约30cm，两拳眼均朝上，两掌心尽力朝斜前方，

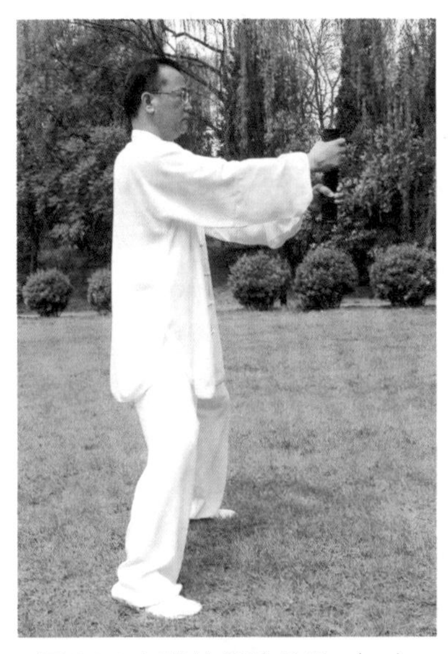

图5-35 直引鼓荡缠拧法（一）

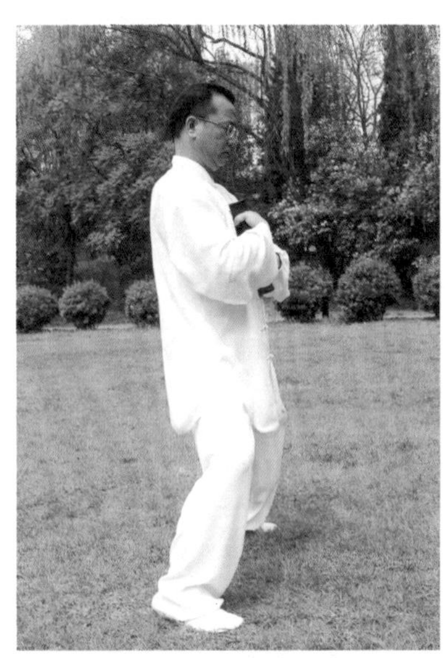

图5-36 直引鼓荡缠拧法（二）

两手腕尽量外翻，两臂微屈，沉肩坠肘，虚领顶劲，气沉丹田，舌轻抵上腭。目视前方，眼观鼻，鼻观口，口向心。自然呼吸（如图5-35）。

② 吸气的同时，双手同时放松，双手腕尽力外翻，蓄劲。胸要内合，腹内收，横膈膜上挤，肛门会阴部内收，百会穴上顶，沉肩坠肘，目视前方。两掌心尽量向斜前方（如图5-36）。

③ 呼气的同时，双足跟用力蹬地，由腿、而腰、而臂至手，用劲将棒向胸前缠拧直引拉回。至胸前约10cm时，要尽力达到两掌心向外，两手腕尽力内屈。同时，中、下丹田鼓荡前顶，命门穴和两肾以及脊背后撑，两大腿外翻，双膝里合圆裆（如图5-37）。

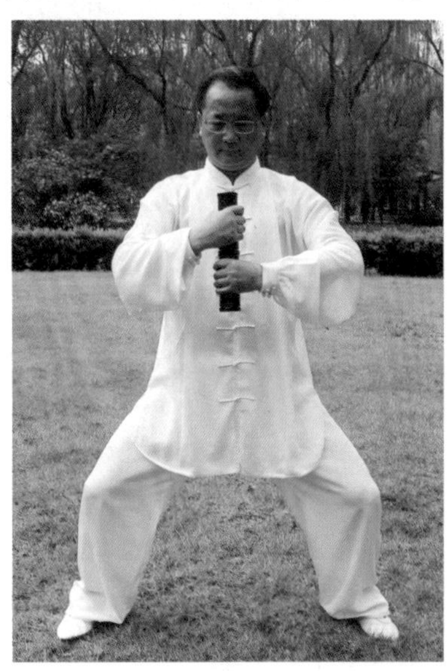

图5-37 直引鼓荡缠拧法（三）

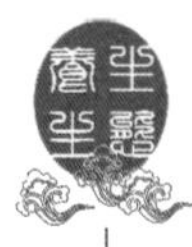

上述动作反复进行，吸气时的放松、蓄劲与呼气时的用力鼓荡、直引、缠拧须分清楚，不可混淆。

3. 最奥妙的有氧运动——躯干蛇行功

(1)“躯干蛇行功”的特点：“躯干蛇行功”是晋侯太极拳的基本功法，是在晋侯太极拳（视频下载：中国中医药出版社官网下载中心 www.cptcm.com/download.php）的创始人刘跃增老师的悉心指导下编排的，是以躯干从第一颈椎到第五腰椎乃至骶骨做节节贯穿的蛇行运动为主要形式的功法。该功法通过躯干的正反向蛇行运动，配合导引术和吐纳术，以及横膈膜的上下浮动和腹部的内收、隆出和上下移动与鼓荡、肛门和会阴部的收缩与放松等的交替锻炼，以使五脏六腑气血舒畅，经络通调，从而达到养生保健、延年益寿的目的。与此同时，躯干的蛇行运动配合腹式逆呼吸和导引、吐纳和鼓荡等，也是太极拳化、拏、发、打的重要基础，对太极推手和技击实战等内功的提高也有极为显著的作用。

(2)“躯干蛇行功”的养生保健作用和太极功夫

① 对颈椎病、胸椎小关节紊乱、胸背疼痛、腰痛、腰间盘突出、肩凝症，以及骨、骨关节退行性病变等有很好的预防和促进其康复作用。

② 对便秘、胃肠功能紊乱、胃下垂、痔疮以及女性痛经等有明显的改善作用；对缓解疲劳、提高工作效率和改善睡眠等也有很好的作用。

③ 腹部、胸部的蛇行运动和鼓荡、缠绕等对太极推手、擒拿、技击等功法的练习有很大的裨益；是太极功夫上身的最佳途径；是习练拳式呼吸的重要基础。

(3)“躯干蛇行功”的注意事项

①“躯干蛇行功”的习练不分场合、地点，即可在运动场所作为重要的运动形式专门习练，也可在办公室以及火车、飞机等交通工具上坐着习练；即可全身运动，也可只做上身的曲卷和腹部的内收、上移、下沉、隆出等运动。

② 腹式逆呼吸贯穿始终，舌轻抵上腭内齿龈处，吸气时横膈膜上提，腹部、肛门和会阴部内收上挤，胸腔扩大，双脚抓地；呼气时，横膈膜下沉，腹部缓缓下沉隆出，肛门、会阴和双脚松放。头顶百会穴上顶，全身放松，不可咬牙切齿。

(4)“躯干蛇行功”五式（视频下载：中国中医药出版社官网下载中心 www.cptcm.com/download.php）。

第一式　内合小蛇行

① 两脚开立，与肩同宽，两脚尖朝前或微向内扣，两臂放松自然下垂，掌心向内。

② 膝关节向外、向前、向里、向后、向外、向前的顺序做弧形缠绕，带动大腿外翻、圆裆，髋关节、腰椎、胸椎直至颈椎，由下至上做节节贯穿的蛇

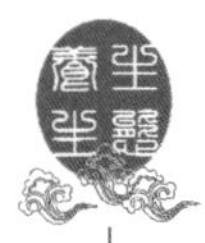

行曲线运动。与此同时，腹式逆呼吸与蛇行曲线运动相配合，向外为呼，向里为吸，一呼一吸为一次。

上述动作反复 7 次。也可根据自己的体力和时间以七的倍数增加次数。

第二式　外引小蛇行

① 两脚开立，与肩同宽，两脚尖朝前或微向内扣，两臂放松自然下垂，掌心向内。

② 膝关节向里、向前、向外、向后、向里、向前的顺序做弧形缠绕，带动大腿外翻、圆裆，髋关节、腰椎、胸椎直至颈椎，由下至上做节节贯穿的蛇行曲线运动。与此同时，腹式逆呼吸与蛇行曲线运动相配合，向里为吸，向外为呼，一呼一吸为一次。

上述动作反复 7 次。也可根据自己的体力和时间以七的倍数增加次数。

第三式　大开蜷缩蛇行

① 两脚开立宽于肩一倍左右，两脚尖朝前或微向内扣，成大开步。两手叠放置于肚脐前，两臂放松，舌轻抵上腭，下颌内收，头顶百会穴微微上顶。

② 呼气，横膈肌下沉，鼓荡、下腹丹田隆出。吸气的同时，横膈肌上提、腹部内收，上体前屈，下颌向上、向前，与下肢成 90° 左右角时，吸气达到最深，腹部内收到达极限，下颌向前到极点（如图 5-38）。

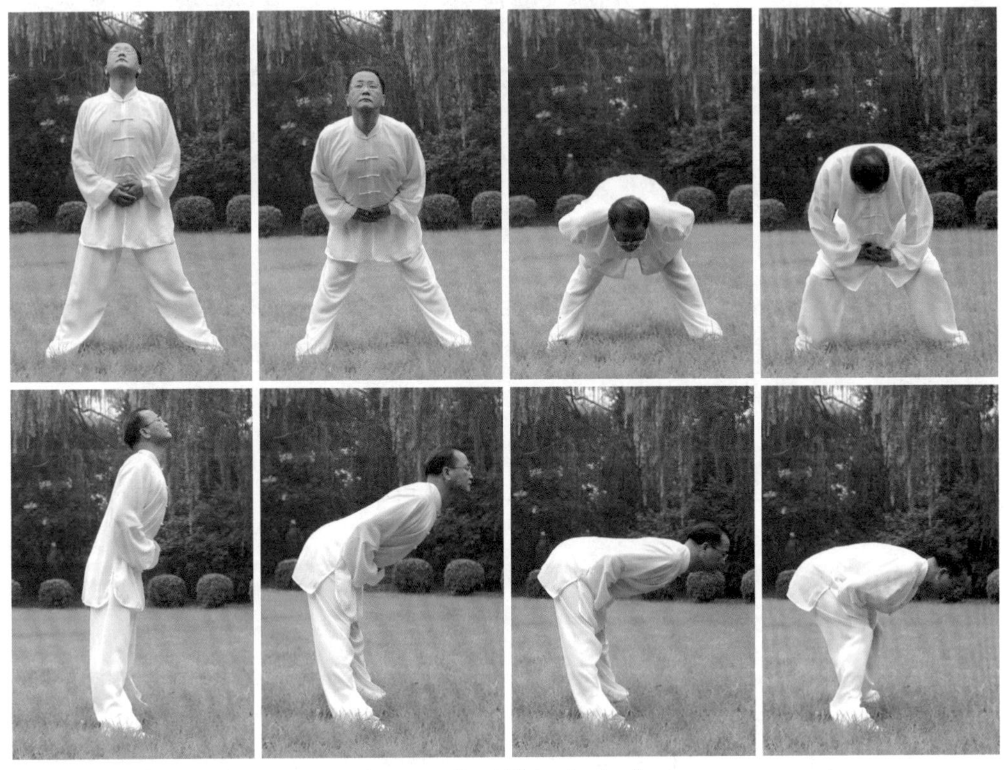

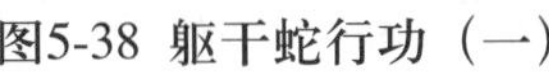

图5-38 躯干蛇行功（一）

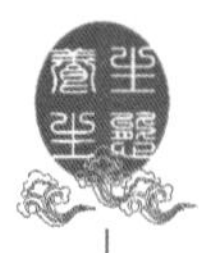

③ 呼气的同时，膝关节向外、向前、向里、向后、向外、向前的顺序做弧形缠绕，下颌、头、上肢继续向下、向后、向上蜷缩，带动大腿外翻、圆裆，髋关节、腰椎、胸椎直至颈椎，由下至上做节节贯穿的蛇行曲线运动。当呼气将尽，腹部丹田隆出极致，颈部完全蜷缩，下颌内收上蜷贴至颈前，膝关节的曲度达到最大时，又开始接下式，吸气（如图 5-39）。

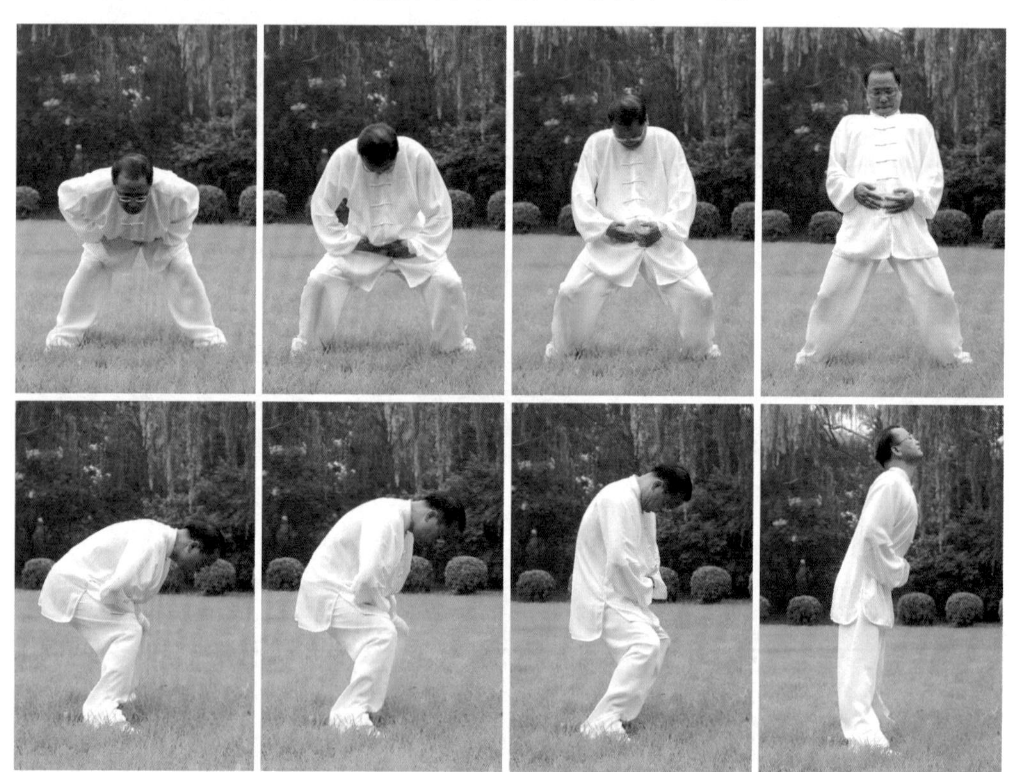

图5-39 躯干蛇行功（二）

④ 继续吸气，腹部内收，横膈肌上提，胸腔扩大，颈椎继续上顶、内收、卷缩至最高点，同时，膝关节向里、向后、向外、向前做弧形并渐次直起，同时继续吸气或者微微屏气，上体前屈，下颌向上、向前，与下肢成 90°左右角时，接下式，呼气。

一吸一呼为一次，上述动作反复七次。也可根据自己的体力和时间以七的倍数增加次数。

第四式 大开伸缩蛇行

与大开蜷缩蛇行相反，先吸气，颈椎、下颌内卷，百会穴上顶，胸腔扩大。呼气时，头先向下、向前，同时腹部隆出、鼓荡，当头甚至前方极限时，下颌仍继续向前伸至极点后，接下式。开始吸气，低头、颈椎、下颌内卷。

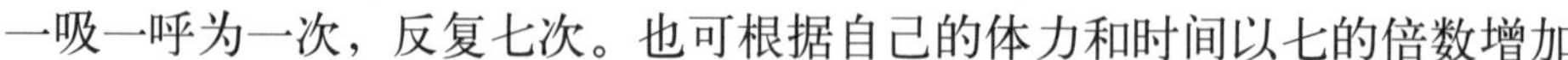

一吸一呼为一次，反复七次。也可根据自己的体力和时间以七的倍数增加

次数。

第五式　双峰贯耳蜷缩蛇行

是在大开蜷缩蛇行的基础上，配合双手握空拳的蛇行缠绕。

4. 其他的有氧运动

（1）最简单的有氧运动——健身走：简单易行，老少皆宜。要求身体自然直立，两肩放松，微微收腹收臀，保持与脊柱成一直线（年轻女性可略挺胸），眼睛保持平视，头部随意转动；在走步过程中两臂前后自然摆动，两腿交替屈膝前摆，足跟着地滚动到足前掌时，另一腿屈膝前摆并以足跟着地。

（2）最实用的有氧运动——健身慢跑：慢跑简便易行，效果显著，在国内外已成为大众养生保健、预防疾病的一种有效手段。要求跑步时，步伐轻快富有弹性，脚掌柔和着地，身体重心起伏小，左右晃动小，步伐小，上下肢协调配合，直线性好。

（3）最能享受大自然风光的有氧运动——爬山：爬山是最能享受大自然风光的运动养生项目，虽然开始时不太习惯，感觉很苦很累，但是只要坚持一段时间，享受到爬山给你带来的乐趣，就会渐渐成为兴趣性的集体运动。爬山既能提高心肺功能，又能锻炼人的意志，可根据自己的体力决定爬山的速度和距离。对患有高血压、心脏病、冠心病的人，要经常监测心跳、血压，登山时随身携带必备的急救药物。

（4）最有效的有氧运动——游泳：水的阻力比空气大 800 倍，对全身肌肉都有很好的锻炼作用。水的压力迫使呼吸肌更强更有力；水的浮力可加大骨关节和肌肉的伸展性，而且是在不负重的条件下锻炼关节，对骨及骨关节退行性病变有一定的康复作用。但是由于游泳对机体骨骼不能产生更大的振动效应，骨小梁没有得到振动挤压，所以有人对游泳预防和改善骨质疏松的作用提出质疑；有的人甚至直言，老年人若仅以游泳为主要运动形式，易患骨质疏松。

（5）最惬意的有氧运动——放风筝：在风和日丽的大自然中，放风筝是最惬意的有氧运动。它需要手、脑、眼的协调配合，可以活动颈椎、手、腕、肘、臂、腰、腿等关节部位，是舒展筋骨的全身运动。

（6）最开心的有氧运动——游戏：运动游戏集运动和娱乐为一体，充分体现快乐体育的原则，能给运动参与者带来愉悦感、满足感、胜利后的成功感、技术提高后的喜悦感、与队友合作时的集体荣誉感，以及游戏结束时的轻松兴奋感等。运动游戏多种多样，既可以家庭运动娱乐，也可以几个人结伴，还可以作为集体运动会比赛内容，身在游戏中其乐无穷、妙趣横生。如接力赛、蛙跳、托球跑、同舟共济、袋鼠跳、踢毽子等。

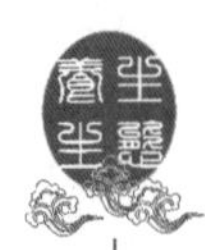

二、气功

（一）气功的分类和流派

气功按文化背景分为四门（儒、释、道、医）。以功法的意识适用程度和形体调动水平划分功法门类的历史并不长，但却简单明了。据此原则，一般凡取坐、卧、站等姿态，而以运用意识为主、呼吸协调为辅的气功方法，统称之为静功（或称内功）；凡是以意识的运用结合肢体运动、自我按摩、拍击并辅以呼吸调整则属动功(或称外功)。进一步从流派角度可将众多气功分为吐纳派、静定派、存想派、周天派(内丹派)。吐纳派功法是强调以呼吸锻炼为主的流派，也是最早形成的功法流派，可练气、调气、调息等。根据练呼练吸为主的不同，可分为纳气、吐气和胎息三大支派。六字诀是以练呼为主的呼吸法，为吐气法。合行式导引派功法，是强调以动功为主的一大类功法，它的特点是与意气相结合的肢体动作或自我按摩，要求动作时思想宁静，全神贯注，动作自然的与呼吸结合，以达到动中求静。气功的代表性功法有五禽戏、八段锦、易筋经、六字诀、老子按摩法、天竺国按摩法、婆罗门导引法等。

（二）静功基本方法

1．调身 调身也叫调形。调身是气功练功的第一关，是气功入静的先决条件，它为动作的协调、思想的集中奠定了良好的基础，形正气则顺，气顺意则宁，只有保持正确的身体姿势，机体松静自然，才能得到练功的效果。具体方法有站式、坐式、卧式等。

（1）站式

①无极式：两脚开立，与肩同宽，两膝微屈；头颈端正，下颌微收，百会上顶，舌抵上腭，双眼微闭，沉肩坠肘，含胸拔背，两臂下垂于身体两侧，全身放松。吸气时，有意提肛，小腹内收；呼气时，气沉丹田，小腹隆起，思想集中，意想血脉流通，我在天地之中。

②三圆式：两脚开立，与肩同宽，足尖内扣，成半圆形（两足尖相距一脚掌），屈膝微蹲；两臂屈肘成抱球状，两掌心斜向里，指尖相距 20 厘米，高与胸平，掌高于肘，其余要求与无极式相同。

（2）坐式

①坐椅式：端坐于椅子的前 1/3 处，立身中正，周身放松，两脚平行踏地与肩同宽，两手放在大腿上，其余要求与无极式相同。

②盘坐式：坐在木凳（凳面略大些）、木床或炕上均可。盘坐式分自然盘、

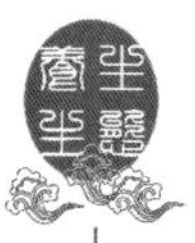

单盘、双盘三种。现介绍自然盘，上半身与平坐姿势相同，身体略前倾，臀部略垫高，两腿交叉盘起，左上右下或右上左下均可；两手互握，置于丹田前，术语叫结定印，可使左右气血起交流作用。

（3）卧式

①仰卧式：仰卧床上，头正，枕高低适宜，以双目能看到脚趾为准。两腿自然伸直放松或者两脚上下相叠，两手相叠置于腹部肚脐上，口眼轻闭，身体放松，思想集中。本式容易入睡，或形成昏沉，因此适宜体弱病人或睡前练功。

② 侧卧式：侧身卧于床上，一般采用右侧卧，脊柱微向后弓，头略向胸收，口眼轻闭，右臂弯曲置于枕部，手心朝上，手指自然伸直，左臂自然放松，手掌放在髋胯部。右腿自然伸直，左腿膝关节弯曲90～120度轻放于床上。

因心脏在左，右侧卧式对血液循环有利，同时对脾胃消化系统的功能也有良好作用。

2．调息 调息是对呼吸的调整与训练，是气功锻炼的重要环节。通过呼吸锻炼，逐渐把呼吸练得细匀、深长，达到以意领气、气沉丹田的目的。

（1）自然呼吸：即一般呼吸，但要求比平时柔和些，是呼吸锻炼的基础呼吸法。由于男女生理上的差异，男子的腹式呼吸易于出现，女子则胸式呼吸较多；运动员更多的是胸腹式混合型呼吸。

（2）腹式呼吸：从自然呼吸，通过锻炼逐渐形成，可以使内脏活动功能增强。不管坐式、卧式或者站式，首先不要呼气，也不要吸气，突然吐出一口气，尽量吐尽体内浊气。然后口鼻同时一吸一呼3次，第四次吸气后直接咽下，以补丹田呼出之气。腹式呼吸一般可分为顺式呼吸和逆式呼吸两种，均要求呼吸均匀、缓慢、细长。

①顺式呼吸：吸气时腹部逐渐隆起，放松，会阴部及肛门下沉，膈肌下压；呼气时收缩腹肌，而使腹部逐渐向内上凹陷，提肛，臀大肌和腰部肌肉有向上拉，膈肌上顶。顺式呼吸适于静养。

②逆式呼吸：与顺式呼吸相反，吸气时收缩腹肌而使腹部逐渐向内上凹陷，提肛，臀大肌和腰部肌肉向上拉，膈肌上顶；呼气时腹部逐渐隆起，放松，会阴部及肛门下沉，膈肌下压。逆式呼吸适于动形。其余方法还很多，如提肛呼吸、鼻吸鼻呼、口吸口呼法等，在此不作一一叙述。

（3）调息的原则：一般的静功锻炼，开始时主要是身体放松，双眼微闭留一线缝，姿势正确舒适，自然平稳，情绪安宁，舌尖轻舔上腭（上齿龈后），然后才注意调整呼吸。①要在自然呼吸的基础上进行。②要循序渐进，不能急

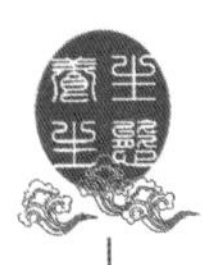

于求成。要掌握“莫忘莫助”的原则，既不忘记主动调整呼吸，同时也不勉强对呼吸提出某些要求而施加助力。③呼吸锻炼要练养结合，当练到一定时候，进入“静养”状态时，可暂时放掉有意识的呼吸锻炼，以促进练功程度达到高度的安静状态。

另外，深长细匀的呼吸是工夫的积累，深长的呼吸就是使呼吸由浅短、次数多，逐渐练成深长、次数少。平常人呼吸，平均每分钟 16 ～ 20 次，练功有素者可达每分钟 3 ～ 4 次，甚至 1 ～ 2 次，而没有气闭不适的感觉。这是在积累的基础上达到的。所谓呼吸的细匀，是呼吸达到微细、均匀，这同样要求长时间的积累。

3．调心 调心也叫调意，是对意念的调整和训练，是气功锻炼的中心环节。它是练功者在练功时，通过意念活动的锻炼来影响人体生理功能的一种方法，也是对意念、感觉和情绪等方面的调整，基本要求是入静，保护人体的“君主”——心神，避免外界纷扰，于是神清气爽，身体安康。调心的方法就是练功者把注意力集中到身体的某一部位（如上、中、下丹田）、某一事物（如一幅美丽的画）或某一词意（如松、静或健康等字句）。创造良好的内环境，让自身调节系统不受干扰地发挥作用，以抵御机体的不良刺激。

调心的注意事项是用意要得当，掌握火候，意念集中，排除杂念，逐步入静，不要执著追求，以防出现偏差。

（三）动功基本方法

1．五禽戏 华佗创编了五禽戏，但是具体的动作已经失传，后世新传五禽戏是为后人所编，现将明朝人周履靖在《万寿仙书》中的五禽戏要领及其健身作用加以说明。

第一戏：是模仿虎的动作，称为“虎戏”。老虎威猛、刚健，练习时要有虎威，神发于目，威生于爪，动作要动静相兼，刚柔相济。常练习虎戏可使四肢健壮，增长气力。虎戏主肝，对老年慢性气管炎、神经衰弱、眼疾等病均有较好的效果。

第二戏：模仿鹿的动作，称为“鹿戏”。鹿心静体松，动作舒展，善用尾闾。练习鹿戏时姿势要舒展，动作要轻盈奔放。鹿戏主肾，常练鹿戏能益气补肾，壮腰健骨，使腰腿灵活，对防治老年关节病有良好效果。

第三戏：模仿熊的动作，称为“熊戏”。熊性情刚直，步履沉稳。练习熊戏要气沉丹田，轻身自然。熊戏主脾，练习熊戏能调理脾胃，充实肌肉，促进血液流通。尤其是对老年的肠胃病、心血管疾病及糖尿病，均有一定的防治效果。

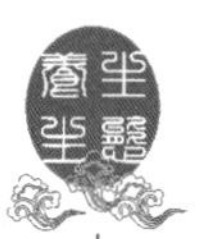

第四戏：模仿猿猴的动作，称为“猿戏”。猿生性好动，机智灵敏，攀枝轻盈，纵跳自如，喜搓颜面。练习猿戏时，外练肢体的轻灵敏捷，内练精神的宁静。猿戏主心，常练猿戏，能养心补脑、开窍益智、增强肌肉反应、延缓衰老，特别对老年手脚的灵活性和反应能力有益。对失眠多梦、血虚眩晕、上肢麻木等具有良好的效果。

第五戏：模仿飞鹤的动作，鹤是轻盈安详之鸟，也称为“鸟戏”，练习鸟戏时两臂上提，伸颈运腰，真气上引；两臂下合，含胸松腹，气沉丹田。头颈、躯干、四肢协调配合，呼吸自然。要表现出鹤昂然挺拔、悠然自得的神韵。鸟戏主肺，常练习鸟戏，能宽胸理肺，畅通气机，提高心肺功能，增强血气交换能力，对呼吸道疾病如肺气肿、慢性支气管炎等病有较好的效果。

2．八段锦 八段锦之名，最早出现在南宋洪迈所著《夷坚志》中：“正和七年，李似矩为起居郎……尝以夜半时起坐，嘘吸按摩，所谓八段锦。”这说明八段锦在北宋间已流传于世，并有坐势和站势之分。由于站势八段锦便于群众习练，流传甚广。明清时期，立势八段锦有了很大的发展，并得到了广泛传播。清末《新出保身图说·八段锦》首次以“八段锦”为名，并绘有图像，形成了较完整的动作套路。其歌诀为：“两手托天理三焦，左右弯弓似射雕；调理脾胃单举鼎，五劳七伤往后瞧；摇头摆尾去心火，两手攀足固肾腰；攥拳怒目增气力，马上七颠百病消。”从此，传统八段锦动作被固定下来。

预备势

并步站立，两臂自然垂于体侧，头项正直，两眼平视，呼吸自然，精神集中，意守丹田。

健身作用：宁静心神，端正身形，调整呼吸，从精神和肢体上做好练习前的准备。

第一式：两手托天理三焦（如图 5-40）

① 两脚并立，两手自然下垂，呼吸自然。意想自己头顶天根，脚踏地轴，人在气中，气在人中，进入松静自然的功态。

② 左脚平展与肩宽，两眼微开，默念“两手托天理三焦”口诀，两手自然上抬，举至额上方翻掌心向上，虎口相对，两臂撑圆，全身关节放松，缓缓地“吞云吐雾”。

③ 完毕，掌心翻转向下，落至平脐时，气贯

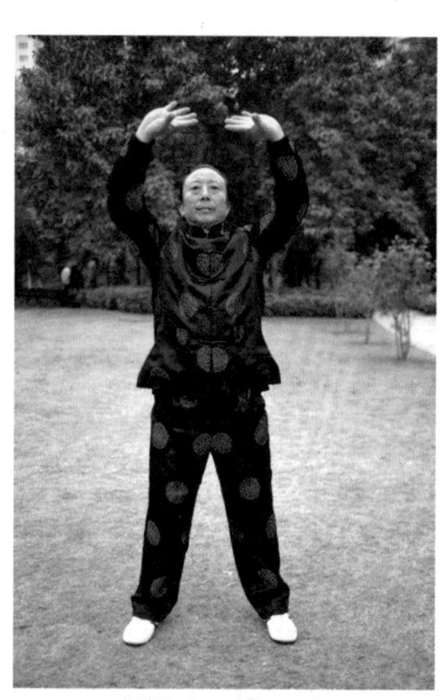

图5-40 第一式

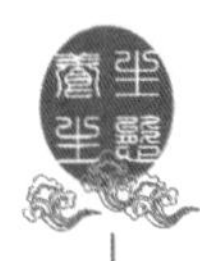

丹田，收脚还原，松体吐气。

健身作用：上焦在胸腔，主呼吸；中焦在腹腔，主消化；下焦在盆腔，主排泄。它包括了人体内脏的全部，通过三焦激发五脏六腑，对三焦能起到防止内脏有关诸病的作用，使肺活量增大，血液流动加快，两臂上托时，膈肌的上下牵动对腹部脏器起到了按摩的作用。此式可充分伸展肢体，对腰、背、肩的疼痛有很好的防治作用。

第二式：左右弯弓似射雕（如图 5-41）

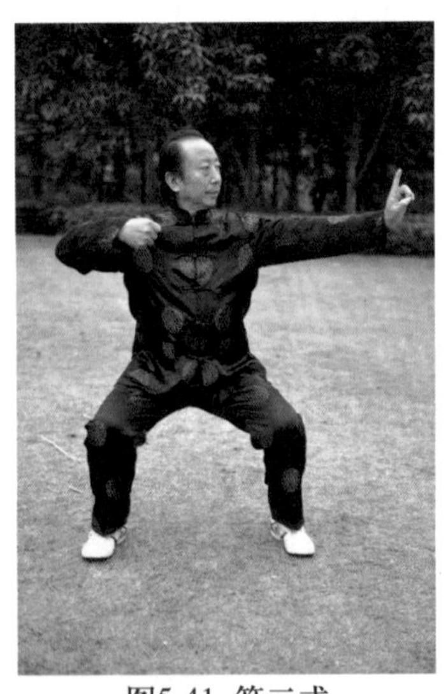

图5-41 第二式

① 吸气时左脚向左平移成马步，略宽于肩，两掌平抬至胸前，两肘自然下沉，掌心相对。左手握空拳，食指直立朝天，如握弓把，右掌握空拳，拳眼朝天，如拉箭弦，分别往左右侧慢慢对。

② 身体下蹲，头向左转，两眼平左手食指尖远视，拉成满弓状，稍停片刻。

③ 两手回收胸前，掌心向下，缓缓下落至平脐时，气贯丹田，收脚还原，松体吐气。左右姿势相反，要领一样，各做一次为一遍，连续三至七遍。

健身作用：配合呼吸做扩胸与拉弓动作，加强了心肺功能，有利于矫正不良姿势，预防肩、颈疾病，马步下蹲能锻炼腿部力量。

第三式：调理脾胃单举鼎（如图 5-42）

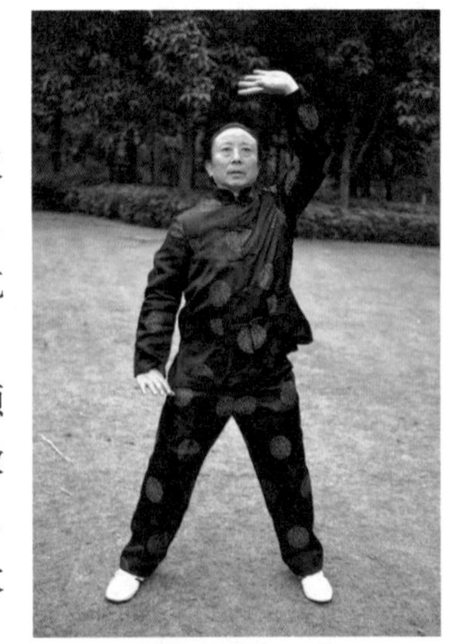

图5-42 第三式

① 吸气时，左脚平展与肩宽，掌心相对，双掌“捧鼎”，缓缓上捧额前，意想“交鼎”于左掌，上举过头顶，右掌同时向下按至右侧。上下对抗用劲，稍停片刻。

② 当感觉两臂支撑不住时，右手上抬至额前“接鼎”，左手旋肘下落，手心相对，身体微微下坐。然后边直立边捧气，贯入丹田，收脚还原，松体吐气。左右姿势相反，要领一样，各做一次为一遍，可连续三至七遍。

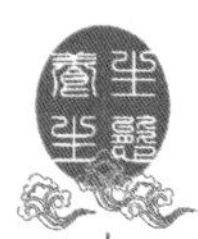

健身作用：能促进胃肠蠕动，增强消化功能，增强脊柱的灵活性和稳定性，有利于防治颈肩疾病等。

第四式：五劳七伤往后瞧（如图 5-43）

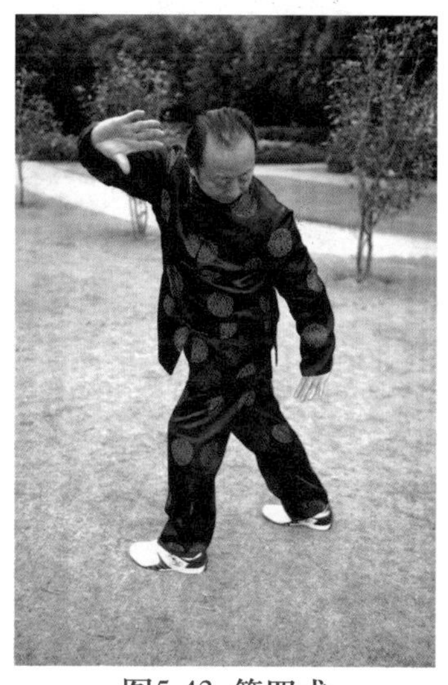
图5-43 第四式

① 吸气时，左脚平展与肩宽，两掌心相对如捧气球，慢慢上抬胸前平乳高，腰向左转，右掌旋转推向左前上方，指尖向后；左手掌旋转向后下按，两眼注视右脚照海穴。松腰转胯，稍停片刻。

② 感觉腰肌有点疲软时，两肘慢慢下沉，回转腰身，两掌心朝地，从胸前下落，气贯丹田，收脚还原，松体吐气。左右姿势相反，各做一次为一遍，连做三至七遍。

健身作用：中医学讲的五劳是指心、肝、脾、肺、肾，因劳逸不当、活动失调而引起的五脏受损；七情是指喜、怒、悲、思、忧、恐、惊等情绪，对人体内脏和精神的伤害。通过脊柱左右转动，疏通全身经络，调理气血运行，改善五脏六腑的功能。

第五式：摇头摆尾去心火（如图 5-44）

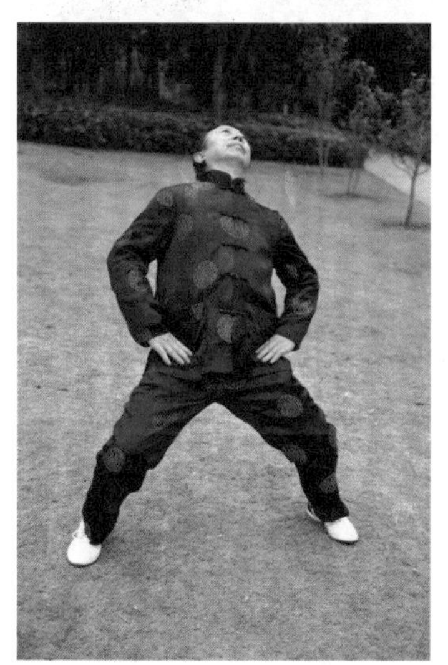
图5-44 第五式

左脚向左跨一步成马步桩，两掌分别按于大腿外侧，小指侧朝前。吸气时，头和上体向左膝前俯，再向右膝方向摆动，臀部随上体转动而摆动；呼气时，头与上体还原。左右交换练习，但方向相反。

健身作用：中医学认为，心火是指情志之火，通过摇头摆尾，以及臀和拧腰胯的练习，能清心泻火，宁心安神。摆动尾闾，可刺激脊柱、督脉等，通过摇头，可刺激大椎穴，从而达到舒筋泄热的作用。在摇头摆尾的过程中，增强了脊柱各个关节的灵活性和这些部位的肌肉力量。

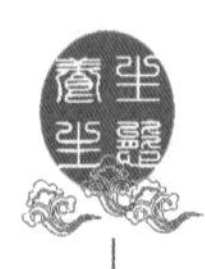

第六式：两手攀足固肾腰（如图 5-45）

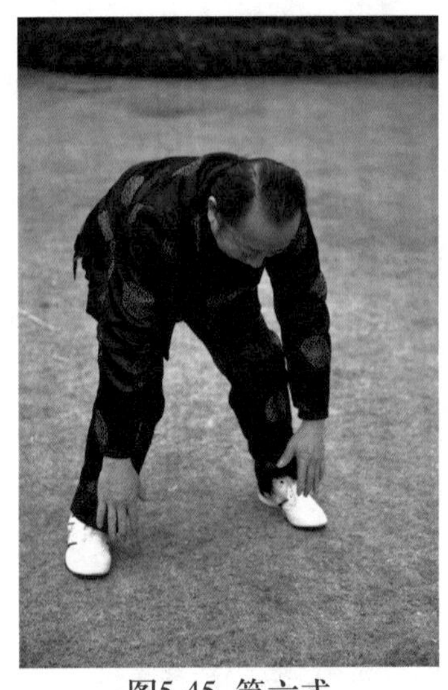
图5-45 第六式

①左脚平展与肩膀宽，两臂自然上举过头，掌心向前，腰向后弯，腰椎松开。

②接着向前向下弯腰，尽量用两手指尖摸两脚趾，屈膝下蹲，双手从脚拇趾沿外侧摩到脚跟，沿下肢后侧向上，经承山、委中、承扶、环跳，摩到肾俞穴，手掌向上向前，再沿乳根，慢慢向上，经耳后上举过有头项。如法三遍，到两掌再伸举头顶时，翻掌心向下，两肘自然下沉，至平脐时，气贯丹田，收脚还原，松体吐气。

健身作用：腰为肾之府，肾为先天之本，藏精之脏。由于腰部有节律地前俯后仰，刺激脊柱、督脉以及命门、阳关、委中等穴，有助于防治生殖系统方面的慢性病，经常锻炼可强腰固肾、醒脑明目，防治腰肌劳损等病，腰部强健则肾固秘，可提高整体生命力。

第七式：攥拳怒目增气力（如图 5-46）

左脚平展成马步，两掌于腹前抓气，变空拳收于腰际，伸颈竖顶，怒目凝视丈外标点。右拳变掌，旋臂直击，然后五指撑开，外旋抓物，握空拳收夹腋窝，两肘置原位。左右各一次为一遍，连做三至七遍。

健身作用：中医认为“肝主筋，开窍于目”。怒目瞪眼可刺激肝经，使肝血充盈，肝气疏泄，有强健筋骨的作用。旋腕、手指强力抓握及马步下蹲，使全身肌肉结实，气力增加，也锻炼了下肢力量。

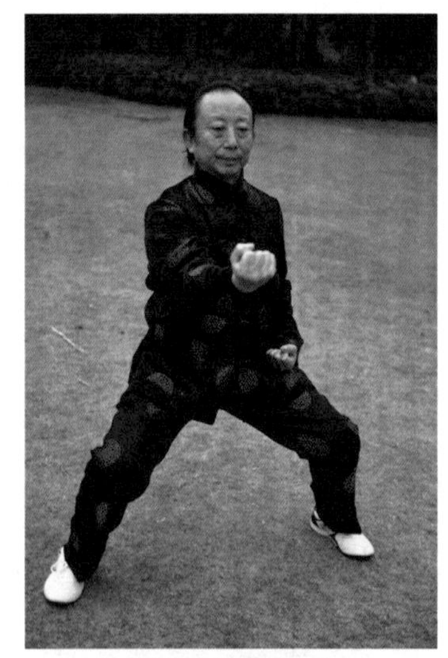
图5-46 第七式

第八式：马上七颠百病消（如图 5-47）

① 左脚平展与肩宽，两臂上抬与肩平，手腕放松，掌心向下，左手的拇指尖与无名指根相接印，握空拳，右手的食指尖与拇指根相对接印，拇指外指，肘尖下垂，如握缰绳，两眼平视前方；

② 身体直立，脚掌跟提起，脚尖抓地，反复振动全身六次，第七次时足跟突然轻震地面。连续七次。

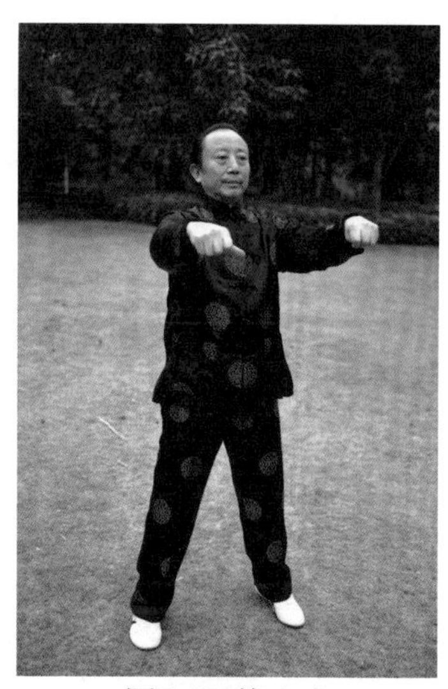

图5-47 第八式

健身作用：脚趾为足三阴、足三阳经交会处，脚十趾抓地，可刺激有关经脉，调节相应脏腑功能，颠足可刺激脊柱与督脉，使身体脏腑经络气血通畅，阴阳平衡。颠足震动，能使肌肉、关节、内脏与全身放松，起到整体运动的作用。随着颠足，将病气从身上抖落，浊气从脚底部涌泉穴排出，从而得到百病皆消的功效。

收势

两手心重叠，置放肚脐。男左手在内，女右手在内，目视前方。以肚脐为中心，顺时针由小圈到大圈，按摩 36 圈；再由大圈到小圈，逆时针回摩到肚脐中心，按摩 28 圈，两掌停留脐穴片刻，再缓缓下落，气贯丹田，收脚还原，松体吐气。然后自然吞纳九次，全身放松，慢慢收功。

健身作用：进一步放松身体，愉悦心情，使气息归元，巩固练功效果，逐渐恢复到安静状态。

（四）奇妙无穷的青城玄门睡功

睡功又叫如意卧。这种功法看似简单，但是若能长期坚持下去，其养生保健作用十分显著，不仅可改善睡眠、提高机体抗病能力、解除疲劳、延年益寿，而且对男性前列腺增生、硬化、肥大，以及女性妇科疾患均有很好的预防保健作用。该功法简单易学，疗效显著，尤其适宜于中老年人和体弱多病者习练，只要坚持不懈的每天早晚习练，一定能收到理想的养生保健效果。

每晚（十一点左右最佳）洗漱完毕，做好睡前准备后，静坐于卧床尾三分之一左右处，双腿自然伸直，开始练功。

1. 坐好后不要呼吸，停顿一会儿，突然空吐出一口气，将体内的浊气吐尽后，口鼻同时一吸一呼 3 次，呼吸尽可能的绵长细匀。此时为顺腹式呼吸，即吸气时横膈肌下沉，腹部隆出；呼气时横膈肌上提，腹部内收。要求吻唇、合齿，舌尖轻舔上腭，微闭双目，留一线缝。

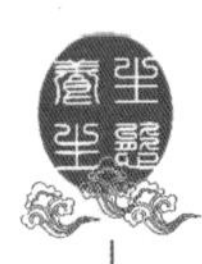

2．由鼻缓缓吸进一大口新鲜空气后，咽下，以补丹田呼出之气。

3．双腿自然缓缓回收，两脚心涌泉穴相对，两手心向上自然置于双膝上，静默片刻后，左右同时分开上举至头顶。男性左手在下，女性右手在下，双手叠放用劳宫穴压在头顶的百会穴上。然后平心调息，自然呼吸，静坐3～5分钟。

4．手足保持原状，顺势向后倒下，仰卧，面部朝上。继续保持静坐的姿势不变，仰卧 3 ～ 5 分钟。

5．盖好被子，双手自然缓慢至于腹部，双手以肚脐为中心，拇指与拇指相对，小指与小指相对，形成拇指、小指的结手印（男性左手在下，女性右手在下），此乃玄门太极拳大开天门的手势。全身自然放松，呼吸均细绵长自然。双手随着腹部的上下起伏而轻松自然浮动。同时，集中精力，去除一切杂念，感觉自己在愉悦悠闲地洗澡淋浴，冥想非常适合于自己体温的水，从头顶、头发、上身、下身、脚底流淌。同时呼吸，一呼一吸为一次，共 36 次。

此时，有的人会有双手双臂紧张疲劳的感觉，可通过把双肘用被角踮起的方式解决，有的人会在此过程睡着，有的人已经处于浅睡眠，都无关紧要，顺其自然。

6．不管是一直在练功还是睡醒后，接上式，双手自然叠放于腹部，以肚脐为中心，顺时针画圈，配合呼吸全腹摩擦 36 次，力度以自己舒适为宜，不要刻意追求。然后双手叠放姿势不变，但要弯曲成弧形犹如餐盘，掌心与肚脐相对，从肚脐为中心，以手掌边缘和指尖为切边，做逆时针绕盘转动的动作 36 次，力度适中。

7．把口中津液分三口咽下至丹田，同时一吸一呼 3 次，呼吸尽可能的绵长、细匀、自然，收功。

开始练习此功时，易于入睡，练一段时间之后，自然会感觉全身发热舒适，精力和体力倍增。似乎觉得耽误了睡眠时间，但是睡眠的效果以及解除疲劳、保养精神的作用更佳。

三、密不外传的道家五行功

五行在中医理论中是指构成天地万物的五种基本物质，用以说明世界万物的起源和世界是物质多样性的统一体。五行中每一“行”都有“克我”、“我克”的关系。五行相克，是指事物的相互克制、制约或抑制的关系，如金克木、木克土、土克水、水克火、火克金。五行相生，是指事物的相互资生、促进或助长的关系，如木生火、火生土、土生金、金生水、水生木（如图 5-48）。

道家五行功始创于唐代药王孙思邈，千百年来，一直在道教内部传承，

火
木
土
水
金
木生火
火生土
土生金
金生水
水生木
水克火
木克土
火克金
土克水
金克木

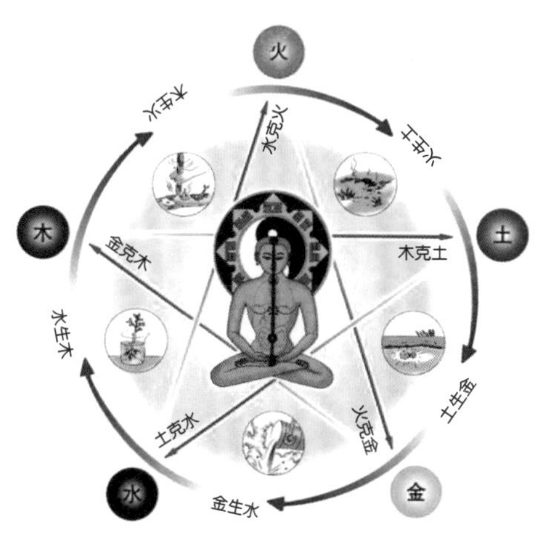

图5-48 五行生克图

是道教修炼的筑基功法，是万法之宗、众功之基。具有简便易行、效果神奇等特点。道教正一派第二十九代传人大夫道人（王成亚道长）怀悬壶济世之心，得仙师陈莲笙道长恩准，于 20 世纪 90 年代末将之公布于世，并在清华、北大、浙大等著名高等学府的 MBA 班和 EMBA 班广泛传授，收到了意想不到的效果，多年不愈的颈椎病不到一个月就痊愈了，一直吃药维持的高血压病停药了……得到众多企业家们的高度评价。

初练道家五行功的人，由于经络尚未全然畅通，周天未开，所以应按照五行相克的顺序练习，三个月或者半年后身体自觉适应五行功法，全身舒展、脏腑调和、经络通畅，周天运转，再按照五行相生的顺序练习。此乃练内敛神、调和五脏六腑、疏通经络气血的绝顶功法，久而久之，定能“形与神俱，而尽终其天年，度百岁乃去。”

起势（预备式）：双脚分开，与肩同宽，脚尖微向内扣，膝微曲（自然放松，不绷紧而矣），微收臀，尾闾与地面垂直，两臂自然放松下垂，下颌微收，头颈竖起，眼观鼻，鼻观口，口向心，舌舐上颚（不需要用力，轻微抬起而已），气运丹田，一吸一呼为一口，吸满后屏气，津液咽下（如图 5-49）。

功能作用：练内之法，乃是调动真气运行之术。预备式能够凝神定志，调五脏六腑恢复平和，驱除杂念，气血调和，血脉自通。

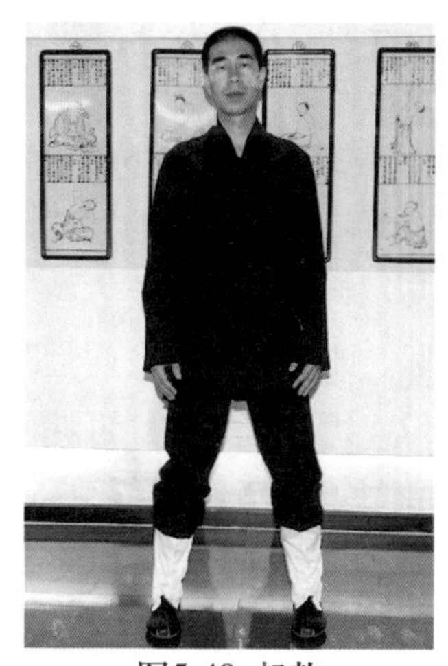

图5-49 起势

第一式 金行功：头慢慢向上、向后仰，颈部向上，下颌上提，将食管向上拔拉，口与会阴成一条直线，打通任脉。双眼微闭，舌轻舐上颚内齿边缘，自然呼吸。此时舌下津液分泌增多，伴随着一呼一吸的自然呼吸，吸完后慢慢将津液咽下。一呼一吸，咽一次，共咽 36 次（如图 5-50）。

动作要领：双眼微闭，目光集中在鼻部，颈部尽量向上提，食管上拔拉

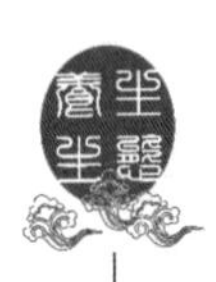

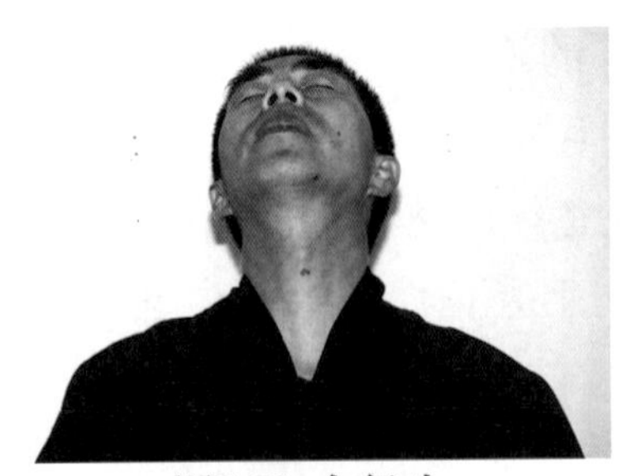
图5-50 金行功

直。咽的时候要有响声，要咽到丹田部。微热、微汗效果最好。

功能作用：中医学认为，肺属金，肺主气，司呼吸；肺主宣发，外合皮毛；肺开窍于鼻，与大肠相表里。习练金行功主要是针对肺脏及其相关系统，而起到预防和治疗呼吸系统疾患的作用。如金行功对感冒、咽炎、气管炎、扁桃体炎、鼻炎等均有很好的预防和促进康复的作用，久练对习惯性便秘、肺心病、肺气肿、哮喘也有很好的预防保健作用。有人观察到，坚持每日习练金行功半年以上者，面部皮肤光泽，皱纹减少，黄褐斑、老年斑明显减少，佐证金行功有美容养颜之神效。

第二式 木行功：木行功较复杂，共有五节，是颈部保健的常用功法，是颈椎病、肩凝症、后背酸痛等症的克星。

第一节：以颈椎下半部（5、6、7 颈椎）为中心，以头顶侧缘为笔尖画大圆圈，先顺时针，再逆时针，左右各 7 次。要求向前、向右、向后、向左均要达到最大限度，反方向也如此。向右时，右耳尽量靠近右肩，左耳要有响声；向左时，左耳尽量靠近左肩，右耳要有响声。上身以及双肩尽量不要随之而动，速度要缓慢均匀，双眼微闭。

第二节：将下颌收回紧贴锁骨窝，以下颌为笔尖，由下向前、向上、向后向下画前后方向的立圆。此时，向前、向上时吸气，向后、向下时呼气；反过来，将下颌向前上方拉至顶端，然后向下、向后、向上、向前画前后方向的立圆。此时，向下、向后时吸气，向上、向前时呼气。各 7 次，要求速度缓慢均匀，犹如乌龟缩脖再伸出的屈伸动作，双眼微闭，想象一个车轮在缓缓转动。

第三节：将下颌向前平伸至最前端，然后向右、向后、向左、向前画平圆，向右、向后吸气，向左、向前呼气。反方向，向左、向后、向右、向前画平圆，向左、向后是吸气，向右、向前是呼气。左右各 7 次，要求两肩不动，平圆要尽量画大，速度缓慢均匀。

第四节：将下颌向前平伸至最前端，然后向右、向上、向左、向下画左右方向的立圆，此时，向右、向上是吸气，向左、向下呼气。反方向，向左、向上、向右、向下同样画左右方向的立圆，此时，向左、向上是吸气，向右、向下时呼气。左右各 7 次，要求两肩不动，此左右方向的立圆与第一节容易混淆，应特别注意该节的核心是以上半部的颈椎（1、2、3、4 颈椎）为主，下

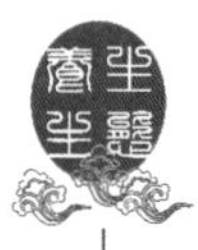

半部颈椎（5、6、7 颈椎）几乎不动。速度缓慢均匀，双眼微闭。

第五节：低头，双手叠放，用两手的小鱼际（手掌外缘，小手指侧）抵住风池穴（位于后颈部，头骨下，两条大筋外缘陷窝中，相当于耳垂齐平），做捏挤拿托的动作，拿托时头向后仰，双手用力将头向上拉，颈椎有被向上拉长的感觉。拿托后仰向上拉时吸气，低头时呼气，反复 7 次（如图 5-51）。

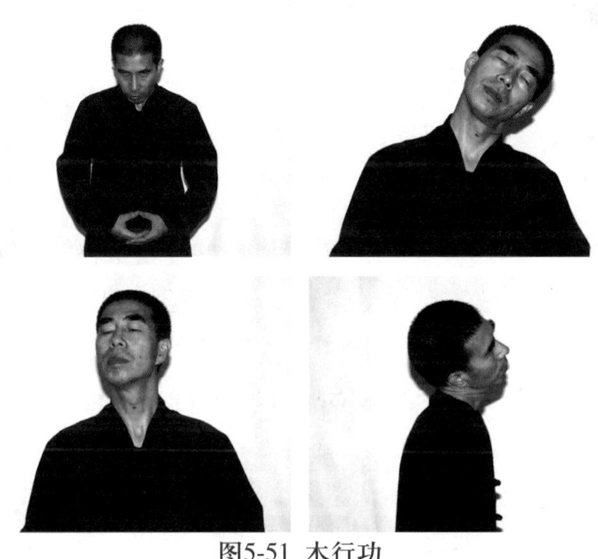

图5-51 木行功

动作要领：画圆越大越好，越靠拢越好，最好配合呼吸，也可自然呼吸。动作一定要缓慢均匀，若觉头晕时，可睁开双眼，然后再微闭。不分时间地点，可随时习练，简便易行。

功能作用：肝属木，肝藏血，主疏泄，肝开窍于目，主筋脉。上班族由于长时间伏案工作，筋脉气血运行不畅，血不能滋养双目，而致颈项部疼痛，双目干涩，四肢发凉；肝火上炎则面红目赤；肝阳上亢则血压升高，头晕目眩；肝气犯脾而致消化不良、胃脘胀痛等。坚持习练木行功，不仅能在短时间内缓解甚至彻底消除颈椎病、肩凝症的症状和体征，而且对四肢发凉、眼睛干涩、高血压、消化不良等也有很好的预防和治疗作用。木行功是不分时间地点，可随时习练的简便易行、效果显著的功法。

第三式 土行功：是用以健脾和胃，按摩脏腑为主的功法，分两节（如图 5-52）。

第一节：双手五指微微合拢，置于两肋下章门穴处，以肩为圆心向前画

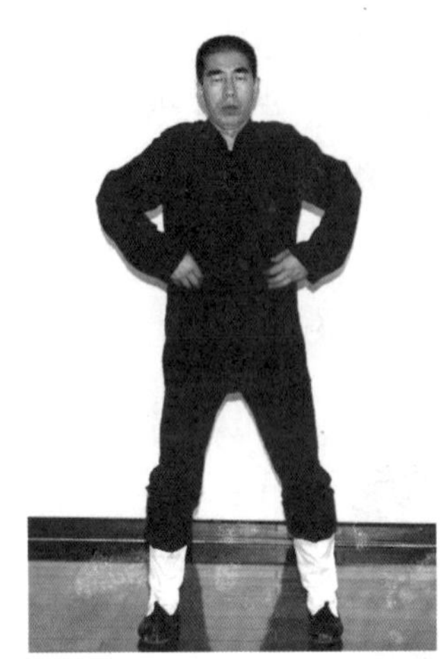
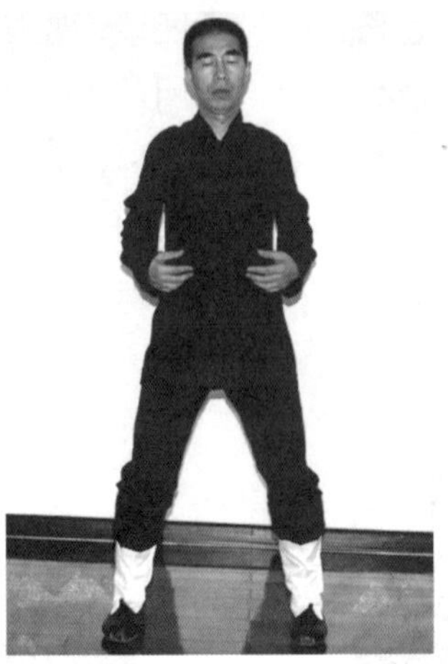
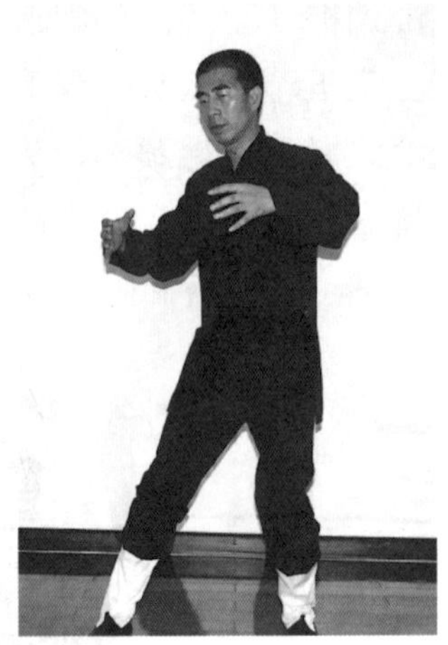

图5-52 土行功

圆 36 次；再反方向向后画圆 36 次。自然呼吸，速度缓慢均匀，舌舐上颚。

第二节：双手抱球呈弧形放于胸前，双肘下垂，手略高于肘，肘尖朝下，两肩放松。转动腰部带动肩部前后划“8”字，正反两组各 36 次。

动作要领：沉肩坠肘，以腰动为轴带动肩部和其他部位动，划“8”字，按摩腹腔内脏，放松胸椎和颈椎，自然呼吸。

功能作用：脾属土，脾为后天之本，脾主运化，脾统血，脾主肌肉，开窍于口。脾胃功能正常，则食欲旺盛，肌肉坚强有力，若脾失健运，则消化不良，食欲减退，面色萎黄晦暗，四肢酸软无力。土行功具有很好的助消化作用，能改善胃肠道的功能，促进胃肠蠕动，有健脾和胃等作用。习练日久还有助于疏肝理气、缓解两胁胀满疼痛等症。

第四式 水行功：是针对先天之本肾的强壮、滋养与保健的养生功法，分三节（如图 5-53）。

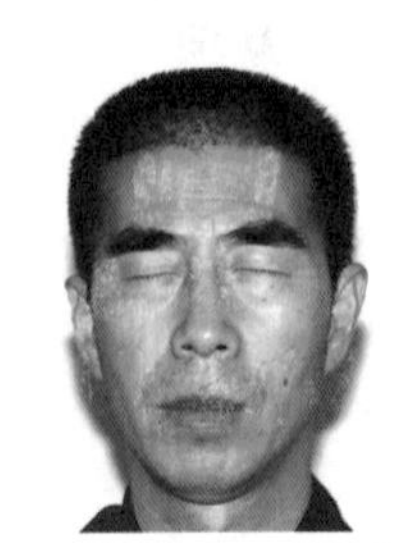
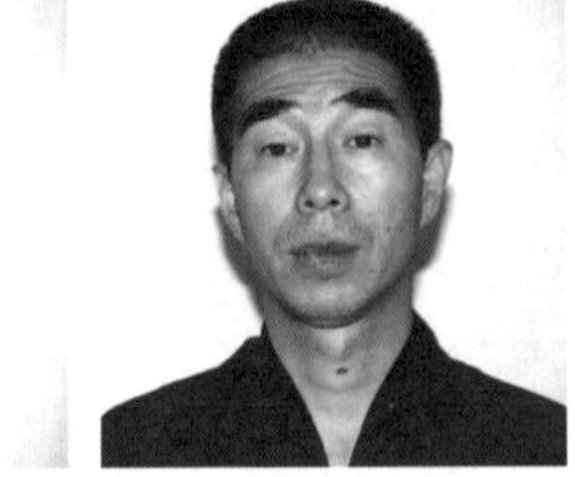

图5-53 水行功

第一节：全身放松，沉肩垂肘，微闭双眼。进行逆势腹式呼吸，吸气时小腹内收，膈肌上挤，肛门会阴以及后腰部上提，眼球后拉，待肛门、会阴、后腰上提以及眼球后拉均达到极限后，慢慢呼气，小腹、肛门、后腰等也随呼气的同时放松，恢复自然。一吸一呼为一次，共 36 次。

第二节：双眼微闭，眼球顺时针转动 36 次；再逆时针转动 36 次，自然呼吸。

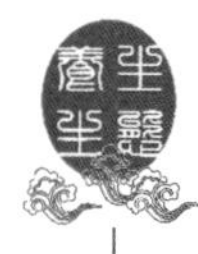

第三节：深吸一口气后，缓慢呼气的同时，将眼球前推，下腹外鼓，肛门、会阴和后腰下沉，前阴后拉。一吸一呼为一次，共 36 次。

动作要领：每节各 36 次，开始练习时可以从 7 次或者 7 的倍数习练，逐渐增加到 36 次。后拉、上提、前推、下沉、外鼓以及转动的大小均应尽可能挑战极限。

功能作用：肾为先天之本，肾属水，肾藏精，主生长发育和生殖，肾开窍于耳及二阴。肾的功能是决定人体先天禀赋强弱、生长发育迟速、脏腑功能盛衰的根本。水行功法的习练，有补肾壮阳、滋阴养精、滋养肝脏等作用。因此，坚持此功法习练 3 个月，高血压、冠心病等症状会得到有效控制，双目干涩、腰酸背痛、全身倦怠无力等现象明显缓解直至消除，性功能也可明显增强。

第五式 火行功：是针对心脏而训练保健的功法（如图 5-54）。

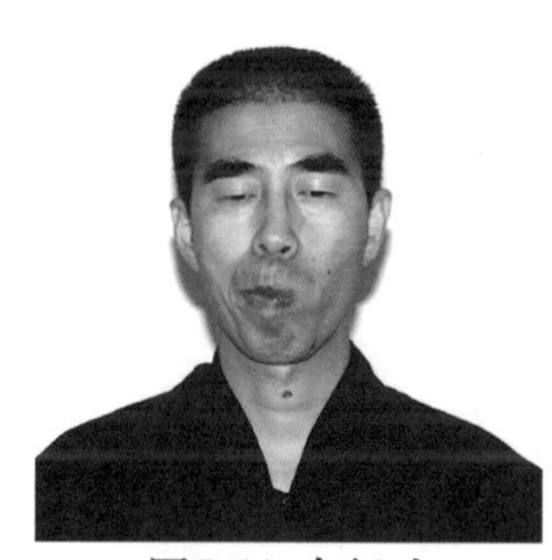

图5-54 火行功

第一节：全身放松，口微闭，舌轻舔上颚，先叩磨齿 36 次，再叩臼齿 36 次。口腔有津液时，要缓缓咽下，直至丹田。

第二节：转舌，先沿内齿龈，顺时针、逆时针各转 36 次；再沿外齿龈，顺时针、逆时针各转 36 次。口腔津液快满时，分三口咽下，咽至丹田。

动作要领：舌转动与内外齿龈对撞时，尽可能用力，舌尖尽可能伸远。待口腔津液已满即将溢出时，再分三口下咽。如果感觉不到咽至丹田，就用腹部下鼓，会阴、肛门及后腰下沉的办法助之。

功能作用：心属火，心开窍于舌，心主血脉，其华在面。火行功的日久习练具有很好的预防和缓解心脑血管疾病、养颜美容、固齿的保健作用。不仅没有患心脑血管疾病的人应当尽早习练，已经确诊为心脑血管疾病的患者也应坚持习练。该功法具有预防和治疗的双重作用。

道家五行功法还有坐功，即静坐的同时习练五行功。坐式分坐在椅子上和盘坐式，盘坐式又分双盘、单盘、散盘等。可根据个人喜好和身体素质等不同，自行选择。

四、生态气功整体术

生态气功整体术就是依据中医学的经络理论，沿着经脉、络脉、十二经筋

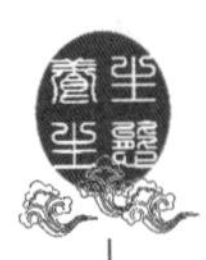

和十二皮部的组成规律和特点，施以气功按摩、指压、点穴以及整体梳理等手法的被动运动养生方法。通过循经气功整体来调整阴阳、调和五脏、疏通气血筋脉，以期实现养生保健、缓解疲劳、延年益寿的目的。经络是主观被动型生态运动养生的舟筏。

（一）经络

经络是经脉和络脉的总称，是气血运行的通道。经，有路径的含义，经脉贯通上下，沟通内外，是经络系统中的主干；络，有网络的含义，络脉是经脉别出的分支，较经脉细小，纵横交错，遍布全身。

经络内属腑脏，外络肢节，行气血，通阴阳，沟通表里内外，网络周布全身，把人体各个部分联结成一个统一的整体，以保持人体功能活动的协调和平衡。这种平衡一旦遭到破坏，就会导致疾病的发生。

《灵枢·经脉》中说，“经脉者，所以能决死生，处百病，调虚实，不可不通。”也就是说，生命之所以存在，决定于经络；疾病之所以发生，是由于经络活动出了问题；疾病之所以能得到治疗，也是由于经络的作用。

1．人体的经络系统概述 经络系统是人体“气血经历之路”，内连脏腑，外连四肢关节，并借此运行气血，输送营养，协助脏腑完成生理功能。经络系统，由经脉、络脉、十二经筋和十二皮部所组成。

（1）经脉：经脉是直行的主干，包括十二经脉和奇经八脉。

十二经脉按照其阴阳属性与所属脏腑命名为手太阴肺经、手少阴心经、手厥阴心包经、足太阴脾经、足少阴肾经、足厥阴肝经、手太阳小肠经、手阳明大肠经、手少阳三焦经、足太阳膀胱经、足阳明胃经、足少阳胆经。这十二条经脉的循行方向，以六气阴阳分为少阳（阳气初生）、太阳（阳气大盛）、阳明（阳气极盛）、少阴（阴气初起）、太阴（阴气大盛）及厥阴（阴气殆尽）。

奇经八脉是指督脉、带脉、阳跷、阳维，属阳；任脉、冲脉、阴跷、阴维，属阴。奇经八脉能调节控制十二经脉，其中任脉和督脉尤为重要，任脉行于胸腹，为“阴脉之海”，督脉行于腰背，为“阳脉之海”。

（2）络脉：络脉是经脉的分支，有别络、浮络、孙络之分。别络是较大的络脉，浮络是循行于体表部位而常浮现的络脉，孙络是最细小的络脉，络脉主要是加强各部联系和经脉不及的部分。

（3）十二经筋和十二皮部：是十二经脉之气结聚、散布于筋肉、关节的体系，是十二经脉的外周连属部分。

2．经络系统主结构图 分布于肢体内侧面的经脉为阴经，分布于肢体外侧

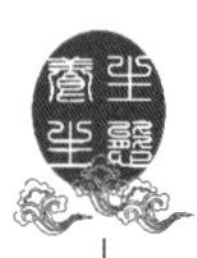

面的经脉为阳经。一阴一阳衍化为三阴三阳，即肢体内外侧的前、中、后。每一阴经分别隶属于一脏，每一阳经分别隶属于一腑，各经都以脏腑命名。分布于上肢的经脉，在经脉名称之前冠以“手”字，分布于下肢的经脉，在经脉名称之前冠以“足”字（如图5-55，5-56）。

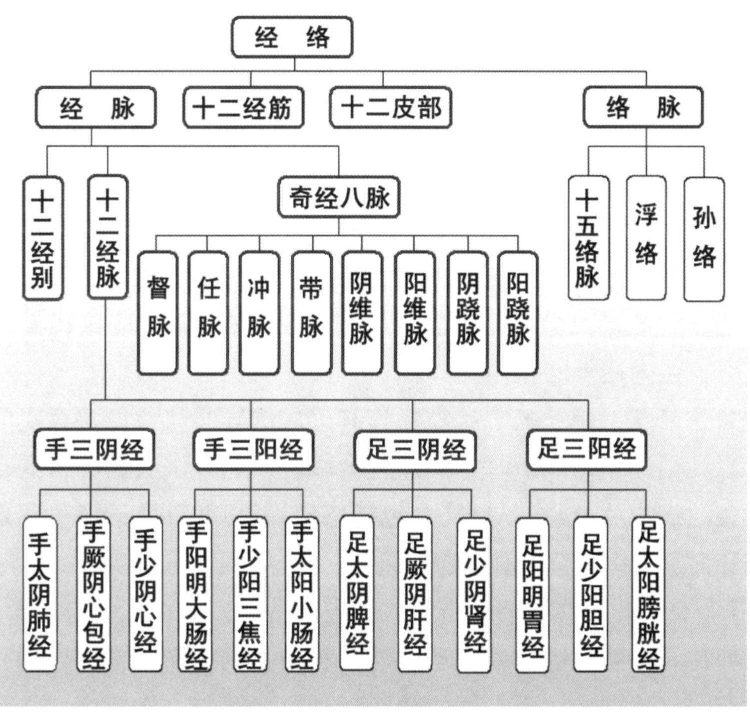

图5-55　经络系统结构图

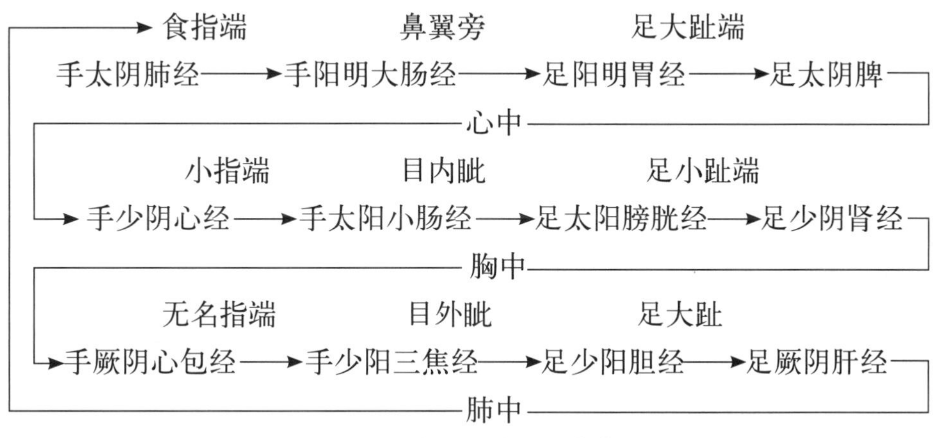

图5-56　十二经脉流注次序

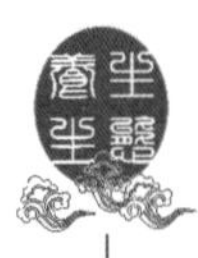

3．经络的功能 经络在生理、病理、诊断和防治疾病方面都有十分重要的意义，其主要功能如下。

(1) 运行气血，调和阴阳：在正常情况下，经络具有运行气血，濡养脏腑、肌肤和调节阴阳平衡的作用，以维持人体各部分的正常功能。人体的五脏六腑、四肢百骸、五官七窍、皮毛筋骨肉等，虽然有各自的生理功能，但在正常的功能活动中，必须保持着密切的联系、协调和平衡，而这主要是通过经络来实现的。

(2) 抵御病邪，反映病痛：气血的正常运行是保证机体健康的必要条件，如果由于某些因素的影响，而使经气的运行失常，机体抵御病邪的能力就会减弱，罹至病患。外邪致病的传变次序是由浅入深、由表及里、由轻而重的过程。相反，脏腑有病，也可以通过经络反映到体表上来。《灵枢》有云："邪在肺，则病皮肤痛……咳动肩背……邪在肝，则两胁中痛"，这些论述都说明经络具有由表及里、通内达外的作用。

(3) 传导经气，调整虚实：经脉具有感应传导经气、调整虚实的作用。针灸治疗时当气循经到达病所时，病痛就会减轻，乃至消失，异常的功能即趋于恢复。针灸治病的关键是"得气"(包括感传)。说明针灸治疗主要是通过疏通经脉，调和血气，以恢复机体的阴阳平衡。

(4) 保持机体与外环境的平衡：人是自然界的一部分，生存在自然界之中，时时刻刻都在与自然界进行着物质、能量和信息的交换，自然界的一切变化都会对人体有一定的影响，而人体的功能活动也必须与之相适应。只有与周围的自然环境保持协调、统一的平衡，人的生命活动才能正常进行。经络不仅保证了机体活动的协调，而且对于保持机体与自然界的统一和平衡，实现其正常的生命活动有非常重要的意义。

(5) 网络周身，联通整体：经络具有联系脏腑和肢体的作用。人体的五脏六腑、四肢百骸、五官七窍、皮肉筋骨等组织器官，虽各有不同的生理功能，但又相互联系，使机体的内外上下保持着协调统一，构成一个有机的整体。而这种相互联系、有机配合主要是依靠经络系统的联络沟通作用实现的。由于十二经脉及其分支纵横交错、入里出表、通上达下，联系了脏腑器官，奇经八脉沟通于十二经之间，经筋、皮部联结了肢体、筋肉、皮肤，从而使人体的各脏腑组织器官有机的联系起来。

(二) 气功整体术

根据个体的健康状况不同施以不同的手法，如指压、揉按、松骨等传统

中医的按摩手法，同时进行气功治疗。必要时由专业人员施以经络诊疗仪或者电针治疗，以打通经脉气血，调和五脏六腑，调节阴阳平衡。

气功整体术源于中国，却在日本、韩国、新加坡、台湾地区以及欧美等发达国家和地区盛行。近年来我国的足疗备受中老年人的青睐，这也是整体气功的一部分，是通过足底反射区的按摩来达到养生保健的目的。气功整体是从头到脚对周身经脉的综合调理，遵循经络气血的运行规律和特点来调养生息。

气功整体术需要在力所能及的情况下，自身经过学习修炼后，按照经络的运行路线和腧穴分布，进行叩击、拍打、揉搓、按压等手法，配合调息的方法，在专业人员指导下，在实践中逐渐掌握。

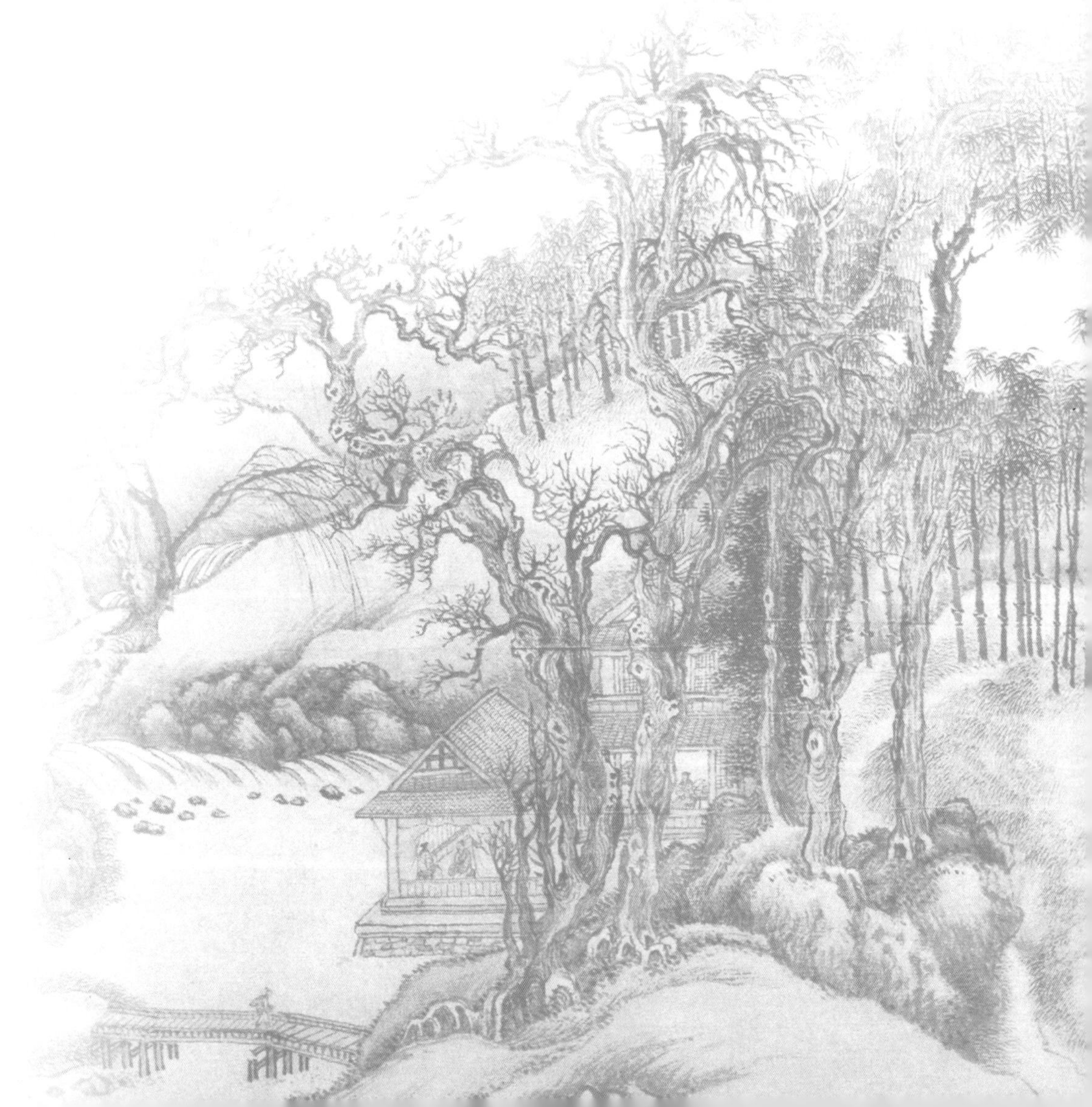

贯通中医西医

涉融传统现代

诠论生态养生

裨益民族健康

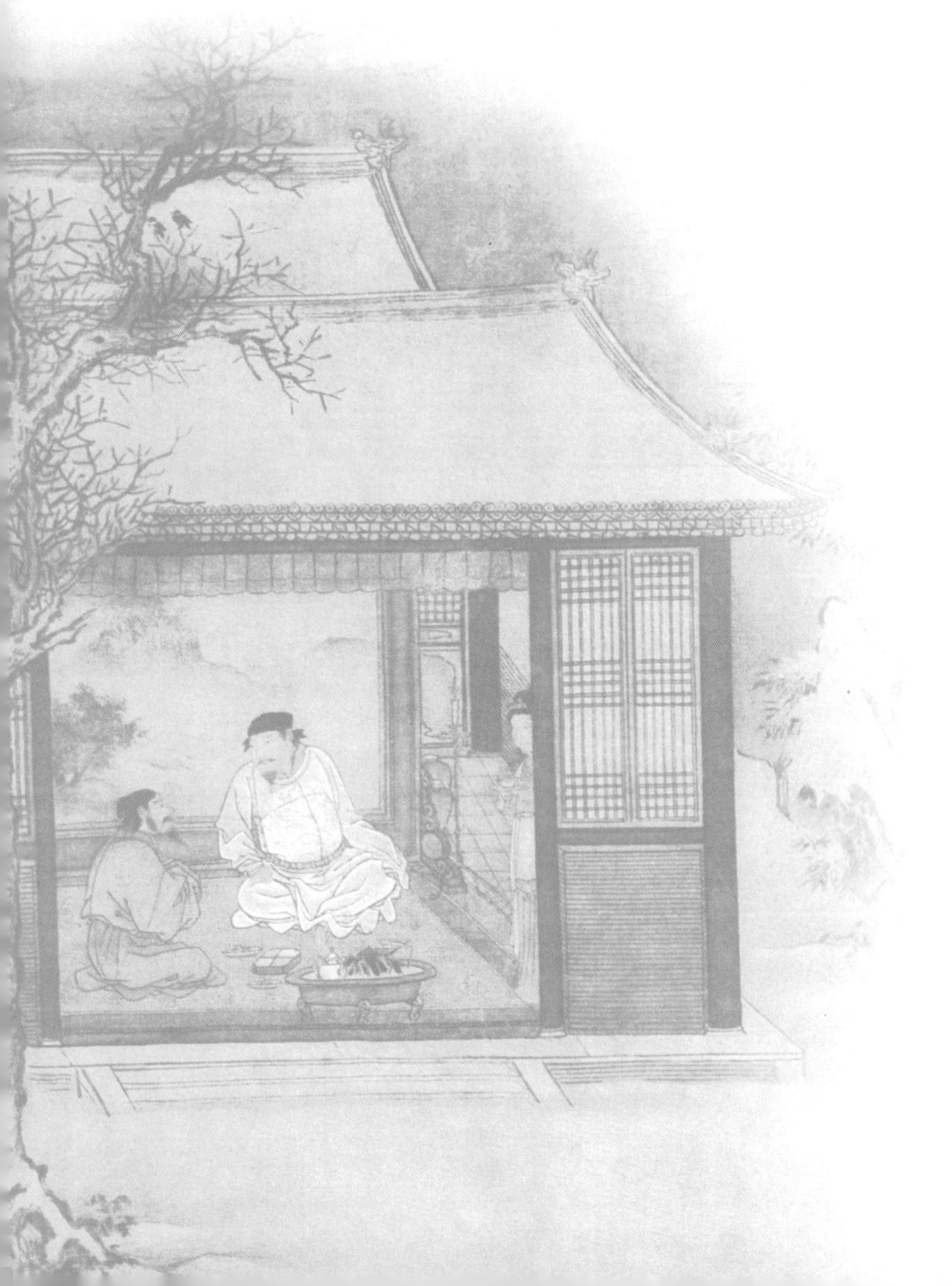

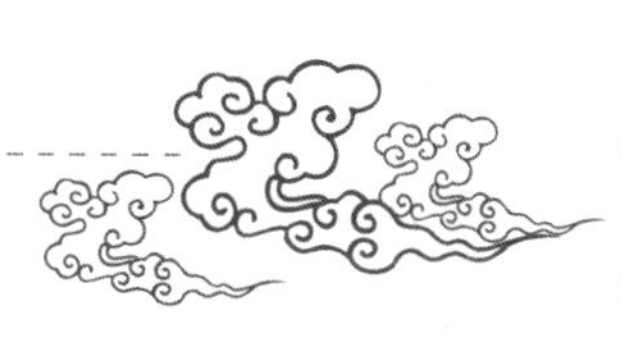

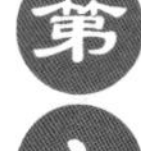

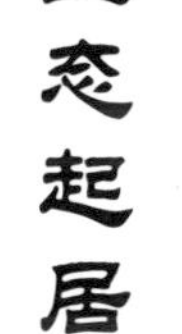

第六章 生态起居养生

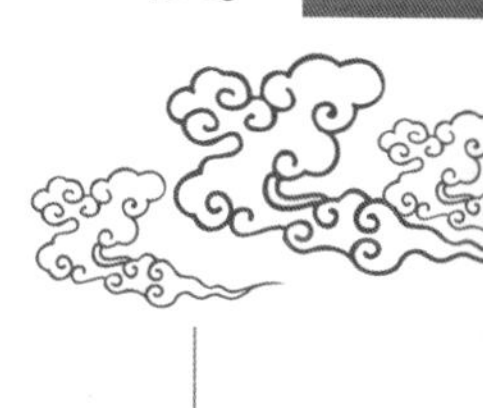

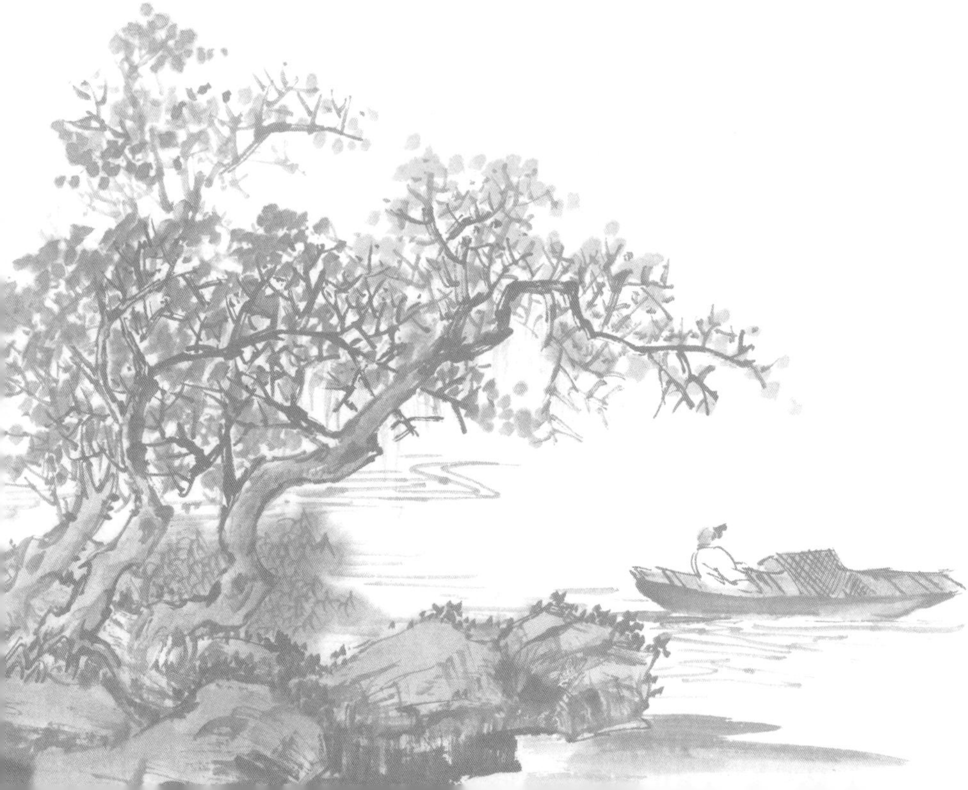

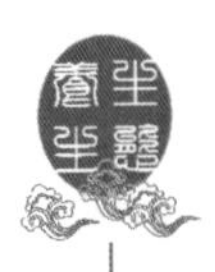

第一节 生态起居养生的概念与特点

一、生态起居养生的概念

生态起居养生，是指根据四时气候、昼夜更替，以及个体在年龄、性别、体质、生活习惯等的不同，对日常生活中各个方面，包括居住环境、作息睡眠、站立坐行、苦乐劳逸、慎避外邪等进行科学安排及采取一系列健身措施，以达到生活愉快、身心健康、祛病强身，益寿延年的目的。

日常生活中，从饮食起居到日常坐卧，养生方法和技巧无处不在。然而，当今社会很多人由于工作压力和生活习惯等因素的影响，并不重视科学的日常饮食起居。这些不规律的生活和起居习惯给现代人的健康带来了极大的危害，通常称之为生活习惯病。《素问·上古天真论》曰："上古之人，其知道者，法于阴阳，和于术数，食饮有节，起居有常，不妄作劳，故能形与神俱，而尽终其天年，度百岁乃去。"后世则不然，"年半百而动作皆衰"，其原因在于"今时之人不然也，以酒为浆，以妄为常，醉以入房，以欲竭其精，以耗散其真，不知持满，不时御神，务快其心，逆于生乐，起居无节，故半百而衰也。"也就是说，生活有规律性，人就会延年益寿；生活没有规律性，人就会早衰短寿。

二、生态起居养生的特点

（一）生态起居养生的理论基础是中医学理论

以祖国传统医学理论为指导，顺应自然规律，合理安排日常生活起居。一年四季，一日四时，以日月运行为代表，周而复始，循环往复。人类顺应这一自然变化规律生活，体内也自然形成了气血盛衰、阴阳消长。《素问·八正神明论》说："天温日明，则人血淖液而卫气浮，故血易泻，气易行；天寒日阴，则人血凝泣而卫气沉。月始生，则血气始精，卫气始行；月郭满，则血气实，肌肉坚；月郭空，则肌肉减，经络虚，卫气去，形独居。"由此提出了"因天时而调血气"的主张。

一年四季，时间由冬至到夏至，白昼渐长，黑夜渐短，夏至到冬至，黑夜渐长，白昼渐短。气候有春温、夏热、秋凉、冬寒的变迁。人体则表现为春

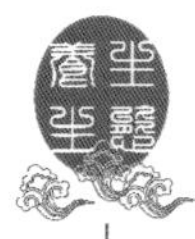

夏阳气渐长，秋冬阴气渐旺，即春生、夏长、秋收、冬藏。生态起居养生要求顺应四季的变化规律，合理安排起居作息时间。

一日四时，天有白昼、黑夜的阴阳交替，人也有阴阳消长的不断转化。《素问·金匮真言论》曰："平旦至日中，天之阳，阳中之阳也；日中至黄昏，天之阳，阳中之阴也；合夜至鸡鸣，天之阴，阴中之阴也；鸡鸣至平旦，天之阴，阴中之阳也。故人亦应之。"一般来说，早晨至中午，人阳气旺盛，阴气内守，精力充沛，工作效率较高。中午至黄昏，阳气渐消，阴气渐长，仍有较强的活动能力，但是逐渐感到疲倦。入夜后阳气潜藏，阴气布于全身，需要合眼休息。鸡鸣至早晨，又出现阴消阳长的变化，开始了新一天的循环。

时间生物学或生物钟理论揭示了生物的节律性生理变化，发现人的促肾上腺皮质激素和皮质激素水平的变化曲线，早晨迅速上升，达到峰值，上午4小时的分泌量占全天总量的40%；下午分泌减少，水平下降，深夜分泌活动完全停止，后半夜又逐步增加。以人的活动能力来说，2～4点，身体大部分功能处于抑制状态，是通宵工作者效率最低的阶段；9～11点，注意力和记忆力最好，工作效率最高；13～14点，体内激素变化，人感疲倦；15～17点，性格外向的青年人创造力旺盛，性格内向者则处于退潮时刻；22～23点，体内多种功能处于低潮，要准备休息。现代时间生物学的观点与中医学的一日四时阴阳消长的变化规律基本一致。

认识了自然界和人体的客观规律，就应自觉遵从而不应妄加违背，按照时令、时辰和人体的变化规律调节起居，以最大限度顺应养生之道。需特别强调的是，有些老年人冬天太阳还没有升起时，尤其是北方还天寒地冻，就起来锻炼，这与"冬藏"的自然规律相悖的，应尽量避免。很多老年人有早起的习惯，这并无不可，起床后可以先读读书、看看报、打扫卫生等，把以往锻炼完再干的事儿改为锻炼前完成，何乐而不为。

（二）起居养生贯穿日常生活的始终

生态起居养生贯穿于日常生活的始终，无处不在，其内容丰富，方法简单，便于身体力行。从古至今有许多记载，既有静坐、睡眠等"静养"的调摄方式，又有散步、沐浴等"动养"的调摄方式，以及闲赏、逸游等高雅的调摄方式，可以因人、因时、因地不同而选择适合于自身特点和环境的方式方法。

明代冷谦的《修龄要旨》将孙思邈的养生方法整理并加以充实，概括为"养生十六宜"，即面宜多擦、发宜多梳、目宜常运、耳宜常弹、齿宜数叩、舌宜舔腭、津宜数咽、浊宜常呵、便宜噤口、背宜常暖、胸宜常护、腹宜常摩、谷道宜常提、足心宜常擦、皮肤常干浴、肢节常动摇。

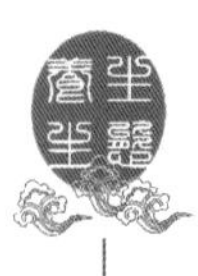

千百年来，这些养生方法在民间广为流传，寓养生调摄于日常起居中，除“便宜噤口”、“背宜常暖”、“胸宜常护”是作为日常生活中注意事项外，其余“十三宜”均属于气功锻炼中动功的范畴，虽然看似微乎其微的小事儿，却起到非常理想的养生保健效果。持之以恒，时时练习，可强身健体、延缓衰老，对慢性病也有很好的预防保健作用。

第二节　起居养生的原则

一、起居有常

起居有常，是人长寿的一个很重要的原因，历代养生家也认为人的寿命长短与起居的合理安排有密切关系。

（一）对起居有常的再认识

起居有常，主要是指日常生活的各个方面都具有规律性。主要是指起卧作息和日常生活等各个方面应顺应自然界的运行规律和特点，符合人体生理活动需要。按照时令气候变化、地域方土分布、老幼强弱体质等客观规律，合理地安排生活起居，保持一定的节律，毋使过度，并持之以恒。这是强身健体、延年益寿的重要原则。

生态养生观点认为，自然界的气候环境在四季和昼夜之间是变化的，人体气血运行、盛衰及脏腑经络的生理机能，亦随之发生变化。因此，人的日常生活就应保持与之相适应的一定规律。人的生命也包含有节奏的规律，如心脑电图、体温、血压、呼吸、脉搏以及激素的分泌量，都是按照季节、昼夜的规律而有节奏地变化着，这就是人体内的“生物钟”现象。起居作息也必须要符合生物钟的运转规律，即要做到起居有常。

《管子·形势解》说：“起居时，饮食节，寒暑适，则身利而寿命益；起居不时，饮食不节，寒暑不适，则形体累而寿命损。”认为起居是否按时，寒温是否调适，对人的健康、寿命有截然不同的影响。《老子》说：“人法地，地法天，天法道，道法自然。”《庄子·天运》说：“顺之以天理，行之以五德，应之以自然。然后调理四时，太和万物；四时迭起，万物循生。”所谓“依乎天理”、“因其固然”的养生原则，要求人们的活动要符合自然、社会、人体的客观规律，这种观点为生态起居养生原则的确立奠定了基础。《黄帝内经》全面总结了前

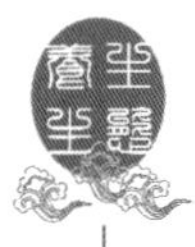

人的起居养生经验，概括为“起居有常”，此乃使人“形与神俱，而尽终其天年，度百岁乃去”的重要条件之一。

（二）如何做到起居有常

1. 起居作息时间要顺应四时阴阳变化 从天体的运行变迁，到人体的生命活动，都有其内在的节律，人体生命活动所依赖的气血、阴阳受日月、星辰、四时的影响而发生周期性的盛衰。

（1）要顺应一日之阴阳：阳气以日中为最盛之时，到傍晚则阳气已弱，人的起居和运动安排都要顺应这种变化，不然就会使身体受损。

（2）要顺应四时之变化：春天宜晚睡早起，外出散步，无拘无束，以应升发之气；夏季宜晚睡早起，多动少怒，以应长养之气；秋季应早睡早起，神志安静，以应收敛之气；冬季应早卧晚起，避寒就温，以应潜藏之气。

（3）遵循“春夏养阳，秋冬养阴”的养生原则：春夏之季，气候由凉转温、阴消阳长、万象更新之时，人体也必须相应地朝气勃发，多做些户外活动，使阳气更加充足。秋冬之季，气候由温转凉，阳消阴长，肃杀寒冷，人体必须注意防寒保暖，避之有时，使阳气不要妄泄。这样，就能顺应四季变化而体健长寿。

2. 养成良好的生活习惯，建立科学的作息制度 要建立科学的生活作息制度，合理安排工作、学习、休息、用餐及各种活动的时间。最好是定时起床、定时用餐、定时工作学习、定时排便、定时锻炼身体、定时睡眠，使生活丰富充实，秩序井井有条，精力充沛旺盛。老年人最好要养成午睡的习惯，午睡可使人体内的生物钟正常运转，但是午睡不宜时间过长，一般不超过一个小时，以免影响正常睡眠。

有规律的生活，既合乎人体生理活动的内在需要，也有利于维护中枢神经系统和植物神经系统的正常功能，使人体的新陈代谢正常。人的精神和身体就能循其道而长盛不衰。健康长寿需要有规律的生活，坚持一定的作息时间对于各个年龄层次的人来说都是适宜的。特别是老年人，制定科学的起居时间表，按照要求调理自己的起居对健康非常有利。

二、劳逸适度

劳和逸之间具有一种相互对立、相互协调的辩证统一关系，二者都是人体的生理需要。人们在生活中，必须有劳有逸，既不能过劳，也不能过逸。孙思邈《备急千金要方·道林养性》说：“养生之道，常欲小劳，但莫疲及强所不能堪耳”。古人主张劳逸“中和”，有常有节。长期以来的实践证明，劳逸适

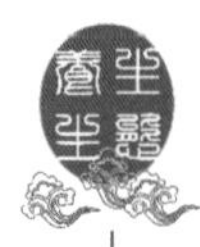

度对人体养生保健起着重要作用。

劳逸适度总的原则是要把握一个“度”的概念。这里所说的“度”，主要是指劳动程度的强弱和劳动时间的长短。劳动程度过强，时间过长，其对的“逸”就会不及。反之，劳动程度太弱，时间太短，逸就会太过。过与不及，都是不适度的表现。从体力劳动来说，劳动时躯体四肢不断活动，筋骨肌肉不停伸缩，虽然要消耗一定的精气津血，但通过劳动，可以舒筋活络，使气血流畅，达到一定强度时，给以适当休息，解除疲劳，这样能加强新陈代谢，使机体更具生命活力。假如劳动过度，而休息不足，那么精气津血消耗过多，一时难以补偿，如此反复，日久则得不偿失，机体就会逐渐衰弱；从脑力劳动来说，思想高度集中，心神积极活动，也要消耗精髓气血，但可以活跃思想，提高智力，达到一定强度时，给以适当休息，解除疲劳，使脑髓得到补充，将会更加聪敏。假如劳动过度，而休息不足，那么精髓气血消耗过多，脑髓难以补充，日久亦必心神受损，智力下降。

（一）关于“过劳死”

“过劳死”一般理解为因为工作时间长，劳动强度加重，心理压力大，存在精疲力竭的亚健康状态，由于积重难返，可突然引发身体潜在的疾病，导致急性恶化，救治不及时或可危及生命。人体就像一个弹簧，劳累就是外力。当劳累超过极限或持续时间过长时，身体这个弹簧就会发生永久变形，免疫力大大下降，导致老化、衰竭甚至死亡。

据调查报道，在知识分子最集中的北京，知识分子的平均寿命从 10 年前的 58 ～ 59 岁降到调查时的 53 ～ 54 岁，比第二次全国人口普查 (1964 年) 时北京人平均寿命的 75.85 岁低了 20 岁。许多调查结果表明，近一半的知识分子即使生病也照常坚持上班；近八成的人很少参加体育锻炼，近半数人睡眠质量和睡眠时间无法保证，许多人缺乏自我保健意识。

据调查，每年我国因为劳累而死的人达到 60 万！劳累只是疾病的诱发因素。而媒体往往把过劳死的罪魁祸首归咎于劳累，其实真正的元凶还是疾病。有资料表明，直接促成“过劳死”的 5 种疾病依次为冠状动脉疾病、主动脉瘤、心瓣膜病、心肌病和脑出血，除此以外，消化系统疾病、肾衰竭、感染性疾病也会导致“过劳死”。

别看有些人很少踏进医院的大门，但是不等于他们身体就没有病。有的人平时“身体健康得很”，只是“血压有点高”，却既不监测血压，也不去看医生或保健，还拼命地工作或大量饮酒，最终因严重的脑出血而死亡；有些隐匿性

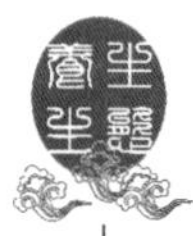

冠心病的患者，由于过度劳累，最终导致心肌梗死而突然死亡。这些都是比较常见的过劳死。

（二）关于过度安逸

过度安逸同样致人发病。《吕氏春秋》云：“出则以车，入则以辇，务以自佚，命之曰招蹶之机……富贵之所以致也”。佚者，逸也，过于安逸是富贵人得病之由。清代医家陆九芝说：“自逸病之不讲，而世只知有劳病，不知有逸病，然而逸之为病，正不少也。逸乃逸豫、安逸之所生病，与劳相反”。古人认为，过逸最易使气机运行迟缓，气血不畅，形体上过于安逸往往肌腠疏松，抵抗力下降，或筋骨脆弱，身体软弱无力，或气血运行不畅，脾胃功能下降，乏力，食欲差。脑力上的安逸表现在饱食终日，无所用心，往往加速了大脑的萎缩与衰老。

（三）中医学对劳逸适度的论述

中医学认为，劳力过度易耗伤气血，轻则倦怠乏力，少气懒言，精神疲惫，肌肉消瘦；重则筋骨肌肉劳伤，引起腰痛、关节痛等。《素问·举痛论》说：“劳则气耗”，“劳则喘息汗出，外内皆越，故气耗矣。”因此，任何体力劳动都要适度，不可太久，久则超越了人体所能承受的限度，可对形体造成损伤。《素问·宣明五气论》中有：“久视伤血，久卧伤气，久坐伤肉，久立伤骨，久行伤筋”的论述。

1．**久视伤血** 古人认为，人体五脏的精华都注于目，但与目关系最密切的物质是血，目得血的滋养才能视物、辨物。五脏中与目关系最密切的是肝，肝脉系目。肝藏血，肝血滋养于目，用目过久，就会耗血。

2．**久立伤骨** 站立是人体最基本的体位之一。站立过久会伤人骨骼。因为站立需要腰直骨坚，而肾主骨，腰为肾之府，久立则使骨伤。另外，过久站立也会影响气血运行，出现气机瘀滞、血行不畅而导致疾病，老年人由于生理性精气亏损，气血运行迟缓，更不能站立过久。

3．**久行伤筋** 筋连于肌肉而附于骨，与人的运动密切相关。古人认为筋最需血滋养，与肝关系密切。人的运动以气血为基础，还需筋骨、骨骼的收缩运动才能完成。长时间的行走，就会使肌肉始终处于一种紧张状态，使筋受到伤害。由于筋与肝的关系，所以人的疲劳与肝关系密切，久行可以伤肝。

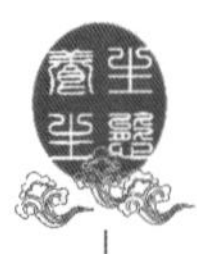

4. 久卧伤气 睡眠是生活中十分重要的环节。适当的睡眠使人体得以休息，消除疲劳。但是，过度的睡眠往往使气机运动迟缓，脏腑功能受损。可见，过多的睡眠对健康也是有害的。

5. 久坐伤肉 久坐使气机郁滞，主要影响脾的功能。脾的气机郁滞，运化功能迟缓，导致消化不良，化源减少，出现肌肉瘦削无力、食少、腹胀、少气懒言等表现。

（四）如何做到劳逸适度

正确处理劳逸之间的关系，对于养生保健有重要意义。不过，劳与逸的形式多种多样，概念又具有相对性，应当根据个人的具体情况合理安排。

生态养生主张劳逸结合，互相协调。例如劳与逸穿插交替进行，或劳与逸互相包含，劳中有逸，逸中有劳，只有劳逸协调适度才会对人体有益。

1. 体力劳动要轻重相宜 在工业劳动方面，由于受工种、工序、场所等的限制，自己任意选择劳动条件的机会较少，但仍要注意劳动强度轻重相宜。在农业劳动方面，应根据体力，量力而行，选择适当的内容，要注意轻重搭配进行。

2. 脑力劳动要与体力活动相结合 脑力劳动偏重于静，体力活动偏重于动。动以养形，静以养神，体脑结合，则动静兼修，形神共养。中老年人可进行一些体育锻炼，使机体各部位得到充分有效的运动。还可从事美化庭院活动，在庭院内种植一些花草树木，并可结合场景吟诗作画，陶冶情趣，有利于身心健康，延年益寿。

3. 家务劳动秩序化 操持家务是一项繁杂的劳动。对于中老年人而言，只要安排得当，则能够杂而不乱，有条不紊，有劳有逸，既锻炼身体，又增添精神享受，有利于健康长寿。反之，若家务劳动没有秩序、杂乱无章则形劳神疲，甚至造成早衰折寿。

4. 休息保养多样化 要做到劳逸结合，就要注意多样化的休息方式。休息可分为静式休息和动式休息，静式休息主要是指睡眠，动式休息主要是指人体活动，可根据不同爱好自行选择不同形式，如听相声、听音乐、聊天、看戏、下棋、散步、观景、钓鱼、赋诗作画、打太极拳等。总之，动静结合，寓静于动，既达到休息的目的，又起到娱乐效果，不仅使人消除疲劳，精力充沛，而且使生活充满乐趣。

总之，改变过劳或者过逸的生活方式，养成适度劳作的习惯，说起来容

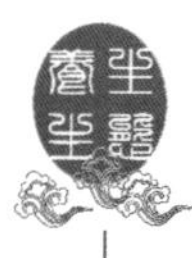

易，难的是要持之以恒。不管怎么样，身体是自己的，健康也是靠自己才能维持的，与其不知在哪一天就会遭受病痛之苦，不如从现在开始每天为自己的健康投一点时间，让自己的身体动起来，让我们的生命鲜活起来。

三、衣澈所宜

（一）如何做到科学的穿衣

人类从兽皮、树叶裹身到穿着衣服，标志着人类文明的进步。古代人很早就懂得衣着与养生的关系。随着社会的进步，衣着的作用与意义已经远远超出了抵御自然界侵害、防止外伤的范畴。现代医学认为，穿衣必须使人体与环境之间具有正常的热量交换，才能使身体舒适，达到保健的目的。性能好的衣服，能够维持人体的正常体温，有助于提高工作效率和恢复体力。

衣服是与人体皮肤接触最紧密的，必须与穿着者的皮肤特点相适应。对于中老年人来说，人过中年，皮肤开始萎缩，进入老年期即60岁后更是每况愈下。皮肤变软、变薄，光泽减退，弹性减少，干燥起皱而易开裂。因此，衣着舒适，尤其是贴身内衣的舒适极为必要，最好选择纯棉质地的内衣以及具有抗菌消炎、保湿、抗辐射保健功能的内衣。甲壳素纤维是以海洋甲壳类动物的外壳为原料，是自然界唯一带正电荷的碱性阳离子天然纤维。它是一种绿色纤维，具有吸湿性、透气性，能抗静电、防辐射、抗紫外线、抗菌、抑制寄生虫等。甲壳素纤维具有良好的亲肤性，用甲壳素纤维制成的内衣具有良好的保健作用，能减少气候对身体皮肤的伤害。实验表明，对湿疹等皮肤病有71.7%的显著改善效果，对其他病证如疥疮，有近90%的改善，非常适合于中老年人。

（二）如何选择穿衣

1．顺应季节变化选择衣物 人到中年，阳气日虚，各种生理功能逐渐衰退，对外界适应能力也日渐减退，抵抗力减弱。因此，衣着穿戴应该按照季节变化而有所变化。一般应以轻、软、暖、宽松、简便为原则。夏季气候炎热，穿透气性好、凉爽、吸湿性强的服装，还应肥大、单薄利于通风散热。冬天气候寒冷，应穿保暖性能好的衣服，衣着应暖和柔软、肥瘦合体、灵便舒适。春秋两季气温变化大，老年人应根据变化情况及时增减衣服。

2．穿衣应以健康而舒适为原则 针对中老年人的皮肤特点，所以要特别强调保护皮肤。除了要防止各种物理损伤、食用各种有刺激性的食品外，切忌穿着狭窄瘦小的衣服，尤其禁忌领口紧、腰口紧、袜口紧这“三紧”，以免影响

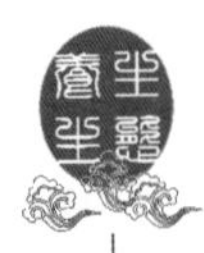

身体健康。内衣以棉织物为好，棉织品对皮肤的刺激性极小，也很少引起过敏，衣服要既能保温，又不过紧，以免妨碍血液循环。衣物增减要按照季节变化随时注意，以保护体内脏腑气血能适应环境变化。

3．老年人穿衣也要美观，展现老年人的风采 现在我们身边的不少老人穿衣有一条不成文的传统，就是买衣服都选择黑、灰、褐色等“老成稳重”的颜色。然而这些颜色加上老年人的形态，传达给人的却是迟缓、笨重、灰暗。专家建议，老要鲜亮少要素，要想让自己焕发青春光彩，那就不妨试试玫瑰紫、粉紫、浅蓝、亮黄，这些偏浅偏白的颜色会让老人们看起来既轻盈又不失沉稳，再为这些颜色鲜艳的上衣搭配上一条白色或浅色的裤子，一定可令老年人年轻几岁。

不同身材的老人也可以参考一定的穿衣原则，比如身材高大的老人，色调宜用深色、单色；女性不宜穿色泽鲜艳、大花发亮的衣服。身材矮小的老人以上下一色为宜，这样能显得修长，或上浅下深，鞋袜最好同一颜色。妇女穿衣裙套装时，上衣不宜短到刚及腰，裙子长度以到小腿肚稍下为宜。瘦小老人宜穿浅色淡雅的服装，不宜着紧身衣，肥胖老人亦不宜穿紧身衣，而以宽松为好。

（三）如何做到科学的洗漱

生态养生观提倡要保持良好的个人卫生习惯，如冷水洗脸、早晚温水漱口、沐浴、热水洗脚等，以增强体质，预防疾病。具体来讲，要做到以下几点。

1．口宜常漱 漱口能够清除口中浊气糟粕，清洁口齿。每餐后尽量用温水漱口，吃甜食后更要注意，否则易患龋齿等牙疾，日久易使牙齿脱落。

2．早晚刷牙 人在睡眠的过程中，唾液分泌量减少，口腔自洁能力减弱，口腔中食物残渣发酵容易导致口腔炎症和各种牙科疾患，因此必须通过刷牙的方式来清洁口腔。晚上刷牙可以清除口腔残渣，按摩牙龈，促进局部血液循环，增强局部抗病能力。

应特别提及的是，中老年人舌的保健也很重要，刷牙的同时刷刷舌头，尤其是用带小乳头的牙刷被摩擦舌面，然后再漱口数次，口腔会感觉很是清爽。此时再用舌头在牙齿内外绕舔3～5次，具有良好的口腔、牙齿保健作用。

有人提出刷牙分物理性刷牙、化学性刷牙和生物性刷牙三步。即刚开始刷牙时，牙膏尚未发挥作用，仅仅是牙刷的毛通过物理作用而清除牙齿缝隙的食物残渣，称为物理性刷牙；其后，牙膏与牙齿表面发生化学反应，以保护牙

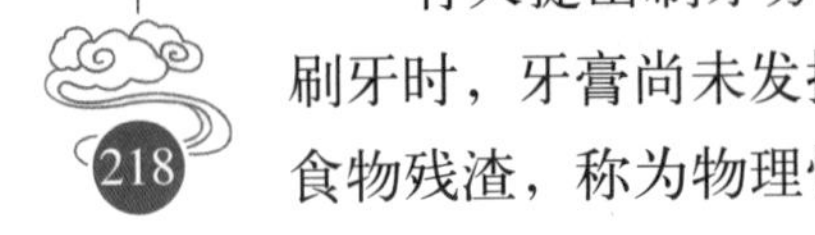

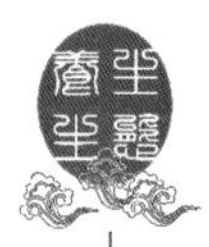

齿，称为化学性刷牙；用清水漱口 2 ～ 3 次后，再用舌头在牙齿内外绕舔 3 ～ 5 次，称为生物性刷牙。生物性刷牙，对牙齿的保健作用十分必要。

3．唾宜常咽 历代养生家特别注意唾液的作用，认为唾液产生后，缓缓咽下，有滋养五脏的作用。

4．面宜常洗 《老老恒言》指出，面部是五脏精华外荣的地方，常洗面能促进局部气血流通，使五脏精气外荣。将双手摩热后，由下而上然后到耳后，再向下从颈部向上，反复干洗摩擦面部 5 ～ 7 次，具有很好的除皱、养颜、美容等效果。

5．手足宜常洗，脚宜常泡 要经常洗澡，但洗澡要注意洗浴时腠理开泄，因此无论什么季节都应该注意避风、防风寒。另外，还有饱餐后不宜立即洗浴，饥饿时不宜洗浴。

> 生态养生观特别指出，“温齿、热足、冷面”是中老年人洗漱养生的核心之所在。具体内涵是刷牙漱口要用温水；洗脚要用热水，以不烫伤或个人能够忍受为限；洗脸要用冷水，也可以先热水再冷水，冷热交替。常年坚持上述洗漱方法，会收到意想不到的效果。

四、安卧有方

在人的一生中，大约有三分之一的时间是在睡眠中度过的。古代养生学家们十分重视睡眠，他们认为，根据阴阳变化的规律，采取合理的睡眠方法与措施，保证充足而适当的睡眠时间，及时消除疲劳，保持旺盛的精力，是保健与养生的重要方面。《灵枢·口问》曰：“卫气昼日行于阳，夜半则行于阴，阴者主夜，夜者主卧，阳气尽，阴气盛则目瞑，阴气尽而阳气盛，则寤矣。”人体阳气消减而阴气长盛，于是，人体进入睡眠状态；阴气消减而阳气长盛，人便醒来，处于清醒状态。说明睡眠是人体调节阴阳平衡的需要，是生命过程的需要，因而有“不求仙方求睡方”的说法。人的睡眠是由自然界的阴阳和人体气血阴阳变化决定的，因而呈现出一定的规律性。

（一）为什么要睡眠

睡眠是消除疲劳、恢复体力的主要形式。人体从事的各种活动，都一定程度上消耗着能量，而能量的来源是以机体的各种代谢为基础的，当机体能量消耗到一定程度的时候，人就会产生疲劳感，这是机体生理功能接近最高限度的信号，就需要休息。在睡眠状态下，全身各种功能降低，仅维持基本需要，体

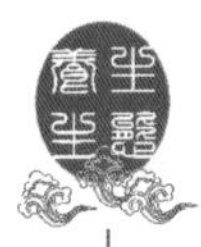

内获得充分的能量物质积蓄，消耗的能量得到弥补，神经系统的功能得到调整。良好的睡眠能消除全身疲劳，使神经、内分泌、物质代谢、循环、消化、呼吸系统的功能得到休整，促进机体各部组织生长发育和自我修补，增强免疫机能，提高对疾病的抵抗力。

（二）睡眠对人体各系统的影响

1．免疫系统 人体的免疫系统就像一个国家的国防部队一样，起到对外来侵略的监视、抵抗和防御功能，完成保卫国家的艰巨任务，一个人如果没有免疫系统，就等于一个国家没有了国防部队。科学家研究发现，70%以上的免疫物质是在晚上9点到第二天凌晨3点左右产生的，也就是在人的睡眠时期产生的。

2．造血系统 造血系统制造出红细胞、白细胞、血小板以及淋巴细胞、单核细胞、巨噬细胞等，人体如果没有血液，就像地球没有水一样，人类无法生存。血细胞也是在晚上9点钟至第二天凌晨3点左右产生的，即在睡眠期间产生。

3．内分泌系统 人体的生长激素随着年龄的增长而分泌量减少，人体的衰老其实就是因为缺少生长激素，而生长激素的分泌和释放也是在晚上9点至次日凌晨3点左右最旺盛。肝脏肩负着解毒和代谢的重任。现代医学研究证实，睡眠时进入肝脏的血流量是站立时的7倍，血流量增加，有助于增强肝细胞的功能，提高解毒能力，并加快蛋白质、氨基酸、糖、脂肪、维生素等营养物质的代谢，从而维持机体内环境的稳定。所以，一定要保证睡眠。

良好的睡眠对人的生理活动非常重要。但是，现代人往往得不到良好的睡眠，有资料显示，我国有20%～30%的人患有不同程度的睡眠疾病。

（三）常见的睡眠疾病

如失眠症、梦游症、磨牙症、嗜睡症、发作性睡病、不宁腿综合征、时差综合征、睡眠遗尿症、呼吸暂停综合征、睡眠不足综合征等，这些睡眠疾病已经严重影响了人们的生活和生命质量。这些疾病会引起高血压、心律失常、脑血管疾病、糖尿病、肾病，甚至还可能发生猝死等。

（四）如何才能得到一个良好的睡眠

1．居住环境的选择 居住环境，是指空气、水源、阳光、土壤、植被、住宅等因素综合起来，所形成的有利于人类生活、工作、学习的外部条件，因此对人类生存和健康的意义重大。

（1）恬淡宁静：安静的环境是帮助入睡的基本条件之一。嘈杂的环境使人

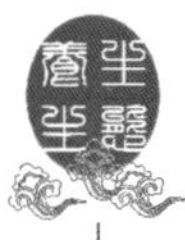

心神烦躁，难于安眠。因而卧室选择重在避声，窗口远离街道闹市，室内不宜放置音响设备。

(2) 光线幽暗:《老老恒言》说:“就寝即灭灯，目不外眩，则神守其舍”,《云笈七签》说:“夜寝燃灯，令人心神不安”，在灯光中入睡，使睡眠不安，浅睡期增多，因此睡前必须关灯，窗帘以冷色为佳。住房面积有限，没有专用卧室者，应将床铺设在室中幽暗角落，并以屏风或隔帘与活动区域隔开。

(3) 空气新鲜：卧室房间不一定大，但应保证白天阳光充足，空气流通，以免潮湿、秽浊之气滞留。卧室必须安窗，在睡前、醒后及午间宜开窗换气。睡觉时也不宜全部关闭门窗，应保留透气窗，或将窗开个缝隙。氧气充足不仅利于大脑细胞恢复，而且利于表皮的呼吸。此外，应注意不在卧室内用餐、烧炉子，以防蚊蝇孳生和煤气中毒。

(4) 温湿度适宜：卧室内要保证温湿度相对恒定，室温以 18℃～22℃为好，湿度以 40%左右为宜。卧室内要保持清洁，可置兰花、荷花、仙人掌等植物一盆，此类植物夜间排放一氧化碳甚少，室内有充足的氧气可使人头脑清醒，心情舒畅，睡眠质量好。而且室内绿色植物可调节温湿度，能防尘，消除噪音，净化空气，有利于身体健康。室内家具越少越好，一切设置应造成简朴典雅的气氛，利于安神。

2．睡前要调摄 睡前注意保持心情安静平和，不要吃得过饱，不要饮咖啡、浓茶和烈酒这类带刺激性的东西，睡前洗脸、刷牙、梳头，能使口腔清洁、头面部血流通畅，睡前还可以用温热水泡脚，助人早入梦乡。

3．保持一个正确的睡姿 睡姿是否正确，直接影响到睡眠的效果。在日常生活中，人的睡姿多种多样，但最基本的姿势不外仰卧、俯卧、侧卧三种。古人主张的睡眠姿势是向右侧卧。为什么以右侧卧位较好？现代医学认为，在这种位置上，全身肌肉能够较好的放松，这种姿势使心脏压力减少，有利于血液搏出，还可使食物在消化道内吸收、运行通畅无阻。

一般认为，睡眠不宜采取仰卧和左侧卧，更不可俯卧。仰卧时，全身肌肉得不到很好的放松，还可能因双手压胸引起憋气、噩梦。左侧卧时心脏易受压，影响血液循环。脾胃虚弱者因消化功能差，食滞于内，左侧卧时更觉不适，影响消化功能。俯卧使胸部、腹部都受到压迫，血运障碍，呼吸也会受到影响。这些姿势都会妨碍睡眠，影响健康。

4．寝具适宜是创造良好睡眠的重要条件 床是卧室的主角，也是肌肤接触最多的地方，床宜高低适度、宽窄适宜、软硬适中，过于柔软或者有响声的床

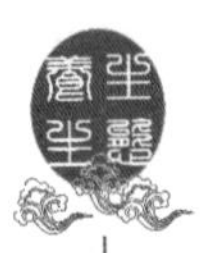

铺、枕头不利于安睡。此外，床上用品对我们的健康也有着非常重要的影响。

（1）枕头：适宜的枕头有利于全身放松，保护颈部和大脑，促进和改善睡眠，还有防病治病的良好效果。

①高度：高度是根据人体颈部七个颈椎排列的生理曲线而确定的，以稍低于肩部到同侧颈部距离为宜，枕头过高和过低都有害。

②长宽度：应够睡眠时翻一个身的长度，一般要长于头横断面的周长。枕头不宜过宽，以 0.15 ～ 0.2 m 为好，过宽使头颈部关节肌肉被动紧张，不利保健。

③软硬度：枕芯应选质地松软之物，制成软硬适度、稍有弹性的枕头为好。枕头太硬使头颈与枕接触部位压强增加，造成头部不适；枕头太软，则难以维持正常高度，头颈项部得不到一定支持而疲劳。此外，枕的弹性应适当，弹性过强则头部不断受到外加弹力作用，容易产生肌肉的疲劳和损伤。具有一定保健作用的药枕选用适当也是有益的，如用红豆杉木、檀香木等刨花以及喝过的茶叶、橘皮等制作的枕芯对中老人的睡眠均有很好的促进作用。

此外，枕头的使用有一定要求。一般仰卧时，枕应放在头肩之间的颈部，使颈椎生理前凸得以维持，侧卧时，枕应放置于头下，使颈椎与整个脊柱保持水平位置。

（2）被褥：被褥的品质和舒适度以及透气性等，对睡眠的影响较大，也是起居养生中不可忽视的因素。首先被里宜柔软，可选细棉布、棉纱、细麻布等，不宜用腈纶、尼龙、的确良等带静电荷的化纤品。被宜保暖，内容物选棉花、丝棉、羽绒为最好，腈纶棉次之。丝棉之物以新者为优，不宜使用超过两年。陈旧棉絮既沉且冷，易积湿气不利养生。被宜轻不宜重，重则压迫胸腹四肢，使气血不畅，心中烦闷，易生梦惊。被宜宽大，以利于翻身转侧，使用舒适。褥宜软而厚，《老老恒言》说："隐卧必得厚褥，老人骨瘦体弱，尤须厚褥，必须多备，渐冷渐加。"厚褥利于维持人体体表生理曲线。一般以 10cm 厚为佳，随天气冷暖变化而加减。

（3）特别重视

①被褥细菌杂生，犹如睡在细菌的王国里。有的人喜欢在床垫上铺设褥子，以为这样可以阻隔灰尘和皮屑等脏物污染肌肤，但却忽略了床垫本身也会藏污纳垢，日久细菌、灰尘、螨虫等就会进入床垫底层而影响健康；有些家庭直接在床垫上铺床单，但一层普通的床单是不足以阻隔汗液、灰尘和皮屑，久而久之，污染了床垫，非常不利于清洁；有的人习惯不好，回到家不换衣服就

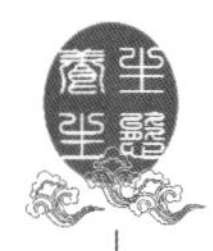

直接坐或躺在床上，外衣上大量的灰尘就会附着在床上，并渗透到纤维里面。以上种种原因，导致看似清洁的床，事实上已经杂菌丛生，严重威胁健康。

②透气性差，如同睡在保鲜膜里。人体每晚睡觉时会散发水汽，传统的被子不透气而造成潮湿、闷热、刺痒难受，容易让人翻身蹬被，使人着凉。同时，潮湿的环境，也为细菌的孳生提供了繁殖环境。

③除了保暖，不具备保健作用。传统的被褥虽然能够满足保暖、柔软的基本需要，但是缺乏改善睡眠、促进血液循环等保健作用。近年来，国内外大量使用以甲壳素为面料，把托玛琳加入到棉织品中做被褥，具有很好的保健作用。其特点是保暖效果好，具有良好的皮肤亲和性，具有抗菌、抗病毒、抗辐射、保湿透气等作用。托玛琳是地球上目前存在的矿物质中，唯一带永久电极的晶体，其产生的负离子、微电流和远红外线对改善人体健康和生存环境十分有益，可起到扩张毛细血管、促进血液循环、活化细胞、促进新陈代谢等作用，值得中老年人尝试。

5．起床后的第一杯水 被称之为圣水、神水，清晨起床后，没有进行其他活动前，机体的基础代谢率尚处于很低的状态时，饮一杯（200ml 左右）接近于人体体温的白开水，可起到冲洗血液和五脏六腑、促进新陈代谢、减少肌肉中乳酸堆积的作用，是生态养生保健的秘诀之一。文献报道，白开水是天然状态的水经过多层净化处理后，煮沸而来，水中的微生物已经在高温中被杀死，开水中的钙、镁元素对身体健康是很有益的，且含钙、镁等元素的硬水有预防心血管疾病的作用。白开水还能使血液得到迅速稀释，纠正夜间的高渗性脱水。冷水会刺激胃部且无法到达肠道，因而造成体内胀气，中老年人应尽量避免。

（五）常见睡眠保健方法

1．计数助眠 计数助眠是采用计数字，转移思绪，净化心神从而帮助和促进睡眠的方法。本方法是睡眠前仰卧床上，先调整呼吸频率，使其呼吸快慢适度（平和）。然后采取默默地读数字，由 1 开始，到 100 为止，读数过程中连续进行，不能中断，中断再重新开始，读到 100 后再倒回去重新开始。读数时必须消除杂念，并且先快后慢，一直读到入眠为止。本方法适宜于失眠、入睡困难、睡眠不安稳或环境、精神、心理以及情绪影响导致的习惯性失眠者。

2．呼吸助眠 呼吸助眠是通过人体自身呼吸深浅、快慢节奏，调节呼吸频率、通气量，从而提高人体血氧饱和度，达到益心养脑安神助眠的作用。其方法为平卧或侧卧床上，放松全身躯体肌肉。进行顺势深呼吸，先快后慢，先深

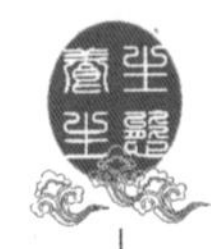

后浅，逐渐达到舒、缓、静的呼吸状态，以促进睡眠。

3．谣曲助眠保健法 谣曲助眠保健是通过传统歌曲或音乐以陶冶情志，舒缓和静化人体大脑皮层中枢及传导系统的兴奋，增强人体大脑皮层中枢及传导系统的抑制，从而达到助眠的作用。

4．青城玄门睡功 在生态运动养生章节中介绍的玄门睡功又称如意卧，是道家独门的改善睡眠的气功，持之以恒的常年习练，不仅能提高睡眠质量，促进睡眠，而且对神经内分泌系统、免疫系统以及消化系统的功能也有很好的促进作用，特别适合于中老年人养生保健的需要。

5．催眠法

(1) 存想入寐法：每晚临睡之际，取侧卧位将被盖好，身形以自然、松弛、安稳为宜；然后静心敛神，排除杂念，待心神安宁之后，即存想一缕如黄金细线般的真气发自足踵，沿下肢内后侧足少阴肾经上行，过腰之后两侧上行的真气合二为一，由脊上行头顶，直至前发际，再一分为二，分绕两颞至耳前听会穴，然后相交于人中，分别环口唇而贯入下齿龈中，复合而为一，直下咽喉，入中脘，稍稍留置片刻不动，想象突然发出热气四股，青气入肝，赤气入心，白气入肺，黑气入肾，四脏气满，则真气复下脐，过阴交（脐下 1 寸）后分为二，分别下膝、膁、足背而直抵第三趾趾尖，再折至涌泉、足踵处。一般失眠者存想 5 ～ 7 遍，即可入睡；顽固者，行之 10 余遍，亦可进入梦乡。

(2) 操纵入寐法：本法载于清初养生家曹庭栋《老老恒言》，后世医家如俞震、陆以湉等对此颇为推崇，认为这是治疗失眠的良法。本法有操法和纵法。

操法：集中意念于某一处，使心神敛聚而不纷驰，通过入静的方式诱导入睡。可通过“贯想头顶”、“默数鼻息”、“返观丹田”等方法来排除纷至沓来的各种影响入睡的杂念，是很好的入静功。这种方法可收到断杂念、敛心神的入静效应，形成一种单调宁静的意境而诱导入眠。

纵法：任其思绪自由驰骋，以求心身由轻松而渐趋恬静，以安然入睡的方法。上床欲寐之际，放松身形百骸，然后任由思绪缥缈游荡于轻松恬愉之境，既不必担忧无法入睡，也无须强求排除杂念或意守存想，即可逐渐产生朦胧睡意而入眠，此方法对精神过分紧张、心际时刻萦牵某事而无法释怀，用操法意念偏紧而久久不寐者尤为适宜。

(3) 默念入寐法：这是自我暗示、诱导入寐、治疗失眠的有效方法。入睡之前，取仰卧式，将全身肌肉放松，安置稳妥，然后微合双眼，呼吸轻柔自如，心中默念“松”、“静”二字；呼气时默念“松”字，同时想象全身松弛，

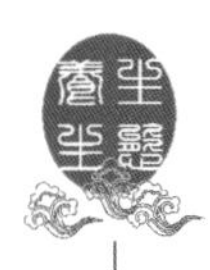

骨节皆解，如浮于水面；吸气时默念“静”字，想象心中一片湛静，虚空无物。默念松静二字时不可出声，只是存想于心中，并随着轻柔自然的呼吸一松一静，交替进行。本法无须意守，亦不必强求排除杂念，只需配合自然呼吸略作默想，即可由身形松弛而逐渐产生浓厚的睡意，安然入寐。《千金要方》提出治疗失眠症的非药物疗法的原则是“凡眠，先卧心，后卧眼”。强调敛摄心神、自我暗示、诱导入静等，对安然入睡有积极的心理治疗效应。

(4) *按摩涌泉法*：涌泉是卫气夜间由阳入阴之处，睡觉前以一手握足，另一手摩擦涌泉穴，直至足心发热，再换另一侧涌泉摩擦至热，也可直接至足心微似有汗。本法有滋肾水、健腰腿、增脑力等功效，可以治疗肾虚、足脚痿弱、神经衰弱、失眠等症。对顽固性失眠症，运用存想入寐法之前热摩涌泉穴也有较好的疗效。

(六) 睡眠的禁忌

我国古人把睡眠经验总结为“睡眠十忌”。一忌仰卧，二忌忧虑，三忌睡前恼怒，四忌睡前进食，五忌睡卧言语，六忌睡卧对灯光，七忌睡时张口，八忌夜卧覆首，九忌卧处当风，十忌睡卧对炉火。概括起来可分三个方面。

1. 睡前禁忌 睡前不宜饱食、饥饿或大量饮用水、浓茶、咖啡等饮料。《彭祖摄生养性论》说：“饱食偃卧则气伤”，《抱朴子·极言》曰：“饱食即卧，伤也”，《陶真人卫生歌》说：“晚食常宜申酉前，何夜徒劳滞胸膈”，都说明了饱食即卧，则脾胃不运，食滞胸脘，化湿成痰，大伤阳气。饥饿状态入睡则饥肠辘辘，难以入眠。睡前亦不宜大量饮水，饮水损脾，水湿内停，夜尿增多，甚则伤肾。睡前更不宜饮兴奋饮料，烟酒亦忌，以免难以入睡。睡前还忌七情过极，读书思虑。大喜大怒则神不守舍，读书思虑则神动而躁，致气机紊乱，阳不入阴。睡前亦不可剧烈运动，以免影响入睡。

2. 睡中禁忌 寝卧忌当风、对炉火、对灯光。睡卧时头对门窗风口，易风入脑户引起面瘫、偏瘫等。卧时头对炉火、暖气，易使火攻上焦，造成咽干目赤鼻衄，甚则头痛。卧时对灯光则神不寐，其次卧忌言语哼唱，古人云：“肺为五脏华盖，好似钟磬，凡人卧下肺即收敛”，如果卧下言语，则肺震而使五脏俱不得宁。睡卧时还忌蒙头张口，《千金要方·道林养性》说：“冬夜勿覆其头得长寿”，此即所谓“冻脑”之意，可使呼吸通畅，脑供氧充足。

3. 醒后禁忌 古人云：“早起者多高寿”，故醒后忌恋床不起，最不宜在夏月晚起，“令四肢昏沉，精神懵昧”。睡懒觉不利于人体阳气宣发，使气机不畅，易生滞疾。此外，旦起忌嗔恚、恼怒，此大伤人神。《养生延命录·杂诫篇》说：

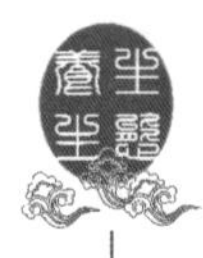

“凡人旦起恒言善事，勿言奈何，歌啸”，“旦起嗔恚二不详”，认为这样影响一日之内的气血阴阳变化，十分有害健康。

清晨睡醒后睁开双眼，不要立即起床，首先左右运眼数次，再进行五点式床上运动7次以上，方可起床，这样才是顺应自然的养生之道。五点式床上运动就是仰卧状态下，用双足跟、双肘和头用力将身体全部擎起，臀部离开床面的运动。

五、房事有节

房事，又称为性生活。房事有节就是根据人体的生理特点和生命的规律，采取健康的性行为，以防病保健，提高生活质量，从而达到健康长寿的目的。

（一）节欲有方

节制房事以求延寿是生态养生的一大特色。节欲既可保精，又能养神，有利于健康和长寿。

1．清心寡欲 清心寡欲，不使邪念妄生，是节欲的关键。《素问・上古天真论》曰：“嗜欲不能劳其目，淫邪不能惑其心。”这是因为心主神明，是人体的统帅，心是神明和智慧的源泉。心静则神定，心动则五脏六腑皆摇。若心受诱惑，则欲火内动；入房太过，则阴精暗耗。正如朱丹溪的《格致余论》所述：“主闭藏者肾也，司疏泄者肝也，二者皆有相火，而其系上属心。心，君火也，为物所感而易动，心动则相火易动，动则精自走。相火翕然而起，虽不交会，亦暗流而疏泄矣。”可见清心寡欲，既可节制房事，又防阴精暗耗，有益于身心健康。

2．适龄婚姻 中医认为男精女血是人体生命之本。如男子破阳太早，则伤精气；女子破阴太早，则伤血脉。精伤血损则危害身心健康，引起各种疾病，《万氏家传养生四要》指出：“今之男子，方其少也，未及二八而御女，以通其精，则精未满而先泻，五脏有不满之处，他日有难形状之疾。”又说：“年少之时，气方盛而易溢，当此血气盛，加以少艾之莫，欲动表胜，入接无度，譬如园中之花，早发必早痿也，况禀赋怯弱者乎。”

我国宋代著名妇科专著《妇人大全良方》中说：“男虽十六而精通，必三十而娶；女子虽十四而天癸至，必二十而嫁”，“阴阳完实，然后交而孕，孕而育，育而其子必坚壮长寿。”从优生优育的角度提出了性交不可过早，以及晚婚的年龄和晚婚的好处。这和我国《婚姻法》规定的结婚年龄，男子不得早于22岁、女子不得早于20岁的规定是高度一致的。

3．交媾有度 性生活的频次根据夫妇双方的年龄、职业、性格、精神心理

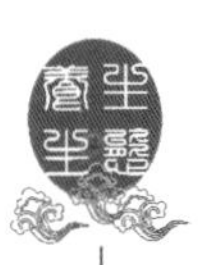

和环境条件的不同而有差别，衡量性生活频次是否合适的标准是性生活后的次日不感到疲劳，身心愉快，精力充沛。性生活后，如果感到精神不振，倦怠乏力，那就应该适当延长间隔时间，防止房事过度而影响身体和工作。那么，通常情况下，从生理和有益身心健康的角度，每周性生活几次为合适呢？

新婚蜜月，夫妻双方性欲强烈，心情舒畅，又多处在假日之中，性交后有足够的休息睡眠时间，即使是每天一次也算合适。但是新婚假日之后，双方都要忙于工作和学习，就不能像蜜月中那样安排频次了。一对身体健康的青年夫妻，以每周3次性交为宜；一对壮年夫妻，每周1～2次性生活也不算过度；40～50岁的中年夫妻，每周可安排一次性生活；一对身体健康的老年夫妻，肾气和生理都已走向衰退，应适当节制房事，以保养精气，但是也不应该戒除性生活。诚然，这一性生活频次的安排，不适于异地分居的夫妇。对为了学习、事业而不能适时进行性生活的夫妻，应表示敬意和尊重。

（二）养精有道

“肾藏精，肾为先天之本”，它对人体的生长、发育、壮盛、衰老的整个生命过程均起着决定性作用。肾精旺盛则生命力强，便能适应外界环境的变化，抵抗不良因素的刺激；肾精亏虚则生命力减弱，适应能力与抗病能力也随之减退，严重时就会发生疾病。所以，在人的生命过程中摄养阴精以尽天年就显得格外重要。

1．养精有道　养精之道，不仅限于房事问题，而且与劳逸程度、七情六欲、饮食调节等都密切相关。公元1314年程杏轩在《医述》中论述了聚精方法：“一曰寡欲，二曰节劳，三曰息怒，四曰戒酒，五曰慎味。”肾为精之府，凡男女交接，必扰乎肾，肾动则精液随之而流出。若恣情纵欲，必致真精暗耗，未至中年，五脏衰竭俱见，百脉俱结，所以养精之道，贵在寡欲，精成于血，不独房室性交损人真精，凡日用损血之事，皆当深戒。如用眼过度，则血因久视而耗；用耳过度，则血因久听而耗；用脑过度，则血因思虑而耗，所以养精之道又当节劳。人的肝、肾二脏有相火，肝主疏泄，肾主闭藏，若大怒不已则伤肝，相火妄动肝脏疏泄太过，肾脏不得封藏，虽不交合，阴精亦暗而潜耗，故养精之道又当息怒。人身之血，各归其舍。然酒性悍烈，最能动血，饮酒之后，阴血奔驰，且热毒之性，必使精髓暗耗，是故养精之道又宜戒酒。

《黄帝内经》曰：“精不足者，补之以味”，然浓郁厚重之味，不能生精，惟恬淡之味，方能补精。万物皆有真味，不论腥素淡，煮之得法，自有一股冲和恬淡之气益人肠胃。《洪范》说：“稼穑作甘”，世间之物，惟五谷得味之正，

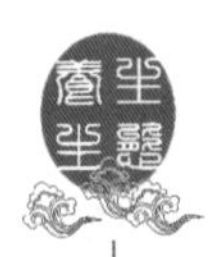

若能淡食谷味，少佐以滋味，最能养精，是故当慎味。

总之，养精之法，要谨避饥饱疲劳，尤忌喜怒失节。人在饥饿时，营养不充，脏腑精气空虚，如果入房再伤肾精，则更损其不足了。脾胃是消化、吸收的主要器官，饱食以后行房事，会妨碍脾胃的运化；酒性辛热，热能伤阴。所以当饱食，尤其是酒醉之后，切忌性交。如果醉饱入房，不但伤脾，而且伤肾。强力劳动，或者远途跋涉之后，肢体已经疲乏，筋骨软弱，急需休息，以资恢复。肝主筋，肾主骨。此时如行房事，必伤肝肾，肝肾即伤，筋骨得不到滋养，身体就会逐渐衰弱下去。所谓喜怒失节，是指精神活动异常，如喜怒悲忧等刺激，使情志失调，气机不畅，如进行性交，更会妨碍气血的运行，损伤身体。

2．炼精有法 《济阴纲目》曰："炼精有诀，全在肾家下手，内肾一窍，名玄关，外肾一窍，名牝户。真精未泄，干体未破，则外肾阳气至子时而兴，人身之气，与天地之气，两相招合，精泄体破，而吾身阳生之候渐晚，有丑而生者，次则寅而生者，又次则卯而生者，有终不生者，始与天地不相应矣。炼精之法，须半夜子时，即披衣起坐，两手搓极热，以一手将外肾兜住，以一手掩脐而凝神于内肾，久久习之，而精旺矣。"此法与道家的养精保肾方法十分接近，即一手掩脐一手托起阴囊，做左右方向相反的轻柔旋转按摩，各 36 次，要求心净神宁，意守丹田，呼吸均细绵长，持之以恒，常年坚持习练，具有十分明显的补肾壮阳、延缓衰老的养生奇效。

3．闭精有诀 每当小便时，深吸一口气纳入丹田，而后闭息鼓荡，意想此气由丹田至会阴，沿督脉，上百会，即守住百会穴，复想此穴上有一"水"字，始行小便。待小便解完，将气缓缓呼出，同时意想百会穴的"水"字随气下行于丹田。此功法闭精甚严，即使再行房事，亦无正常精子排出，有利于保肾藏精。

另外，还精补脑法也十分奏效，即当性高潮来临精动欲出时，马上迎头张目左右上下环视，收腹提肛如忍大便状，闭气，精亦可自止。此法，既有利于提高性生活的质量，又有助于藏精护肾。

4．恩爱和谐 夫妻恩爱和睦，性生活和谐，精神愉悦，可使机体的生理功能处于最佳状态，因而食欲旺盛，睡眠香甜，思维敏捷，精力充沛，身体健康。相反，夫妻反目，性生活不和谐，心情忧郁，则会食不知味，寝不安寐，影响健康，产生多种疾病。性生活的和谐以夫妻恩爱为基础，是彼此感情融洽，家庭美满幸福的重要内容。

如何才能使性生活和谐呢？古代医家非常强调性生活前的爱抚和性生活过程的协调同步，要求先申缱绻，叙绸缪，爱抚相感，两情洽合，再过性生

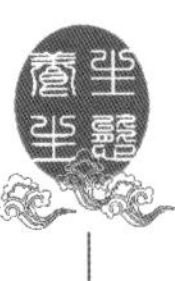

活。《玉房指要》说："凡御女之道，务欲先徐徐嬉戏，使神和意感，良久乃可交接……交接之道，无复他奇，但当从容安徐，以和为贵，玩其丹田，求其口实，深按小摇，以致其气。"《玉房秘诀》也说："交接之时，女或不悦，其质不动，其液不出；玉茎不强，小而不势，何以尔也？玄女曰：阴阳相感而应耳，故阳不得阴则不喜，阴不得阳则不起。男欲接而女不乐，女欲接而男不欲，二心不和，精气不感，加以卒上暴下，爱乐未施。男欲求女，女欲求男，情意合同，俱有悦心，故女质振，感男茎，盛男势，营和俞鼠，精液注溢，玉茎施纵，乍缓乍急，玉户开翕，或实作而不劳，强敌自佚，吸转引气，灌溉朱室。"所以夫妻在性生活中，务必先有一个爱抚嬉戏的阶段，其动作要轻柔徐缓，使两情感动，心融情依，都有性的要求，然后可以正式交合。两情未感，性兴奋尚未激发，就卒上暴下，女方未能体会到快感和未达性高潮就射精，甚至以"夫权思想"支配，认为妻子是自己的就应该绝对服从，不进行商量，不管女方愿意与否，粗暴地进行性生活，以满足自己的性欲，这是一种自私的表现，不可能有和谐美满的性生活，长此以往，女方自然对性生活产生冷淡情绪，进而影响夫妻关系。

女方在性生活时要做到安神定志，排除自抑心理和不良情绪，使自己的性欲情志与男方融洽，这同样是很重要的。《玉房秘诀》说："与男交当安神定志，有如男子之未成，气至乃小收，情志与之相应，皆勿振摇踊跃，使阴精先竭也。阴精先竭，其处空虚以受风寒之疾。"男女双方要逐渐发现和掌握对方的性生活习惯和性欲发展规律，了解双方是否都得到了性欲满足，设法改善，互相适应。男子要适当控制性欲的发展，使性时间适当延长，并激发女子的性欲。女子要主动与男方配合，使性兴奋与男方相适应，促使性高潮出现，这样就会逐渐达到性生活的和谐。

（三）房事禁忌

1．气候环境与房事禁忌 人与天地相应是中医学整体观的核心内容，人生活于自然界之中，无时无刻不受自然环境的影响。气候变化对人体气血阴阳影响很大，如果气候变化急骤，人体不能适应，则必致气血阴阳的失衡，使脏腑功能活动减弱。此时，宜调养保护，固藏精气，若失于节制，强行交合，泄精耗气，则会使机体抗御外邪的能力下降。同时，交合的环境如躁扰、污秽、森严，亦直接影响性心理。日月火光照射的地方、寺庙、井灶、 墓尸枢之旁不可交合，这些处所使人交合时精神情绪不宁，有亵渎、难堪或负罪之感，既不可能使性生活和谐美满，而且会干扰精子卵子的正常结合与孕育。即所谓"觉

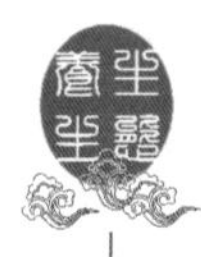

神魂不安之处，皆不可犯”。环境不宜，强行交合，必然导致多种疾病。

2．醉酒饱食与房事禁忌 醉酒之后入房，对身体危害极大。酒味辛甘，其性大热而走窜速疾，适量微饮，可以通行经脉，调畅气血，助阳散寒。若大饮而醉，则劫精耗气，灼伤胃肠。醉酒后过度兴奋，行为不能自持，纵欲过度，更伤肾精，男子可致精液衰少，阳痿不举，女子则月经不调，或致五劳七伤之证。醉酒后行为失控，不考虑对方需要，卒上暴下，动作粗暴，必致性生活难以和谐，甚至引起性淡漠、性恐惧，影响夫妻感情。

醉酒入房，对胎儿影响尤其，《妇人规·子嗣类》说：“胎种先天之气，极宜清楚，极宜充实。而酒性湿热，非纯乱性，亦且乱精。精为酒乱，则湿热其半，真精其半耳。精不充实，则胎元不固，精多湿热，则他日痘疹、惊风、脾败之类，率已受于此矣。故欲择期布种者，必宜先有所慎，与其多饮，不如少饮；与其少饮，犹不如不饮，此宜胎元之一大机也。”醉酒之后，肾精已伤，复以入房，更劫其精，纵然孕育生子，亦必使后代智力发育迟缓，或易患高血压、精神病等，甚至可导致胎儿畸形，即所谓“星期天孩子”，就是酗酒所致。李白等古代文豪，后代常见智力低下，嗜酒豪饮是其重要原因。

饱食之后，亦不宜过性生活，饮食未消，谷气未行即入房，可伤精耗气，影响脾胃消化功能，产生食积腹胀等证。

3．中年夫妇的性保健 习惯上一般把 40 ～ 60 岁的人称为中年。40 岁是人体生命过程的分界线，40 ～ 50 岁之间，机体由盛渐衰，待到 60 岁进入老年。人到中年，学习和工作繁重，家务拖累，还有父母的赡养，子女的抚育等等，在生理和心理上造成沉重的负担，如果不注意自我保健，往往导致早衰现象。

中年人的性功能也处于逐步衰退的阶段，要想健康长寿，必须注意节欲保精，避免房室过度。《素问·上古天真论》说：“不知持满，不时御神，务快其心，逆于生乐，起居无节，故半百而衰也。”性生活频度过高，射精次数过多，会使机体精液、能量消耗而又得不到及时补充，影响正常的生理功能。并且，房事过度还会使人身心得不到充分的休息，引起头昏眼花，腰膝酸软，甚至还会产生严重的神经官能症等疾病。中年人的性生活，既不可多，也不可无，应顺其自然。一般以每周 1 次性生活为宜。50 岁以后，性功能降低，可 1 ～ 2 周一次。在一般情况下，妇女 40 岁左右正达到性反应的高峰期，对性的兴趣比早年更浓厚，但这往往不是生理因素所决定，而是对性的心理压抑和障碍解除，不再故作矜持的缘故。由于男子性功能已处于衰退，所以这一时期是性生活的不协调阶段，女方应该多体贴男方，男方则可采取性交而少泄精的方法，

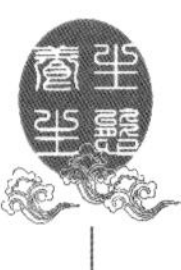

使房事有节度，夫妻生活和谐。

更年期的男女性生活应格外注意保健。女性更年期后阴道分泌物减少并呈碱性，阴道干燥、狭窄，对病菌的抵抗力减弱，容易发生性交不适和阴道炎。因此，应尽量减少性交次数，在性交时宜加用润滑剂。如果出现性交后出血、白带增多，阴道不规则流血等异常现象，应及时到医院检查。

处于更年期的男子，出现性功能障碍的现象也不用忧虑，不必妄用补肾壮阳之药，更年期过后，症状即自然消失。有的男性片面追求采阴补阳的传说，服用大量的补药，不仅没有产生良好的效果，有的甚至出现心理、生理的双重压力，致使性能力每况愈下，甚至出现阳痿。补肾壮阳、滋养肾精等补药是有针对性的，倘若一见补药，即以为全然无害，贸然进补，很容易加重机体的气血阴阳平衡失调，不仅无益，反而有害。所以，必须在中医师的指导下，辨证进补。如阳虚之人服用六味地黄丸、阴虚之人服用金匮肾气丸以及湿热之人不泻先补等均为有害，切记慎用。

4．老年夫妇的性保健 60岁以后，随着机体各组织器官的衰老、代谢的减缓等生理变化越来越明显，性欲和性能力亦明显减退。但男女之间，不同的个体之间有很大的差异。一般来说，男性的性功能减退较女性要晚得多，身体健康的老年人比体弱多病者性功能减退晚得多。妇女一般在50岁左右排卵及月经完全停止，但绝经以后，仍保持一定的性兴趣和性能力。即使65岁以后，仍可对性刺激作出反应，这时阴道分泌物的分泌较慢，高潮期阴道的阵挛性收缩减弱，次数减少，性感觉程度也减弱，与男性明显不同的是女性到老年后仍可保持其多次性高潮的能力。男子55～60岁睾丸逐渐萎缩并纤维化，但精子在相当一部分老人中一直存在，80～89岁时，尚有48%的老人可有精子，只是数量大为减少，而失去生殖能力，随年龄的增加，阳痿发病率亦增加。60岁时5%的老年男子出现阳痿，70岁以后达到30%。对大多数老年男子来说，仍可保持性功能，仅表现为性冲动的频次减少，甚至个别年龄相当大的老人仍有一定的生殖能力。

有人研究发现60～94岁的老年人，仍有15%的人在60岁以后还经历了一个长达数年之久的性活跃阶段。老年人的性功能衰退程度，除了生理因素外，还受精神心理因素及健康状况的影响，不能单纯从年龄上考虑，只要仍保持性的欲望和性活动能力，都不应强行抑制。即使已经丧失性的能力，也可以通过相互爱抚、性器官的接触以获得性欲的满足。但毕竟到了老年，身体各部分功能衰退，并且老年人常患有不同程度的心脑血管、呼吸道疾病等，无节制

的性活动则对身体有害，甚至引起疾病发作，造成不良后果，因此更应节制性生活。当性欲减退时不要有紧张、空虚的心理，更不可随便服用壮阳之类药物来增强性欲。无故增强性欲，对机体是一种损耗，饮鸩止渴，只能损命折寿。

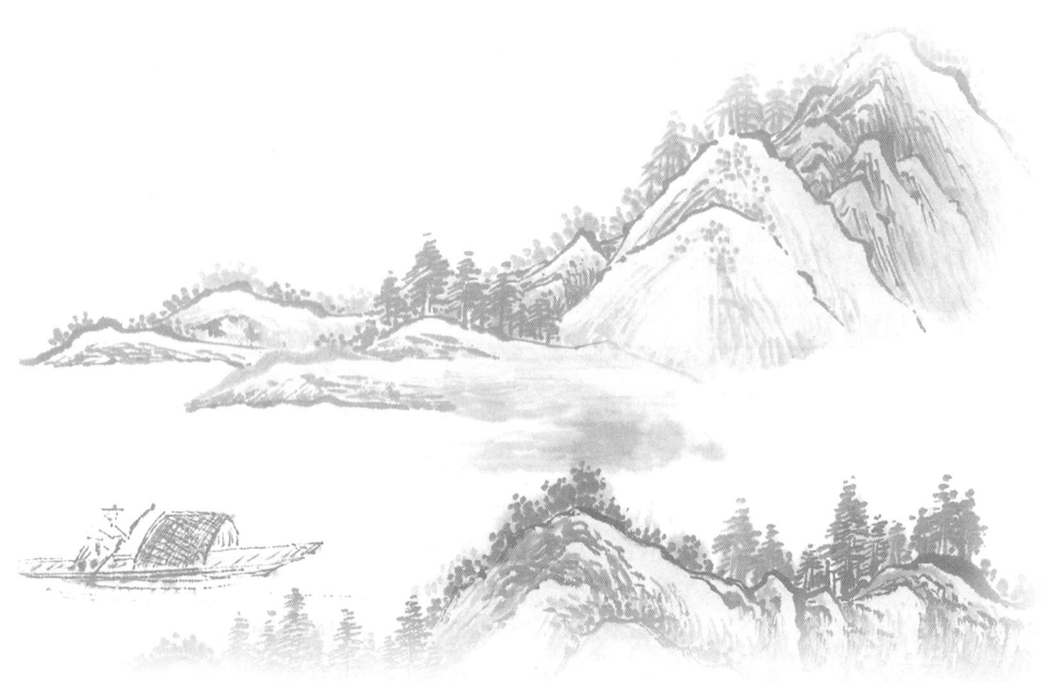

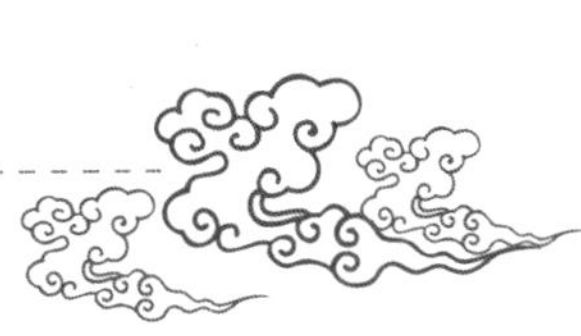

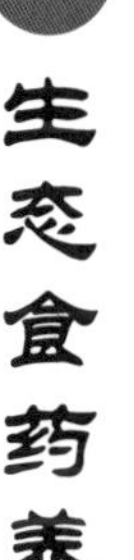

第七章 生态食药养生

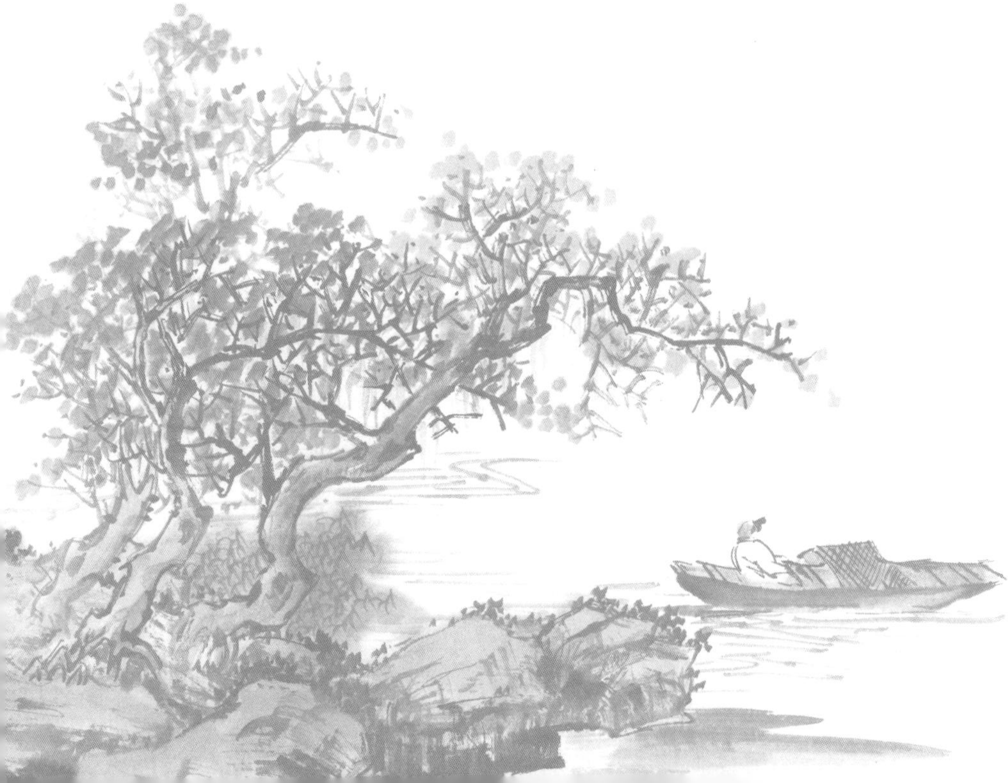

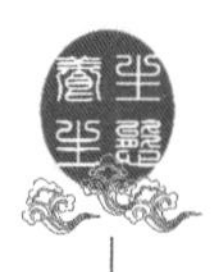

第一节 保健食品的概念和沿革

一、保健食品的概念

保健食品是介于食品和药品之间的一类具有调节机体功能的物质。严格意义上很难将其与食品或者药品加以区别。一方面，所有普通食品在为人体提供热能和营养的同时，也具有一定的调节机体功能的作用；另一方面，所有的药品治疗作用也可笼统地概括为修正机体正常功能的紊乱。我国自古以来就有药食同源之说，食疗不及者方可用药，在此基础上将食疗药膳分为食养、食疗、药膳和方剂药。

为此，将保健食品分为广义和狭义两种。广义的保健食品应是泛指所有具有调节机体功能，不以治疗疾病为目的的食品和天然药物，包括既是食品又是药品的中药，还应包括卫生部颁布的允许作为保健食品原料的物质。从这个意义上讲，六味地黄丸、乌鸡白凤丸、金匮肾气丸、知柏地黄丸等一大批中成药因为具有调节机体功能，其适应证基本是依据中医辨证施治理论归结的症状和体征，即现代医学称谓的亚健康状态，而缺乏确切的临床病例指征，故可以归为保健食品的范畴。

狭义的保健食品是法定意义的保健食品，应是保健食品相关法律法规规定的范畴。根据《保健食品注册管理办法》和《保健食品管理办法》的规定，“保健食品系指表明具有特定保健功能的食品，即适宜于特定人群食用，具有调节机体功能，不以治疗疾病为目的的食品”。在此重点介绍法定意义上的保健食品，而广义的保健食品留待药膳食疗中诠释。法定意义的保健食品可以归纳出以下几个方面的特征。

1. 保健食品首先必须是食品，必须具备食品的基本特征 何谓食品，食品具有哪些基本特征，在《食品卫生法》中已有明确的规定，即“食品是指供人食用或饮用的成品和原料，以及按照传统既是食品又是药品的物品，但是不包括以治疗为目的的物品”；“食品应当无毒、无害，符合应当有的营养要求，具有相应的色、香、味等感官性状”。要确定保健食品的食品属性，就必须解决保健食品所具有的营养要求，但不能要求保健食品等同于普通食品，为人体提供各种营养素，更不能将保健食品视为正常膳食，作为各种营养素来源的主要

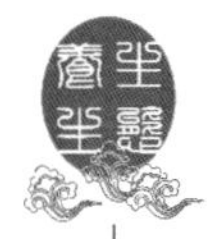

途径。

2．保健食品必须具有特定的保健功能 首先，这种特定的功能在管理上可以作为食品的功能来受理；其次，这种功能必须是明确的、具体的、有针对性的，经科学试验证明是肯定的。

3．保健食品是针对特定的人群而设计的，适用范围不同于普通食品 如抗氧化的保健食品适宜于中老年人，辅助降血脂的保健食品适宜于血脂偏高者等等。诚然，不排除某些保健功能可能适宜的人群面较广，但没有适宜于任何人群的保健食品。

4．保健食品是以特定的保健功能为目的，而不是以治疗为目的 保健食品在某些疾病状态下可以食用（如辅助降血糖的保健食品），但是不能代替药物的治疗作用，这是与药品的本质区别。亦即保健食品针对的是人群，而药品针对的是具体的某个患者，就患者本身而言，也因病情的轻重缓急、病因病机等的不同其用药有所不同，必须辨证用药。

5．保健食品产品的特殊属性 保健食品产品的属性既可以是传统的食品属性，如酒、饮料等，也可以是胶囊、片剂、颗粒剂、口服液等特殊剂型，但是不允许以针剂、栓剂等非口服剂型出现。

二、保健食品的沿革

（一）保健食品的历史由来

“保健食品”是改革开放后产生的，祖国传统医学中没有这一名词。但是保健食品源于中医学的寓医于食、药食同源的理论。

1．药食同源 自古以来中医学就有“寓医于食”、“医食同源”、“药食同源”的论述，这是我国传统饮食文化的重要组成部分，是中华民族的祖先从生活实践中体验、发展和创造出来的养生经典。从西周到明清，历代都有大量的药膳食疗著作，论述十分精辟，形成了相当完整的理论体系，构成了我国在这一领域的独特优势，在中医学中占有十分重要的地位，甚至放在药疗、针灸等疗法之上。《黄帝内经》记载了人类历史上第一个医疗体系，将医生分为“食医”、“疾医”、“疡医”和“兽医”，并以“食医”为先，强调“饮食有节”、“五味调和”的养生方法，总结了“五味、五谷、五药养其病”的理论。正如《周礼·天官》所载：“凡药以酸养骨，以辛养筋，以咸养脉，以苦养气，以甘养肉，以滑养窍。”唐代名医孙思邈的《千金方》中明确指出：“夫为医者，当须先洞晓病源，知其所犯，以食治之，食疗不愈，然后命药。安身之本，必资于食，食能排邪而

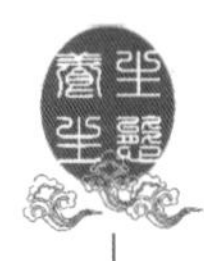

安脏腑，悦神爽志以资气血，若能用食平疴、释情遣疾者，可谓良工。”

“食疗”和“药膳”既有区别，又有联系。“食疗”是研究养生保健，防病治病，延年益寿的一门学科，“食疗”不加药物；“药膳”是食物加药物，是在传统“食疗”的基础上，进一步将食物与药物相结合，运用传统的饮食烹调技术和现代加工方法，制成色、香、味、形俱佳，具有养生防病，治疗、康复和益寿延年功效的膳食。“药膳”包括药菜、药粥、药酒、药茶等。严格地说，“药膳”属于药物剂型之一，是在食疗学的基础上发展起来的，可以说是“药疗”加“食疗”，因此有“药膳食疗学”之称。“药膳食疗学”的历史经历了一个从无到有、由简到繁的发展过程，是一门既古老而又新兴的临床实用学科，颇得国内外各界人士的青睐。

2．药食同性 人类生存于自然界，禀受天地阴阳之气而生，因此，必须顺应自然界的气候、环境的变化。同样，生于大自然的各种动、植物也是禀受天地阴阳之气而生，具有四气、五味、寒热、温凉。食物与药物的最大区别在于食物在长期的社会实践中证明，食用安全、无毒、无任何副作用，并能提供人类生存所必需的营养成分和能量。食物与药物同样具有食性，用食物、药物的偏性来调节人体的气血、阴阳的失衡，即是药膳食疗之根本所在。

四气是指寒、热、温、凉四种不同的药性。如寒凉性的食物和药物共同具有清热、泻火、解毒的作用，可以减轻或者消除热证，如黄芪、菊花、绿豆、丝瓜、鸭肉等；温热类食物和药物具有温阳、散寒、救逆的作用，可减轻或消除寒证，如干姜、附子、桂枝、葱、羊肉、狗肉等。

3．药食同味 食物和药物均具有五味，即酸、苦、甘、辛、咸五种不同的味道。五味不同，其养生保健和治疗作用也有很大的不同。

酸味入肝，能收涩、止汗。酸味具有增强消化功能和保肝护肝的作用，如番茄、山楂、橙子等。苦味入心，能燥湿、坚阴、泄热、利尿，如苦瓜具有降脂减肥、降血糖等作用。甘味入脾，能补益和中、缓急止痛，久食甘味可补养气血，解除疲劳，调胃解毒。辛味入肺，能发散、行气、活血，如辣椒、葱、姜、蒜、红花、胡椒、木香、薄荷等具有发汗解表、疏通经络等作用。咸味入肾，能软坚散结。

偏嗜五味则有损健康。如嗜酸伤记忆，嗜食酸性食物的人容易疲劳，长期食用还会影响大脑神经系统的功能，引起记忆力减退，思维能力下降；嗜苦伤脾胃，大量食用苦味会损伤脾胃的功能，引起食欲不振、呕吐、腹泻、消化不良等；嗜甘伤心，久食甘甜食物容易生痰，痰阻心脉而发病，现代营养学认为

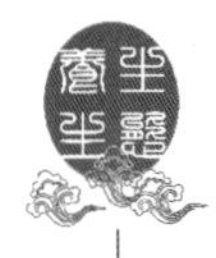

甘甜食物含热能高，容易引起肥胖、动脉硬化、高血压、糖尿病和心脑血管病等；嗜辣上火，容易引起大便秘结，口舌生疮等；嗜咸伤肾，久吃咸食容易导致高血压、肾脏疾病和心脑血管疾病等。

4．药食同功 近年来，具有食疗保健作用的食物被称为药食两用食物，如山楂、大枣、生姜、枸杞、大蒜、海参、木耳、香菇等不胜枚举。其实，绝大多数的食物均具有一定的养生保健作用，人类的祖先在发现它们的时候，皆是因为其有营养保健功能而逐渐被广泛流传的。而在长期的生活实践中，以治疗疾病为主要目的，不能长期大量食用，否则会有一定副作用的动植物，就被列为了药物，如黄芪、当归、川芎、大黄等。自古以来，有关膳食功能的论述颇多，形成了“膳食为上，药医为下”的思想，唐代孙思邈指出“安身之本，必须于食，不知食疗者，不足以全生。”

总之，食疗药膳具有良好的养生保健、强身健体、抵御疾病、促进康复等作用，是治未病的重要手段。药物治疗是对已知疾病按照辨证施治的原则，用药以攻其邪。食疗药膳不仅安全无毒，而且具有滋补身体，调和气血阴阳的作用，更为重要的是能避免化学药物给人体带来的不良反应。但是食疗药膳与药物治疗不可混淆，“养生当用食补，治病当用药攻”。两者是不可分割的两个方面，是相互依存相互补充的关系。

食疗药膳为当代保健食品的发展奠定了理论基础，也是我国传统的养生保健精华之一，是中华民族独具特色的瑰宝。也正是因为这一点，不仅在中国甚至世界各国都对中国的中药保健品十分认同，高品质的保健养生产品非常受欢迎。

（二）保健食品的兴起和管理

随着改革开放的不断深入，中国的经济发展速度也突飞猛进。20 世纪 80 年代初，许多声称具有保健作用的食品大量投放市场，引起全国各行各业的广泛关注。延生护宝液、娃哈哈口服液、三株口服液等产品短时间内成了家喻户晓、供不应求的保健食品。虽然当时官方并不承认，但是却没有可以依据的法规加以限制，市场需求很大。1982 年 11 月 19 日颁布的《中华人民共和国食品卫生法（试行）》中虽然没有关于保健食品的内容，但是却明确规定“食品中不得加入药物，但是按照传统既是食品又是药品以及作为原料、调料或者营养强化剂加入的除外”。众所周知，以既是食品又是药品的物品制成的食品在很大程度上具有保健作用，因此，实际上《中华人民共和国食品卫生法(试行)》已经默许了保健食品的存在。进一步分析 1987 年 8 月卫生部颁布的《食品新

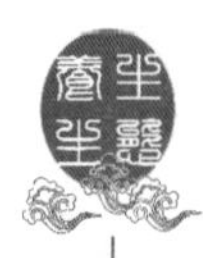

资源卫生管理办法》，以及在该办法基础上修定完善后于1990年7月颁布的《新资源食品卫生管理办法》和卫生部与国家中医药管理局于1987年10月颁布的《禁止食品加药卫生管理办法》等，更能清楚地看到国家对保健食品的存在予以有条件地认同，但在管理上不冠以保健食品的名称。

《新资源食品卫生管理办法》第二条明确规定“食品新资源系指在我国新研制、新发现、新引进的无食用习惯或仅在个别地区有食用习惯的，符合食品基本要求的物品”。以食品新资源为原料生产的食品称为新资源食品。新资源食品需要经过卫生部的审批。申报新资源食品时应提交产品成分的分析报告，其成分分析报告应包括营养成分、有效成分以及有毒有害物质等。《禁止食品加药卫生管理办法》中规定利用《既是食品又是药品的品种名单》和《食品营养强化剂使用卫生标准》以外的物品（包括药材）作为食品新资源的应按规定报请卫生部审批；传统上把药物作为添加成分加入，不宣传疗效，有30年以上连续生产历史的定型包装食品产品经卫生部审批后允许销售。从新资源食品的概念以及申报新资源食品时要求提交的生物效应物质检测报告等有关管理规定可以看出，实际上国家已默认了保健食品的存在并将其纳入了新资源食品的管理范畴。总之，政府管理部门在不宣传保健作用、不命名保健食品的前提下，允许保健食品作为食品的一种形式存在，并基本上是以新资源食品的名义进行管理。上述各相关管理办法的相继出台，对规范我国保健食品市场起到了积极的作用，为我国保健食品的存在和发展，为今天保健食品各项管理法规的建立奠定了基础。

（三）保健食品法律法规标准体系的建立

从20世纪80年代初开始，我国保健食品呈现了蓬勃发展的趋势，形成了相当的市场规模，但是由于缺乏相应的法律法规对其实施有效的管理，在管理上处于无法可依、无章可循的真空状态，导致我国保健食品在呈现良好发展态势的同时，也出现了偏移健康发展轨道的迹象。一些不法企业片面追求经济利益，不讲科学，忽视产品质量，虚假夸大宣传等，严重阻碍了保健食品事业的发展，损害了保健食品行业的声誉，极大地动摇了保健食品在广大消费者心目中的地位。面对保健食品可观的发展前景及发展中存在的诸多问题，一些有识之士强烈呼吁国家立法对保健食品实施管理，并提出了“允许存在，允许宣传，科学依据，严格审批”的管理基本原则。据此，在1991年全国食品卫生监督检验所所长会议上提出了“保健食品管理办法”，卫生部对此作出了积极的反应。经过全国食品卫生监督管理业内人士10年的不懈努力，1995年10月30

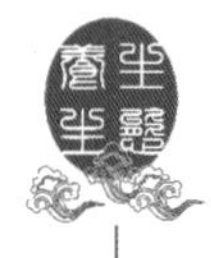

日颁布的《中华人民共和国食品卫生法》正式增加了保健食品管理的条文，卫生部依据《食品卫生法》制定了《保健食品管理办法》等一系列配套法规和规范性文件。

2003 年 10 月国家食品药品监督管理局开始履行保健食品的审批职能以来，对卫生部颁布的保健食品法规和规范性文件进行了梳理，在此基础上制定了《保健食品注册管理办法》以及一系列配套文件，进一步完善了保健食品注册审批管理的法律法规标准体系，保健食品迎来了健康稳步发展的新时代。

据不完全统计，目前已获国家批准的保健食品一万余种，不仅为提高国人的健康水平，促进健康长寿发挥了积极的作用，而且也为我国社会主义市场经济的不断发展做出了积极的贡献。

第二节　保健食品的保健功能定位

一、保健食品功能定位的法律依据

保健食品的功能定位主要是依据《中华人民共和国食品安全法》和卫生部、国家食品药品监督管理局等主管部门颁布的法规和规范性文件等。

《保健食品注册管理办法》第二条明确规定，保健食品是指声称具有特定保健功能或者以补充维生素、矿物质为目的的食品。即适宜于特定人群食用，具有调节机体功能，不以治疗疾病为目的，并且对人体不产生任何急性、亚急性或者慢性危害的食品。

保健食品这一法定定义对保健食品的特定功能作出了明确解释，要求每一种保健食品都必须具有明确的具体的保健功能。为此，卫生部组织全国的专家研究讨论，在与人体健康有关的医学、营养学等科学理论的基础上，提出了 22 项保健功能，最后由卫生部根据我国的实际情况以及管理上的要求予以批准颁布。

二、保健食品功能定位的科学依据

1．中医学为保健食品的功能定位提供了理论依据　中医学认为“不治已病，治未病”、“不病而治易得，小病而治可得，大病而治难得”，强调早期预防、防患于未然的重要性。孙思邈在《千金要方》中认为：“夫为医者，当须先洞晓病源，知其所犯，以食治之，食疗不愈，然后命药”，“以食养肌，以食疗疾”，指出

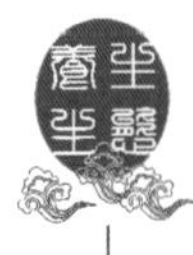

了食疗既能愈病，又免伤正的重要意义，只有当食疗不能治愈的前提下，方可用药治疗。中医学的养生理论和实践充分说明了食品的滋补调理功能在人体健康方面所发挥的巨大作用。将滋补调理进一步具体化并用现代医学语言加以表述，那就是免疫调节作用、改善记忆作用、抗氧化作用、改善睡眠作用、促进泌乳作用、改善视力作用、抗疲劳作用、抗突变作用等保健功能。

2．现代医学、现代营养学为保健食品的功能定位提供了科学依据 许多学者认为，人的健康状况可分为健康、亚健康、疾病三种状态，而且这三者处于动态的相互演变过程中，健康人群由于某些生理指标的改变或功能受损而发展为亚健康人群，亚健康人群是疾病的高发人群，若不能及时得到改善，很容易演变为疾病。

（1）保健食品的功能定位：目前所确定的保健功能均属于调节机体的生理功能、提高机体的应激能力、减轻有毒有害物质对机体的损伤、预防疾病等范畴。对健康人群来说，食用保健食品，可预防某些疾病的发生，提高健康水平；对亚健康人群来说，保健食品可调节机体的功能，改善机体的某些生理指标，使之恢复到健康状态或控制在正常范围内，降低疾病的危险性。如高血脂人群，容易患动脉硬化、冠心病等一系列心血管系统疾病。血脂虽然是机体的组成成分，是生命活动所必需的，但是血脂过高却是疾病的诱因，调节血脂作用的保健食品的功能定位在于降低血脂，使之恢复到正常水平，或者减缓血脂的进一步升高，对心血管系统疾病的发生起到很好的预防保健作用。目前所确定的保健功能，如免疫调节作用、抗氧化作用、改善记忆作用、改善视力作用、促进排铅作用、改善睡眠作用、促进泌乳作用、抗突变作用、抗疲劳作用、改善骨密度作用、对化学性肝损伤有辅助保护作用、减肥作用、改善消化功能作用等均属此范畴。

（2）保健食品的某些功能对疾病状态亦起到一定的辅助作用：有的保健功能定位与药物的治疗作用相似，二者的作用机理、作用方式、作用效果以及适用人群等均有相似之处。但是，保健食品与药物两者的作用目的却不相同，药物是以治疗疾病为目的，而保健食品的作用平和，针对的是疾病过程中某些生理指标以及功能异常的改善调理，是在药物治疗的基础上起辅助作用，不是以治疗为目的，不能代替药物的治疗作用。因此，这部分功能除定位于亚健康状态外，对于疾病状态的改善也有较好的辅助作用，如辅助降血糖作用、辅助降血压作用等。糖尿病患者，需要临床用药治疗，但是临床上普遍认为饮食疗法是糖尿病非常重要的辅助治疗手段，辅助降血糖作用的保健食品的功能定位在

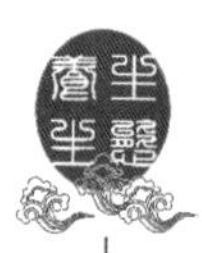

于降低血糖，而且可提供给糖尿病人理想的食疗方法，促进疾病早日康复。其作用缓慢，局限于辅助降血糖，在临床治疗中起辅助作用，而临床药物治疗的目的除降低血糖外，还要治疗高血糖引发的各种并发症。辅助降血压作用的保健食品的功能定位也仅仅在于降低血压，用于高血压早期，其作用局限于高血压这一症状。

总之，保健食品重在预防，功能定位主要在于健康或亚健康状态。对健康人群来说，保健食品起到增进健康、维护健康的目的；对亚健康人群应以调节机体的某些功能，改善机体的亚健康状态，控制亚健康状态向疾病状态转化，使其恢复到健康状态，预防疾病；对于患病人群，保健食品不起治疗作用，不以治疗为目的，是在药物治疗的基础上起辅助作用（如图 7-1）。但是，保健食品不等于药品是一种管理需要，严格意义上将保健食品与中药尤其是中成药分开，也是非常棘手的事情。

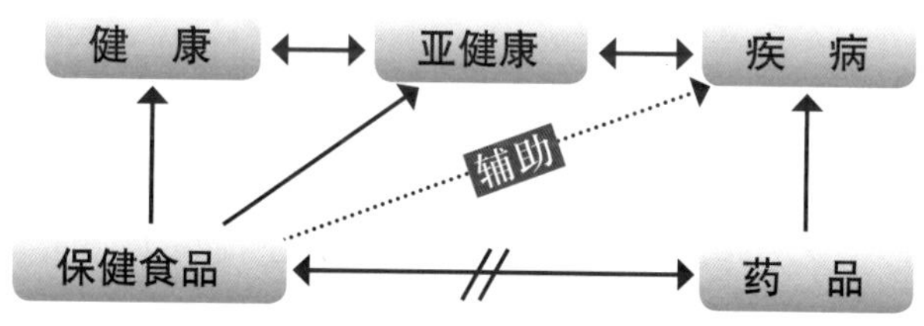

图7-1 保健食品与健康、亚健康、疾病的关系

三、国内外保健食品市场的需求

1. 国内消费者的保健需求 自古以来我国在预防保健方面积累了丰富的经验，具有丰富的自然资源优势，许多食疗保健处方在民间流传甚广，被百姓普遍认同。20 世纪 80 年代后出现了工业化、规模化生产的保健食品，保健食品行业日益壮大，市场上存在许多声称具有特定保健功能的食品，而且被消费者广泛接受。《保健食品管理办法》颁布以来，国家加大了对保健食品的监督管理力度，力求规范市场上众多的功能宣传，在现存的保健功能的基础上，卫生部组织全国的专家，依据中医学和现代医学、营养学理论，从众多的保健功能中优选出比较成熟的 22 项功能，并制定了相应的功能评价程序和检验方法。但是，这些功能仍然不能满足消费者的保健需求，新的功能尚有待于进一步研究。

2. 国内外保健食品的借鉴 日本、美国也有类似的保健食品，特别是美国

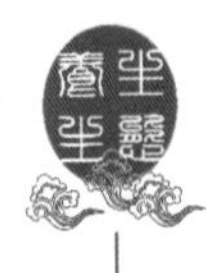

的保健功能定位更为广泛，除涉及我国目前已有的功能外，还有针对肿瘤、骨关节、风湿病、前列腺增生、更年期、龋齿、抑郁症等的保健功能。我国台湾地区经过多年的准备也于1999年颁布了“健康食品管理法”，台湾地区“卫生署”参考祖国大陆的保健功能定位，目前已经公布了调节血脂作用、改善骨质疏松作用、牙齿保健作用、免疫调节作用、胃肠功能改善作用等保健功能，其他的保健功能也正在研究之中。除此之外，其他国家（地区）也有大量标有特定保健功能的食品，这些均为我国保健食品的功能定位提供了参考。

四、已经确定的保健功能均有科学可靠的评价方法

目前所确定的保健功能均具有扎实的理论基础，定位准确，针对性强，而且建立了详细的功能评价程序和具体的功能评价检验方法。这些方法能保证科学、客观、公正地评价所确定的保健作用，具有较强的可行性和可重复性，便于在全国范围内推广应用。

第三节　生态保健食品的特点

通常情况下，不主张未成年人长期大量食用保健食品，即使是18岁以上的青年人，如果不是机体处于明显的亚健康状态或者患有某种疾病需要特殊调理者，也不主张通过保健食品来调养。青少年应顺应自然规律，时刻把握科学合理的膳食，并配合适当运动来增进健康，促进生长发育。人到中年后，机体的生理功能发生了一系列的变化，就应适当选用具有保健功能的产品进行调养了，必要时还应请中医专家进行中药的调养与诊疗。

一、中老年人的生理特点

人的生理年龄40岁以后，机体和机能逐渐出现衰老现象，通常认为45～65岁为初老期,65岁以上为老年期。中老年人随着年龄的不断增加，消化系统、神经内分泌系统、心脑血管系统、呼吸系统等均要发生一系列的变化，主要表现如下。

（一）消化功能的改变

1．老年人因牙周病、龋齿、牙齿和牙床的萎缩性变化，而出现牙齿脱落或明显的磨损，影响对食物的咀嚼和消化。

2．舌乳头上的味蕾数目明显减少，使味觉和嗅觉降低，影响食欲。每个

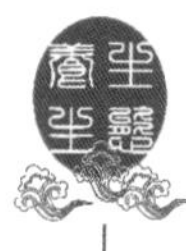

舌乳头含味蕾平均数，儿童为248个，75岁以上老人减少至30～40个，其中大部分人会出现味觉、嗅觉异常。

3．黏膜萎缩、肠道运动功能衰退。年逾60岁者，其中50%可发生胃黏膜萎缩性变化，胃黏膜变薄，肌纤维萎缩，胃排空时间延长，消化道运动能力降低，尤其是肠蠕动减弱，导致消化不良及习惯性便秘。

4．消化腺体萎缩，消化液分泌量减少，消化能力下降。口腔腺体萎缩使唾液分泌减少，唾液稀薄、淀粉酶含量降低，即中医认为的“津不足”；胃液量和胃酸度下降，胃蛋白酶不足，不仅影响食物消化，也是老年人缺铁性贫血的原因之一；胰蛋白酶、脂肪酶、淀粉酶分泌减少、活性下降，对食物消化能力明显减弱。

5．胰岛素分泌减少，对葡萄糖的耐量减退，极易导致糖尿病的发生。肝细胞数目减少，纤维组织增多，故解毒能力和合成蛋白的能力下降，致使血浆白蛋白减少，而球蛋白相对增加，进而影响血浆胶体渗透压，导致组织液的生成及回流障碍，易出现浮肿。

（二）神经组织功能的改变

1．神经细胞数量逐渐减少，脑重减轻。据估计脑细胞数自30岁以后呈减少趋势，60岁以上减少尤其显著，到75岁时可降至青年时的60%左右。

2．脑血管硬化，脑血流阻力加大，氧及营养物质的利用率下降，致使脑功能逐渐衰退并出现某些神经系统症状，如记忆力减退、健忘、失眠，甚至产生情绪变化及某些精神症状。

（三）心血管功能的改变

1．心脏生理性老化主要表现在心肌萎缩，发生纤维样变化，使心肌硬化及心内膜硬化，导致心脏泵血效率下降，每分钟有效循环血量减少。心脏冠状动脉的生理性和病理性硬化，使心肌本身血流减少，耗氧量下降，对心功能产生进一步影响，甚至出现心绞痛等心肌供血不足的临床症状。

2．血管也会随着年龄增长发生一系列变化。50岁以后血管壁生理性硬化渐趋明显，管壁弹性减小，而且许多老年人伴有血管壁脂质沉积，使血管壁弹性更趋下降、脆性增加。结果使老年人血管对血压的调节作用下降，血管外周阻力增大，使老年人血压常常升高；脏器组织中毛细血管的有效数量减少及阻力增大，使组织血流量减少，易发生组织器官的营养障碍；血管脆性增加，血流速度减慢，使老年人发生心血管意外的机会明显增加，如脑溢血、脑血栓等的发病率明显高于青年人。

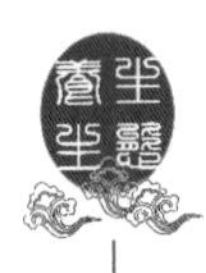

（四）呼吸功能的改变

1．老年人由于呼吸肌及胸廓骨骼、韧带萎缩，肺泡弹性下降，气管及支气管弹性下降，常易发生肺泡经常性扩大而出现肺气肿，使肺活量及肺通气量明显下降，肺泡数量减少，有效气体交换面积减少，静脉血在肺部的氧气更新和二氧化碳排出效率下降。

2．血流速度减慢，毛细血管数量减少，组织细胞功能减退及膜通透性的改变，使细胞呼吸作用下降，对氧的利用率下降。

（五）其他方面的改变

1．**皮肤及毛发的变化** 因皮下血管发生营养不良性改变，毛发髓质和角质退化可发生毛发变细及脱发；黑色素合成障碍可出现毛发及胡须变白；皮肤弹性减退，皮下脂肪量减少，细胞内水分减少，可导致皮肤松弛并出现皱纹。

2．**骨骼的变化** 随着年龄增加，骨骼中无机盐含量增加，而钙含量减少；骨骼的弹性和韧性减低，脆性增加。故老年人易出现骨质疏松症，极易发生骨折。

3．**泌尿系统的变化** 肾脏萎缩变小，肾血流量减少，肾小球滤过率及肾小管重吸收能力下降，导致肾功能减退。加上膀胱逼尿肌萎缩，括约肌松弛，老年人常有多尿现象。

4．**生殖系统的变化** 性激素的分泌自 40 岁以后逐渐降低，性功能减退。老年男性前列腺多有增生性改变，因前列腺肥大可致排尿发生困难。女性 45 ～ 55 岁可出现绝经，卵巢停止排卵。

5．**内分泌系统及免疫系统** 内分泌机能下降，机体代谢活动减弱，生物转化过程减慢，解毒能力下降。机体免疫功能减退，易患感染性疾病。

6．**五官变化** 晶状体弹力下降，睫状肌调节能力减退，多出现老花眼、近距离视物模糊。同时听力下降，嗅觉、味觉功能减退。

7．**适应性改变** 老年人行动举止逐渐缓慢，反应迟缓，适应能力较差，言语重复，性情改变，或烦躁而易怒，或孤僻而寡言。如遇丧偶或家庭不和，更会对情绪产生不良影响。故对老年人应给予周到的生活照顾和精神安慰，使之安度晚年，健康长寿。

二、适用于中老年人的生态保健食品的特点

（一）原料的生态性

生态保健食品所选用的原料必须是安全、无毒、无任何副作用的纯天然原料，不含任何化学合成成分。

1．**海洋生物类原料** 相对于其他自然环境，海洋是污染最少的生态环境，海洋生物被认为是医药保健食品原料的最佳来源，尤其是近年来随着科学技术的不断发展，海洋生物的开发利用新技术也日趋成熟，利用海洋生物开发研究医药保健食品的热潮一浪高过一浪。如以螃蟹腿、虾皮、贝壳等为原料，经过酸化、酶解、纯化、分离等技术制作的甲壳素及其衍生物就是备受国内外学者推崇的生物反应调节剂。大分子的甲壳素不溶于水，难溶于强酸强碱，是具有抗菌、消炎、抗辐射、抗病毒、保湿等保健作用的功能性纺织品的最佳原料，常用于制作内衣、文胸、床上用品以及军队的野战服等；中等分子量的壳聚糖不溶于碱和水，但是在弱酸作用下可以降解，可以很好地阻断脂肪吸收，能与食物中的脂肪螯合成脂肪球排出体外，并能升高高密度脂蛋白，是减肥、辅助降血脂等保健功能产品的理想原料；小分子的壳寡糖既溶于酸也溶于碱，且溶于水，消化吸收利用率很高，具有抗氧化、提高机体免疫力、抑制肿瘤、减肥、降血脂、降血糖、降血压、调节肠道菌群、排除体内毒素、清洁口腔、保护牙齿、保护肝脏功能、促进酒精代谢、保护胃黏膜、抗辐射等众多生物学活性，是制备中老年人保健产品常用的原料；甲壳素的衍生物 D- 氨基葡萄糖硫酸盐直接作用于骨、软骨以及关节等，具有促进骨细胞的合成代谢、改善骨密度、修复骨关节的退行性病变等神奇疗效，是中老年人骨、骨关节退行性病变以及骨折、骨质疏松、骨刺等的克星。此外还有许多具有很好生物学活性的海洋生物原料，均可用于生态保健食品的原料。

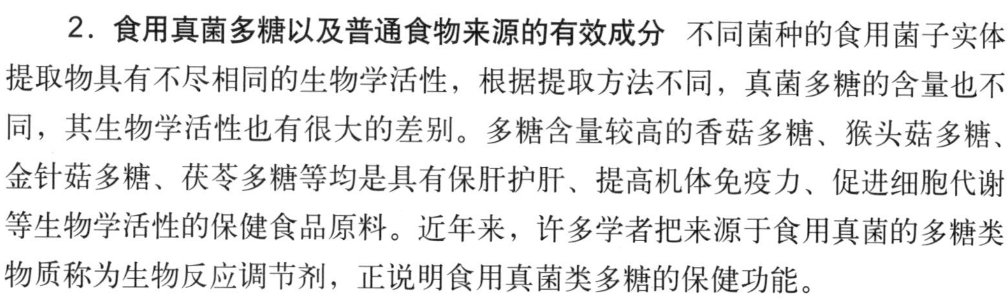

2．**食用真菌多糖以及普通食物来源的有效成分** 不同菌种的食用菌子实体提取物具有不尽相同的生物学活性，根据提取方法不同，真菌多糖的含量也不同，其生物学活性也有很大的差别。多糖含量较高的香菇多糖、猴头菇多糖、金针菇多糖、茯苓多糖等均是具有保肝护肝、提高机体免疫力、促进细胞代谢等生物学活性的保健食品原料。近年来，许多学者把来源于食用真菌的多糖类物质称为生物反应调节剂，正说明食用真菌类多糖的保健功能。

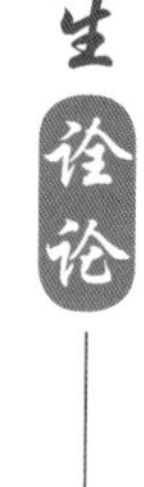

如同香菇多糖一样，葡萄籽提取物、黄精提取物、山楂提取物、枸杞多糖、大蒜素、大豆异黄酮、茶籽油、橄榄油、茶多酚等来源于普通食物的物质，被认为是安全高效的生物活性成分，具有很好的调节机体功能的作用。笔者查阅大量的国内外文献资料，并结合自己多年的科研试验经验，认为来源于食物的非传统意义的有效成分称之为非营养素生物活性物质更为适宜，它既能全面概括出有效成分的生物学活性，又不至于与传统意义的营养素相混淆。

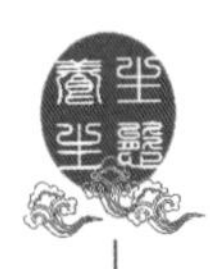

3．卫生部颁布的既是食品又是药品的物质以及可用于保健食品原料的物质 卫生部投入大量人力物力，从我国传统的中药原料中遴选出来的既是食品又是药品的物质以及可用于保健食品原料的物质，不仅保健功能明确、具体，而且食用安全，只要使用方法和用量得当，一般很少发生毒副作用，被认为是生态保健食品的理想原料，如黄芪、人参、怀牛膝、桑叶、生地黄、骨碎补、玄参等，这些原料也是我国保健食品在全球的独特之处。但是应特别提及的是，使用上述原料必须遵循祖国传统医学君臣佐使的用药规律和组方原则，使各种有效成分按照一定的规律、比例进行科学合理的配伍，使其相辅相成相互协同，共同发挥保健作用。简单的叠加效果并不理想甚至可能出现不良反应。

（二）功能的生态性

保健食品功能的生态性主要应从其适宜人群的特点考虑。以中老年人的保健食品为例，针对其人群特点和常见的健康问题，主要应从细胞代谢、微生态平衡、免疫功能调节、自由基、脂质代谢以及酸碱平衡六大系统着手，研制具有人群特点的保健食品。

1．细胞代谢问题 中老年人细胞代谢的共同特点是随着年龄的增长，细胞的分解代谢旺盛而合成代谢减缓，因此容易出现骨质疏松、皮肤干燥瘙痒、皮屑增多、皮下组织变薄、皮肤弹力减弱、肌肉松软无力、脱发等常见衰老体征；细胞的自稳功能减弱或者紊乱，则出现异常增生的细胞，即所谓突变细胞，因此中老年人的肿瘤发病率明显增高；细胞的功能低下，分泌各种因子的能力减弱，则出现一系列功能性病变。

开发研究保健食品时，有针对性选择具有调节细胞代谢，保护细胞膜完整性的原料。如壳寡糖、壳聚糖、D- 氨基葡萄糖硫酸盐、香菇多糖以及很多天然药物提取物都是很好的调节细胞代谢的物质。

2．微生态平衡 人体表面及与外界相通的腔道常栖居着种类繁多、数量庞大的微生物。一个健康人由 10^{13} 个细胞组成，而定植的原核细胞达 10^{14} 个，人体自身细胞只占栖居在体表和体内的微生物细胞的 10%。按重量计算，人体携带的微生物总重量约为 1280g，其中肠道占 1000g，肺占 20g，口腔占 20g，鼻占 10g，眼占 1g，阴道占 29g，皮肤占 200g。人体携带的微生物细胞主要在肠道，胃肠的微生物量占人体总微生物量的 78.67%，粪便中的 1/3 ～ 2/5 是微生物。这些众多的微生物可分为益生菌和致病菌两大类，在正常情况下，两者处于相互制约、相互控制的平衡状态，即微生态平衡。所谓微生态平衡即在长期历史进化过程中形成的正常微生物群与其宿主在不同发育阶段动态的生理性组

合。正常菌群的生态平衡与否对人体的健康与疾病起重要作用。

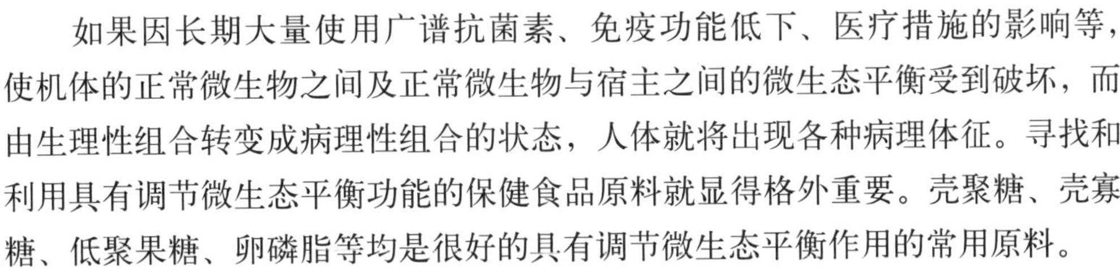

如果因长期大量使用广谱抗菌素、免疫功能低下、医疗措施的影响等，使机体的正常微生物之间及正常微生物与宿主之间的微生态平衡受到破坏，而由生理性组合转变成病理性组合的状态，人体就将出现各种病理体征。寻找和利用具有调节微生态平衡功能的保健食品原料就显得格外重要。壳聚糖、壳寡糖、低聚果糖、卵磷脂等均是很好的具有调节微生态平衡作用的常用原料。

3．免疫功能 免疫功能正常与否不仅关系到机体对各种传染性疾病的抵御能力，而且与呼吸系统、内分泌系统、循环系统等机体的各个系统均有极为密切的关系，涉及到机体健康的各个方面。免疫功能低下不仅机体的抵抗力减弱，易患感冒、发烧等感染性疾病，而且与肿瘤等增生性疾病也密切相关。服用具有提高机体免疫力的保健产品是中老年人养生保健不可或缺的重要手段之一。

具有调节机体免疫力的原料汗牛充栋，不胜枚举，但是适合于中老年人使用的最佳原料还应从天然药物以及食物来源的非营养生物活性物质中寻找为宜，如黄芪、人参、黄精、茯苓、各种食用真菌等等，前提是长期大量食用没有任何毒副作用。

4．自由基平衡 化学上将“自由基”也称为“游离基”，是含有一个不成对电子的原子团，是机体氧化反应中产生的有害化合物，具有强氧化性，可损害机体的组织和细胞，进而引起慢性疾病及衰老效应。我们的生物体系主要遇到的是氧自由基，例如超氧阴离子自由基、羟自由基、脂氧自由基、二氧化氮和一氧化氮自由基，加上过氧化氢、单线态氧和臭氧，统称活性氧。体内活性氧自由基具有一定免疫和信号传导功能，但过多的活性氧自由基就会有破坏行为，导致人体正常细胞和组织的损坏，从而引起多种疾病，如心脏病、老年痴呆症、帕金森病和肿瘤。此外，外界环境中的阳光辐射、空气污染、吸烟、农药等都会使人体产生更多活性氧自由基，使核酸突变，这是人类衰老和患病的根源（如图 7-2）。

自由基涉及几乎所有疾病的发生、发展和变化，且与衰老的进程密切相关。抗氧化、清除体内自由基被认为是 21 世纪全球医学界面临的最大课题之一。具有清除体内自由基功能的成分备受推崇，如葡萄籽多酚（OPC）、壳寡糖、D- 氨基葡萄糖硫酸盐、金属硫蛋白、辅酶 Q_{10} 以及许多天然药物都含有抗氧化、清除体内自由基的有效成分。

一般情况下，生命是离不开自由基的。我们的身体每时每刻都从里到外的运动，每一瞬间都在燃烧着能量，而负责传递能量的搬运工就是自由基。当这

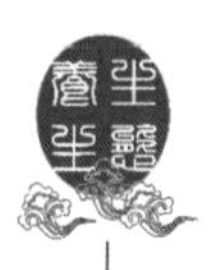

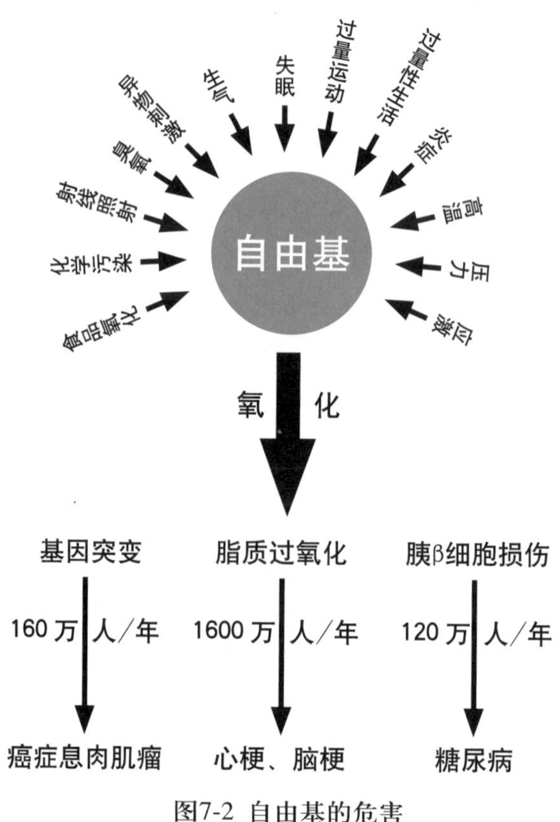

图7-2 自由基的危害

些帮助能量转换的自由基被封闭在细胞里不能乱跑乱窜时，它们对生命是无害的。但如果自由基的活动失去控制，超过一定的量，生命的正常秩序就会被破坏，疾病可能就会随之而来。所以说自由基是一把双刃剑。认识自由基，了解自由基对人体的作用十分必要。

5．脂质代谢 脂质在体内的主要功用是氧化供能，脂肪组织是机体的能量仓库，脂肪也能协同皮肤、骨骼、肌肉保护内脏，防止体温散发和帮助食物中脂溶性维生素的吸收。脂质代谢包括脂类在小肠内消化、吸收，由淋巴系统进入血液循环（通过脂蛋白转运），经肝脏转化，储存于脂肪组织，需要时被组织利用。脂类代谢受遗传、神经、体液、激素、酶以及肝脏等组织器官的调节。当这些因素有异常时，可造成脂代谢紊乱和有关器官的病理生理变化，如高脂蛋白血症、脂质贮积病及其造成的临床综合征、肥胖症、酮症酸中毒、脂肪肝和新生儿硬肿症等。

脂肪代谢失衡表现为胆固醇、甘油三酯过多，低密度脂蛋白升高，高密度脂蛋白（血管清道夫）降低。脂肪代谢失衡是动脉粥样硬化形成的关键因素。

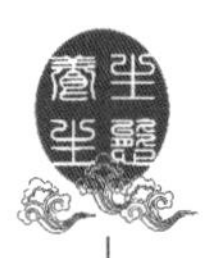

具有调节脂质代谢的成分或物质对预防和缓解心脑血管疾病十分有益，如银杏叶黄酮、山楂叶黄酮、壳聚糖、壳寡糖等。

6．酸碱平衡 人体体液在正常状态下的pH值为7.35，也就是说，当人体处于正常的微碱性状态时，新陈代谢就较为活跃，体内废物容易排出，身体免疫力也较强，不易衰老，不易得病。处于偏碱性状态时，是最平衡、最健康的。由于现代人大量摄入高蛋白、高脂肪的偏酸性食物，容易造成体质的酸性化，体液的pH值在7.35以下，身体处于亚健康或者亚临床状态。造成机体机能减弱，新陈代谢变缓，代谢废物不容易排出，内脏负担加重，容易疲劳、上火、便秘、感冒，并导致高血压、冠心病、糖尿病等慢性疾病。

绝大多数的动物性食物进入体内，消化吸收后代谢产生二氧化碳、磷酸、硫酸、乳酸等有机酸和酮体等，所以属于酸性食物。因此，酸性食物摄入过多，是各种慢性病以及衰老的重要原因之一。壳聚糖、壳寡糖是自然界存在的极为重要的碱性动物多糖类物质，中老年人应当适量食用。

（三）产品系列的全面整体性

任何一种产品都不是万能的，都不能解决全部的健康问题，开发研究适用于中老年人选用的保健食品必须遵循共性和个性的辩证统一原则，以复合型天然保健食品为主线，采取共性产品和个性产品相互配合使用的综合解决方案，来调养机体的亚健康状态，预防和控制各种慢性病的发生。例如，共性的产品一般是以抗氧化、延缓衰老、提高机体免疫力等适用于所有人群食用的为主，中老年人都应适当选用；而个性化的产品就应是针对性强，如果没有相对应的病症和体征者，就没有必要食用的产品，如心脑血管疾病、骨及骨关节退行性病变、糖尿病、高血压、便秘、失眠等的专用产品。

此外，保健食品的生产加工环境必须符合国家的GMP标准，以避免加工过程中的污染。

三、中老年人生态保健食品实例

（一）适用于中老年人普遍食用的保健品组成及功能特点

1．配方组成 壳寡糖、香菇多糖、人参提取物、黄芪提取物、当归提取物、葡萄籽提取物等。

2．功能特点 壳寡糖为君药，具有增强免疫力、对肿瘤有抑制作用、减肥、降血脂、降血糖、降血压、调节肠道菌群、排除体内毒素、清洁口腔、保护牙齿、保护肝脏功能、促进酒精代谢、保护胃黏膜、抗辐射、抗氧化等

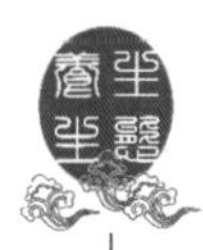

许多生物学活性。香菇多糖、人参提取物和黄芪提取物为臣药，其中香菇多糖在增强君药提高免疫力的同时，具有很好的保肝护肝作用；人参提取物除了具有提高免疫力、抗氧化、延缓衰老、抗疲劳、改善记忆等功能外，对心脑血管系统、神经内分泌系统的功能也有很好的改善作用，中医学认为人参具有大补元气，复脉固脱，补脾益肺，生津安神等功效；黄芪提取物具有提高免疫力、改善心脑血管系统功能、调节细胞代谢、修复细胞膜的完整性、抗氧化、延缓衰老，以及降血糖、改善胰岛β细胞功能、促进胰岛素分泌等作用，中医学认为黄芪补气固表，利尿抗毒，多用于气虚乏力、食少便溏、中气下陷、久泻脱肛、表虚自汗等症。当归为佐药，也具有提高免疫力、改善胃肠道功能、润肠通便等作用，该配方中用当归主要是增加君药润肠通便，预防和缓解老年性习惯性便秘，中医学认为当归具有补血活血、调经止痛、润肠通便等功效，主要用于血虚萎黄、眩晕心悸、月经不调、肠燥便秘等。葡萄籽提取物为佐使药，一方面可增强君臣药抗氧化、延缓衰老，提高免疫力，改善心脑血管功能、软化血管、促进血液循环等作用；另一方面葡萄籽提取物中的原花青素具有很好的阻断香菇多糖、壳寡糖等大分子物质组合后，易吸湿变性的弊端，起到调和诸药的作用。葡萄籽提取物的妙用使本配方的作用更加明显，性质更加稳定。

这样的产品配方就非常适合所有中老年人食用，具有抗氧化、延缓衰老、软化血管、促进血液循环、提高机体免疫力、润肠通便、降血糖等许多生物学活性，涵盖了中老年人绝大部分的生理特点和常见的健康问题。笔者认为将这样的配方制成保健食品，用于中老年人的日常养生保健是非常有前途的，一定会为中老年人的健康长寿发挥积极的作用。

（二）适用于中老年人的个性或者特殊性产品的配方组成及功能特点

中老年人的个性健康问题非常繁杂，不胜枚举。现以发病率较高、比较常见的糖尿病、高血脂、高血压、冠心病、骨及骨关节退行性病变、膝关节疼痛变形、骨质疏松、骨刺、椎管狭窄等三类人群为例，提出具有很好防治作用的产品配方实例，供广大读者参考。

1．针对糖尿病人的个性化产品

（1）配方组成：壳寡糖、玉米须提取物、苦瓜提取物、桑叶提取物、生地黄提取物、麦门冬提取物、黄芪提取物、黄精提取物。

（2）功能特点："糖尿病"的临床症状和体征与中医学的"消渴证"相似，其病机特点为阴虚燥热，病位责之于肺脾肾三脏。阴虚为本，燥热为标，阴虚

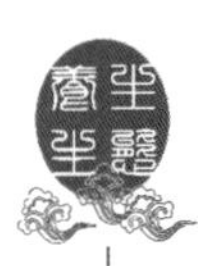

则烦渴易饮，燥热每致多食易饥。二者又常互为因果，相互影响，日久则气阴两虚，变证百出。治疗应以养阴生津、清热润燥为基本原则。本方中桑叶甘寒，入肺经；《本草纲目》中记载：桑叶“汁煎代茗，能止消渴”，可益肺阴，又泻肺热；苦瓜苦寒，《本草求真》言其“除热解烦”。二者相须为用，滋阴泄热，针对病机本质。麦冬甘而微寒，为益肺阴之良品，《本草正义》言其“补阴解渴，为必用之药”，与桑叶为相伍，增强其滋阴之力；生地甘寒，清热养阴，生津止渴，合麦冬以增桑叶滋阴之效，配苦瓜使泄热之力更佳。玉米须甘平，泄热利水，佐苦瓜泄热，又兼除浮肿之变证。黄芪补中益气，为“久服补虚”之要药；黄精亦甘平和缓，可“补诸虚，止寒热”，具滋阴润肺，补中益气之功，二者合用，使正气不虚，又防气阴两虚，即有扶正祛邪之意，又有未病先防之功，兼防玉米须利水伤正之弊。诸药合用，集滋阴润燥、泄热除烦、益气养阴于一身，针对消渴病证之标本，又防其耗气伤津之变证。壳寡糖是近年来发现的具有很好降血糖、修复受损的胰岛β细胞功能、促进胰岛素分泌的甲壳素衍生物，分子量在 3000 ～ 8000D 的壳寡糖降血糖效果最佳。

这样的组方不仅对糖尿病及其并发症有很好的治疗作用，而且还能减缓长期服用二甲双胍等降糖药物对肾脏、肝脏等的损伤，是很有前途的糖尿病人用保健品配方。

2．针对骨及骨关节退行性病变、骨质疏松患者的个性化产品

（1）配方组成：D- 氨基葡萄糖硫酸盐、马鹿骨粉、川牛膝、骨碎补、丹参、枸杞子、山药、葛根、山楂、薄荷。

（2）功能特点：祖国传统医学没有“骨关节退行性病变”、“骨质疏松”这类病名，但根据其病因病机和临床表现特点，与中医学的“骨枯”、“骨萎”、“骨痹”、“骨蚀”等证极为相似，其中尤以“骨萎”在病因病机、临床表现与定性定位上更为准确。中医学认为“肾主骨生髓”，原发性骨质疏松症主要缘于肾衰而天癸竭，导致形体皆极，筋骨懈堕。所以，年老脏衰、肾精亏虚是本病的主要病因，肾虚精亏、髓减骨枯是本病的主要病机。同时，中医学素有“精血同源”、“肝肾同源”之说，更年期后体质改变加情志失调等因素使肝血不足、肝气郁结的病机极为常见。其中，肝血不足可导致肾精亏损，使骨髓失养，肢体不用；肝气郁结则可致气血阻滞、骨髓脉络郁滞，骨质失其所养而表现为疼痛萎弱之症。再者，中医学认为脾为后天之本，主运化水谷精微，为气血生化之源，并主肌肉四肢。如饮食不调，劳逸失度，导致脾胃虚弱，后天失养，一方面会导致水谷精微化生不足，肌肉骨髓失养，四肢不用；另一方面脾虚不能

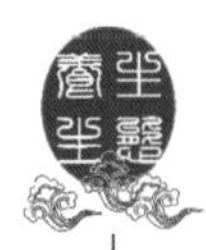

补养先天，又会导致肾精不足、筋骨失养、骨萎骨枯之症。

根据该病的病因病机特点，以标本同治、补通结合为基本治则。方中马鹿骨、骨碎补、川牛膝、枸杞子、山药补肾元、养肝血、益脾气，以治病之本，其中马鹿骨、骨碎补、川牛膝还能兼治病之标，为核心配伍组成。马鹿骨，味甘，性微热，功用补虚羸，疗冷痹，强筋骨，可治疗肾阳不足、筋骨冷痹、骨萎肉却。川牛膝，味苦、酸，性平，归肝、肾经，功用活血通经，引血下行，补肝肾，强筋骨，利水通淋。骨碎补，味苦，性温，入肝、肾经，功用补肾强骨，活血止血，续伤止痛，戴元礼《证治要诀》谓之“以肾之虚寒而言，此药温肾，能起骨萎宜矣”，不但可辅助马鹿骨治疗肾阳不足之骨萎肉却而治本，亦可活血通络而治病之标。枸杞子，味甘质润而性平，功用滋补肝肾，益精养血，长于治疗肾精肝血不足所致髓枯骨萎，《药性论》称其“能补益诸精不足，除风，补益筋骨”。《食疗本草》亦言其能“坚筋耐老，除风，补益筋骨，能益人，去虚劳”。马鹿骨和枸杞子，一疗肾之元阳不足而冷痹骨萎，一疗肾之阴精不充而髓枯骨萎，二者相互配合，共同切中肾虚骨萎的核心病机。山药，味甘，性平，归脾、肺、肾经，功用益气养阴，补脾肺肾。《本草正》云：“山药能健脾补虚，滋精固肾，治诸虚百损，疗五劳七伤。”山药具有的补中益气而温养肌肉，以及益肾固精而疗肾虚腰痛的双重功效，使其成为治疗骨萎之证的必用之品。

本配方以丹参、葛根、山楂、薄荷祛瘀血、除痹阻、化痰浊、清郁热、通络脉，辅助治标。丹参，味苦而性微寒，可活血通痹。葛根，味辛甘，性凉，归脾胃经，可发散诸痹。山楂，味酸甘，性微温，归脾、胃、肝经，可消食化积，行气散瘀。薄荷，味辛，性凉，归肺肝经。《药性论》云其“去愤气，发毒汗，破血止痢，通利关节”。《医学衷中参西录》则云：“薄荷味辛，气清，香窜，性平。其力能内透筋骨，外达肌表，宣通脏腑，贯穿经络。”故对于肝失调达、肝气郁结所致气血阻滞、骨髓脉络失养之病机，以薄荷最宜。

在中医学辨证施治的基础上，再根据现代医学的最新研究成果，选用D-氨基葡萄糖硫酸盐直接针对骨、骨细胞以及软骨组织，促进骨细胞的增殖分化，促进软骨细胞的再生，使受损的关节得到修复，功能恢复正常。因此，这样的配方既有现代医学特点，又有祖国传统医学特征，是非常适用于中老年骨质疏松、骨关节退行性病变的保健食品配方。笔者在日常保健实践中用本方治疗上述疾病万余例，效果十分显著。

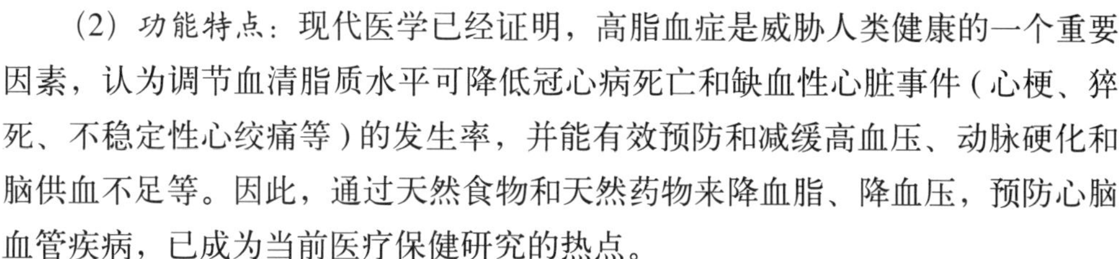

3. 针对中老年高血压、冠心病、脑供血不全等心脑血管疾病的个性化产品

（1）配方组成：壳聚糖、银杏叶提取物、山楂叶提取物、罗布麻提取物、葛根提取物、丹参提取物、三七提取物、葡萄籽提取物。

（2）功能特点：现代医学已经证明，高脂血症是威胁人类健康的一个重要因素，认为调节血清脂质水平可降低冠心病死亡和缺血性心脏事件（心梗、猝死、不稳定性心绞痛等）的发生率，并能有效预防和减缓高血压、动脉硬化和脑供血不足等。因此，通过天然食物和天然药物来降血脂、降血压，预防心脑血管疾病，已成为当前医疗保健研究的热点。

本方中壳聚糖是甲壳素通过强碱水解、酶解后脱去大部分乙酰基的衍生物，具有很好的减肥、降血脂、降血糖、降血压等生物学活性。有学者对壳聚糖降血脂降血压的作用机理进行了一系列的研究，结果证明，壳聚糖虽然不溶于水和碱性水溶液，但是可溶解于稀盐酸、醋酸等稀酸溶液，在稀酸溶液中可发生降解，而人体摄入壳聚糖后首先在胃中酸性环境下溶解形成胶体，该胶体溶液与脂肪、胆固醇结合形成包裹，降低了小肠的吸收，而随粪便一起排出体外，从而达到降低血脂和胆固醇的目的。还有学者认为壳聚糖带正电荷，与带负电荷的胆汁酸相结合排出体外。由于胆固醇主要是在肝脏中转化成胆汁酸，从而降低血液中的胆固醇；另外，壳聚糖具有明显提高高密度脂蛋白作用，而高密度脂蛋白含量与胆固醇含量成反比，因此有利于防治心脑血管疾病。银杏叶的主要成分银杏叶黄酮具有改善脂代谢、降低血脂及血黏度的作用。有学者用 75%的乙醇提取银杏叶黄酮给 SD 大鼠腹腔注射 10 天后，证明有明显的降低甘油三酯和降低过氧化脂质的作用；用水提黄酮化合物与维生素 C 作比较，降低血黏度的作用大于维生素 C。有人用银杏叶片治疗肾病综合征、高脂血症，也发现有降低甘油三酯和胆固醇的作用，并发现银杏叶片具有升高高密度脂蛋白 (HDL) 和降低低密度脂蛋白 (LDL) 的作用。人血浆中载脂蛋白 (Apo) 主要有 A、B、C 三种，而 ApoA 和 ApoB 常常作为动脉粥样硬化的评估指标。有学者采用 SD 大鼠腹腔注射银杏叶黄酮来研究对载脂蛋白的影响，实验证明醇提 FG 能明显降低 ApoA-Ⅰ 和 ApoB，并同时降低 LDL 的含量，但对 HDL 无明显的影响。有学者报道 FG 体外实验对 ACE 活性有明显的抑制作用，水提 FG 抑制率达到 62.5%，醇提达到 82.5%。有人用 FG 治疗蛛网膜下腔出血 (SAH)，结果表明 FG 能明显增加脑血流量及使 SEP 潜伏期延长程度减小。山楂叶黄酮具有降血压、强心、降血脂作用，能扩张冠脉血管。山楂还可以通过收缩动脉粥样硬化 (AS) 斑块面积使表面变得光滑，防止 AS 的进一步恶化。

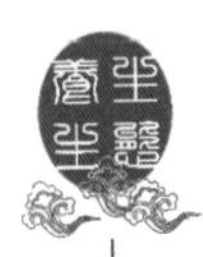

有学者报道，AS 的发生与动脉内皮的损伤及其功能异常息息相关，而山楂中含有的主要成分山楂黄酮，能有效抑制牛内皮细胞羟脯氨酸代谢，调节糖胺多糖的代谢，证明山楂黄酮在维持血管壁的完整性和弹性方面具有有益的作用。有学者为了探讨山楂总黄酮对人血管内皮细胞的保护作用及其机理。采用原代培养人脐静脉内皮细胞 (EC) 技术，通过细胞形态学、细胞生长状况、细胞内乳酸脱氢酶 (LDH) 释放、内皮细胞对单核细胞 (MC-EC) 的黏附作用以及低密度脂蛋白脂质过氧化值 (TBARS 值) 测定等，观察不同剂量山楂总黄酮对氧化型低密度脂蛋白 (oxLDL) 诱导的 EC 损伤的影响和对 EC 的直接作用。结果表明 oxLDL 对 EC 具有明显的损伤作用，oxLDL 组的细胞生存率低于正常对照组，LDH 释放率和 MC-EC 黏附率均高于正常对照组；山楂黄酮可有效地抑制 oxLDL 对 EC 的损伤，3 个剂量的山楂黄酮 + oxLDL 组的细胞生存率均显著高于 oxLDL 组。LDH 释放率、MC-EC 黏附率和 TBARS 值均显著低于 oxLDL 组，并呈剂量-效应关系。单纯山楂黄酮组的中、高剂量组 MC-EC 黏附率均显著低于正常对照组。结论证明山楂黄酮可以有效地保护内皮细胞免受 oxLDL 的损伤，其作用机理与山楂黄酮的抗氧化作用和对 EC 的直接作用有关。罗布麻具有明显的降血压、强心等功效，对实验性心血管机能不足有很好的治疗作用，能改善冠脉血流，能使动脉粥样硬化家兔的心电图恢复正常，是治疗高血压、冠心病的常用药。葛根含有多种黄酮成分，主要有大豆苷、大豆苷元、葛根素等，具有扩张冠状动脉血管和脑血管的作用、降血压作用、抑制血小板凝聚作用以及β－肾上腺素受体阻滞作用等。有学者报道葛根水煎剂、醇浸剂、总黄酮、大豆苷和葛根素经大鼠腹腔注射或皮下注射，均能对抗垂体后叶素引起的急性心肌缺血。葛根总黄酮经麻醉犬静注，可使冠脉流量明显增加，血管阻力下降，心肌耗氧量下降。丹参具有明显改善心血管系统功能的作用，中医学认为丹参能活血化瘀、安神宁心，常用于治疗心绞痛、瘀血腹痛、骨节疼痛、惊悸不眠等。三七具有明显的扩张血管、增加血管弹性以及持久的降血压作用。中医学认为，三七具有止血、散瘀、消肿、定痛等功效，临床上常把丹参和三七合用治疗心绞痛，预防和减缓动脉硬化、脑供血不足等。葡萄籽提取物的主要成分是葡萄籽多酚（简称 OPC)，具有极强的抗氧化活性，是一种非常好的氧游离基清除剂和脂质过氧化抑制剂，并具有很强的提高机体免疫力、改善外周循环、软化血管以及抗突变等作用。中老年人由于过量的蛋白酶、氧化酶、水解酶和活性氧的存在，容易对血管外基质的胶原蛋白、透明质酸、弹性蛋白以及内皮细胞膜等造成伤害，葡萄籽多酚的抗酶和清除自由基作用可阻

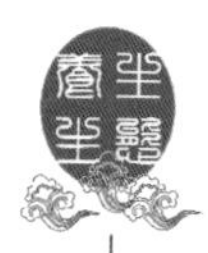

断各种酶以及活性氧对血管内壁的破坏，从而增加毛细血管的弹性和渗透性，使外周血管正常功能不受破坏，具有明显的降血压活性。还有学者认为，葡萄籽多酚软化血管活性能够使动脉硬化得到化解或控制其发展，从而达到降血压的目的。

上述各有效成分相辅相成、相互配伍使用，共同起到辅助降血脂、辅助降血压的保健功能，是中老年人预防和减缓心脑血管疾病的理想保健食品配方。笔者常用此方与前面所述的共性产品合用，用于中老年人高血压、冠心病、脑供血不足、脑卒中等患者的保健实践，收到非常理想的效果。本方还有很好的减肥作用。

总之，针对中老年人的个性产品配方不胜枚举，如前列腺炎的预防保健配方、女性更年期养生保健配方、习惯性便秘配方等等，在此不一一赘述。

第四节　保健食品开发研究及其营销管理模式的理论体系

一、保健食品的开发研究应当遵循的原则

（一）针对市场需求确定目标人群的原则

保健食品的目标人群涵盖儿童、青少年、中老年人等所有人群，同时也包括处于特定环境、特殊生理或病理状态下的特定人群。不同人群具有不同的健康需求。如何确定目标人群，针对其存在的健康问题有的放矢的研制相应的保健食品产品，是保健食品研发立项的关键。目前，我国保健食品研发立项的论证工作尚没有得到足够的重视，许多产品没有经过市场调研、科研立项以及同行专家、学者等的充分论证就匆忙上马，给事后的产品注册审批以及市场销售等留下了隐患。

保健食品企业应根据自己的特点和优势以及努力实现的企业文化，首先进行市场调研工作，广泛收集市场信息，认真分析市场需求以及力争占有的目标人群市场份额等，有针对性地进行产品研发工作。纵观我国目前的保健食品企业，在产品的架构方面集中于某一年龄段或者某一特定人群的不多，产品间的关联性也较差，有的企业虽然拥有几十个保健食品产品，但却很难形成系统的产品文化，给市场营销管理增加了难度。据悉，在卫生部全民健康生活方式行动办公室指导下的“银龄健康一二一工程”，把目标人群锁定在全国1.74亿

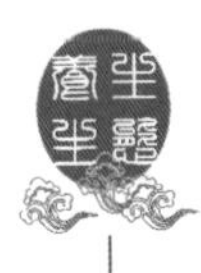

中老年人上，与权威科研单位和社区卫生服务机构合作，共同进行流行病学调查，建立中老年人的健康档案并进行综合分析，针对中老年人存在的突出健康问题研制了一系列既相互关联又各有其特点的预包装特殊膳食用食品和保健食品，全方位开展中老年人健康问题干预和健康综合促进工作，形成了服务于中老年人的系列产品文化，是很有创新意识的实践，其研发思路值得借鉴。

（二）依法开发研究的原则

2005 年 7 月 1 日国家食品药品监督管理局颁布实施的《保健食品注册管理办法》（以下简称《办法》）以及相关的配套文件是我国唯一的具有权威性的保健食品注册管理的法律依据。这部法规的颁布实施标志着我国保健食品的注册管理水平有了长足的进步，在全球引起了广泛的关注，据悉日本国已经率先全文翻译并逐条进行了诠释后在权威出版社出版发行。

保健食品的开发研究应在现行法律法规允许的范围内。①确定产品的保健功能应尽可能在法定的 27 种保健功能内选择，其功能名称及其相对应的评价程序和检验方法等均依据卫生部颁布的《保健食品功能评价程序和检验方法》（2003 版）执行。但是，由于现有的 27 个功能远远不能满足人们的健康需求以及企业自主研发新产品的需要，因此《办法》第二十条明确了开发研究新功能的保健食品的具体要求，给申请者开发研究新功能提供了空间。②开发研究保健食品时所使用的原料尽可能在《中国食物成分表》《食品添加剂使用卫生标准》（GB2760）《食品营养强化剂使用卫生标准》（GB14880）和《卫生部关于进一步规范保健食品原料管理的通知》（卫法监发 [2002]51 号）等范围内，加工辅助剂应符合 GB2760 和《中华人民共和国药典》（2005 版）的要求。使用了不符合上述规定的原料开发研究保健食品，应参照《食品安全性毒理学评价程序和检验方法》中对食品新资源和新资源食品的有关要求进行安全性毒理学评价。

（三）古为今用，洋为中用的原则

中医学将辨证施治、辨证施食的理论应用于养生保健的实践，积累了丰富的经验，是博大精深的伟大宝库。开发研究保健食品首先应立足于挖掘中医学遗产，注重使用民族资源（如牦牛、红曲、甲壳素及其衍生物等）开发出符合我国国情，具有中国特色的保健食品产品，促进民族产业和中医药现代化的不断发展。同时，应本着“高端科技，精益求精，不断创新”的理念，借鉴国外的先进技术和最新科研成果，研制出有高科技含量的保健食品产品，

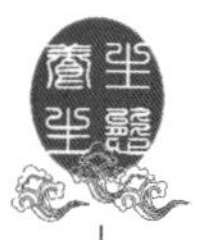

简单抄袭的低水平重复产品是没有前景的。国家应在政策上给予引导和支持，调动社会各方面的积极性，加大保健食品的基础和应用研究的科研扶持力度，对自主创新产品施行产权保护政策，引领保健食品产业走出国门，跻身于世界强者之林。

（四）联合开发，资源共享的原则

我国尚处于发展中国家，社会资源有限，各地区的发展也很不平衡，绝大部分的保健食品企业科研能力有限，甚至有的企业完全不具备科研开发能力，这与科研开发的主体主要集中于企业的国际形势大相径庭，是制约保健食品事业发展的瓶颈。与此相反，目前我国的绝大多数大专院校、科研院所的人才集聚，设备先进，科研开发能力较强，有的甚至居全球领先水平，但是，由于缺少科研资金和市场推广的能力和经验等原因，使其科研成果很难转化为生产力。企业应借助大专院校、科研院所等机构的技术、设备和人才优势来弥补自身的不足，政府部门应在鼓励和引导企业加大科研投入，提高研发能力的同时，采用现代信息技术创建各种信息平台，举办多种形式的科研成果推介会，努力构建科研机构与企业之间交流的纽带。联合开发、优势互补、资源共享，此举被认为是整合社会资源，充分发挥现有社会资源，共同促进保健食品产业整体水平提高的良策。

（五）普遍性与特殊性辩证统一的原则

一个企业的产品分布或者架构应遵循普遍性与特殊性、共性与个性辩证统一的哲学思想。企业应确立科学合理的产品架构，既要研制适合于大部分人食用的普遍性和（或）共性化的产品，也要针对特定的人群研制特殊性和（或）个性化的产品。世界卫生组织将人群分为“健康 - 亚健康 - 亚疾病 - 疾病”四种状态，保健食品一方面适用于健康人群，维护和促进健康；一方面适用于亚健康和亚疾病人群，既可控制或减缓其向疾病状态转化，降低疾病风险，又能使其消除亚健康、亚疾病的症状和（或）体征，恢复至正常健康状态；同时保健食品还适用于疾病状态的人群，辅助药物治疗作用，增加药物治疗的效果，减轻药物治疗的毒副作用等。以中老年人群为例，针对该群体普遍存在的常见健康问题而研制的预包装特定膳食用食品、营养素补充剂以及具有延缓衰老作用、提高免疫力作用等的保健食品，属于普遍性或共性的产品范畴；针对高血压、高血脂、糖尿病、冠心病、骨质疏松、失眠、便秘、前列腺肥大、变形性骨关节炎、肿瘤放化疗的毒副作用等突出的健康问题，甚至是疾病状态的特定人群而研制的具有特殊功效作用的保健食品产品，

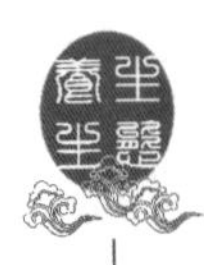

属于特殊性或个性化的产品范畴。

在注意产品普遍性与特殊性分布的同时，还应努力寻求产品间的相互关联性，即辩证统一规律。把分散的系列产品集中于某一突出性或者代表性的主线上，形成宝塔式的产品架构，使各产品既有联系又各有其特点，为建立系统的产品文化奠定扎实的基础。银色世纪工程系列产品集中于海洋生物这一主线，努力在海洋生物系列产品方面作实、作强、作大，使众多产品通过海洋生物这一主要原料巧妙地联系起来，充分体现了产品设计者用辩证唯物主义思想指导科研开发实践的理念。

二、开发研究保健食品时功能定位的理论依据

（一）中医学为保健食品的功能定位提供了理论依据

中医学具有悠久的历史，其活血化瘀、舒筋通络、益气养血、滋阴补阳、健脾和胃、疏肝理气、清肝明目、补肾壮阳、清热解毒等传统功效作用是最具代表性的养生保健功效。依据中医学的养生保健理论，结合我国现行的保健食品相关法律法规，采用现代医学、现代营养学以及生命科学的最新成果，开发研究具有增强免疫力、抗氧化、改善睡眠、增加骨密度、抗疲劳、润畅通便、辅助降血脂、辅助降血压、辅助降血糖、改善记忆、对化学性肝损伤具有辅助保护作用以及减轻肿瘤放化疗毒副作用等系列保健食品，值得产品研发者深思。

（二）现代医学、现代营养学为保健食品的功能定位提供了科学依据

人体的健康、亚健康、亚疾病、疾病四种状态处于动态的相互演变过程中，健康人群由于某些生理指标的改变或功能受损而发展为亚健康、亚疾病人群，亚健康、亚疾病人群是疾病的高发人群，若不能及时得到改善，很容易发展为疾病人群。从保健食品对人体健康发挥的作用和法定定义两方面来看，可以将保健食品归属于调节机体的生理功能、提高机体的应激能力、减轻有毒有害物质对机体的损伤、改善各种营养素的代谢、辅助临床治疗疾病、减轻临床治疗疾病过程中的毒副作用、降低疾病风险等范畴。

1. 从目标人群普遍存在的健康问题来确定拟开发产品的保健功能 某种膳食摄取过多容易患肥胖等各种代谢相关疾病，缺乏某种食物或营养素容易患佝偻病、骨质疏松症、缺铁性贫血、缺碘性甲状腺肿以及各种维生素缺乏症等。根据中国卫生统计年鉴报道，我国中老年人体重超标者高达31%，高脂血症、高血压症、冠心病、脂肪肝、糖尿病等发病率也在不断上升。保健食品的科研

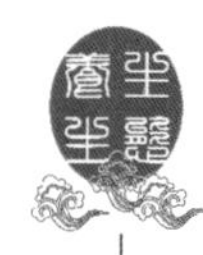

开发者应站在全面维护和促进人类健康的高度，针对目标人群的健康问题努力研制出适宜人群广泛、科技含量高的预包装特定膳食用食品以及保健食品，用以对目标人群的健康问题进行全面系统地干预，实现维护和促进健康、降低疾病风险、提高健康水平的目的。

2．从目标人群的亚健康、亚疾病状态思索拟开发产品的保健功能 现代营养学认为平衡膳食和营养支持是使人体亚健康、亚疾病状态向健康状态转化的重要手段之一，保健食品在此方面能发挥巨大的作用，可调节机体功能，改善机体的某些生理指标，解除或缓解导致亚健康状态的各种因素，使之恢复到健康状态或控制在正常范围内，降低疾病的发生率。根据我国现行的保健食品相关法律法规限定的保健功能来看，增强免疫力、辅助降血脂、抗氧化作用、改善记忆、辅助改善视力、改善睡眠、提高缺氧耐受力、抗疲劳、增加骨密度、对化学性肝损伤的辅助保护作用、减肥、改善消化功能等可列为改善亚健康范畴。但是，由于健康状态和亚健康状态很难截然分开，因此，保健食品的功能定位也难免有交融之处，有待于进一步商榷。

3．从目标人群的常见疾病来探索拟开发产品的保健功能 药物是以治疗疾病为目的，作用迅速效果显著，针对的是疾病的症状、体征以及合并症，有明确的禁忌证和不适宜人群，给药途径多样，安全性评价是以治疗作用大于对机体的损害为前提，药物的使用应在疾病症状和（或）体征消失后应立即停止，以免对机体造成损伤。保健食品作为食品以安全无毒、无任何副作用为前提，并具有调节人体生理功能的作用，其作用平和，不需要医生处方，可长期食用。保健食品的安全性评价，不得沿用药品及其他日用化学品权衡利益与危险的原则，而只能是确保食用安全。它针对的是疾病过程中某些生理指标和功能异常的改善调理，是在药物治疗的基础上起辅助作用，不能代替药物的治疗作用。因此，开发研究此类保健食品时，其功能除定位于亚健康状态外，也应考虑对疾病状态的改善、降低疾病风险以及减轻药物治疗的毒副作用等方面。如辅助降血糖作用、辅助降血压作用、减轻肿瘤放化疗的毒副作用等保健功能就属于此范畴。

三、全科医学理论的发展与实践为保健食品产业的文化建设提供了重要参考

目前保健食品企业的市场经营管理模式十分复杂，多数企业采取大量的广告宣传等促销形势，也有直销、会议销售等销售模式，缺乏全面系统和可持续发展的理念。保健食品企业应本着替政府分忧、服务社会、服务广大人民群众

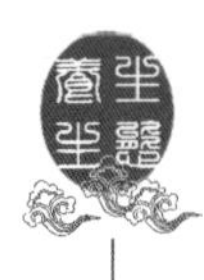

的理念，以全科医学理论与实践为指导，建立全面系统的经营管理模式和企业文化。通过有计划、有组织、有步骤地系统开展健康科普知识讲座，进行目标人群健康状况的流行病学调查，采用现代电子信息技术的最新成果建立时时跟踪的动态计算机管理的健康档案，适时组织问题人群的健康体检、健康评估、健康问题干预等一系列个性化服务，全面促进健康科普知识的普及宣传工作，提高人们的健康意识和自我保健能力，创造良好的社会效益；同时推荐科技含量较高的保健食品产品服务于广大消费者，创造良好的经济效益。

（一）保健食品产业的特殊性与营销管理模式的系统性，与全科医学的服务管理模式一脉相承

保健食品既不同于普通食品，又不同于药品，是介于食品和药品之间的具有特定保健功能或以补充维生素、矿物质和微量元素为目的的食品。既适于特定人群食用，具有调节机体功能，不以治疗疾病为目的，并且对人体不产生任何急性、亚急性或者慢性危害的食品。首先，对保健食品的经营管理人员来说，必须具有一定的保健食品相关知识，全面了解本企业产品的特点、适宜人群和具有的特定保健作用等，并用通俗易懂的科学道理向消费者推荐，以赢得消费者的充分信任；其次，作为消费者来讲，必须具有一定的自我保健常识，了解自身的健康状况和存在的突出健康问题，科学合理地选择保健食品。基于我国目前科普知识的宣传普及现状和虚假广告肆虐的严峻现实，规范和指导群众性科普知识的普及行为，既需要政府部门的大力支持和正确引导，也需要社会各界的密切配合。可见，专业化、系统化、个性化的保健食品营销管理模式与全科医学的服务管理模式一脉相承。

（二）保健食品产业的发展促进全科医学事业的不断完善与发展

保健食品的营销管理应以个人、家庭、社区为对象，以维护和促进健康为目的，本着促进全人类健康的服务理念，充分发挥企业的人力、物力和财力优势，与各级社区卫生服务机构密切合作，在全科医生和医学、营养保健专家的指导下，依据全科医学的理论架构设立保健食品企业的营销管理模式、组织结构、运行机制等，在市场经营管理服务的实践中逐渐建立系统的企业文化。

近年来，我国的三甲医院在仪器设备、医疗水平和人力资源建设等方面有很大改善，有的已经接近或赶上世界先进水平，但是全科医学在我国却仍处于起步阶段。目前仅有少数高等医学院校设有全科医学专业，全科医生的人数还十分有限，对全科医学的重视程度还远远不能满足社会发展的需要。其实全

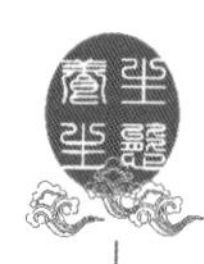

科医疗和专科医疗是一种相互依赖、相互促进的关系，布局合理的卫生服务网络是一个“金字塔”型结构，大医院将精力集中于疑难问题和新技术的研究与应用，基层机构全力投入社区人群的基本医疗保健服务；病人的一般问题和慢性病可以就近获得方便、便宜且具有人情味的服务，若需要专科治疗时可以通过全科医生的转诊而减少就医的不便与盲目性，从而减少浪费，提高资源利用上的成本效益。保健食品企业也应根据目标人群的健康需求，建立家庭、社区和医院之间的“一条龙”服务系统，提供“无缝隙”与快捷的全方位健康服务，减轻政府部门压力，弥补全科医生的人力不足，促进全科医学事业的不断完善与发展。

综上所述，笔者认为以现代医学、现代营养学和中医学理论为依据，以全科医学理论和服务管理模式为指导，以广大人民群众常见的健康问题为主攻目标，全面系统地开发研究具有高科技含量的保健食品产品，服务于社会，造福于人类，是保健食品产业研发思路和营销管理模式理论体系建设的重要基础。

第五节　天然生态中药养生

天然药物养生是生态养生保健的重要方法，尤其是对坚持了生态饮食、运动、情志、起居、四季养生的原则和方法后，仍觉身体不适，亚健康的症状明显，而西医临床检查又无明确病理指标的人来说，更是必不可少的调理与诊疗并用的重要手段。不仅能调和脏腑、畅通经络，而且能平衡阴阳、调和气血，使全身气血流畅无阻，脏腑经络各司其能，达到阴平阳秘，以平为期，进而能祛病强身、益寿延年，达到未病先防、既病防变的目的。和其他的生态养生保健方法相比，中药养生保健法的特殊优势就在于，能相对快速并且针对性很强地改善亚健康和不良体质，治愈慢性疾病和虚弱性疾病。

一、生态中药养生的概念与特点

生态中药一般是指没有污染、只要使用得当不会对机体产生毒副作用的天然中药。

生态中药养生是指在中医学理论指导下，通过服用或外用天然中药而达到调理机体的偏颇体质，祛除机体的亚健康状态，使机体恢复平和，以实现增进健康、修正亚健康的症状和体征，益寿延年的养生方法。

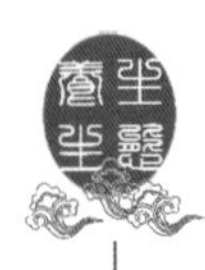

（一）未病先防

机体处于亚健康状态，尚未发展到必须进行临床治疗前，现代医学认为没有具体的临床症状和体征，无法诊断和治疗的状况下，通过中医理论进行辨证施治，使偏移的体质得到修正，防止疾病的发生，祛病防身，益寿延年。中医学认为，疾病的发生关系到正邪两个方面，邪气是导致疾病发生的重要条件，而正气不足是疾病发生的内在原因，当正不胜邪时就会发病。因此，药物养生必须从这两个方面着手。

1. 调养身体，提高正气抗邪能力 正气的强弱，由体质所决定。一般来说，体质壮实者，正气充盛；体质虚弱者，正气不足。《素问》：“正气存内，邪不可干。”因此，增强体质首先要注意养生，若不果，则以药物养生扶助正气，增强体质，防止疾病的发生。

2. 防止病邪的侵害 病邪是导致疾病发生的重要的条件，故未病先防除了增强体质，提高正气抗邪能力外，同时还要防止病邪的侵害。“虚邪贼风，避之有时”，“五疫之至，皆相染易”，应“避其毒气”，防止外邪侵袭，《素问・刺法论》有“小金丹……服十粒，无疫干也”的记载，说明我国很早就开始了药物预防的工作。发明于16世纪的人痘接种法预防天花是人工免疫法的先驱，为后世免疫学的发展做出了极大贡献。此外，还有用苍术、雄黄等烟熏以消毒预防等等。近年来运用天然药物预防疾病也收到良好的效果，如用板蓝根、大青叶预防流感，用茵陈、栀子等预防肝炎，用马齿苋等预防菌痢等等，都收到很好的效果。

（二）既病防变

未病先防是最理想的药物保健措施。但如果疾病已经发生，则应争取早期诊断，早期治疗，以药物调养防止疾病的发展与传变。

1. 早期诊治 《素问・阴阳应象大论》说：“故邪风之至，疾如风雨，故善治者治皮毛，其次治肌肤，其次治筋脉，其次治五脏。治五脏者，半死半生也。”说明外邪侵袭人体，如不及时诊治，病邪就有可能由表及里，步步深入，以致侵犯内脏，使病情越来越复杂、深重，治疗也就越困难。因此，在防治疾病的过程中，一定要掌握疾病发生发展规律及其途径，做到早期诊断，有效治疗，才能防止其转变。

2. 根据疾病传变规律，先安未受邪之地 《难经・七十七难》说：“上工治未病，中工治已病者，何谓也？然所谓治未病者，见肝之病，则知肝传之于

脾，故先实其脾气，无令得受肝之邪。故曰治未病焉。中工者见肝之病，不晓相传，但一心治肝，故曰治已病也。”肝属木，脾属土，肝木能乘克脾土，故临床上治疗肝病，常配合健脾和胃的方法，这是既病防变法则的具体应用。又如清代医家叶天士，根据温热病伤及胃阴之后，病势进一步发展伤及肾阴的规律，主张在甘寒养胃的方药中加入了某些咸寒滋肾之品，并提出了“务必先安未受邪之地”的治病原则，也是既病防变法则具体应用的范例。

3．病愈后防止复发 机体病久初愈，正气虚弱，正如《黄帝内经》所说：“邪之所凑，其气必虚”，易致病邪侵袭而复发，一旦复发，则病情迁延难愈，病情复杂而难治，预后不良。如果病后进行适当的药物调养，使机体正气恢复，气血流畅，脏腑得养，阴平阳秘，“正气存内，邪不可干”，则机体不再容易受邪而复发。

总之，生态中药养生可以伴随人的一生。人生自妊娠母体之始，直至耄耋老年，每个年龄阶段都存在着药物养生的内容。人在未病之时，患病之际，病愈之后，都有药物养生的必要。不仅如此，对不同体质、不同性别、不同地区的人也都有相应的药物养生措施。因此，生态中药养生的适应范围是非常广泛的，应引起人们的高度重视并进行全面普及，提高生态中药养生的自觉性，把生态中药养生保健作为每个人生活的一个重要组成部分，真正做到未病先防、既病防变的养生保健目的。

二、生态中药养生的原则和方法

（一）治病求本

治病求本就是寻找疾病的根本原因，并针对根本原因进行治疗。这是生态中药养生具体应用的一个基本原则，故《素问·阴阳应象大论》说：“治病必求于本”。“本”是和“标”相对而言，有多种含义，用以说明病变过程中各种矛盾的主次关系。如从邪正双方来说，正气是本，邪气是标；从病因和症状来说，病因是本，症状是标；从疾病先后来说，旧病、原发病是本，新病、继发病是标。

疾病的发生和发展，一般总是通过若干症状而显示出来的。但这些症状只是疾病的现象，还不是疾病的本质。只有充分地收集、了解疾病的各个方面，包括症状在内的全部情况，在中医学基础理论的指导下，进行综合分析，才能透过现象看本质，找出疾病的根本原因，从而确立恰当的调养方法。例如，头痛可由外感和内伤所引起，外感头痛，属于风寒的，治宜辛温宣散法；属于风

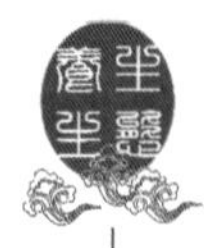

热的，治宜辛凉宣散法；内伤头痛，又由血虚、血瘀、痰湿等多种原因引起，故其治疗又应分别采用养血、活血化瘀、燥湿化痰等方法进行调养治疗。

在复杂多变的病证中，常有标本主次的不同，因而在治疗上就应有先后缓急的区别。标本治法的临床应用，一般是“治病必求于本”。但在某些情况下，标病甚急，如不及时解决，可危及患者生命或影响疾病的治疗，则应采取“急则治其标，缓则治其本”的法则，先治其标，后治其本。若标本并重，则应标本兼顾，标本同治。

（二）扶正祛邪

1. 扶正与祛邪的关系 疾病过程，从正邪关系来说，是正气与邪气矛盾双方相互斗争的过程。邪正斗争的胜负，决定着疾病的进退。邪胜于正则病进，正胜于邪则病退。因而治疗疾病，就要扶助正气，祛除邪气，改变邪正双方的力量对比，使之向有利于疾病痊愈的方向转化。所以扶正祛邪是指导药物养生的一个重要原则。《素问·通评虚实论》说：“邪气盛则实，精气夺则虚。”其调养方法，则应“实则泻之，虚则补之”，所以补虚泻实是扶正祛邪的具体应用。

所谓扶正，即是扶助正气，增强体质，提高机体抗邪能力，扶正多用补虚方法。所谓祛邪，即是祛除病邪，使邪祛正安，祛邪多用泻实方法。两者相互为用，相辅相成。运用扶正祛邪法则时，要认真仔细地观察和分析正邪两方消长盛衰的情况，并根据正邪在矛盾斗争的地位，决定扶正与祛邪的主次和先后。一般有如下几种情况。

（1）扶正与祛邪兼用：适用于正虚邪实病证，而且两者同时兼用则扶正不留邪，祛邪又不会伤正。但在具体应用时，还要分清以正虚为主，还是以邪实为主。正虚较急重的，应以扶正为主，兼顾祛邪；而邪实较急重的，则以祛邪为主，兼顾扶正。

（2）先祛邪后扶正：适用于虽然邪盛正虚，但正气尚能耐攻，或扶正反而助邪的病证。如瘀血所致的崩漏证，瘀血不去，则崩漏难止，故应先用活血祛瘀法，然后补血。

（3）先扶正后祛邪：适用于正虚邪实，以正虚为主的病人，因正气过于虚弱，兼以攻邪，则反而更伤正气，故应先扶正而后祛邪。如某些虫积病人，因正气太虚弱，不宜驱虫，应先健脾以扶正，待正气得到一定恢复之时，再驱虫消积。

2. 运用注意 正确运用扶正祛邪这一原则，在药物养生的具体应用时，应

注意以下几点。

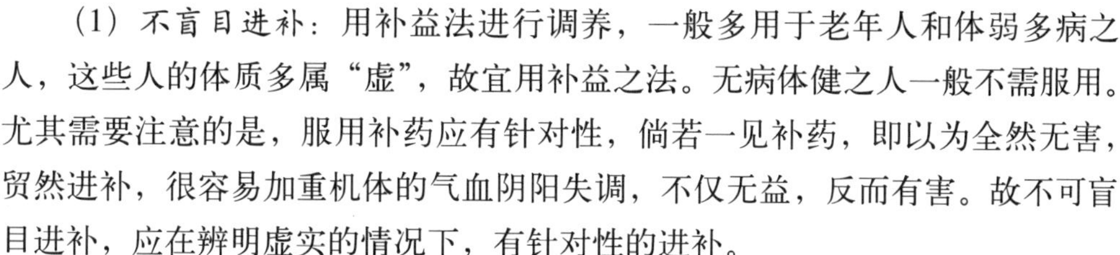

（1）不盲目进补：用补益法进行调养，一般多用于老年人和体弱多病之人，这些人的体质多属“虚”，故宜用补益之法。无病体健之人一般不需服用。尤其需要注意的是，服用补药应有针对性，倘若一见补药，即以为全然无害，贸然进补，很容易加重机体的气血阴阳失调，不仅无益，反而有害。故不可盲目进补，应在辨明虚实的情况下，有针对性的进补。

（2）补勿过偏：进补的目的在于协调阴阳，宜恰到好处，不可过偏。过偏则反而成害，导致阴阳新的失衡，使机体遭受又一次损伤。例如，虽属气虚，但补气过甚而不顾其他，反而导致气机壅滞，升降失调，出现胸腹胀满；虽为阴虚，但一味大剂养阴而不注意适度，补阴太过，反尔遏伤阳气，致使人体阴寒过重，出现阴盛阳衰之候。所以，补宜适度，适可而止，补勿过偏。

（3）辨证进补：虚人当补，但虚人的具体情况各有不同，故进补时一定要分清脏腑、气血、阴阳、寒热、虚实，辨证施补，方可取得益寿延年之效，而不致出现偏颇。此外，服用补药，宜根据四季阴阳盛衰消长的变化，采取不同的方法。否则，不但无益，反而有害健康。

（4）盛者宜泻：药物养生固然是年老体弱者益寿延年的辅助方法，以补虚为主亦无可厚非。然而，体盛而本实者也不少见。只谈其虚而不论其实，亦未免失之过偏。当今之人，生活水准提高了，往往重补轻泻。然而平素膏粱厚味不厌其多者，往往脂醇充溢，形体肥胖，气血痰湿壅滞已成隐患。所以，泻实之法也是抗衰延年的一个重要原则。《中藏经》所说：“其本实者，得宣通之性必延其寿”，即是这个意思。

（5）泻不伤正：体盛邪实者，得宣泄通利方可使阴阳气血得以平衡。但在养生调摄中，亦要注意攻泻之法的恰当运用。不可因其体盛而过分攻泻，攻泻太过则易导致人体正气匮乏，不但起不到益寿延年的作用，反而适得其反。故药物养生中的泻实之法，以不伤其正为原则。力求达到汗勿大泄，清勿过寒，下勿峻猛。

（6）用药缓图：衰老是个复杂而缓慢的过程，任何益寿延年的方法，都不是一朝一夕即能见效。药物养生也不例外，不可能指望在短期内依靠药物达到益寿延年的目的。因此，用药宜缓图其功，要有一个渐变过程，不宜急于求成。若不明此理，则欲速不达，非但无益，而且有害。这是药物养生中应用的原则，也是千百年来，历代养生家的经验之谈，应该予以足够的重视。

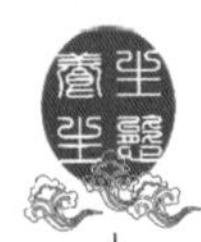

（三）辨证施养

辨证施养是生态中药养生重要的原则，是药物养生对疾病发生发展的一种特殊的调养方法。其主要精髓在于以中医学理论为指导，进行个体体质辨证诊断，再根据不同的体质特征施以不同的调养方法。了解自己属于什么体质，并及早采取相应的保健措施，有助于改善体质的偏颇，祛除亚健康的症状和体征，预防疾病，延年益寿。具体内容如下。

1. 气虚体质

(1) 基本特征

①形体特征：肌肉松软不实。

②常见表现：倦怠乏力，喜静懒动，语声低、言语少，多汗气短；面色白而无华，目光少泽，唇淡缺乏光泽，舌淡红，舌边有齿痕，脉弱。

③心理特征：精神不振，性格内向，情绪不稳定。

④发病倾向：易患感冒，病后康复缓慢。

⑤对外界环境适应能力：不耐受风、寒、暑、湿邪。

(2) 调养方法——益气培元

①饮食调养：加强饮食营养，多食黄豆、白扁豆、鸡肉、香菇等食用菌、大枣、桂圆、蜂蜜等。少食耗气的食物，如空心菜、生萝卜等。

②药膳：食温热补气之品，如山药粥（将山药30g和粳米180g一起入锅加清水适量煮粥，煮熟即成，在每日晚饭时食用），还有大枣粥、黄芪粥、黄精粥等以补气扶正，增强体质。适合于较轻症。忌寒凉伤气之品。

③药物调理：宜选用补中益气丸（人参、甘草、白术、当归、陈皮、黄芪、升麻、柴胡）、四君子汤（人参、白术、茯苓、甘草）等补气之品。适合较重症。

④起居运动调养："久卧伤气"，应劳逸结合，促进阳气生发。积极参加适合自身特点的体育锻炼，气功宜习内养功、强壮功，太极拳最适宜。

2. 阳虚体质

(1) 基本特征

①形体特征：肌肉松软不实。

②常见表现：平素畏冷，手足不温，喜热饮食，大便多溏稀，夜尿较多且清长，舌淡胖嫩，脉沉迟。

③心理特征：精神不振，性格多沉静、内向、对外界事物缺乏兴趣。

④发病倾向：易患痰饮、肿胀（水肿、心衰）、泄泻等病，感邪易从寒化。

⑤对外界环境适应能力：耐夏不耐冬，易感风、寒、湿邪。

（2）调养方法——温阳益气

①饮食调养：忌食生冷，多食温热壮阳之品，温补阳气。可常食牛羊肉、狗肉、鹿肉、核桃、韭菜、生姜、胡萝卜、黄豆等温热性食品。可适量饮酒，白酒、红酒、黄酒均可选择。

②药膳：生姜红枣汤，适合于较轻症。

③药物调理：金匮肾气丸（熟地黄、山萸肉、山药、茯苓、牡丹皮、泽泻，肉桂、附子），适合于较重症。

④起居运动调养：避寒就温，尤其要注意背部、足部和下腹丹田部位的保健防寒。多晒太阳坚持体育锻炼，促进机体新陈代谢及气化功能，但要注意运动后避风寒。还可经常按摩肾区，以促进阳气的生发。

3．阴虚体质

（1）基本特征

①形体特征：消谷善饥，形体瘦长，皮肤较薄，色枯少华，面颊潮红。

②常见表现：五心烦热盗汗，双目干涩，失眠、健忘、多梦，唇色偏红且干，舌质偏红，舌苔少，脉细数；喜凉恶热，易出现“上火”之象；口燥咽干，鼻微干，饮水偏多，大便偏干，小便偏黄。

③心理特征：急躁喜动，情绪波动大，容易心烦，或压抑而又敏感。

④发病倾向：易患虚劳（如结核）、失精、不寐（失眠）等病；感邪易从热化。

⑤对外界环境适应能力：耐冬不耐夏，不耐受暑、热、燥邪。

女性一生中要经历经、带、胎、产、乳等几个生理阶段，因此，阴虚体质多见于女性。

（2）调养方法——滋阴降火

①饮食调养：多食水果蔬菜，如石榴、葡萄、苹果、梨、柑橘、杨桃、香蕉等水果；冬瓜、丝瓜、菠菜、百合、莲藕等蔬菜；瘦猪肉、鸭肉、兔肉、深海鱼等；绿豆、黑芝麻等甘凉滋润之品。少食羊肉、狗肉、韭菜、辣椒、荔枝、桂圆等香燥辛辣刺激之品。

②药膳：莲子百合煲瘦肉（去心莲子 20g，百合 20g，瘦猪肉，加水适量同煲，肉熟烂后用盐调味食用，每日一次）。此外，百合粥、枸杞粥、藕粥等均可使用。注意“荔枝一个三把火”，应特别注意避食。

③药物调理：六味地黄丸（熟地黄、山萸肉、山药、茯苓、牡丹皮、泽

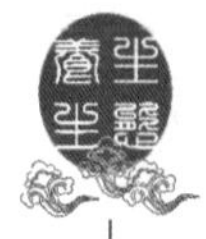

泻)，适合于手足心热、腰酸、失眠症状比较突出的。

④运动调养：可选择太极拳、内养气功等，锻炼时控制出汗量，及时补充水分，不宜洗桑拿。

4．痰湿体质

(1）基本特征

①形体特征：形体肥胖，腹部肥满松软。

②常见表现：面部皮肤油脂较多，多汗且黏，胸闷，痰多，常感身体沉重，肢体不爽，神倦嗜卧，口中常有黏腻而甜之感，喜食肥甘，舌体胖大，苔白腻，脉滑。

③心理特征：性格偏温和、稳重，多善于忍耐。

④发病倾向：易患消渴（糖尿病）、中风、胸痹（冠心病）等病。

⑤对外界环境适应能力：对梅雨季节及湿重环境适应能力差。

(2）调养方法——化痰祛湿

①饮食调养：宜食海带、冬瓜、怀山药、白扁豆、赤小豆等清淡食物以及生姜、辣椒等辛香祛湿之品，忌肥甘厚腻之品。痰湿体质的人应避免进补(人参、鹿茸、动物内脏、阿胶)。

②药膳：山药冬瓜汤（山药 50g，冬瓜 150g 至锅中慢火煲 30 分钟，调味后即可饮用)。适合于较轻症。

③药物调理：参苓白术散（莲子肉、薏苡仁、砂仁、桔梗、扁豆、茯苓、党参、甘草、白术、山药)，适合于较重症。

④起居运动调养：坚持体育锻炼，温通阳气以利祛湿；坚持按摩足三里，食后摩腹。

5．湿热体质

(1）基本特征

①形体特征：形体中等或偏瘦。

②常见表现：面部或者鼻尖油光发亮，易生痤疮，口苦、口干、口臭或者有异味，身重困倦，大便黏滞不畅或燥结，小便短黄有灼热感，女性常带下色黄，男性阴囊潮湿发痒，舌质偏红，舌苔黄腻，脉滑数。

③心理特征：容易心烦急躁。

④发病倾向：易患疮疖、黄疸、热淋（如反复尿路感染等）等病。

⑤对外界环境适应能力：对夏末秋初湿热气候，湿重或气温偏高环境较难适应。

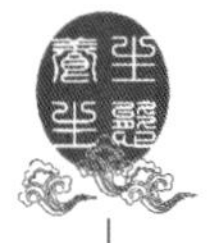

(2) 调养方法——清热利湿

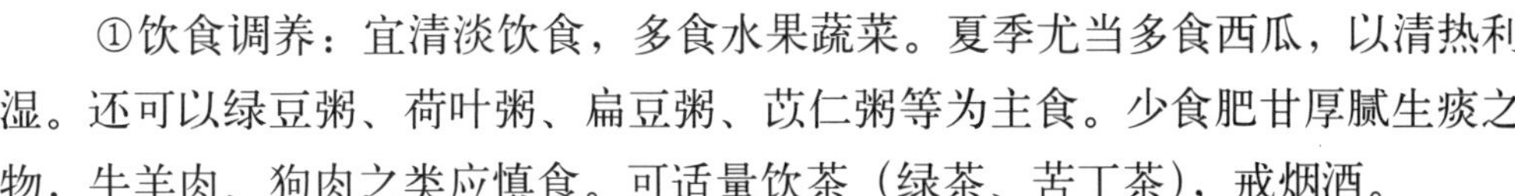

①饮食调养：宜清淡饮食，多食水果蔬菜。夏季尤当多食西瓜，以清热利湿。还可以绿豆粥、荷叶粥、扁豆粥、苡仁粥等为主食。少食肥甘厚腻生痰之物，牛羊肉、狗肉之类应慎食。可适量饮茶（绿茶、苦丁茶），戒烟酒。

②药膳：凉拌马齿苋（采新鲜马齿苋100g，清水洗净，切断，用少许酱油、麻油拌匀食用）。适合于较轻症。

③药物调理：甘露消毒饮（滑石、连翘、茵陈、黄芩、石菖蒲、川贝母、木通、土藿香、射干、薄荷、白蔻仁），适合于较重症。

④起居运动调养：适宜做高强度、大运动量的锻炼，并且运动的效果远远高于其他的调养方法。

6．瘀血体质

(1) 基本特征

①形体特征：胖瘦均见。

②常见表现：面色晦暗发青，色素沉着，容易出现瘀斑，口唇黯淡，舌黯或有瘀斑，舌下络脉紫黯或增粗，皮肤粗糙干燥瘙痒，时有皮肤紫青，牙龈出血，脉涩。容易产生各种以疼痛为主的症状。

③心理特征：烦躁易怒，健忘。

④发病倾向：易患癥瘕（如肿瘤类）及痛证（如痛经类）、血证等。

⑤对外界环境适应能力：不耐受寒邪。

(2) 调养方法——活血化瘀

①饮食调养：多食山楂、金橘、玫瑰花、茉莉花醋、洋葱、大蒜、生姜、桂皮、黑木耳、紫皮茄子、生藕、魔芋等具有活血散结、疏肝理气的食物，少食肥肉等滋腻之品，忌食寒凉。红糖、糯米甜酒、红葡萄酒等也是很好的活血之品。

②药膳：黑豆川芎粥（川芎10g用纱布包裹，与生山楂15g，黑豆25g，粳米50g一起入水煎煮熟，加适量红糖，分次温服，可活血化瘀、行气止痛）。适合于较轻症。

③药物调理：大黄䗪虫丸（熟大黄、土鳖虫、水蛭、桃仁、蛴螬、虻虫、干漆、杏仁、黄芩、生地黄、白芍、甘草），适合于较重症。

④起居运动调养：保持充足睡眠，加强锻炼。

7．气郁体质

(1) 基本特征

①形体特征：形体偏瘦者为多。

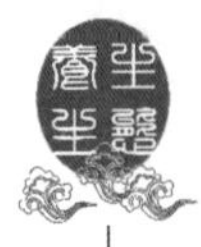

②常见表现：乳房和两胁部胀痛，时常叹气，咽喉部常有堵塞感或者异物感，容易失眠。舌淡红，苔薄白，脉弦。

③心理特征：性格内向不稳定，精神抑郁，情感脆弱，烦闷不乐，紧张焦虑，多愁善感。

④发病倾向：易患脏躁和梅核气、百合病及郁证等（多为精神病类）。

⑤对外界环境适应能力：对精神刺激适应能力较差；不适应阴雨天气。

(2) 调养方法——行气解郁

①饮食调养：多食黄花菜、海带、山楂、玫瑰花等行气解郁、消食的食物。

②药膳：菊花鸡肝汤（银耳 15g 洗净撕成小片，清水浸泡待用；菊花 10g，茉莉花 24 朵温水洗净；鸡肝 100g 洗净切薄片备用；将水烧沸，先入料酒、姜汁、食盐，随即下入银耳及鸡肝，烧沸，打去浮沫，待鸡肝熟，调味。再入菊花、茉莉花稍沸即可。佐餐食用可疏肝清热、健脾宁心）。适合于较轻症。

③药物调理：逍遥丸（白芍、当归、柴胡、茯苓、白术、甘草、生姜、薄荷）。适合于较重症。

④起居运动调养：起居有常，宜动不宜静。增加户外活动，坚持大量运动，多参加群众性的体育锻炼项目。

8. 特禀体质

(1) 基本特征

①形体特征：过敏体质者一般无特殊表现；先天禀赋异常者或有畸形，或有生理缺陷。

②常见表现：过敏体质者常见哮喘、咽痒、鼻塞、喷嚏、流鼻涕等；容易对药物、食物、气味、花粉、季节过敏。有的皮肤容易起荨麻疹，皮肤常因过敏而出现紫红色瘀点、瘀斑，皮肤常一抓就红，并出现抓痕。

③心理特征：随禀质不同情况各异。

④发病倾向：过敏体质者易患哮喘、荨麻疹、花粉症及药物过敏等；遗传性疾病如血友病、先天愚型等；胎传性疾病如五迟（立迟、行迟、发迟、齿迟和语迟）、五软（头软、项软、手足软、肌肉软、口软）、解颅、胎惊、胎痫等。

⑤对外界环境适应能力：适应能力差，过敏季节易引发宿疾。

(2) 调养方法——益气固表，养血消风

①饮食调养：饮食宜清淡、均衡，粗细搭配适当，荤素配伍合理。多食

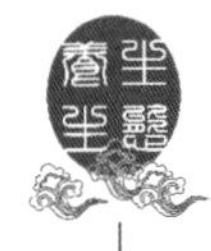

益气固表的食物，少食荞麦（含致敏物质荞麦荧光素）、蚕豆、白扁豆、牛肉、鹅肉、鲤鱼、虾、蟹、茄子、酒、辣椒、浓茶、咖啡等辛辣之品，更应避免腥膻发物及含致敏物质的食物。

②药膳：固表粥（乌梅15g，黄芪20g，防风10g，冬瓜皮30g，当归12g，放砂锅中加水煎开，再用小火慢煎成浓汁，取出药汁后，再加水煎开后取汁，用汁煮粳米100g成粥，加冰糖趁热食用），可养血消风、扶正固表。适合于较轻症。

③药物调理：玉屏风丸（黄芪、白术、防风）或消风散（黄柏、白芷、天花粉、赤芍、大黄、桂枝、羌活、独活、防风、五加皮、生天南星、陈皮、甘草）。适合于较重症。

④起居运动调养：居室宜通风良好。保持室内清洁，被褥、床单要经常洗晒。春季室外花粉较多时，要减少室外活动时间，可防止花粉过敏。起居应有规律，保持充足睡眠；积极参加各种体育锻炼，增强体质。天气寒冷时锻炼要注意防寒保暖，防止感冒。

笔者认为，上述八种偏移体质的亚健康人群，若症状和体征较明显，西医临床的病理体征却不明显，但是自我感觉不佳，甚至影响正常工作生活者，最好请中医师诊疗与调养，并建立起适时可跟踪的电子健康档案进行时时调养，直至症状完全消除，并在一年四季的不同节气来临前进行预防性的中药调养，以确保机体始终处于健康的平和体质状态，非常有利于健康长寿。

贯通中医西医

涉融传统现代

诠论生态养生

裨益民族健康

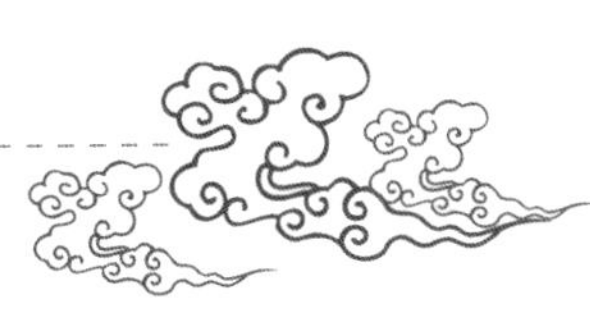

天人相应　四时调摄

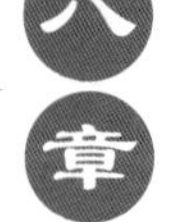

第八章　生态四季养生

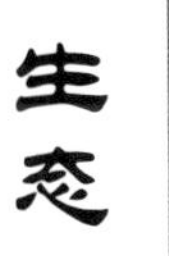

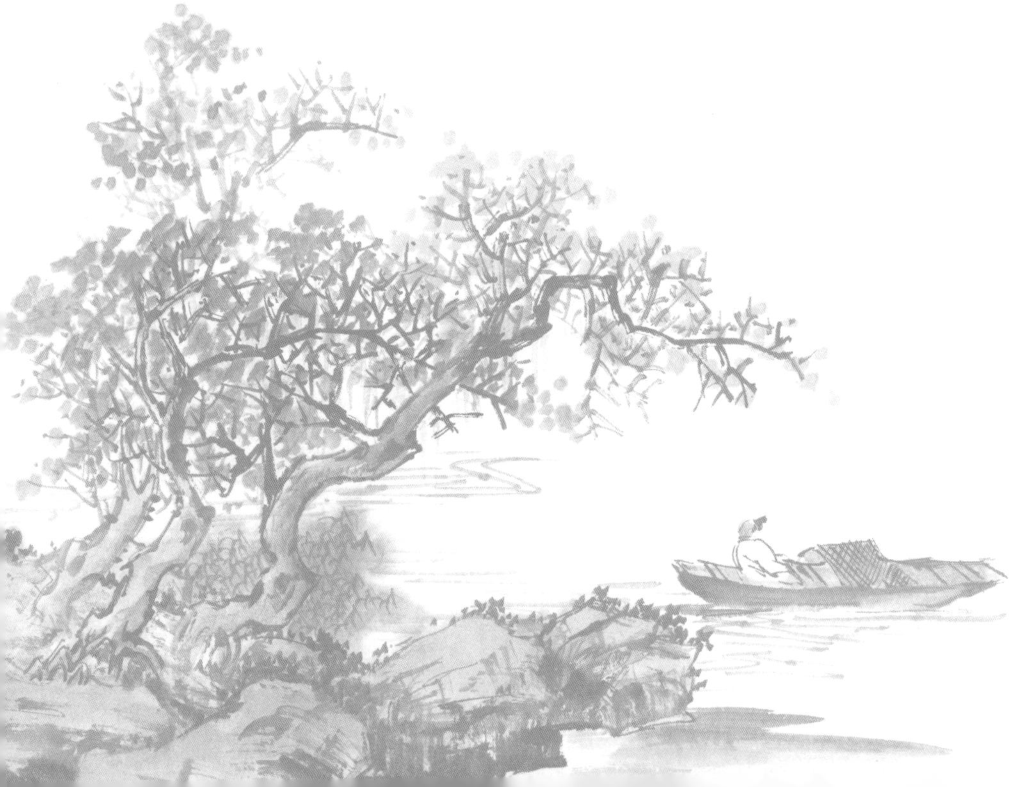

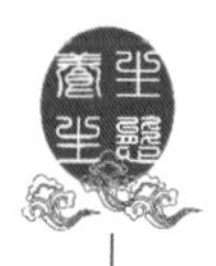

第一节 天人相应与生态四季养生

一、天人相应的规律和特点

《素问·生气通天论》云:"夫自古通天者，生之本，本于阴阳。天地之间，六合之内，其气九州，九窍五脏十二节，皆通呼天气"。人与自然界具有相通相应的关系，不论四时气候、昼夜晨昏，还是日月星辰、地理环境、气温、气压和湿度等各种变化，都会对人体产生影响，人体也会对其影响做出不同的反应。

中医学理论认为，天有三阴三阳、六气和五行（金、木、水、火、土）的变化，人体也有三阴三阳、六气和五行的运动。而自然气候的变化，关系到阴阳六气和五行的运动，人体的生理活动和病理变化，取决于六经和五脏之气的协调。自然界阴阳五行的运动，与人体五脏六腑之气的运动是相互协调一致的，这就是"天人一理"、"人身一小天地"，以及"天人相应"和"人与天地相参"的"天人一体"观。正如《灵枢·岁露论》所说:"人与天地相参也，与日月相应也"。这里的日月，是指日月的运行，也就是天体的运动、气候的变化。

"天、地"，古人是指整个自然界而言,"天地一体"就是说自然界是一个统一的整体。《素问·阴阳应象大论》云:"天地者，万物之上下也","天有四时五行，以生长化收藏，以生寒暑燥湿风。人有五脏化五气，以生喜怒悲忧恐"。也就是说，天地万物不是孤立存在的，他们之间都是相互影响、相互作用、相互联系、相互依存的。天地之间由于四时五行的变化，产生了各种不同的气候，在不同的气候条件下，一切生物也都相应地有生长、发展、消亡的变化。而人体五脏也随之有不同的变化，产生喜怒悲忧恐五种情志。

"四时"就是每年的春、夏、秋、冬这四个季节，它的形成还得从我们生活的场所——地球说起。地球每 365 日 5 时 48 分 46（或 45）秒绕太阳公转一周，也就是通常所说的一年。地球本身每 24 小时自转一圈，也就是一天。它的旋转轴和地球绕太阳公转轨道面有 66.5° 的夹角，于是在公转过程中有半年是北半球离太阳较近，有半年是南半球离太阳较近。北半球的夏至，太阳直射于北纬 23.5° 上；北半球的冬至，太阳直射于南纬 23.5° 上。其他时候，太阳直射在这两个纬度带之间，即春分和秋分。太阳两次过赤道天顶，直射在赤道

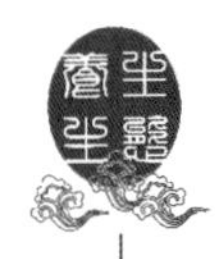

上，所以地球公转一周，太阳直射的位置在南、北回归线之间往返一个来回，世界各地受阳光照射的情况也随之出现有规律的变化，这就形成了有规律的季节交替。

一年四季的气候各有特点，春温春生，夏热夏长，秋凉秋收，冬寒冬藏。这四个季节又是一个不可分割的整体，是一个连续变化的过程。没有生长，就无所谓收藏，也就没有第二年的再生长。正因为有了寒热温凉，生长收藏的消长进退变化，才有了生命的生老病死的自然变化规律。正如《素问·四气调神大论》所云："四时阴阳者，万物之本也"，这里的"四时阴阳"，是指一年四时寒热温凉的变化，是由阴阳消长所形成的，故称"四时阴阳"。例如冬至则阳生，由春至夏是阳长阴消的过程，所以有春之温，夏之热；夏至则阴生，由秋至冬是阴长阳消的过程，所以有秋之凉、冬之寒。由于四时阴阳消长的变化，所以有春生、夏长、秋收、冬藏的生物生长发育的规律，因而四时阴阳是万物的根本，是万物生与死的本源。

"六气"是指自然界中风、寒、暑、湿、燥、火六种气候，这六种气候是一年四季气温消长变化中产生出来的，它们虽然各有特点，但又是互相调节的，因为有了这六种正常的气候变化，才有一年温、热、凉、寒和生长收藏的阴阳变化，所以自然界的气候可以互相调节，以利万物的生长发育，并使整个自然界气候形成一个有机的整体。这一整体是在不断运动变化的，是有规律的，遵循和利用这个规律，维持阴阳动态平衡，对人类有益，破坏这个平衡，则会"灾害至矣"。

不难看出，自然界的复杂变化，影响着人体的各个方面。《素问·阴阳应象大论》说："东方生风，风生木，木生酸，酸生肝……南方生热，热生火，火生苦，苦生心……中央生湿，湿生土，土生甘，甘生脾……西方生燥，燥生金，金生辛，辛生肺……北方生寒，寒生水，水生咸，咸生肾"，这里的东、南、中、西、北是谓五方；风、热、湿、燥、寒是谓五气；木、火、土、金、水是谓五行，酸、苦、甘、辛、咸是谓五味；肝、心、脾、肺、肾是谓五脏。中医学认为，人体以五脏为主体，适应自然五方、五气、五行、五味的变化。这五大功能系统与自然界紧密联系在一起，形成了人与自然密切联系的功能活动体系，进一步说明天人合一、人与自然相统一的哲学观点。

二、天地变化与人体的关系

（一）四时变化与人体的关系

1．四时对情志的影响 人的情志变化与四时变化密切相关。《素问·四气

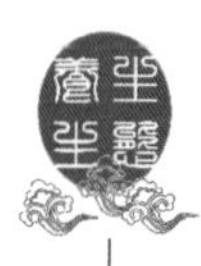

调神大论》曰："春三月……以使志生；夏三月……使志无怒；秋三月……使志安宁；冬三月，使志若伏若匿，若有私意，若已有得"。《黄帝内经直解》指出："四气调神气，随春夏秋冬四时之气，调肝心脾肺肾五脏之神志也。"著名医学家吴鹤皋也说："言顺于四时之气，调摄精神，亦上医治未病也"，所以"四气调神"为篇名。这里的"四气"，即春、夏、秋、冬四时气候；"神"，指人们的精神意志。四时气候变化，是外在环境的一个主要方面，精神活动则是人体内在脏气活动的主宰，内在脏气与外在环境间的协调统一，是保证身体健康的关键。

2．四时对血脉的影响 心主血脉，心脏搏动把血液排入血管而形成脉搏。血液循行脉管之中，流布全身，环周不休，运动不息，除心脏的主导作用外，还必须有各脏器的协调配合，脉的形成与脏腑气血密切相关。四时变化不但与脏腑气血密切相关，亦与脉象变化息息相关。《素问·八正神明论》云："天温日明，则人血淖液而卫气浮，故血易泻，气易行；天寒日阴，则人血凝泣而卫气沉"。《灵枢·五癃津液别》说："天暑腠理开故汗出……天寒则腠理闭，气湿不行，水下留于膀胱，则为溺与气"。说明，春夏阳气发泄，气血易趋向于表，故皮肤松弛，疏泄多汗等；秋冬阳气收藏，气血易趋向于里，表现为皮肤致密少汗多溺等。

《素问·脉要精微论》云："万物之外，六合之内，天地之变，阴阳之应，彼春之暖，为夏之暑，彼秋之忿，为冬之怒。四变之动，脉与之上下，以春应中规，夏应中矩，秋应中衡，冬应中权"。春季阳气生长，人体气血逐渐充盛于外，故脉象与之相合，如规之象，圆活滑动；夏季阳气盛长，人体气血充盛于外，脉象与之相合，如矩之象，方正盛大；秋季阴气渐盛，阳气收敛，脉象与之相合，如衡之平，平和中正；冬季阴气大盛，阳气闭藏，脉象与之相合，如权之沉，深沉内伏。总之，人体在春温、夏热、秋凉、冬寒和春生、夏长、秋收、冬藏的自然变化规律中，脉象便相应的有春规、夏矩、秋衡、冬权的四种不同表现。

3．四时对脏腑经络的影响 自然界的四时阴阳与人体五脏在生理和病理上有着密切的关系。故《黄帝内经》中有"肝旺于春"，"心旺于夏"，"脾旺于长夏"，"肺旺于秋"，"肾旺于冬"之论。《素问·六节藏象论》说："心者，生之本……为阳中之太阳，通于夏气；肺者，气之本……为阳中之太阴，通于秋气；肾者……为阴中之少阴，通于冬气；肝者，罢极之本……为阳中之少阳，通于春气"，说明随着季节的变化，脏腑生理功能活动亦随之而有衰旺之时，养

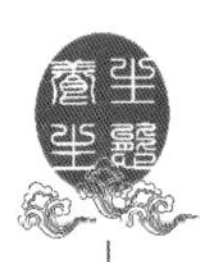

生应适时顺应脏腑的生理特性，如肝主疏泄，主藏血，其生理特点是主升、主动、喜条达而恶抑郁，旺于春。故春季养生就要早起散步，活动筋脉，舒畅情志，适应自然界一片生机盎然，以顺肝之生发之气，而不宜懒卧抑情以逆肝之特性。《素问·四时刺逆从论》又指出：“春气在经脉，夏气在孙络，长夏在肌肉，秋气在皮肤，冬气在骨髓”。说明经气运行随季节而发生变化。所以，要根据四时变化、五行生克制化之规律，保养五脏，疏通经脉，以利于长青不衰。

4. 四时对人体疾病的影响《金匮要略》云“夫人禀五常，因风气而生长，风气虽能生万物，亦能害万物，如水能浮舟，亦能覆舟”。这说明人与自然界密切相关，自然界的气候对人体具有两面性，正常者能使人类生长、发育、繁衍不绝，反常者，如气候与节令不相适应，会导致人体阴阳失调，发生疾病。四时气候有异，每一季节各有不同特点，因此，除了一般疾病外，还有季节性多发病。例如，春季多温病，秋季多疟疾等。《素问·金匮真言论》说：“故春善病鼽衄，仲夏善病洞泄寒中，秋善病风疟，冬善病痹厥”。这说明随着季节气候的变化，各个季节都会发生与季节气候相关的疾病。《金匮要略》云：“劳之为病，其脉浮大，手足烦，春夏剧，秋冬瘥，阴寒精自出，酸削不能行”。由此可见，不仅不同的季节有不同的疾病，即使是同一疾病，亦随着四时气候的变化而有轻重。由于春夏木火炎盛，阳气外泄，气血趋向于表，体内阴液从体表排出，故阴愈虚，虚劳症状加剧；秋冬金水相生，阳气内藏，气血趋向于里，皮肤致密，阴液内守，则虚劳症状减轻，从而提示凡虚劳内伤之人，应根据一年中阴阳进退变化的规律，进行有针对性的保健护养。现代医学认为，有一些慢性宿疾，往往于季节变化和节气交换时发作或加剧。例如心肌梗死、冠心病、气管炎、肺气肿等常在秋末冬初和气候突变时发作，精神分裂症易在春秋季发作，青光眼好发于冬季等。掌握和了解四季与疾病的关系以及疾病的流行情况，对预防、保健具有非常重要的价值。

中医学非常重视四时气候对人体疾病的影响。《素问·至真要大论》说：“夫百病之生也，皆生于风寒暑湿燥火，以之化之变也”。意思是说，大多数疾病的发生，都由于风、寒、暑、湿、燥、火等自然界六淫气候的变幻和转化所致。古人将“风寒暑湿燥火”总称为“六气”。六气是气候变化的正常现象，如气候正常，人又顺之，则两者相得而健康愉悦。如果人不能顺应四时六气而逆之，就会导致疾病的发生。另一方面，如果四时气候不能按一定的顺序和程度而变化，如暖冬、寒夏、秋湿等，则可发生太过或不及之患。正如《素问·六微旨大论》所说：“至而至者和，至而不至，来气不及也；未至而至，来气

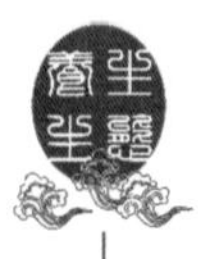

有余也。”凡时令已到而相应的气候未到，或时令未到而相应的气候先到，这些反常现象对一切生物都是不利的，人体也极易发病。古人称这种太过与不及的风寒暑湿燥火为“六淫”。《素问·六节藏象论》说：“苍天之气，不得无常也，气之不袭，是为非常，非常则变矣，变至则病。”意思是，人若与天地四时之气不相应，则将发生疾病。《灵枢·本神》言：故智者之养生也，必顺四时而适寒暑，和喜怒而安居处，节阴阳而调刚柔，如是则僻邪不至，长生久视。

（二）昼夜晨昏与人体的关系

人体随着昼夜阴阳消长变化，新陈代谢也发生相应的改变。《灵枢》说：“以一日分为四时，朝则为春，日中为夏，日入为秋，夜半为冬”。虽然昼夜寒温变化和幅度并不像四季那样明显，但对人体仍有一定的影响。所以《素问·生气通天论》说：“故阳气者，一日而主外，平旦人气生，日中而阳气隆，日西而阳气已虚，气门乃闭。”说明人体阳气白天多趋向于表，夜晚多趋向于里。人体阳气有昼夜的周期变化，对人体疾病也产生一定影响，一般是白天病情较轻，夜晚较重。如《灵枢·顺气一日分为四时》曰：“朝则人气生，病气衰，故旦慧；日中人气长，长则胜邪，故安；夕则人气始衰，邪气始生，故加；夜半人气入脏，邪气独居于身，故甚也。”旦慧、昼安、夕加、夜甚，这是多数疾病的规律。如果按照人体生物节律分析这一现象，则是生物节律低下时病情加重或死亡。

有关资料报道，已研究过的人体 100 多种节律，多数在白天处于高潮，夜晚处于低潮。例如，对人体有促进作用的肾上腺皮质激素，在早晨开始升高，起床后不久达到高潮。此时人体精力旺盛，抗病力强。对于病人来说，肾上腺皮质激素升高的清晨则病情好转，称为“旦慧”；肾上腺皮质激素达到高峰的白天，病情好转稳定，称为“昼安”；傍晚肾上腺皮质激素开始减少，人体此时抗病能力逐渐减弱，到了深夜肾上腺皮质激素降到最低值，机体的抵抗力也最低，故病情“夕加、夜甚”。若是年老体弱、久病衰竭的人，在节律低下时，病情加重可导致死亡。所以住院病人晚上病情加重或死亡者比白天为多。现代科学研究证明，正常小鼠血清溶菌酶含量和白细胞总数，表现为白天逐渐升高，夜晚降低的昼夜节律性变化，这正是中医“生气通天说”的内容之一。根据该理论，人们可以利用阳气的日节律，安排工作、学习，发挥人类的智慧和潜能，以求达到最佳的效果。同时，还可指导人类的日常生活安排，提高人体适应自然环境的能力，使之为人类养生保健、益寿延年服务。另外，每一种具体的病，其病情加重的时间也各不相同，如哮喘病人多在夜晚或黎明前加重，

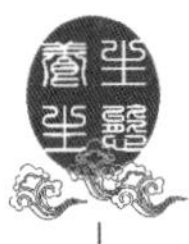

多发生在早晨；心脏病加重多在上午；高血压患者血压升高在白天，而夜晚却下降等。了解和掌握这些规律，便可在病情发生或加重前就采取预防措施。

（三）日月星辰与人体的关系

人体的生物节律不仅受太阳的影响，而且还受月亮盈亏的影响。《素问·八正明神论》说："月始生，则血气始精，卫气始行；月郭满，则血气实，肌肉坚；月郭空，则肌肉减，经络虚，卫气去，形独居。"说明人体生理的气血盛衰与月亮盈亏密切相关，故《素问·八正明神论》又指出："月生无泻，月满无补，月郭空无治"的原则。这是因为人体的大部分是由液体组成，就像月球吸引力对海洋潮汐的影响那样对人体中的液体发生作用，即所谓生物潮。满月时，人头部气血最充实，内分泌最旺盛，所以容易激动。现代医学研究证实，妇女的月经周期、体温、激素、性器官状态、免疫功能和心理状态等都以一个月为周期。正如《妇人大全良方》所云："经血盈亏，应时而下，常以三旬一见，像月则盈亏也。"美国精神病学家利伯认为，人体之所以受月相变化的影响，是由于人的每一个细胞就像微型的太阳系，具有微弱的电磁场，月亮产生的强大电磁力能影响人的荷尔蒙分泌、兴奋神经和调节电解质的平衡，从而引起了人的情绪和生理变化。

（四）地理环境与人体的关系

地理环境的不同和地区气候的差异，也在一定程度上影响着人体的生理活动。《素问·五常政大论》说："是以地有高下，气有温凉，高者其气寒，下者其气热，故适寒凉者胀，适温热者疮"，"阴精所奉其人寿，阳精所降其人夭"，"高下之理，地势使然也。崇高则阴气治之，污下则阳气治之……高者其气寿，下者其气夭。"我国的地势为西北高、东南低，西北气候寒冷，东南气候温热，生活于西北、东南不同地域的人群寿命、疾病种类有别。《素问·异法方异论》进一步说："东方之域，天地之所始生也，鱼盐之地，海滨傍水，其民食鱼而嗜咸，皆安其处，美其食。鱼者使人热中，盐者胜血，故其民皆黑色疏理，其病皆为痈疡，其治皆宜砭石"，"西方者，金玉之域，沙石之处，天地之所收引也。其民淩居而多风，水土刚强，其民不衣而褐荐，其民华食而脂肥，故邪不能伤其形体。其病生于内，其治宜毒药"，"北方者，天地所闭藏之域也，其地高陵居，风寒冰冽。其民乐野处而乳食，脏寒生满病，其治宜灸焫。""南方者，天地所长养，阳之所盛处也，其地下，水土弱，雾露之所聚也。其民嗜酸而食胕，故其民皆致理而赤色，其病挛痹，其治宜微针"，"中央者，

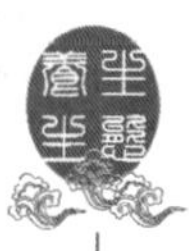

其地平以湿，天地所以生万物也众。其民食杂而不劳，故其病多痿厥寒热，其治宜引按跷。”充分说明了五方各地的地形、气候、水文等自然环境条件不同，居民生活习惯各异，由此决定其体质状况和疾病情况。从养生保健的角度出发，理应根据具体情况适时调整。

（五）气温与人体的关系

《灵枢·师传》指出：“饮食衣服，亦欲适寒温，寒无凄疮，暑无出汗。饮食者，热无灼灼，寒无沧沧。寒温中适，故气将持，乃不致邪僻也”。可见寒热温凉与人健康长寿有着密切的关系。在适当的湿度下，人体最适宜的气温是18℃～20℃，这种情况下尤使人感到舒服。全球长寿老人多的国家和地区的气温都比较适中，平均气温在20℃左右，而且变化幅度较小。

人体随着自然界气候的变化而产生相应的适应性改变，是通过生理功能来调节的。如《灵枢·五癃津液别》说：“天暑衣厚则腠理开，故汗出……天寒则腠理闭，气湿不行，水下流于膀胱，则为溺与气。”如果环境温度过高或过低，超越了人体所调节的能力范围，轻则生理功能紊乱，重则发生病变。如炎热的夏季气温过高，可使人体体温调节发生障碍，出现头晕、胸闷、口渴、大汗、恶心等“中暑”症状。严寒的冬季气温过低，容易诱发冠心病、高血压、老年性慢性支气管炎、支气管哮喘、肺气肿、关节炎、青光眼等病发作，特别是寒流突袭、气温突然降低时更易发病或恶化。春季是冬季向夏季转换过渡的季节，冷暖空气交替频繁出现，气温忽高忽低，特别容易使人体的上呼吸道抗病能力降低，故易引起感冒、咳嗽等上呼吸道感染疾病。所以为了保持健康，除采取一些增强体质、养生防病措施外，还应注意“避之有时”，采取相应措施改变居室或工作室的小环境，以保持较为适中的气温。

（六）气压与人体的关系

气压与人体健康的关系密切。气压越低，空气的密度越小，人所吸入空气的含氧量就越少。所以在低气压的情况下，人就会感到胸闷、气短。现代医学认为，氧分压较低，如山区或低气压地区，氧分压从212mbar（海平面）降到167 mbar（2000m高度）时，血中的氧饱和度就会从96%（海平面）下降到85%（3000m高度），紫外线辐射增加30%。

现代研究证明，人体在海平面1500m以上时，机体会发生肺通气量增加、心率和脉率增加、血细胞成分改变（如血红蛋白增加）、温度调节效果增高、血中纤维蛋白质增加、末梢血液循环增快、胃酸产生减少、对药物抵抗力降低等的一系列变化。关节炎、风湿病、哮喘等患者对气压变化更为敏感，气压突

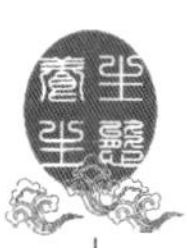

然降低，风湿性关节炎患者就会疼痛加剧。此外，据有关资料显示，80%的心脑血管疾病患者的死亡事故多发生在气压突然下降的时候。在低气压下，大脑兴奋性增强，人不易入睡或睡眠不深，脑功能紊乱，注意力不集中，办事效率低，情绪低落，或见心烦意乱，头胀痛、易激动等。

（七）湿度与人体的关系

湿度是指空气含水量、物体潮湿的程度，是气候变化的一个重要因素。湿度对人体有直接的影响。一般来说，对人体适宜的湿度是40%～60%，当气温高于25℃时，适宜的相关湿度为30%。现代医学认为，湿度影响细菌的生长繁殖，多数病毒和革兰阴性菌随湿度的增高而数量增加。夏季三伏时节，由于高温、高湿的作用，人体汗液不易排出，出汗后不易被蒸发掉，因而会使人烦躁、疲倦、食欲不振，易发生胃肠炎、痢疾等。若湿度太低，上呼吸道黏膜的水分可大量散失，从而使抵抗力下降，易引起感冒。湿度低、空气干燥，还可造成咽干口燥、皮肤干裂。干燥的气候常是脑膜炎多发的时节。自然界的湿度高低人们较难控制和改善，但人们可根据实际情况调节居室内小环境的湿度，以利于养生防病，健康长寿。

三、生态四季养生的概念

生态养生观是在研究自然界变化规律，四时阴阳消长对人体影响的同时，充分结合现代人的体质特点和生活习惯以及常见的健康问题，提出顺应四时变化规律，适时调整养生保健的内容和方法，并贯穿于生态情志养生、生态饮食养生、生态运动养生、生态起居养生、生态食药养生这五大养生技术与方法的始终。

生态四季养生就是顺应自然界的变化规律，适时调整个体的养生保健内容和方法，以期实现养生保健效果最大化的理论和方法。生态四季养生必须在情志、饮食、运动、起居、食药这五大养生技术的基础上，结合一年四季、一日四时等的变化特点以及对人体生理和病理的影响，进行适当的调摄，方能起到理想的养生保健效果。

第二节　生态春季养生

一、春天的季节特点

春季从立春开始，历经雨水、惊蛰、春分、清明、谷雨共6个节气，止

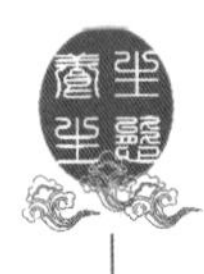

于立夏前一天，春季阳气生发、大地回春、万象更新、生机盎然，是一年中最好的季节。然而，春天不但是流感、流脑等各种传染病的高发季节，而且冠心病、胆结石、肝炎、精神性疾病也常常容易在春天复发。俗话说“一年之计在于春”，因此，我们一定要做好春季的养生保健，为一年的健康打下基础。风为春天的主气。此时养生要顺应春天阳气生发、万物始生的特点，注意保护阳气，着眼于一个“生”字。养“生”，就是养生机，也就是长养人体生命的活力。春天来了，万物复苏，百花吐蕊，大地一片欣欣向荣的景象，我们就应该借助春天的生机，长养自己的生气。五脏有了生气，生命才能旺盛，人才有活力。

二、需要重点调养的脏器

春天，需要重点调养的体内脏器是肝脏。中医认为，“木火土金水”五行，与人的五脏肝心脾肺肾相应。春天在五行中属木，与五脏中的肝相应。所以，生态养生观认为，春季养生中要重视肝脏的调养。

（一）春天养肝之说

春天万物复苏，人体的新陈代谢逐渐旺盛，此时，只有保持肝脏旺盛，才能适应自然界勃发的变化。中医学认为肝脏有三大作用：肝主疏通畅达，保证全身气血运行顺畅；肝主藏血液，调节人体血量分布；肝能调节情绪，分泌排泄胆汁，促进脾胃对食物消化吸收。现代医学研究表明，肝脏是人体内最大的消化腺，也是体内新陈代谢的中心站。据估计，在肝脏中发生的化学反应有500种以上。肝脏的主要功能是进行糖的分解、贮存糖原，参与蛋白质、脂肪、维生素、激素的代谢，解毒，分泌胆汁，吞噬、防御机能，制造凝血因子，调节血容量及水电解质平衡，产生热量等。肝脏是维持生命活动的一个必不可少的重要器官。所以，保护肝脏就是保证长寿。

（二）春养肝之法

从中医藏象理论来看，肝藏血，肝喜条达舒畅，因此，生态养生建议，春天养生要保持心胸开阔，情绪乐观，不要烦恼生气。

1．多饮水 多喝水可补充体液，增强血液循环，促进新陈代谢，多喝水还有利于消化吸收和排除废物，减少代谢产物和毒素对肝脏的损害。

2．少饮酒 少量饮酒有利于通经、活血、化瘀和肝脏阳气之升发。但不能贪杯过量，因为肝脏代谢酒精的能力是有限的，多饮必伤肝！

3．饮食平衡 “肝主青色”，青色的食物可以起到养肝的作用。在春季食用一些天然原味的绿色蔬菜，如菠菜、芹菜等，具有滋阴润燥、疏肝养血的功

效。鸡肝、鸭血都是养肝的佳品。

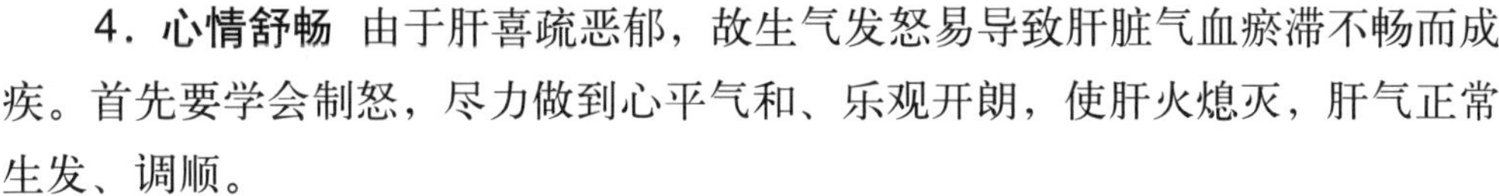

4．心情舒畅 由于肝喜疏恶郁，故生气发怒易导致肝脏气血瘀滞不畅而成疾。首先要学会制怒，尽力做到心平气和、乐观开朗，使肝火熄灭，肝气正常生发、调顺。

5．适量运动 在春季开展适合时令的户外活动，如散步、踏青、打球、打太极拳等，既能使人体气血通畅，促进吐故纳新，强身健体，又可怡情养肝。

6．安排好作息 中医的子午流注认为，肝胆在23时至次日凌晨3时最兴奋，各个脏腑的血液都经过肝，肝胆在此刻发挥其解毒作用达到最高峰，人在此时也应顺应自然保证充足的休息，所谓“静卧血归肝”就是这个道理。安排好作息，避免过度劳累是护肝的关键。

7．应重视精神调养 五脏之中，肝主魂，管理、推动、转化人的精神和情绪。老百姓常说:“万病气上来”,“怒伤肝”，所以，春季养肝要在精神上保持愉快，遇到情绪不舒畅时，切勿暴怒伤肝。

三、春季常见疾病

春天温暖多风，最适宜于细菌、病毒等微生物繁殖传播，因而易发生流感、病毒性肝炎、肺结核、猩红热、腮腺炎、眼病以及病毒性心肌炎等疾病。俗话说“百草回芽，百病发作”，就是说，春季容易引发一些旧病宿疾，如偏头痛、慢性咽炎、慢性支气管炎、过敏性哮喘、高血压、精神病等，特别是患有高血压、心脏病的中老年人，更应注意防寒保暖，以预防中风、心肌梗死等疾病的发生。

四、春季生态养生

（一）情志养生

人的精神活动必须顺应气候的变化。有些人对春天气候的变化无法适应，易引发精神疾病。现代医学研究表明，不良的情绪易导致肝气郁滞不畅，使神经内分泌系统功能紊乱，免疫功能下降，容易引发精神病、肝病、心脑血管病、感染性疾病。因此，春天应注意情志养生，保持乐观开朗的情绪，以使肝气顺达，起到防病保健的作用。

（二）饮食养生

中医认为五色“青、赤、黄、白、黑”与人体的“肝、心、脾、肺、肾”相应，青应肝，所以春天要多吃各种青菜以养肝。春天新陈代谢旺盛，饮食宜

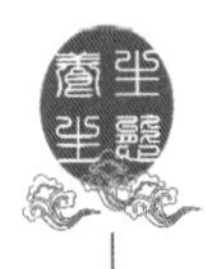

甘而温，富含营养，以健脾扶阳为食养原则，忌过食酸涩和油腻生冷，尤不宜多进大辛大热之品，如参茸、附子、烈酒等，以免助热生火。宜多吃含蛋白质、矿物质、维生素（特别是B族维生素）丰富的食品，如瘦肉、豆制品、蛋类、胡萝卜、菜花、大白菜、柿子椒、芹菜、菠菜、韭菜等。此外，还应注意不可过多贪吃冷饮等，以免伤胃损阳。如要进行食补，则应选择平补、清补的饮食，以免适得其反。

（三）起居养生

春天应该晚睡早起，这时千万不可贪图睡懒觉，因为这不利于阳气升发。春天很容易出现春困现象。这是季节交替带来的一种生理变化反应。所以，要调整好睡眠，春日里最好不要熬夜。衣着宽松，古人主张春季穿衣应该“下厚上薄”，以养阳气，春天气候多变，时寒时暖，所以春天到来之时不要马上脱去厚衣服，尤其是老年人和体质虚弱者。

（四）运动养生

气候变暖，万物勃发，正是中老年人锻炼的好机会。老年人应走出家门，多到户外活动，如到公园、景区，那里花草树木繁多、空气新鲜，拥有温煦的阳光，丰富的负氧离子，在这些地方做运动，如散步、慢跑、打拳、做操等能够改善机体免疫力，增加新陈代谢、血液循环等，从而可达到舒展筋骨、畅通气血、强身健体、增加机体抵抗力的目的。春天室内外温差大，故老年人在太阳初升后外出锻炼为宜。锻炼时不宜大汗淋漓，以见微汗为好。实践证明，春季经常锻炼的人，抗病力强，很少患呼吸系统疾病。

第三节　生态夏季养生

一、夏季的季节特点

夏天，指阴历4～6月，即从立夏之日起，到立秋之日止。其间包括立夏、小满、芒种、夏至、小暑、大暑六个节气。《黄帝内经》在描述夏天的节气特点时，这样写道：“夏三月，此谓蕃秀，天地气交，万物华实”，意思是说，在夏天的三个月，天阳下济，地热上蒸，天地之气上下交合，各种植物大都开花结果了，所以是万物繁荣秀丽的季节。

在一年四季中，夏季是一年里阳气最盛的季节，气候炎热而生机旺盛，对于人来说，此时是新陈代谢旺盛的时期，人体阳气外发，伏阴在内，气血运

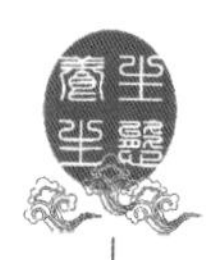

行亦相应地旺盛起来，并且活跃于机体表面。为适应炎热的气候，皮肤毛孔开泄，而使汗液排出，通过出汗，以调节体温，适应暑热的气候。夏季养生的基本原则是盛夏防暑邪，长夏防湿邪，同时又要注意保护人体阳气，防止因避暑而过分贪凉，从而伤害了体内的阳气。

暑为夏季的主气，为火热之气所化，独发于夏季。中医认为，暑为阳邪，其性升散，容易耗气伤津。这是它的病理特点。暑邪侵入人体，常见腠理开而多汗，汗出过多导致体液减少，此为伤津的关键。津伤时，即见口渴引饮、唇干口燥、大便干结、尿黄心烦、闷乱等症。如果不及时救治，开泄太过，则伤津可以进一步发展，超过生理代偿的限度必然将耗伤元气，此时可出现身倦乏力、短气懒言等一系列阳气外越的症状，甚至猝然昏倒，不省人事而导致死亡，由此观之，夏季防暑不可等闲视之。

湿为长夏之主气，在我国不少地方，尤其是南方，既炎热又多雨。人们所说的湿病就多见于这个季节。这个季节空气中湿度最大，加之或因外伤暴露，或因汗出沾衣，或因涉水淋雨，或因居处潮湿，以至感受湿邪而发病者最多。

长夏时节由于天气闷热，阴雨连绵，空气潮湿，衣物和食品都容易返潮，甚至发霉、长毛，人也会感到不适。若穿着返潮的衣物，容易感冒或诱发关节疼痛，吃了霉烂变质的食品，就会引起胃肠炎，甚至导致中毒，所以在长夏一定要重视防止湿邪的侵袭。

“防因暑取凉”，首要的一点是，人们不能只顾眼前舒服，过于避热趋凉，如在露天乘凉过夜，或饮冷无度，致使中气内虚，从而导致暑热与风寒之邪趁虚而入。在乘凉时，要特别注意盖好腹部。其次要谨防冷气病，所谓冷气病，是指由于人们久处有冷气设备的环境下工作和生活时所患的一种疾病。轻者面部神经痛、下肢酸痛、乏力、头痛、腰痛、容易感冒和不同程度的胃肠病等；重者会出现皮肤病和心血管疾病。而老年人出现的各种症状更加明显。室内外的温差不宜太大，以不超过 5℃为好。室内温度不少于 25℃，入睡时，最好关上冷气机。冷气房不要长期关闭，有条件时要常使室内外界空气流通。

夏季的季节特点是万物生长茂盛，气候炎热，为暑气当令，是人体新陈代谢最旺盛的时期。夏天大自然阳光充沛，热力充足，万物都借助这一自然趋势加速生长发育。尤其是长夏（农历 6 月，阳历 7～8 月间）应于脾，是脾气最旺盛、消化吸收力最强之时，所以是养“长”的大好时机。

二、夏季需要重点调养的脏器

中医学认为，火热主夏，内应于心。夏天在五行中属火，与五脏中的心相

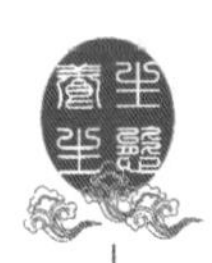

应。所以，夏应于心，生态养生学认为在夏季养生中要重视心脏的调养。

（一）夏季养心之说

夏天人体的心脏机能处于旺盛时期，心主血，藏神，主神志，为君主之官。现代医学认为，心脏的作用是推动血液流动，向器官、组织提供充足的血流，以供应氧和各种营养物质，并带走代谢的终产物（如二氧化碳、尿素和尿酸等），使细胞维持正常的代谢和功能。体内各种激素和一些其他体液因素，也要通过血液循环来运送。此外，血液防卫机能的实现，以及体温相对恒定的调节，也都要依赖血液在血管内不断循环流动。

心为五脏六腑之大主，心神受损又必涉及其他脏腑。心是人体各个功能器官正常运转的原动力，人体各器官所需的气血、津液以及营养物质，都要由心的正常搏动才能输送全身。夏天出汗多，也是伤心阴、耗心阳最多的时候，所以夏天要重点养心。

（二）夏季养心之法

1．在炎热的夏季，尤其要注重精神的调养，以养心气。要做到神清气和，快乐欢畅，胸怀宽阔。养生家嵇康说："夏季炎热，更宜调息静心，常如冰雪在心。"这就是"心静自然凉"的养心法，静则生阴，阴阳协调，才能保养心脏。

2．夏天要降低活动强度，避免高温环境，多到树荫下乘凉，避免过度出汗，并适当喝一点淡盐水。

3．多食用一些养心安神的食物，如茯苓、麦冬、小枣、莲子、百合、竹叶、柏子仁，以及阿胶、动物血、心脏之类，动植物中红色似心形的果实，都有养心阴补心血的功能。同时，还要多吃养阴生津之品，如藕粉、银耳、西瓜、鸭肉等。除此，夏天不妨吃点"苦"。因为苦入心，可养阴清热除烦，如苦瓜、绿豆等。

4．心阳在夏季最为旺盛，功能最强，夏天一旦患感冒，不可轻易发汗，以免出汗多而伤心。老年人更要注意避免气血瘀滞，防止心脏病的发作。老年人在夏天要善于养心阳和心阴。

三、长夏需要重点调养的脏器

"长夏"指农历的6、7月份，气温高、湿度大、闷热难耐的季节，现代多称之为"桑拿天"。长夏，延于盛夏止于秋凉，占一年的中央时段，大多数的农作物在此时渐成熟，孕育籽实。故长夏的生化作用为"化"。中医认为长夏属土，人体五脏中的脾也属土；长夏的气候偏湿，"湿"与人体的脾关系最大，

所谓“湿气通于脾”，生态养生学认为，长夏的养生重点是养护脾胃。

（一）长夏养脾之说

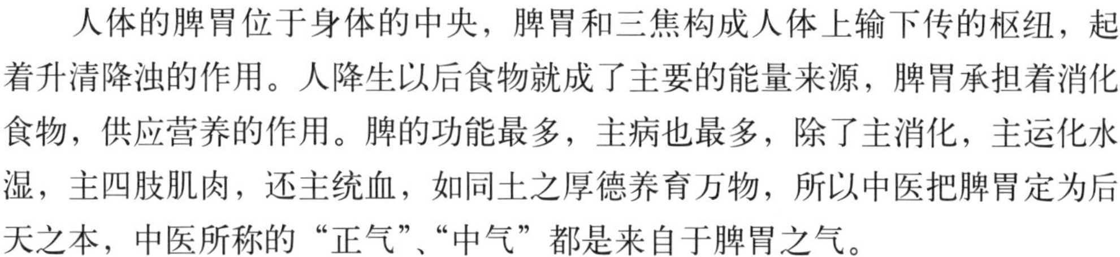

人体的脾胃位于身体的中央，脾胃和三焦构成人体上输下传的枢纽，起着升清降浊的作用。人降生以后食物就成了主要的能量来源，脾胃承担着消化食物，供应营养的作用。脾的功能最多，主病也最多，除了主消化，主运化水湿，主四肢肌肉，还主统血，如同土之厚德养育万物，所以中医把脾胃定为后天之本，中医所称的“正气”、“中气”都是来自于脾胃之气。

长夏最大的特点是湿气太重，此时，人体内最脆弱的内脏部位就是脾。由于长夏天热，人体阳气外泄多，故而中寒脾胃虚弱，最容易发生胃肠道疾病、流行性消化系统传染病等。脾喜燥恶湿，最怕湿邪来犯。当气候过湿，则影响了脾的正常功能，会导致循环、内分泌、血液、泌尿、肌肉、骨骼等多个系统的疾病，人体抵抗力也会减低。历代养生家都很重视脾胃的养护，现代医学证明，调理脾胃功能可有效提高机体免疫能力，防老抗衰。老年人大多有不同程度的脾胃病证，因此长夏是健脾、养脾、治脾的重要时期。

（二）长夏养脾之法

长夏主化，包括熟化、消化，是人体脾胃消化、吸收营养的大好时期，所以养脾可喝芳香之饮，如用薄荷、藿香、佩兰泡水饮或自制香包佩带身上。可吃清暑利湿之品如绿豆汤、绿茶、荷叶粥、芦根、竹叶、西瓜等。长夏时期多吃豆，有健脾利湿的作用，比如绿豆、白扁豆、四季豆、赤小豆、红饭豆、豌豆、青豆、黑豆等，此外，还可吃一些白薯、山药以健运脾气。

脾与胃互为脏腑表里，脾不好则胃不好。过旺或过衰，均易患脾、胁、背、胸、肺和肝等方面的疾病。

调理脾胃的方法可根据自身情况有选择地进行，如有以药物（包括中西药）调理的，有通过物理方法（电疗、磁疗、水疗等）调理的，有通过针灸的方法来调理的。其中，饮食调理是保养脾胃的关键。因此长夏之季，饮食应有规律，三餐定时、定量，不暴饮暴食，素食为主，荤素搭配。要常吃蔬菜和水果，以满足机体需求和保持大便通畅。少吃有刺激性和难于消化的食物，如酸辣、油炸、干硬和黏性大的食物，生冷的食物也要尽量少吃。养护脾应以精神调摄为主。保证心平气和，使肝气顺达，肝气理顺了，脾胃也能够正常工作。

四、夏季常见疾病

1．夏季阳光强烈，气候炎热，容易诱发皮肤病。如光感类皮肤病、汗排

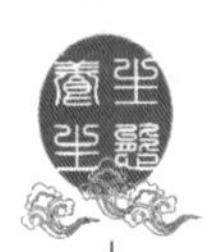

泄障碍类皮肤病、微生物感染性皮肤病、接触性皮炎等。

2．因气温较高，食物容易腐坏变质，还容易发生食物中毒和肠道传染病，主要有霍乱、痢疾、甲肝、食物中毒、水中毒、急性肠胃炎等。

3．高温酷暑容易使人烦躁不安，大量出汗又会导致血液浓缩，这些因素都能引起血压升高，心脏负担较重，故易患各种心脑血管疾病，如心气虚及心阳虚、冠心病、心肌炎、高血压、脑卒中、脑梗塞等。

4．夏天高温酷暑，人体体温调节失去平衡，机体大量蓄热，水盐代谢紊乱，容易发生中暑。夏季也是“红眼病”流行的季节。

5．夏防暑湿，冬病夏治。根据中医学“春夏养阳”的原则，一些冬季常发的慢性疾病和一些阳虚阴寒内盛的疾患，如老年慢性支气管炎、肺气肿、肺心病等，可以通过伏天的调养治疗，使病情好转，乃至根治。

五、夏季生态养生

（一）情志养生

在夏天，人们要睡眠充足，并保持一个愉快的心情。夏天人易产生生理及心理上的疲困，没精打采，只想在床上躺着，也不想吃饭，不想参加社会活动。碰到这样的情况，人们反而应走出户外，多和人交往，多去旅游或到公园赏景，要变“苦夏”为享受夏天。

（二）饮食养生

历代养生家都认为，夏三月的饮食宜清补，采取益气滋阴、清暑化湿的清补原则。从营养学角度看，清淡饮食在养生中有着不可替代的作用。夏季饮食宜温宜软，要多食杂粮，不可过食热性食物，以免助热；冷食瓜果应当适可而止，饮食不可生冷过度损伤脾胃，特别是老年人消化道功能明显减退，要尽量少吃冷饮，以免损伤脾胃；少吃辛辣生火和肥甘油腻、生痰助湿类的食品。

中医认为，夏天心火易亢，苦味能泄暑热，燥暑湿，可以适当吃一些苦味食品，如苦瓜、苦菜、苦丁茶等。夏天出汗较多，可以喝一些淡盐水、盐茶水、盐绿豆汤等。

（三）起居养生

1．夏季应该晚睡早起，还应该适当的午睡一会儿。有关学者总结发现，每天午睡 30 分钟可使冠心病发生率减少 30%。午睡对健康有益，可以弥补睡眠不足，保持精力充沛，还能减少某些疾病如冠状动脉心脏病和心肌梗死的发

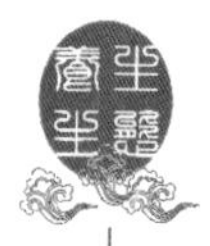

生。有的人常以打盹代替午睡，这样做不利于消除疲劳。坐着午休使大脑血流更少，醒后会出现头昏、眼花、乏力等一系列大脑缺氧症状。有人用手枕头，伏桌午休，也是一种不良习惯，这样会使眼球受压，久而久之易得眼疾。因此，正确掌握午睡的时间和方式，才能保持健康。

2．夏季着装应选择轻、薄、柔软、透气性好的衣服，比如丝绸、麻织物等。夏天紫外线照射厉害，还应该戴太阳帽遮阳。

3．夏季酷暑炎热，纳凉是消暑的方法之一，但纳凉也要有讲究，不适宜在风太大、风速快的地方纳凉。贪凉过度、彻夜露宿，或长时间吹电风扇、长时间待在空调房里，这些消暑降温的方式是夏季养生大忌。

4．为避免中暑，要经常洗澡，沐浴是夏季最常见的也是最主要的水疗方法。说起沐浴就要提到沐浴露。沐浴露应该选择那些质量优良、泡沫丰富、性质温和、不刺激皮肤和眼睛，有足够的去污能力，洗浴后皮肤不干燥。特别是对于老年人，容易皮肤干燥，更要选择性质温和、安神宁气的沐浴液。

（四）运动养生

夏季也要加强体育锻炼，以提高机体的抗病能力。夏季运动最好选择在清晨或傍晚天气较凉爽时进行，场地宜选择在河湖水边、公园庭院等空气新鲜的地方，有条件的人可以到森林、海滨地区去疗养、度假。锻炼的项目以散步、慢跑、太极拳、广播操为好，不宜做过分剧烈的活动，若运动过激，可导致大汗淋漓，汗泄太多，不但伤阴气，也损阳气。在运动锻炼过程中，出汗过多时，可适当饮用淡盐开水或盐绿豆汤，切不可饮用大量凉开水，更不能立即用冷水冲头、淋浴。夏天摇扇可以纳凉消暑，还可以养生健身，能有效防治肩周炎。

实验观察发现，夏天经常参加锻炼者比不坚持锻炼者的心脏功能、肺活量、消化功能都好，而且发病率低。但是要注意锻炼要适度，防止过劳。

第四节　生态秋季养生

一、秋季的节气特点

《素问·四气调神大论》云："秋三月，此谓容平，天气以急，地气以明，早卧早起，与鸡俱兴，使志安宁，以缓秋刑，收敛神气，使秋气平；无外其志，使肺气清，此秋气之应，养收之道也。逆之则伤肺，冬为飧泄，奉藏者

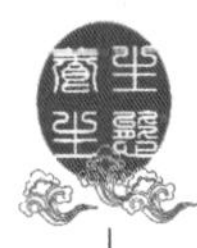

少。”秋三月指的是农历的七、八、九三个月，又分别称为首秋、仲秋、季秋。秋天的三个月，是万物成熟、收获的季节。这时天气已凉，人体应使意志安逸宁静，以缓和秋天肃杀气候对人体健康的影响。秋气与肺紧密相关，要让身体与秋天的气候相适应，使肺气不受秋燥的损害，就要调理养肺，适应秋天干燥的气候。若不注意秋季养生，损伤了肺气，到冬天消化不良、腹泻等疾病就找上门了，还会使人体免疫力减弱，不适应冬天的寒冷而生病。

燥是秋天的主气，秋天的空气中缺乏水分的湿润，常常出现干燥气候，使人易患秋燥病。燥易伤肺，肺失津润，宣发与肃降的功能就会受到影响，从而出现干咳少痰、气急鼻燥、唇干口渴等肺燥的证候。肺外合皮毛，如果肺失去了滋润，它能影响的外部器官、皮毛，也同样出现干燥症状，如皮肤干涩、毛发枯燥、大便干结等。

整个自然界的变化是一个循序渐进的过程，秋天阳气渐收，阴气渐长，由阳盛逐渐转变为阴盛，此时万物成熟收获，人体阴阳代谢也出现阳消阴长的过渡。《管子》中记载："秋者阴气始下，故万物收。"人体的生理活动要适应自然环境变化，从“夏长”到“秋收”是自然阴阳的变化，而体内阴阳双方也随之发生相应改变。因此，秋季必须注意保养内守之阴气，调摄不离“养收”原则。

二、需要重点调养的脏器

按中医阴阳五行理论看，秋季在五行中属“金”；在五气中为“燥”；在五脏中与“肺”关系密切。中医学认为肺为娇脏，就是说肺既怕冷也怕热，既怕干也怕湿。即使在其他季节里没有注意养肺，在秋季也要对肺特别关注，因为在适合养肺的季节里多呵护肺，会得到事半功倍的效果。

（一）秋季养肺之说

肺是人体的呼吸器官。在中医藏象学中，一方面，肺脏具有主管人的呼吸之气和主管一身之气的功能；另一方面，肺对人体内水液的输布和排泄过程起着通调水道的调节作用。它是脏腑中位置最高的一个器官，参与调节体内水液代谢。肺脏还具有辅助心脏生血和行血，以治理调节血液循环的功能。肺脏娇嫩，不能耐受寒热，容易被邪气侵袭。鼻子是肺脏的外窍，与喉相通，是呼吸系统的第一道关口；所以外邪侵袭肺脏时，多从鼻喉而入。皮毛，包括皮肤、汗腺、毫毛等组织，是人体的防御屏障，依赖肺所转输而来的营养物质而养护，所以感受外邪，首先犯肺。

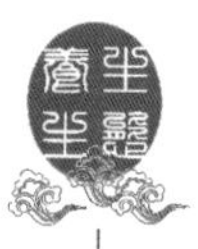

秋季天气干燥，最容易伤人阴津，易使皮肤黏膜水分加速蒸发，于是出现皮肤干涩、鼻燥、唇干、头痛、咽痛、干咳、手足心热、大便干结等秋燥证。秋天燥邪为盛，最易伤人肺阴，容易出现肺部疾病，所以，要重视秋季肺部的保健与养生。

（二）秋季养肺之法

1．补水养肺，水为生命之本，干燥的秋天使人的皮肤日蒸发的水分在600ml以上，所以补水是秋季养肺的重要措施之一。饮水要合理，多次少饮，每天最好在清晨锻炼前和晚上临睡前各饮水200ml，白天两餐之间各饮水800ml，若活动量大、出汗多，应增加饮水量，这样可使肺腑安度金秋。

2．饮食养肺。在饮食调理上要以防燥护阴、滋阴润肺为基本原则，多食芝麻、核桃、鲜藕、梨、蜂蜜、银耳、绿豆等食物，以起到滋阴润肺养血的作用，饮食宜清淡、爽口。

3．常笑养肺。中医认为笑能宣发肺气，调节人体气机的升降，可以消除疲劳，驱除抑郁，解除胸闷，恢复体力，加快血液循环，达到心肺气血调和。

4．洁肤养肺。皮毛为肺的屏障，秋燥最易伤皮。经常洗澡有利于促进血液循环，使肺与皮毛气血流畅，从而起到润肤益肺的作用。

5．老年人的体质相对较弱，对于老年人而言，养肺还应注意心理健康的保养，中医认为“悲伤肺”，所以老年人在秋季让自己保持轻松愉快和积极乐观的情绪，以避免悲伤的情绪损伤肺脏。强健肺脏的最佳方法是体育锻炼，如散步、体操、气功等。在秋一般以收藏为主，以练静功为宜，因此练习气功是秋季养肺较好的方法之一。

三、秋季常见疾病

1．秋风起，秋风燥，秋燥之邪犯肺，容易发生呼吸道疾病，如咳嗽、哮喘、肺结核、支气管炎、咽炎、急性扁桃体炎等。

2．天气转凉，人的食欲随之旺盛，食量增加，使肠胃的负担加重，导致胃病复发，重者还会引起胃出血、胃溃疡等并发症。秋天还容易发生急性肠道炎、腹泻、胃病等消化系统疾病。

3．秋天还要注意防止抑郁症和老寒腿（膝关节骨性关节炎），疟疾、钩端螺旋体病也在该时节容易发生。

4．“肺者，其华在毛，其充在皮，通于秋气。”肺脏机能的盛衰，可以从毛发的荣枯上表现出来。肺气虚则毛发不固，故秋季脱发相对增多。至于老年

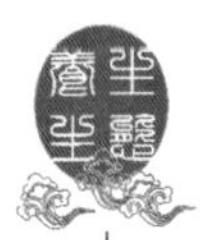

人，毛发就更容易脱落了，也应该采取相应措施防止脱发。

四、秋季生态养生

（一）情志养生

由于天气渐冷，秋风萧索，使人情绪不稳定，心情躁动，容易产生悲秋之感、垂暮之情。悲忧最易伤肺，宋代养生家陈直说："秋时凄风残雨，老人多动伤感，若颜色不乐，便需多方诱说，使役其神，则忘其秋思。"因此，秋季养生首先要培养乐观情绪，把眼光放在让人心情舒畅的一面，因势利导，宣泄积郁之情，培养乐观豁达之心，保持内心宁静，收敛神气，为阳气潜藏做好准备。

（二）饮食养生

中医认为，肺属金，肺气盛于秋。金克木，如果肺气太盛则损伤肝的功能。所以，在秋天要多食酸，以增加肝脏的功能，抑制肺气的亢盛。

一般说来，秋季养生可分为初秋、仲秋、晚秋三个阶段。初秋之时，饮食宜减辛增酸，以养肝气。仲秋气候干燥，容易疲乏，应多吃新鲜少油食品。晚秋时节，心肌梗死发病率增高，应多摄入富含蛋白质、镁、钙的食物。

秋天干燥，宜多吃生津增液的食物，如芝麻、梨、藕、香蕉、苹果、银耳、百合、柿子、橄榄，以及鸭肉、猪肺、蜂蜜、蔬菜等以润燥养肺。

（三）起居养生

《素问·四时调神大论》指出：秋季的起居调养宜早卧早起，与鸡俱兴。因为秋天自然界的阳气由疏泄趋向收敛、闭藏，早卧可顺阴精的收藏，以养"收"气。早起则以顺应阳气的舒长，使肺气得以舒展。

秋季昼热晚凉，应适度"秋冻"，不要急于多添衣服，注意耐寒锻炼，以增强机体对天气变化的适应能力。专家提醒，脚部受凉，特别容易引起上呼吸道黏膜毛细血管收缩，导致人体抵抗力下降。所以，此时还要养成睡前用热水洗脚的习惯，以防"寒从足生"。

不少老年人鼻黏膜对冷空气敏感，秋风一吹，便不断伤风感冒、打喷嚏、流清涕、咽痛、咳嗽。这就应从初秋起做预防工作，每天坚持用冷水洗脸、洗鼻，然后按摩鼻部，做法是将两拇指外侧相互搓热，沿鼻两侧（重点是鼻唇沟中的"迎香"穴）上下按摩 30 次，每天 1 ～ 2 遍，以增强耐寒能力。

（四）运动养生

要注意秋季气候变化，选择合适的运动项目，比如登高、慢跑、冷水浴

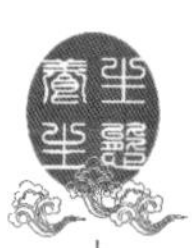

等。秋季是由“盛长”转向“闭藏”的收敛过程，体内的阴阳、气血亦应随之产生“收”的改变。故此时应注意动与静的科学安排，以早动晚静为宜。动的锻炼以打太极拳等为佳，活动量不宜过大，不宜过度劳累，更不可经常大汗淋漓，使阳气外泄，伤耗阴津，削弱机体的抵抗力。应加强耐寒锻炼，以增强机体适应多变气候的能力。静的锻炼如静养打坐，只要持之以恒，效果非常显著。

秋天早晚温差大，气候干燥，所以运动要注意预防身体受凉、感冒、运动拉伤，运动后还要多补充水分。

第五节　生态冬季养生

一、冬季的节气特点

冬季三个月，起于立冬，经过小雪、大雪、冬至、小寒、大寒，止于立春前一天。《素问·四气调神大论》说：“冬三月，此谓闭藏，水冰地坼，无扰乎阳，早卧晚起，必待日光，使志若伏匿，若有私意，若已有得，去寒就温，无泄皮肤，使气亟奇，此冬季之应养藏之道也。逆之则伤肾，春为痿厥，奉生者少”。在冬三月时令，草木凋零，水寒成冰，大地龟裂，许多动物已入穴冬眠，不见阳气。人在这时也应顺从天地都处于闭藏状态，不要扰动阳气，应早睡晚起，以等待日光，去寒就温。在精神上，使神志深藏于内，安静自若，严守而不外泄；又好像获得了自己渴求的东西，非常珍惜它，把它很好地藏起来一样。适宜住在缜密的房间里，温暖衣衾，躲避严寒，保持自己身体的温暖。但是要注意不能让皮肤过度温暖而使之疏泄出汗，从而损伤其体内的阳气，此外，一定要忌房事。

冬季最宜进补。俗话说：“秋冬进补，开春打鼓。”显示了我国古代劳动人民不仅顺应自然，而且依靠自然、主动出击的积极一面。进补时，最好请中医师辨别一下自己的体质，其根本原则是畏寒体质补阳，虚火体质滋阴，以达到阴阳平衡、身体强壮的最佳效果，切勿盲目进补。

二、需要重点调养的脏器

传统养生十分注重“天时”，中医学认为：“肾者主蛰，封藏之本。”冬天补肾最合时宜。肾主藏精，肾中精气为生命之源，是人体各种功能活动的物质基础，人体生长发育、衰老以及免疫力、抗病力的强弱，都与肾中精气的盛衰

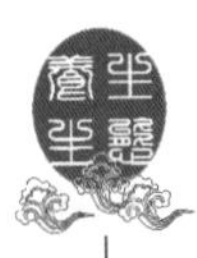

密切相关。还有句俗话："冬不藏精，春必病温。"即在冬天要注意保护好"肾"，不使"肾脏亏虚"，否则到春天因"肾亏"而对疾病的抵抗力下降，容易生病。

（一）冬季养肾之说

中医认为，肾的生理功能广泛，不仅包括了西医学肾脏的大部分功能，也包括了其他器官的部分功能，在生理上占有十分重要的位置。肾位于腰部，左右各一，故称"腰为肾之府"。肾的主要功能是藏精、主水、主骨、生髓、纳气等，特别是肾的藏精功能，与人的生长、发育、生殖等密切相关，故称肾为"先天之本"。肾亏精损是引起脏腑功能失调，产生疾病的重要因素之一。人体衰老与寿命的长短在很大程度上取决于肾气的强弱。故许多养生家把养肾作为抗衰防老的重要措施。

冬三月草木凋零、冰冻虫伏，是自然界万物闭藏的季节，人的阳气也要潜藏于内。因此，冬季养生的基本原则也当讲"藏"。由于人体阳气闭藏后，新陈代谢相应较低，因而要依靠生命的原动力——"肾"来发挥作用，以保证生命活动适应自然界的变化。冬季肾脏机能正常，可调节肌体适应严冬的变化，否则，会使新陈代谢失调而引发疾病。所以，冬季注意对肾脏的保养是十分重要的。

（二）冬季养肾之法

1．肾虚有阴阳之分。肾阴虚者，可选用海参、枸杞、甲鱼、银耳等进行滋补。肾阳虚者，应选择羊肉、鹿茸、补骨脂、肉苁蓉、肉桂、益智仁等补之。

2．肢体的功能活动包括关节、筋骨等组织的运动，皆由肝肾所支配，故有"肾主骨，骨为肾之余"的说法，善于养生的人，在冬季更要坚持体育锻炼，以取得养肝补肾、舒筋活络、畅通气脉、增强自身抵抗力之功效，从而达到强身健体的目的。冬季锻炼还要注意保暖，特别是年老体弱者，锻炼出汗时应停止运动，一定要及时添加衣服，有条件者应换去汗湿的内衣，以防感冒。

3．按摩疗法是冬季养肾的有效方法，常采取两种方法。一是搓擦腰眼，两手搓热后紧按腰部，用力搓 30 次，"腰为肾之府"搓擦腰眼可疏通筋脉，增强肾脏功能。二是揉按丹田，两手搓热，在腹部丹田按摩 30 ～ 50 次。此法常用之，可增强人体的免疫功能，起到强肾固本、延年益寿的作用。

4．中医强调"神藏于内"除了保持精神上的安静以外，人们还要学会及时调整不良情绪，当处于紧张、激动、焦虑、抑郁等状态时，应尽快恢复心情平静。

三、冬季常见疾病

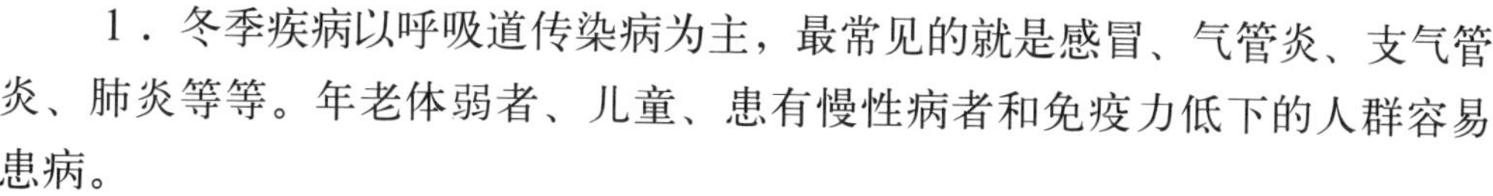

1．冬季疾病以呼吸道传染病为主，最常见的就是感冒、气管炎、支气管炎、肺炎等等。年老体弱者、儿童、患有慢性病者和免疫力低下的人群容易患病。

2．老年人在冬季容易诱发心血管、高血压、心脏病、颈椎病等慢性非传染性疾病，骨质疏松症、腰腿痛、肩周炎也是该季节的多发病，应适当运动，但要注意活动强度，不要去偏僻、高远的山坡。

3．老年人在冬季最冷的月份容易发作青光眼，其症状是眼痛、眼胀、视力减退，并伴有头痛、恶心等症状。同时皮肤瘙痒症在该季节也比较严重，治疗不当可引发如湿疹、红斑丘疹、糜烂流脓等多种并发症，甚至感染。所以，尤其应当引起注意。

4．天气寒冷、干燥，人的手、脚、耳朵等血液循环较差的部位，还容易发生干裂、瘙痒症、口角炎、冻疮、鼻出血等。冬季要注意这些部位的保暖，避免冻伤。皮肤干燥时，还应注意皮肤护理。

四、冬季生态养生

（一）情志养生

立冬之后天气逐渐寒冷、气候干燥，给人们的生理、心理带来诸多不良影响，稍不注意便会引起旧病复发或诱发新病，特别是一些呼吸系统疾病（如慢性支气管炎、肺气肿、支气管哮喘等）很容易在冬季发生，同时还可诱发心绞痛、心肌梗死等急症。因此，许多人，特别是老年人害怕过冬天，一到冬季常常给他们增加很多心理负担。其实冬季并不可怕，只要注意适应冬令气候特点，顺其自然，重视自我保健，就能平平安安地度过冬天。

（二）饮食养生

冬季饮食养生的基本原则应该以“藏热量”为主，同时，还要遵循“少食咸，多食苦”的原则，以养阴潜阳。在与自然界五色配属中，肾与冬相应，黑色入肾。多吃黑色食品可养肾，如芝麻、黑木耳、香菇等。另外根据前人的经验，冬月不宜多食油炸、黏硬、生冷食物，以免伤阳气。冬季肠胃消化吸收力强，除加强饮食调补外，还可施以药补，但最好在医生指导下进行，滥补无益。

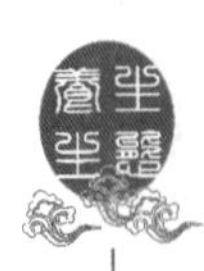

（三）起居养生

冬日起居调养切记“养藏”。早睡晚起，避寒保暖。《黄帝内经》称：“冬三月……早卧晚起，必待日光”，意思是说在冬季应该早睡晚起，等太阳出来以后再活动。因为冬季昼短夜长，人们的起居也要适应自然界变化的规律，适量地延长睡眠时间，才有利于人体阳气的潜藏和阴精的积蓄，以顺应“肾主藏精”的生理状态。要坚持以冷水洗脸、用温水刷牙和漱口、每晚在临睡前用热水泡脚或洗脚。

冬季加衣服的原则是应渐渐加厚，不可一遇寒冷就将所有御寒衣物都加上。冬天天气寒冷，皮肤易瘙痒。故在内衣裤的选择上要注意清洁、柔软、宽松、舒适，最好是纯棉制品，或者是亲肤性好的纤维，比如甲壳素纤维，它具有极强的吸湿性、透气性，能抗静电、防辐射、抗紫外线、抗菌等作用。用甲壳素纤维制成的内衣具有良好的保健作用，能减少冬季干燥寒冷的气候对皮肤的伤害。

冬季的早晨、夜晚格外寒冷，所以老年人最好要避免外出，以免受寒霜的侵袭。

（四）运动养生

“冬练三九”是前人在长期的锻炼过程中总结出来的宝贵经验。实践证明，冬季积极锻炼，可强身健体，增加机体对寒邪的抵抗力，预防冬季常见病的发生。冬季应多参与室外活动，但锻炼前一定要做一些准备活动，如慢跑、拍打全身肌肉等。个人可根据自身情况选择步行、慢跑、拳剑、气功、健身操、羽毛球等项目。晨练不宜太早，以太阳初升为宜，以身体微热不出大汗为度。

冬天天寒地冻，路面滑，老年人外出如不小心，跌倒后极易发生骨折。人未老而腿先老，所以，老年人外出时一定要注意安全。